肿瘤患者营养膳食手册

ZHONGLIU HUANZHE
YINGYANG SHANSHI SHOUCE

雷旭东 ◎ 主编

甘肃科学技术出版社

图书在版编目（CIP）数据

肿瘤患者营养膳食手册 / . -- 兰州 ：
甘肃科学技术出版社，2022.8（2023.9重印）
ISBN 978-7-5424-2955-1

Ⅰ. ①肿… Ⅱ. ①雷… Ⅲ. ①肿瘤 - 食物疗法 - 手册
Ⅳ. ①R730.5-62

中国版本图书馆CIP数据核字(2022)第145882号

肿瘤患者营养膳食手册

雷旭东　主编

责任编辑　陈学祥
封面设计　麦朵设计

出　版	甘肃科学技术出版社
社　址	兰州市城关区曹家巷1号　730030
电　话	0931-2131572（编辑部）　0931-8773237（发行部）

发　行	甘肃科学技术出版社	印　刷	三河市铭诚印务有限公司
开　本	880毫米×1230毫米　1/16	印　张	26.5　插　页　2　字　数　705千
版　次	2022年12月第1版		
印　次	2023年9月第2次印刷		
印　数	1001~2050		
书　号	ISBN 978-7-5424-2955-1　定　价　165.00元		

图书若有破损、缺页可随时与本社联系：0931- 8773237

本书所有内容经作者同意授权，并许可使用

未经同意，不得以任何形式复制转载

编　委　会

主　审　夏小军

主　编　雷旭东

副主编　车　杨　安跟会　杨敬科　郭　云　蔡翠芳
　　　　　魏文婷

编　委　（以姓氏笔画为序）

王艺臻　王文文　车　杨　巴　图　田拂晓

代红红　令纪德　刘　蓉　汤　君　安跟会

祁海燕　李立新　李丽梅　杨敬科　沈利红

迟　婷　周江红　赵　峰　赵　辉　段　赟

郭　云　郭斌涛　雷旭东　蔡翠芳　魏文婷

前　言

　　2022年2月，国家癌症中心发布中国最新癌症报告《2016年中国癌症发病率和死亡率》显示，2016年我国新增癌症病例约406.4万例，新增癌症死亡患者241.4万例。整体癌症粗发病率、粗死亡率仍持续上升。因此，癌症的防治是我国急于攻克的焦点。

　　癌症的发生是在多种致病因素相互作用、相互影响下形成的。不合理的膳食模式是引发癌症的重要危险因素之一，营养素的缺乏、过多或不平衡与癌症的发生、发展有着重要的关系。膳食模式和营养素的摄入状况对人体健康有着长期、循序渐进地影响和调节作用，营养素摄入结构也与癌症的启动、促进和进展密不可分。食物中既有抑癌因素，也有促癌成分，某些营养素可抑制癌细胞的生长、诱导细胞分化、抑制癌基因的表达等。所以，合理的饮食行为和膳食模式，对预防癌症、改善机体营养状况和免疫力以及疾病转归都有很重要的促进作用。

　　我国67%住院癌症患者存在中、重度营养不良，营养不良直接导致的死亡高达20%。癌症患者营养不良可引起治疗耐受性下降，治疗机会减少，并发症增加，生存期缩短。营养不良不仅严重影响治疗效果、降低患者生活质量，还造成了巨大的经济损失和社会医疗资源的浪费。目前，营养诊疗已经成为癌症患者临床治疗及康复的手段之一，规范的营养诊疗，可明显提高肿瘤患者营养和免疫状况，减少并发症和感染的发生，提高患者救治率、降低病死率，降低药占比及医疗支出。

　　为及时总结营养诊疗在恶性肿瘤治疗中的成果以期指导临床营养诊疗工作，编者参阅了近年来各类学术团体发布的肿瘤临床营养指南、共识及出版的各类肿瘤临床营养相关专业书籍，结合编者10余年临床营养诊疗工作经验。秉承科学性、专业性、实用性的学术宗旨，编撰了内容涵盖肿瘤营养概论、常见肿瘤患者营养诊疗、营养问答三个方面的《肿瘤患者营养膳食手册》一书，以期为从事肿瘤临床工作者提供参考，方便肿瘤患者及其家属对营养食谱的查阅。

　　在本手册的编写和出版过程中，得到了甘肃省卫生健康委员会、甘肃省中医药管理局、甘肃省肿瘤医院等部门及领导的高度重视和支持。主编雷旭东撰写了第一篇第一章至第八章等内容，约21万字，以及全书书稿审定工作；蔡翠芳完成第一篇第九章至第十三章、第三篇第二章等内容，约11.3万字；车杨完成第二篇第一章至第五章，约11.3万字；魏文婷完成第二篇第六章至第十一章，约13.3万字；郭云完成第三篇第一章和第三章，约13.3万字；另外，安跟会、段赟、郭炳涛、迟婷均参与本手册相关内容的编撰。各位编委们不辞辛劳，认真编撰；甘肃科学技术出版社为本手册编辑出版付出了大量心血，在出版之际，谨向他们致以深切的感谢！但由于学术水平有限，书中难免存在瑕疵疏漏，诚望医界同道批评指正、不吝赐教，以助手册更臻完善。同时，本手册编撰过程中阅参了大量营养膳食相关专业的书籍，在此对作者也表示衷心感谢！

编　者

2022年6月13日

术语与定义

1.营养风险（Nutritional Risk，NR）：指现存的或潜在的营养和代谢状况对疾病或手术相关的临床结局（如感染相关并发症、住院日等）有导致负面影响的可能。

2.营养筛查（Nutrition Screening，NS）：医务人员利用快速、简便的方法了解患者营养状况，决定是否需要制订营养计划。

3.营养风险筛查（Nutritional Risk Screening，NRS）：指识别营养风险的过程，即通过营养风险筛查工具发现患者是否存在营养风险。

4.营养状况评价（Nutritional Status Assessment，NSA）：指对具有营养风险的患者通过专业评价量表、膳食调查、人体测量、临床检查、实验室检查等手段进行综合营养评价，确定营养问题类型和程度。

5.营养不良（Malnutrition）：因能量、蛋白质及其他营养素缺乏或过度，对机体功能乃至临床结局造成不良影响。

6.营养不足（Undernutrition）：由于能量或蛋白质等营养物质摄入不足或吸收障碍，造成特异性营养素缺乏或失衡；或由于疾病、创伤、感染等应激反应，导致营养物质消耗增加，从而产生的营养素缺乏。

7.重度营养风险（Severe Nutritional Risk，SNR）：因疾病或手术造成的急性或潜在的营养代谢受损。

8.营养治疗（Nutritional Therapy，NT）：指对特定疾病或医学状况采取的营养干预措施，包括营养教育、医疗膳食、肠内营养和肠外营养。

9.医疗膳食（Medical Diet，MD）：指在基本膳食的基础上，根据患者不同的病情，适当调整总能量、某些营养素，或调整制备方法，从而达到治疗疾病和促进健康的目的。

10.口服营养补充（Oral Nutrition Supplements，ONS）：除普通饮食外还因特定医疗目的补充规定食品。ONS剂型包括液体、粉剂、甜点类或块状。

11.肠内营养（Enteral Nutrition，EN）：指经消化道给予患者营养素，根据组成不同可分为整蛋白型、短肽型和氨基酸型。根据给予方式的不同，分为口服和管饲。

12.肠外营养（Parenteral Nutrition，PN）：指经静脉为无法经胃肠摄取和利用营养素的患者提供包括氨基酸、脂肪、糖类、维生素及矿物质在内营养素，以抑制分解代谢，促进合成代谢并维持结构蛋白的功能。

13.免疫调节制剂（Immune Modulating Formulae，IMF）：包含能调节（提高或减轻）免疫功能底物的制剂。

14.临床营养（Clinical Nutrition，CN）：指根据营养学原理，通过肠内与肠外途径，为患者提供适当、全面的营养素，以维持患者生命，治疗或缓解某些疾病，增强临床治疗效果，加速患者康复，改善临床结局。

15.营养医师（Physician/Surgeon with clinical nutrition expertise）：指具有临床、公共卫生或中医执业医师资格，经过临床营养专业教育或专业培训并考核合格，全面负责营养诊疗工作。

16.营养技师（Clinical Dietitian，CD）：指具有营养师卫生专业技术资格，经过临床营养专业教育或专业培训并考核合格，负责营养监测、营养风险筛查、营养状况评价、营养教育、医疗膳食、肠内营养等工作。

17.营养护士（Nurse with clinical nutrition expertise）：指具有临床执业护士资格，经过临床营养专业教育或专业培训并考核合格，负责营养相关护理工作及科内医院感染与控制、营养通路建立与维护等工作。

18.生物价（Biological Value，BV）：反映食物蛋白质消化后，被机体利用程度的一项指标。生物价越高，说明蛋白质被机体利用率越高，即蛋白质的营养价值越高，最高值为100。

目　　录

第一篇　肿瘤营养概论

第一篇　肿瘤营养概论

第一章　膳食营养与癌症

膳食营养在癌症发生和发展中起着重要作用，特别是在癌症预防方面，对合理膳食、适宜营养寄予了很大希望。

膳食营养与多种癌症的预防相关，通过科学的膳食搭配和良好的营养供给来预防癌症已成为近年的研究热点，1981年英国学者R.Doll和R.Peto在《癌症的原因》中首先提出："在因癌症而死亡的美国人中，约有35%与膳食有关。"1997年世界癌症基金会（WCRF）和美国癌症研究学会（AICR）出版的《膳食、营养与癌症预防》中也指出："选择适宜的、多样化的和营养平衡的膳食，再加上适度体力活动和维持适宜的体重，并持之以恒，则可使当前人类癌症减少30%～40%。"

除传统的营养素外，对膳食模式及膳食中某些非营养素生物活性物质（如中药及其提取物）为癌症预防提供了新的途径。世界卫生组织2002年出版了《WHO/FAO关于膳食营养和预防慢性病》的专家报告。在膳食防癌方面建议：维持合理体重；适当活动，每周多次30～60min中度体力活动；如饮酒，应适量（不超过每天20g酒精）；限制食盐和腌制食品的摄入；增加水果和蔬菜摄入，至少每天400g。

第一节　膳食与癌症

五谷为养，五果为助，五畜为益，五菜为充。食物多样的膳食原则，是我国传统饮食文化的基础。我国以植物性食物为主，尤以谷类为主的传统膳食模式，呈现高碳水化合物、高膳食纤维、低动物脂肪的营养特点。

食物为人体提供的营养物质中存在许多抗癌的成分，也可能存在致癌成分或其前体，在癌症发生、发展中有降低或促进作用，现将常见的膳食分类介绍如下。

一、谷薯类

（一）谷类

谷类包括大米、小麦、玉米、大麦、小米、高粱、燕麦、荞麦等。淀粉是谷类食物的主要成分，占40%～70%，是最经济的能量来源。谷类蛋白质含量为8%～12%，因其摄入量较多，所以谷类蛋白质也是蛋白质的重要来源。谷类脂肪含量较少，约2%，玉米和小米中的脂肪含量可达到4%，主要存在于糊粉层及谷胚中，大部分为不饱和脂肪酸，还有少量磷脂。谷类所含维生素和矿物质的种类和数量因品种不同而有差异，由于食用量大，谷类是B族维生素，包括维生素B_1、维生素B_2和烟酸的重要来源。

谷类种子结构基本相似（图1-1-1）。谷物种子脱去谷壳后，分为谷皮、糊粉层、胚乳和谷胚四个部分，其营养成分不尽相同。谷皮（糠）主要由膳食纤维、B族维生素、矿物质和植物化合物组成。糊粉层（外胚层）紧贴着谷皮，属于胚乳的外层，含有较多的蛋白质、脂肪，丰富的B族维生素及矿物质。胚乳是谷粒的中心部分，主要成分是淀粉和少量蛋白质。谷胚是种子发芽的地方，含有蛋白质、脂肪、多不饱和脂肪酸、维生素E、B族维生素和矿物质等。玉米、小米中还含有类胡萝卜素。增加全谷物摄入量，可以减少精细加工造成的营养素损失。

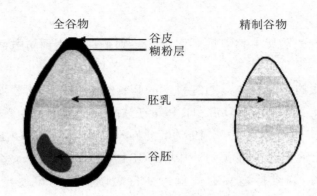

图1-1-1　全谷物和精制谷物结构

（二）杂豆类

杂豆类主要有赤豆、芸豆、绿豆、豌豆、鹰嘴豆、蚕豆等。与大豆相比，杂豆中碳水化合物含量较高，含50%～60%的淀粉，所以杂豆类经常被作为主食看待。杂豆蛋白质含量约20%，低于大豆，但氨基酸的组成与大豆相似，接近于人体的需要，尤其是富含谷类蛋白质缺乏的赖氨酸。与谷类食物搭配食用，可以起到很好的蛋白质互补作用。杂豆中脂肪含量低，约1%。杂豆中B族维生素含量比谷类高，也富含钙、磷、铁、钾、镁等矿物质。赤豆、芸豆、绿豆、豌豆等传统食用方法是整粒煮或粉碎作馅，可以对全谷物起到良好补充作用。

（三）薯类

常见的薯类有马铃薯（土豆）、甘薯（红薯、山芋）、芋头、山药和木薯。我国大多数居民的饮食中常将马铃薯、山药和芋头作为蔬菜食用。薯类碳水化合物含量为25%左右，蛋白质、脂肪含量较低；薯类中的维生素C含量较谷类高；马铃薯中钾的含量非常丰富；甘薯中的β-胡萝卜素含量比谷类高，还含有丰富的膳食纤维。

全谷类食物可以降低结直肠癌的风险。也有研究表明全谷类摄入有可能预防食管癌的发生。此外，增加全谷物可控制体重，因此，对降低肥胖相关的癌症可能有一定的作用。但是薯类食物对癌症的预防没有明显的保护作用，而精制谷物的摄入量则会增加某些癌症的风险。因此，中国营养学会推荐每日全谷类摄入不低于50～100g。

二、蔬菜水果

蔬菜和水果是不同食物种类，其营养价值和风味各有特点，尽管蔬菜和水果在营养成分和健康效应方面有很多相似之处。蔬菜品种远多于水果，而且蔬菜（深色蔬菜）的维生素、矿物质、膳食纤维和植物化合物的含量高于水果，故水果不能代替蔬菜。水果中游离糖、有机酸、芳香物质比新鲜蔬菜多，果糖含量高，且水果食用前不用加热，其营养成分不受烹调因素影响，故蔬菜也不能代替水果。在膳食中，水果可补充蔬菜摄入不足，蔬菜水果都有好的口感和风味，可以让人类享受食物的丰富多彩。

（一）蔬菜

新鲜蔬菜一般含水量为65%～95%，维生素C、β-胡萝卜素、叶酸、钾是蔬菜最具代表性的营养素，除此之外，蔬菜还含有维生素B_1、维生素B_2、维生素E、镁、钙、铁等各种各样的微量营养素和植物化合物（多酚类、萜类等），且能量低，一般都低于125kJ/100g。

蔬菜按其可食部位和结构不同，分为根茎类、叶菜类、瓜茄类、鲜豆类、花芽类和菌藻类；还可以根据颜色的不同，分为深色蔬菜和浅色蔬菜。每类蔬菜各有其营养特点。嫩茎、叶、花菜类蔬菜（如油菜、菠菜、西兰花）富含β-胡萝卜素、维生素C、维生素B_2、矿物质；在蔬菜代谢旺盛的叶、花、茎内，维生素C含量丰富，与叶绿素分布平行。一般深色蔬菜的β-胡萝卜素、维生素B_2和维生素C含量均较高，而且含有更多的植物化合物。植物性食物中胡萝卜素可转化为维生素A，受光合作用影响，叶类蔬菜的维生素含量一般高于根茎部和瓜菜类。十字花科蔬菜（如甘蓝、菜花、卷心菜等）富含植物化学物如异硫氰酸盐；葱蒜类（如洋葱、大蒜、韭菜等）含有丰富的含硫化合物和一定量的类黄酮、皂苷类化合物；食用菌类食物（如口蘑、香菇、木耳、紫菜等）含有蛋白质、多糖、维生素D的前体物质麦角固醇等；藻类（如紫菜、海带）富含碘。

蔬菜中含有丰富的纤维素、半纤维素、果胶等膳食纤维，其含量一般在2%左右。由于采摘季节、加工方法、食用部位及品种不同，蔬菜中的膳食纤维含量也各有不同。

（二）水果

水果是大部分可以直接食用、多汁且大多数有甜味的植物果实的统称。多数新鲜水果含水量为85%～90%，还是维生素C、钾、镁和膳食纤维（纤维素、半纤维素和果胶）的良好来源。水果种类很多，根据果实的形态和特性大致可分为五类：浆果如葡萄、草莓等；瓜果如西瓜、哈密瓜等；柑橘类如柳橙、柚子等；核果（内果皮形成硬核，包有一枚种子）如桃、李、枣等；仁果（内有籽）如苹果、梨等。也可按照地区分类，如热带水果。

不同种类水果的营养成分也各有不同。红色和黄色水果（如杧果、柑橘、木瓜、山楂、沙棘、杏、刺梨）β-胡萝卜素含量较高；枣类（鲜枣、酸枣）、柑橘类（橘、柑、橙、柚）和浆果类（猕猴桃、沙棘、黑加仑、草莓、刺梨）维生素C含量较高；鳄梨、香蕉、枣、龙眼等钾含量较高。成熟水果所含的营养成分一般比未成熟的水果高。

一般来说，水果中碳水化合物含量较蔬菜高，在5%～30%之间，主要以双糖或单糖形式存在，如苹果和梨以果糖为主，葡萄、草莓以葡萄糖和果糖为主。水果中的有机酸如果酸、枸橼酸、苹果酸、酒石酸等含量比蔬菜丰富，能刺激人体消化腺分泌，增进食欲，有利于食物的消化，同时有机酸对维生素C的稳定性有保护作用。一些水果含有丰富的膳食纤维，尤其含较多的果胶，这种可溶性膳食纤维有增加肠道蠕动作用。此外，水果中还含有黄酮类物质、芳香物质、香豆素、D-柠檬萜（存在于果皮的油中）等植物化合物，它们具有特殊的生物活性，有益于机体健康。

蔬菜水果是维生素、矿物质、膳食纤维和植物化学物的重要来源，对提高膳食微量营养素和植物化合物的摄入量起到关键作用。循证研究发现，保证每天丰富的蔬菜水果摄入，可维持机体健康、改善肥胖，有效降低心血管疾病和癌症的发病风险，对预防食管癌、胃癌、结肠癌等消化道癌症具有保护作用。

（三）蔬菜水果与癌症

蔬菜水果越来越被证明是多种癌症的保护因素，包括消化系统癌症（口腔、食道、胃、结肠、直肠）、呼吸系统癌症（咽、喉、肺）以及与内分泌有关的癌症（乳腺、胰腺）。有些还显示出良好的剂量-反应关系，即蔬菜和水果的摄入量越高，则发生癌症（胃、肺）等的危险度越小。

蔬菜摄入总量可降低食管癌以及结肠癌的风险，而十字花科蔬菜（如西兰花、空心菜、番茄、苹果、柑橘、葡萄柚等）含有较多的硫代葡萄糖苷，对癌症预防具有潜在作用，可以明显降低肺癌、胃癌以及乳腺癌的发病风险。另外，蔬菜水果中富含的膳食纤维还可以缩短粪便排出的时间，并改善肠道菌群，减少肠道对致癌物的吸收。因此，多吃含高膳食纤维的蔬菜水果可防肠癌。

增加蔬菜摄入量对预防食管鳞（腺）癌具有保护作用；蔬菜摄入总量与胃癌发病风险无关，但葱类蔬菜和十字花科蔬菜对预防胃癌具有较好作用；蔬菜总量增加可降低结肠癌的发病风险，但与直肠癌的发病风险无关。

增加蔬菜摄入总量及十字花科蔬菜和绿叶菜摄入量可降低肺癌的发病风险；十字花科蔬菜摄入量增加可降低乳腺癌的发病风险，但与蔬菜摄入总量无关。

据估计，如果能做到每人每天摄入400～800g新鲜蔬菜和水果，则可使肺癌和胃癌的发生率减少50%。蔬菜和水果会对诸多癌症有保护作用，主要原因在于其所含的抗氧化营养素和膳食纤维外，多种非营养素生物学活性物质很可能具有重要作用。如胡萝卜素以及不同蔬菜和水果中的不同生物活性物质、大蒜和韭菜中的大蒜素类含硫化合物、绿叶蔬菜中的酚酸和叶绿素、卷心菜和菜花中的异硫代氰酸类以及蔬菜和水果中的栎精等。

三、动物性食物

鱼、禽、蛋和瘦肉均属于动物性食物，是人体优质蛋白质、脂类、脂溶性维生素、B族维生素和矿物质等的来源，是平衡膳食的重要组成部分。该类食物蛋白质的含量普遍较高，其氨基酸组成更适合人体需要，利用率高，但有些含有较多的饱和脂肪酸和胆固醇，摄入过多可增加肥胖和心血管疾病等发病风险，应当适量摄入。

目前我国多数居民摄入畜肉较多，鱼类等水产类较少，需要调整比例。膳食指南建议成年人一般人群平均每天摄入总量120～200g，相当于每周吃鱼2次或300～500g、蛋类300～350g、畜禽肉类300～500g。

（一）畜禽类

1. 畜肉类

畜肉类包括猪、牛、羊等家畜的肌肉和内脏。畜肉的肌色较深、呈暗红色，故有红肉之称。蛋白质含量一般为10%～20%，牛羊肉含量较高可达20%，猪肉一般为13.2%左右；脂肪含量较高，平均为15%，猪肉最高，牛肉最低；碳水化合物含量较低；维生素主要以B族维生素和维生素A为主，内脏含量比肌肉多，肝脏中维生素A的含量尤为丰富，如每100g猪肝含6502μg RAE，是肌肉中含量的100多倍；矿物质含量一般为0.8%～1.2%，瘦肉中的含量高于肥肉，内脏高于瘦肉，在猪肾中有丰富的硒，每100g猪肾含硒157μg，是肌肉中含量的十几倍。畜肉中的铁主要以血红素铁形式存在，消化吸收率很高。

畜肉类蛋白质、氨基酸组成与人体需要比较接近，利用率高，含有较多的赖氨酸，宜与谷类食物搭配食用。除猪肉外，脂肪组成多以饱和脂肪酸为主，内脏胆固醇含量高，脑中胆固醇含量最高，一般每100g动物脑中含2400mg以上，高于蛋黄；其他脏器每100g含有300mg左右，是肌肉中含量的2～3倍。

2.禽类

禽类主要有鸡、鸭、鹅等，以鸡为最多。蛋白质含量为16%～20%，其中鸡肉的含量最高，鹅肉次之，鸭肉相对较低；脂肪含量为9%～14%；维生素主要以维生素A和B族维生素为主，内脏含量比肌肉中多，肝脏中含量最多；矿物质在内脏中含量较高；肝脏和血液中铁的含量十分丰富，每100g中含10～30mg，并以血红素铁形式存在，消化吸收率很高。

禽类脂肪酸构成以油酸为主，其次为亚油酸、棕榈酸。内脏饱和脂肪酸和胆固醇含量较高，禽肝中胆固醇含量一般达350mg/100g左右，约是肌肉中含量的3倍。禽类脂肪含量也相对较低，其脂肪酸组成也优于畜类脂肪。

3.健康价值

（1）过多摄入畜肉可增加2型糖尿病的发病风险。

（2）过多摄入畜肉可增加结直肠癌的发病风险。

（3）过多摄入畜肉可增加肥胖的发生风险。

（4）增加畜肉摄入可降低贫血的发病风险。

（5）除了结直肠癌外，红肉也可能增加前列腺癌、胰腺癌、乳腺癌以及肝癌的发病风险。

（6）没有确切的研究证据表明禽肉与癌症的发病有明确的关系。

（二）水产品类

1.营养价值

水产品主要是鱼、虾、蟹和贝类。此类食物富含优质蛋白质、脂类、维生素和矿物质。蛋白质含量为15%～22%；碳水化合物的含量较低，约1.5%；脂肪含量为1%～10%；含有一定数量的维生素A、维生素D、维生素E、维生素B和烟酸，肝脏中维生素A和维生素D含量丰富；矿物质以硒、锌和碘的含量较高，其次为钙、钠、钾、氯、镁等，牡蛎和扇贝中含有丰富的锌，河蚌和田螺含有较多的铁。

鱼类脂肪多由不饱和脂肪酸组成，单不饱和脂肪酸主要是棕榈油酸和油酸，多不饱和脂肪酸主要为亚油酸、亚麻酸、二十碳五烯酸（EPA）和二十二碳六烯酸（DHA）。鱼类多不饱和脂肪酸多为ω-3系，且海水鱼中的含量比淡水鱼相对更高。在一些海水鱼中含有硫胺素酶和催化硫胺素降解的酶，大量食用生鱼可造成维生素B缺乏。

2.健康价值

（1）多摄入鱼肉可降低成年人全因死亡、脑卒中、痴呆及认知功能障碍的发生风险。

（2）鱼类尤其是海鱼含有丰富的长链ω-3多不饱和脂肪酸类（PUFAs），不仅调节雌激素代谢，而且具有减缓炎症和氧化应激的作用，从而抑制肿瘤细胞的生长。因此，鱼类摄入可能降低肝癌、结直肠癌、肺癌和乳腺癌的发病风险。

（三）蛋类

蛋类有鸡蛋、鸭蛋、鹅蛋、鹌鹑蛋等。蛋的营养成分大致相同。

1.营养价值

蛋类蛋白质的营养价值很高，优于其他动物性蛋白质，其蛋白质含量为13%左右；脂肪含量10%～15%；碳水化合物含量较低，约1.5%；维生素含量丰富，种类较为齐全，包括所有的B族维生素、维生素A、维生素D、维生素E、维生素K、微量的维生素C；矿物质含量为1.0%～1.5%，其中以磷、钙、铁、锌、硒含量较高。鸡蛋所含的脂肪、维生素和矿物质主要集中在蛋黄中。

蛋黄中的脂肪组成以油酸为主，磷脂含量也较高，胆固醇集中在蛋黄，每100g可达1510mg。蛋黄中含有卵黄高磷蛋白，对铁的吸收有干扰作用，故蛋黄中铁的生物利用率较低，仅为3%左右。

2.健康价值

（1）鸡蛋摄入与健康人群血脂异常无关，有心血管疾病史者适量摄入。

（2）鸡蛋适量摄入与心血管疾病的发病风险无关。

（3）蛋类中胆固醇含量也高，对一般人群而言，每天吃一个鸡蛋不会增加心血管疾病的发病风险。但是，大量摄入鸡蛋可能增加卵巢癌的发病风险，而鸡蛋摄入与其他癌症的关系尚不明确。

（四）乳及乳制品

乳及乳制品不仅是人类优质蛋白质和钙的良好来源，同时也含有丰富的维生素B_2和B_{12}、生长因子、激素。常见乳类来源有牛乳、羊乳、马乳等，其中以牛乳的消费量最大。鲜乳经加工后可制成各种乳制品，市场上常见的有液态乳、奶粉、酸奶、奶酪和炼乳等。与液态奶相比，酸奶、奶酪、奶粉有不同风味，又有不同蛋白质浓度，可以多品尝，丰富饮食多样性。但是，应该注意的是乳饮料不属于奶制品。

乳及乳制品，特别是低脂乳的摄入可降低乳腺癌和结直肠癌的发病。虽然牛奶及其制品在推荐摄入范围内与前列腺癌的发病风险无关，但大量的乳及乳制品会增加男性前列腺癌的发病风险。酸奶可以促进幽门螺杆菌的根除，在降低胃癌发病风险中发挥重要作用。

（五）加工肉制品

肉类食品在加工过程中，一方面由于烧、烤、熏制过程高温会增加加工肉制品中杂环胺和多环芳烃化合物等致癌物的形成；另一方面，肉制品在腌制的过程中，促进N-亚硝基化合物的内源性形成因而促进肿瘤的发生；同时，加工肉制品本身也是N-亚硝基化合物的前体物质亚酸盐和亚硝酸盐的来源。因此，加工肉制品不仅会明显增加结直肠癌和胃癌的患病风险，也与鼻咽癌、食管癌、肺癌和胰腺癌等癌症的发病有关。

烟熏和腌制肉制品是我国一些地区传统保存食物的方法，在制作的过程中也赋予了食物特殊的风味。但这些加工方法不仅使用了较多的食盐，同时油脂过度氧化等也存在一些食品安全问题，长期食用会给人体健康带来风险，因此应尽量少吃。肉类深加工制品由于油、盐用量高，保存期长，不如鲜肉或冷却肉，不宜多吃。烟熏和腌制肉类在加工过程中易产生一些致癌物，过多食用可增加肿瘤发生的风险，应当少吃或不吃。

四、豆类与坚果

（一）豆类

豆类包括黄豆、青豆和黑豆。豆类不仅富含优质蛋白，完整的豆类还含有大量的膳食纤维、叶酸及植物固醇等多种生物活性物质，其中有关大豆异黄酮的研究很多。我国大豆制品有上百种，通常分为非发酵豆制品和发酵豆制品两类。非发酵豆制品有豆浆、豆腐、豆腐干、豆腐丝、豆腐脑、豆腐皮、香干等，发酵豆制品有腐乳、豆豉等。

目前研究显示大豆类可预防多种雌激素相关的癌症，如乳腺癌、宫颈癌、胃癌、胰腺癌、结直肠癌等。建议每天摄入30～50g大豆或相当量的豆制品（以其所提供的蛋白质计，40g大豆分别约相当于200g豆腐、100g豆腐干、800g豆浆）。

红豆、绿豆、芸豆、花豆等属于大豆之外的杂豆。它们并不是谷类，可以和主食搭配食用，发挥膳食纤维、维生素B、钾、镁等均衡营养作用，提高蛋白质互补和利用。各种豆馅还是烹制主食的好搭档，豆浆机制成的五谷豆浆也是营养价值高的佐餐伙伴。

有些杂豆食物还可做成可口的菜肴，比如芸豆、花豆、红豆煮松软后，再适当调味，可制成美味凉菜；绿豆或红豆泡涨发芽可以炒菜。

（二）坚果

坚果（如花生、瓜子、核桃、开心果、杏仁、松子、腰果等）脂肪含量可达40%以上，是一种高能量的食物。大部分坚果中脂肪酸以单不饱和脂肪酸为主，核桃和松子中多不饱和脂肪酸含量较高。葵花子、西瓜子和南瓜子中亚油酸含量较高，核桃是α-亚麻酸的良好来源。每周吃适量的坚果有利于心脏健康。

坚果常以干品消费，坚果是较好的零食和餐饮原料。按照原料来源分为树坚果和果实种子。常见树坚果主要有核桃、扁桃仁、杏仁、松仁、腰果、开心果、松子、榛子等；果实种子有花生、葵花子、南瓜子等。坚果富含油脂，属于高能量食物，但含有较高水平的不饱和脂肪酸、维生素E等营养素。种子类坚果的蛋白质含量多在12%～36%之间，碳水化合物在15%以下；坚果也是钾、钙、锌等矿物质以及维生素E和B族维生素的良好膳食来源。花生中烟酸含量较高，杏仁中维生素B含量较高。故适量摄入有益健康，其能量应该计入一日三餐的总能量之中。

由于坚果脂肪含量高，若不知不觉摄入过多，易导致能量过剩，所以应注意适量。推荐平均每周50～70g（平均每天10g左右），如果摄入过多，应减少一日三餐中其他食物来源。

虽然没有可靠的流行病学资料支持坚果与癌症的关系，但是理论上果仁和种子还是被认为对防癌有利，因其富含维生素E、硒及酚类、木酚素等多种生物活性物质，可能有减少乳腺癌和其他多种癌症发生率的作用。

大豆及其制品的消费可降低乳腺癌和胃癌的发病风险，适量摄入坚果可以降低女性结直肠癌的发病风险。

五、菌菇和藻类

菌菇和藻类与新鲜蔬菜水果同样非常重要，每天应该多样且充足，特别是菌藻类。

菌菇类品类繁多，如香菇、平菇、牛肝菌、木耳、银耳等，菌菇含有丰富的营养成分和有益于人体健康的植物化合物，这些成分大大提升了菌菇的食用价值，如蛋白质、膳食纤维、维生素、矿物质以及菌多糖等。菌菇中丰富的维生素与矿物质，可作为素食人群维生素（尤其维生素B）和矿物质（如铁、锌）的重要来源。蘑菇类含有多糖类食物可抑制癌症发生。

藻类植物有很多种，常见可烹饪直接食用的有海带、紫菜、鹿角菜、羊栖菜、海萝、裙带菜等。一些海藻如螺旋藻、小球藻、红藻等需要加工或工业制备提取后应用。藻类的碳水化合物中海藻多糖和膳食纤维约各占50%。藻类富集微量元素的能力极强，因而含有十分丰富的矿物质和微量元素。藻类富含长链n-3多不饱和脂肪酸（DHA、EPA、DPA），可作为素食人群n-3多不饱和脂肪酸的来源之一。

六、其他类食物

（一）食盐

食盐是食物烹饪或食品加工的主要调味品。我国居民的饮食习惯中食盐摄入量较高，而过多的盐摄入与高血压、脑卒中、胃癌和全因死亡有关。

1.高盐（钠）摄入能够增加高血压发病风险，而降低盐（钠）摄入能够降低血压水平。

2.高盐（钠）的摄入可增加脑卒中的发病风险。

3.高盐（钠）摄入可增加胃癌的发病风险。

4.盐腌及过咸的食物本身不致癌，但可损伤胃黏膜，从而增加胃癌风险。

5.高盐（钠）摄入可增加全因死亡的风险。

（二）烹调油

烹调油可分为植物油和动物油。常见的植物油如大豆油、花生油、葵花子油、菜籽油、芝麻油、玉米油、橄榄油等；常见的动物油如猪油、牛油、羊油、奶油（黄油）等。烹调油是提供人们所需脂肪的重要来源，占总脂肪的53%左右。

动物油所含脂肪酸比例与植物油脂不同，植物油富含维生素E。不同植物油中，脂肪酸的构成不同，各具营养特点。如橄榄油、茶油、菜籽油的单不饱和脂肪酸含量较高，玉米油、葵花子油则富含亚油酸，胡麻油（亚麻籽油）中富含α-亚麻酸。因此应经常更换烹调油的种类，使用多种植物油。

1.高脂肪摄入能够增加肥胖风险，减少总脂肪摄入有助于减轻体重。

2.以多不饱和脂肪酸部分替代饱和脂肪酸摄入可降低冠心病的发病风险。

3.反式脂肪酸摄入过多可增加心血管疾病死亡风险。

（三）糖

根据我国相关标准的定义，糖一词是对单糖和双糖的统称。单糖包括葡萄糖、果糖和半乳糖等；双糖包括蔗糖、乳糖和麦芽糖等；糖醇不包括在内。单糖和双糖都自然存在于植物性食物中，如食用的蔗糖主要是从甘蔗和甜菜中提取。食品烹调和加工过程中使用的糖主要是蔗糖、葡萄糖和果糖。

食品生产和制备过程中被添加到食品中的糖及糖浆被称为添加糖，包括白砂糖、绵白糖、果糖、红糖、玉米糖浆等。添加糖主要用于生产加工食品如饮料、果汁、甜点和糖果等。

糖是纯能量食物，容易消化吸收，除果糖外，都具有较高的血糖生成指数。果糖也是目前已知天然糖中最甜的糖。

1.含（果）糖饮料增加胰腺癌、结直肠癌和食管癌风险。

2.过多摄入含糖饮料可增加儿童、成人龋齿发病风险。

3.过多摄入含糖饮料可增加儿童、成年人肥胖或体重增加的发生风险。

此外，研究表明，过多摄入含糖饮料可增加成年人2型糖尿病的发病风险。

（四）酒

1.酒精摄入能够增加肝脏损伤风险。

2.酒精摄入能够增加胎儿酒精综合征发病风险。

3.酒精摄入能够增加痛风发病风险。

4.酒精摄入可增加结直肠癌发病风险。

5.酒精摄入可增加乳腺癌发病风险。

6.过量饮酒可增加心血管疾病发病风险。

长期饮酒也可增加多种癌症如肝癌、食管癌、结直肠癌以及乳腺癌的风险，因此建议尽量少喝或者不喝酒精饮料。

（五）葱、姜、蒜

大蒜的防癌作用可能与其所含的有机硫化合物有关，也可能与大蒜中的物质可杀死幽门螺杆菌，阻断亚硝酸盐合成、破坏自由基、阻断致癌物作用、诱发癌细胞凋亡等有关。大量研究表明，葱、姜、蒜中的多种化合物有抑制肿瘤生长的作用。

（六）咖啡

咖啡是将咖啡豆经过烘焙、研磨、冲泡等工艺制成的饮料，已有悠久的饮用历史，是世界上广泛流行的饮料之一。在选择咖啡时，应选择不加糖的现煮咖啡；如饮用包装咖啡，建议不加入糖。注意咖啡因的摄入量，对于健康成年人，每天摄入不超过2~3杯咖啡。不建议孕妇喝咖啡，如饮用，每天不超过1杯。另外，咖啡因不仅存在于咖啡中，而且在茶、可可、巧克力等食物中含量也不少，因此此类饮品或食物也不要摄入过多。研究表明，咖啡可降低肝癌和子宫内膜癌的风险。

（七）茶

茶尤其绿茶可降低多种癌症，包括乳腺癌、结直肠癌、卵巢癌等的风险。

总之，膳食中既有可能致癌的危险因素，也有许多保护因素。而不同食物的保护作用是不同的，因此，关键是在保证平衡膳食的基础上，饮食多样化，多吃含有保护性因素的食物。

第二节　营养素与癌症

合理营养是维持健康和生命的物质基础，而不合理的营养可以影响肿瘤发生的启动、促进及进展的任一阶段，从而促进肿瘤的发生和发展。营养素与癌症的发生发展有着重要的关系。热量是反映碳水化合物、脂肪和蛋白质三大营养素的间接指标。动物实验表明，限制进食量的动物，比自由进食的动物自发性癌症发病率低，癌症发生潜伏期延长。不限制能量的摄入，但强迫动物运动以促进总能量的消耗，也可以抑制化学致癌物对实验动物的致癌作用。但在社会经济条件较差及生活水平较低的人群中，胃癌的死亡率较高。总能量减少，反映了食物摄入量的减少，蛋白质和其他营养素的摄入也相应减少，会影响人体的免疫功能，增加癌症发生的风险。因此，能量摄入不足或过多，都可能影响癌症的发病进程。老年人和癌症患者在限制能量摄入的同时，应注意蛋白质、维生素和矿物质的补充。

一、能量与癌症

肿瘤本身是一种消耗性疾病，肿瘤患者长期的能量摄入不足导致慢性的营养不良，所以肿瘤患者应给予充足的能量。

（一）摄入过量

当能量摄入量大于能量消耗，过多能量以脂肪的形式贮存在体内，引起超重或肥胖。体脂肪过多（肥胖）增加多种癌症的发病风险，如与乳腺癌、结直肠癌、前列腺癌、食管癌、肝癌、胰腺癌、胆囊癌和卵巢癌等的发生有密切的关系。美国临床肿瘤学会（ASCO）指出，肥胖正在快速代替烟草成为首个可预防的癌症发病因素。在美国，大概有90万例癌症患者的死亡是可以通过维持正常体重来预防的。代谢减肥手术可以持续减轻体重。研究也显示，通过代谢手术成功减肥能降低癌症的发病率和死亡率，尤其是女性患者。这也阐明了肥胖和癌症之间的因果关系。

（二）摄入不足

当能量摄入量小于能量消耗，造成人体的低体重，可增加男性胃癌和肝癌的发病风险。能量摄入状况引起身体质量指数（BMI）变化与胃癌的发病风险相互影响，胃部的癌前病变可影响饮食，导致能量摄入不足而出现体重降低。能量摄入不均衡与肝癌的发病呈"U"形相关，低体重或超重、肥胖均可增加肝癌发病风险。按乙型肝炎病毒（HBV）感染分层，可减低体重在男性HBsAg阳性者中显著增加肝癌的发病风险，可能是低体重营养状态导致机体免疫力降低。

由此可见，合理控制热量的摄入，均衡饮食，达到稳定的BMI值，才能更好地防治癌症。特别要注意的是控制体重，避免体重过轻的营养不良状况和超重、肥胖等增加癌症罹患的风险。

二、碳水化合物与癌症

碳水化合物是膳食的重要组成部分，其摄入量和种类可影响癌症发生的风险。碳水化合物作为细胞结构的主要成分和主要供能物质，可调节人体细胞活动、肠道菌群、表观遗传和内分泌代谢，由此可影响肿瘤的发生、发展。

碳水化合物又称为糖，按聚合程度可分为单糖、双糖、寡糖和多糖4类。营养学中按照碳水化合物的分子大小又分为简单碳水化合物（单糖、双糖）和复合碳水化合物（寡糖、多糖）两类。根据血糖生成指数（glycemic index，GI），GI>70为高GI食物，GI>55～70为中GI食物，GI≤55则是低GI食物。

（一）简单碳水化合物

高果糖摄入或可通过诱导非酒精性脂肪性肝炎的发生而增加肝细胞癌的发生风险；含糖饮料的摄入量和胰腺癌发病率呈正相关。欧洲一项综合研究结果发现，精制糖的摄入量与男性群体的结直肠癌发生存在低度正相关关系、与女性群体存在中度正相关关系。

（二）复合碳水化合物

1.膳食纤维

膳食纤维是植物中天然存在的、从植物中提取或直接合成的聚合度≥3、可食用的、不能被人体小肠消化吸收的、对人体有健康意义的碳水化合物的聚合物。

膳食纤维主要来源于天然存在于植物中，通过物理的、化学的、酶的方法从植物中提取获得，或者通过合成获得。膳食纤维可以增加粪便体积，促进排便或改善排便规律；降低血液中总胆固醇和低密度脂蛋白胆固醇水平；降低空腹和餐后血糖、胰岛素水平，或提高胰岛素敏感性；为结肠发酵提供产能代谢物，或增加有益菌的数量或活性。

膳食纤维对预防多种恶性肿瘤都具有积极的作用。研究显示膳食纤维对头颈部肿瘤的发生、发展起到了较好的预防保护作用。如国际头颈部肿瘤流行病学联盟组织研究显示，高膳食纤维饮食模式与口咽癌和喉癌的发生呈显著负相关。另外，膳食纤维可提高血液中性激素结合球蛋白水平，降低血液中睾酮和雌二醇水平，促进前列腺癌细胞的凋亡，抑制其黏附、迁移，故膳食纤维摄入可降低前列腺癌的发生风险。

目前绝大多数的大规模人群调查研究都支持膳食纤维有助于防治肿瘤的观点，但膳食纤维的摄入也不是多多益善，过量的膳食纤维也易造成营养不良，引起肠胀气、消化不良、腹泻等症状。因此，保证膳食纤维合理均衡的摄入尤为必要。

2.淀粉

淀粉是人类日常饮食中主食的最主要成分，营养学上可分为以下三类，即快消化淀粉，指进食后20min内快速消化吸收的部分；慢消化淀粉，指进食后20～120min在小肠中被完全消化吸收但消化速度缓慢的淀粉；抗性淀粉，指进食后120min后仍不能被小肠消化吸收的淀粉。关于淀粉与肿瘤发生风险的文献少见，且基本以淀粉的上述消化特性为切入点，围绕消化道肿瘤展开。淀粉和口腔卫生的系统综述中的部分证据表明，总淀粉含量与口腔癌发生风险缺乏关联，慢消化淀粉或能降低口腔癌的发病风险。

总之，膳食纤维的摄入与癌症发生呈负相关，而简单碳水化合物则可能增加癌症的发生风险。膳食纤维可以促进肠道蠕动，增加肠内容物，吸附、稀释致癌物质并加快其排泄，因此，可以减少结直肠癌的发病风险。

三、蛋白质与癌症

蛋白质是构成人体组织、调节各种生理功能不可缺少的物质，并作为主要产能物质提供能量。癌症患者体内由于大量炎性因子的作用会导致能量营养素代谢异常。当蛋白质代谢异常时，骨骼肌及内脏蛋白质大量分解、消耗，导致机体呈现负氮平衡、低蛋白血症、骨骼肌萎缩等。不仅人体本身需要蛋白质提供能量和营养，癌细胞的生长也依赖人体摄入的营养素，蛋白质摄入过低或过高都会促进癌症的发生。蛋白质与癌症的关系较为复杂，一般认为摄入过多的动物蛋白能增加癌症的发生风险，而植物蛋白能降低癌症的发生风险。因此，癌症患者在补充优质蛋白质的同时，要注意食物多样化，食用大豆类等优质植物蛋白也是必不可少的。

（一）摄入不足

调查表明，食管癌和胃癌患者发病前蛋白质的摄入量较正常人群低。日本的研究报告则指出，每日饮两瓶牛奶的人较不饮牛奶的人胃癌发病率低，这是由于牛奶酪蛋白对胃内致癌物亚硝胺合成有抑制作用。我国居民膳食中常食用豆制品，经常食用大豆制品者胃癌的相对危险度低于不常食用者，而经常饮豆浆者相对危险度更低，因为大豆中不仅含有丰富的蛋白质，还含有抑癌物质——大豆异黄酮。它对激素相关性肿瘤如乳腺癌、前列腺癌等作用明显，对非激素相关性肿瘤也有预防或拮抗作用。

（二）摄入过量

动物蛋白食用过多，常伴随脂肪的摄入量增加，容易引起结肠癌。即使脂肪摄入并不多，但仅仅蛋白质摄入过多亦会增加癌症的发病率。过多的牛肉、猪肉等红肉类可增加乳腺癌的发病风险。蛋白质摄入量过低，易引起食管癌和胃癌；蛋白质摄入量过高，易引起结肠癌、乳腺癌和胰腺癌。因此，蛋白质的摄入应当适量，包括瘦肉、奶、蛋类等。一般成年人蛋白质的摄入量占总热量的10%～12%，即每日摄入60～70g为宜。

（三）氨基酸与抗癌治疗

谷氨酰胺被认为是维持正常消化道功能与生长的必需氨基酸，作为免疫营养素被广泛地运用到癌症化疗患者的临床营养治疗中，用以保护肠道，增强肠道功能。补充外源性谷氨酰胺不仅可以抑制化疗后癌细胞的增殖和侵袭性，改善化疗后的细胞免疫功能抑制，还能与化疗药物协同作用，减轻化疗给患者带来不良反应，提高生存率。

许多癌细胞的生长完全依赖于蛋氨酸（人体必需氨基酸），而人体正常细胞对蛋氨酸的依赖性则相对较少。临床上使用的平衡氨基酸在改善消化道癌症患者营养状况的同时，亦可能促进癌细胞的生长。而去蛋氨酸的不平衡氨基酸，则会抑制癌细胞生长。

短期热量和蛋白质限制摄入可对神经胶质瘤化疗毒性起部分保护作用，但不可延缓病程发展。值得注意的是，高蛋白饮食可以逆转短期限制热量摄入的作用。

蛋白质过低可能无法为癌症患者提供足够的营养，并且可能降低抵抗力，延缓病情的好转，但是食用过量也可能促进癌细胞的生长，对患者身体恢复造成负担。因此，在控制蛋白质摄入的癌症治疗中，还是应该综合考虑各种营养素与疾病的关系。

总之，增加蛋白质摄入可增强患者肌肉蛋白质合成代谢。恶性肿瘤患者蛋白质摄入应在1.0g/(kg·d)以上，若体力活动下降且存在系统炎症状态，蛋白质可增至1.2～1.5g/(kg·d)。肾功能正常者，给予1.5g/(kg·d)蛋白质是安全的；但如果存在急/慢性肾功能不全，蛋白质摄入不应超过1.0g/(kg·d)。优质蛋白应占总蛋白量的50%以上。蛋白质摄入过高和过低都会增加肿瘤发生的风险。

蛋白质摄入不足，机体的免疫功能下降，消化道黏膜萎缩，可增加食管癌和胃癌的患病风险；而蛋白质摄入过多，尤其动物蛋白摄入过量，会增加结直肠癌、乳腺癌和胰腺癌的风险。

四、脂肪与癌症

脂肪在营养中发挥着重要作用。脂肪和油类由脂肪酸构成，为身体提供丰富的能源。机体分解脂肪，并将它用于存储能源、阻断身体内部组织的热量流失和通过血液输送某些类型的维生素。

脂肪是癌症的主要膳食危险因素之一，脂肪摄入量，尤其是饱和脂肪和动物性来源的脂肪摄入越多，结直肠癌、乳腺癌、肺癌、前列腺癌等的发生风险越高。这是因为脂肪摄入高，不仅引起肥胖，而且还会导致炎症和胰岛素抵抗，从而促进肿瘤的发生。肥胖已被证明是多种病症（如乳腺癌、胰腺癌、结肠癌等）的重要危险因素，而膳食脂肪显然是控制肥胖的重要关节。因此，西方各国的防癌膳食指南中把"控制膳食脂肪摄入在总能量的30%以下"作为第一条。

在治疗方面，大多数的肿瘤患者存在胰岛素抵抗，所以建议在适当范围内可以增加脂肪的摄入量。不但可以降低血糖负荷，还可以增加饮食的能量密度。推荐脂肪摄入量一般不超过总能量的30%，在一些特殊疾病治疗中可达到45%。鉴于脂肪对心脏和胆固醇水平的影响，宜选择单不饱和脂肪酸和多不饱和脂肪酸，减少饱和脂肪酸和反式脂肪酸的摄入。

研究显示，给予ω-3 PUFAs可以改善患者的食欲、食量、去脂体重、体重。ω-3 PUFAs能够干扰炎性细胞因子的合成，可能对癌性厌食发挥治疗作用。动物研究发现，ω-3 PUFAs能够延迟肿瘤引起的厌食的发生，逆转体重下降。而非对照研究则显示单独使用鱼油或与其他营养补充剂联用，可减缓胰腺癌患者的体重下降。

五、维生素与癌症

维生素是维持身体健康所必需的一类有机化合物。它们虽然不构成身体组织的原料，也不是能量的来源，但在调节物质和能量代谢过程中起着极其重要的作用。维生素缺乏和过量均会导致生理功能的紊乱，增加肿瘤的风险。

维生素预防癌症是肿瘤化学预防的重要内容，维生素防癌的作用研究已广泛地应用到临床中，并且积累了丰富的研究证据。较肯定的是维生素 A 类、维生素 C 和维生素 E 与癌症均有关系。目前发现维生素 D、B_2、B_6、B_{12} 和叶酸等也有防癌的作用，胃癌患者可见血和组织中的叶酸及 B 族维生素降低。

食物来源的具有抗氧化作用的维生素如维生素 A、类胡萝卜素、维生素 E 和 C 可增强机体免疫力，清除体内自由基，减少自由基对身体正常细胞的攻击，被许多研究证明具有预防癌症发生的作用；维生素 D 和叶酸通过调控细胞增殖、分化以及凋亡来降低癌症发病率。

（一）维生素 A 类

维生素 A 类包括维生素 A 和类胡萝卜素。类胡萝卜素又包括 β-胡萝卜素、叶黄素、番茄红素、玉米红素等，其中 β-胡萝卜素是食物中含量最多的类胡萝卜素。维生素 A 类与癌症关系密切，饮食中摄入丰富的维生素 A 可以预防肺癌、胃癌、食管癌、膀胱癌、结肠癌等多种癌症，还可以降低这些癌症患者的死亡率。维生素 A 可以抑制癌细胞增殖，促进其凋亡，因此可以作为癌症化学预防的首要参选剂。食物中维生素 A 含量最多的食品是动物肝脏、鸡蛋和奶类，黄绿色的新鲜蔬菜和水果中也含有较丰富的维生素 A 和 β-胡萝卜素。但要注意，维生素 A 过量会引起中毒，所以不能盲目补充含维生素 A 的保健品，膳食中也不要大量只食用含维生素 A 丰富的食物，一般保持适当摄入量就可以。

（二）维生素 B 族

维生素 B_1、维生素 B_2、维生素 B_6、叶酸、维生素 B_{12} 和癌症的关系密切。B 族维生素对化学致癌作用的影响较为复杂，例如维生素 B_2 缺乏时可诱发肝癌和食管癌；维生素 B_6 缺乏时，可使人体的免疫系统受损，导致一些癌症复发，如乳腺癌。

维生素 B_1 对维持细胞正常代谢、生长和增殖十分重要。近年来研究发现维生素 B_1 对癌症具有双重作用。低中剂量维生素 B_1 促进癌细胞生长，而高剂量补充维生素 B_1 可抑制癌细胞的生长和增殖并诱导其凋亡，而对正常细胞没有影响。高剂量维生素 B_1 的抗癌作用具有潜在临床应用价值。

叶酸、维生素 B_{12} 与多种癌症的发生有关，如胃癌、肝癌、胰腺癌、结直肠癌和乳腺癌等。膳食中缺乏和过量摄入叶酸都可能促进致癌作用，适量补充叶酸可引起结肠的分子环境发生本质的改变，预防肠癌的发生。叶酸补充充足对预防乳腺癌也有重要意义，尤其是饮酒妇女。多吃橘子或多种维生素补充剂提高血叶酸和维生素 B_6 水平可降低乳腺癌的发生风险。长期慢性的叶酸与维生素 B_6 缺乏还与食管鳞状细胞癌和胃贲门腺癌的高发有关。

（三）维生素 C

维生素 C 为一种抗氧化剂，能消除体内的自由基，提高机体免疫力，还能够干扰癌胞生长，诱导癌细胞凋亡，并对抗多种致癌物质。多吃富含维生素 C 的食物，对预防多种癌症、降低癌症患者病死率具有一定的作用。例如，维生素 C 是胃癌的化学预防因子，较高的维生素 C 摄入还可降低胰腺癌、食管癌、肺、胃癌和宫颈癌等的发生率。人体中对维生素 C 较敏感的有淋巴瘤细胞、神经胶质瘤细胞、卵巢癌细胞、膀胱癌细胞、乳腺癌细胞和肺癌细胞等。并且，由于维生素 C 是水溶性维生素，在体内能通过尿液排出，不易储存，因此，过量不容易引起中毒。

维生素 C 主要来源于新鲜的蔬菜和水果，如西红柿、黄瓜、圆白菜、油菜、鲜枣、苦瓜、柑橘、柿子椒、猕猴桃等。在日常饮食中，多吃含维生素C较多的食物对改善免疫功能、预防癌症有很好地帮助作用。

（四）维生素D

维生素D可由人体合成，其本质被认为是一种激素，维生素D能通过紫外线照射在皮肤合成，多晒太阳能补充维生素D。维生素D具有多种生理学作用，对许多组织和器官功能都能产生影响，包括肌肉功能、骨质合成、胰岛素敏感性、免疫活性、神经认知和心理健康等。所以维生素D缺乏或不足和许多临床症状都有关，这些关联对癌症患者尤为重要，它们同时会加重由癌症诱发的不适或治疗引起的副作用。

维生素D有防止乳腺癌发生和进展的作用。体内维生素D水平较高和膳食中维生素D摄入较丰富的癌症患者无复发生存率及总生存率都更长。维生素D不足还是结直肠癌发病原因之一。补充维生素D可降低结肠癌的患病风险。除此之外，维生素D还与其他多种癌症有关，如膀胱癌、子宫内膜癌、卵巢癌、胰腺癌、前列腺癌、睾丸癌、阴道癌、霍奇金淋巴瘤和皮肤癌等。除了维生素D缺乏和某些疾病患者或特殊人群（如老人、孕妇）可能需要补充维生素D制剂以外，一般人只要多晒太阳，维生素D是不容易缺乏的。

（五）维生素E

维生素E确实是天然的抗氧化剂，能够清除自由基，保持细胞膜的稳定性，起到抗氧化的作用。此外，维生素E还能抑制癌细胞、提高人体的免疫力，从而预防癌症。维生素E在预防乳腺癌、肺癌、前列腺癌和结肠癌方面有一定的作用，血清中维生素E水平的下降与食管癌和胃癌的危险性增加相关。补充维生素E能降低前列腺癌的发生率和死亡率。联合服用β-胡萝卜素和硒后，胃癌的发生率降低。

然而，高剂量的β-胡萝卜素补充剂会增加肺癌的发病率，维生素E补充剂也可能增加男性前列腺癌的发病风险，长期摄入高剂量叶酸补充剂也可能促进结直肠癌高风险人群发病。因此，通过食物获得的维生素是有效和安全的营养素来源。

六、矿物质与癌症

微量元素与癌症的关系一直备受人们关注。比如，常量元素钙有预防消化道肿瘤的作用，充足的钙摄入可预防结直肠癌。微量元素硒是谷胱甘肽过氧化物酶的重要组成部分，能清除自由基，增强免疫功能，对癌症的预防有一定作用。而镍、铬有促癌作用，土壤和水中的镍含量越高，胃癌死亡率越高，镍还有促鼻咽癌发生的作用。职业性接触铬化物，肺癌发生率会上升。高碘摄入可能会增加甲状腺癌的患病风险。锌的缺乏导致机体免疫功能减退，过量会影响硒吸收，都会增加癌症的发病率。铁摄入过量增加肠癌和肝癌的风险。高钠（盐）会损伤胃黏膜，导致糜烂和充血等病变，并增加其癌变风险。

矿物质是构成人体组织和维持正常生理功能所必需，矿物质和维生素一样，人体不能合成，必须从食物中获取。

（一）钠

钠盐过多摄入容易引起高血压和癌症。长期摄入大量腌制食品和高盐食品，会增加胃癌和结直肠癌发生的危险性。腌制食品中含有大量的亚硝酸盐，亚硝酸盐过量食用会在人体内形成亚硝胺，亚硝胺已被确定为一种较强的致癌物。因此，膳食中要控制食盐的摄入量，减少腌制食品及熏烤食物，尤其是烧焦的动物性食物，这对预防癌症的发生有重要作用。

（二）钙

钙主要来源于奶类、虾皮、海产品、芝麻酱、豆类和鸡蛋等食物中。钙有抑制脂质过氧化作用，它能与胆汁酸在肠内结合，抑制胆汁酸对肠黏膜的损伤和由胆汁酸引起的增生和致癌作用。多食用含钙高的食品被认为具有预防结直肠癌的作用。在我国膳食中常易缺乏钙，增加钙的摄入对防癌更有实际意义。

（三）锌

锌主要来源于红肉类、贝类海产品和动物内脏，是目前确认的15种微量元素中生理功能最多的一种元素。饮食中缺锌或过量都会降低机体的免疫功能。锌能减少氧化应激，增强免疫功能，从而预防癌症发生。实验表明，锌缺乏会增加食管上皮细胞的增殖，增加N–亚硝胺诱导的食管癌的发病风险。锌作为机体的重要抗氧化剂，对DNA氧化损伤有防护作用。血清锌降低是癌症发病初期的一个临床特征，缺锌干扰免疫监视功能，进而成为癌症的重要促发因素。然而，锌摄入量过多，可能与食管癌、胃癌有关。

（四）硒

硒具有很强的抗氧化作用，防癌作用比较肯定。食物中含硒量随地域而不相同，土壤和植物中的硒含量、人体硒的摄入量、血清硒的水平与许多癌症如前列腺癌、乳腺癌、卵巢癌、白血病、肠癌、食管癌、胃癌和肝癌的死亡率呈负相关。缺硒导致结直肠癌和前列腺癌的发病率上升。海产品和动物内脏中富含硒。因此，在日常饮食中，缺硒地区人群，应摄入一些海产品，如鱼子酱、海参、牡蛎等。

（五）铁

铁缺乏与人体的造血相关，缺铁会导致贫血。除此之外，缺铁还会影响人体正常的免疫功能。但是，铁摄入过量可能促使癌变。铁参与癌细胞的增殖，与过氧化物反应引起DNA的氧化损伤从而引发癌症。铁过量损伤的主要器官是肝脏，可引起肝癌。饮食中过多的铁可能增加肠癌和肝癌的危险性，还与食管、肺、膀胱等多种器官的癌症有关。所以大家平日里补铁的时候，一定要注意不要盲目乱补，缺乏、过量都不好。有缺铁性贫血的患者，最好在医生指导下补充铁剂。

（六）镁

镁主要来源于绿色蔬菜、谷类、肉类和饮用水。土壤和水源中含镁越多，胃癌的发病率越低。饮用含镁较高的水可减少肝癌的发生。饮食中多吃含镁较高的食物还可以降低结直肠癌的发病风险。相反，镁缺乏将明显增加癌基因易感性，也就是说，缺镁人群不容易抵御癌症。其实在日常饮食中，大家只要注意不偏食、不挑食，一般都不会缺镁的。

七、微生物与癌症

人体微生物组对人体短期和长期的健康都至关重要。微生物组和免疫系统的早期发育息息相关，并决定了成年期的免疫功能和整体健康状况。基于这一认识，近年来，我们看到，微生物组产品数量激增，产品的类型主要包括益生菌、益生元、合生元以及后生元等。

益生菌是一种含活性微生物的生物制剂，能调节宿主肠道细菌丛的平衡。益生元能选择性地刺激肠道某一种或几种细菌的生长和（或）活性，从而调节肠道微生态细菌的比例，使少数有益菌成为优势菌。合生元是指益生菌和益生元的组合制剂，益生菌和益生元可以通过调节宿主的肠道菌群，进而改善患者的代谢和免疫情况，从而起到抗肿瘤的作用。此外，一些益生菌菌株可以减少肿瘤患者术后炎症的发生率，并且口服益生菌也能缓解化疗或放疗相关性腹泻。

后生元是益生菌的菌体及代谢产物，与一般活菌不同，生物元素分子小可直接作用于人体，无须担心被有害菌竞争排出体外，具有强大的免疫激活力，可消灭肠道既有坏菌，并协助好菌大量定殖增生，直接构建优良菌种。后生元能快速提升肠道免疫，耐热、耐酸、耐久存、耐加工且活性稳定，不会受外在环境变化而失活。

八、植物化合物与癌症

植物化合物是主要存在于各色蔬菜和水果中的天然化学物质，包括大豆异酮、β-胡萝卜素、茶多酚、花青素、番茄红素、有机硫化物、白藜芦醇以及植物甾醇等。它们不仅赋予植物性食物特殊的色香味，而且发挥重要的生物学作用，不同植物化学提取物包括植物多酚类、多肽类、生物碱、皂苷类、多糖类及维生素类等。富含植物化合物的食物及提取物对结直肠癌、食管癌、肺癌、乳腺癌等多种癌症具有很好的预防作用，能够抑制癌细胞增殖、促进癌细胞凋亡、抑制癌细胞迁移等。

九、水与癌症

水是人体最重要的组成部分，在维持体液平衡、参与机体新陈代谢、调节体温以及润滑器官和关节等方面都起着必不可少的作用。水的摄入和排出维持着动态平衡，饮水过多或过少都会影响机体的水合状态，不利于机体健康。机体对水的需要量受年龄、性别、身体活动水平、膳食结构和环境等多种因素的影响。研究表明，饮水不足会降低机体的身体活动能力和认知能力，还会增加泌尿系统疾病等风险。我国居民中饮水不足的现象较为普遍。因此，应做到每天足量、主动喝水，少量多次，推荐喝白水或茶水，少喝或不喝含糖饮料。

一般情况下，水在体内维持一个动态平衡状态，即摄入的水分与排出的水分大体相等，每天为2500mL左右。水的摄入量和排出量决定着机体的水合状态。如果摄入的水分与排出的水分大体相等，此时机体中的水处于平衡状态，即正常水合状态；当机体摄入水分过少，或者水分丢失过多时，机体处于脱水状态；当机体摄入水分过多时，则机体处于过水合状态，严重者可能会引起水中毒。当水分摄入过多或摄入过少导致机体处于脱水或水中毒状态时，均会对健康造成不利影响。

因呕吐或腹泻而失去水分，就会脱水（身体没有足够的水分），导致电解质紊乱，严重者可危及生命。建议癌症患者每天可摄入30～40mL/kg体重的水。如果伴有呕吐或腹泻，需额外补充。所有液体（汤、牛奶甚至冰激凌和明胶）都应被计入一天的需水量中。

第三节　膳食模式与癌症

营养素对癌症预防的作用侧重于单个营养素和单个食物的健康效应。但忽略了各种营养素之间、各种食物之间复杂的相互作用，而人们的膳食是由多种食物组合而成，提供各种人体需要的营养素，不仅是摄入单一的营养素或者食物，只注重调整营养素的摄入，而不强调改变膳食模式，是不可能达到目的的。所以营养与癌症的研究的巨大进步就是把膳食作为一个整体进行考虑，即研究膳食模式（dietary pattern，DP）对健康的影响。因此，营养膳食对癌症预防应该从整体的膳食模式来进行。

遵循健康的膳食模式，可以降低各种癌症的发病风险。目前对于与癌症预防相关的饮食研究较多的有地中海饮食、低碳水化合物饮食以及生酮饮食等。

一、地中海膳食

地中海膳食模式是富含新鲜水果和蔬菜，豆类、坚果、适量的肉类和奶制品，一些鱼和少量低度酒，以及丰富的未精炼橄榄油。其所含抗氧化剂和抗炎营养素含量高，对抗癌细胞的变性和癌细胞增殖具有保护作用；橄榄油、葡萄酒和蔬菜中具有丰富的多酚，其抗炎能力和抗氧化能力很强。此外，水果和蔬菜中含有大量类胡萝卜素和维生素，其抗氧化能力可以在一定程度上预防DNA损伤。最后，地中海饮食中典型的鱼类（沙丁鱼和鲭鱼）以及坚果（杏仁、核桃和南瓜子）中富含的ω-3 PUFAs有助于减缓细胞增殖并减缓癌症的发展。总体来说，地中海饮食通过降低或调节脂质的作用，抗炎、抗氧化和抗聚集作用，易癌介质（激素或生长因子）的调节作用，肠道菌群调节作用等积极进行癌症预防。

许多临床研究报道了地中海饮食与癌症的发生和发展之间的联系，但是由于食物之间复杂的相互作用以及抗氧化剂的生物利用度，很难定义其剂量关系，此外癌症要结合许多不同因素的影响，例如：吸烟习惯、体育锻炼、遗传，因此对于地中海饮食与癌症预防的关系仍需要更大样本量及科学的研究方法进行深入研究。

二、低碳膳食

低碳水化合物饮食的定义没有明确统一，一般是被定义为碳水化合物的总能量摄入低于45%的饮食。低碳水化合物饮食主要是通过降低加工食品内碳水化合物，同时增加脂肪以及富含蛋白质的食物。一般低碳饮食主要有自由、中等和严格等3种类型，其中自由类型要求每天摄入100～150g碳水化合物，比较适合于体重维持和经常运动的人群；中等类型要求每天摄入50～100g碳水化合物，其能够有效地帮助人们进行血糖的控制并逐渐减轻体重；严格类型每天只能摄入50g以下碳水化合物，这对想要进入酮症快速减肥以及用酮体当作能量的群体比较适用。

虽然近10年来，低碳水化合物饮食被用于辅助神经系统治疗、肿瘤治疗、体重控制等，但是其会对人体造成一些不良影响，临床研究显示，低碳水化合物饮食1周后，由于碳水化合物摄入量降低，很多患者容易出现头晕、乏力等糖戒断症状，其智力会下降，对记忆力和思维不利，甚至引起血尿酸升高，从而引起痛风。低纤维、低碳水化合物的饮食者还容易出现便秘、胃肠道功能紊乱等不良反应。

现在对于低碳水化合物的研究大多与体重管理和糖尿病有关，其与肿瘤的相关研究较少，且结论不统一。

三、生酮膳食

生酮膳食模式由高脂肪、中等含量蛋白和非常低含量的碳水化合物组成，这种饮食结构可以促使人体消耗脂肪而不是葡萄糖来合成三磷腺苷（adenosine triphos phate，ATP）。一般生酮饮食中脂肪与碳水化合物加蛋白质的重量比为3∶1或4∶1，所产生的能量比例大概是蛋白质8%、碳水化合物2%、脂肪90%。在进行生酮饮食时，脂肪会通过肝脏代谢氧化生成脂肪酸，从而生成酮体，包括乙酰乙酸酯、β-羟基丁酸酯和丙酮等。酮通过血液传输到体内各个组织，然后在柠檬酸循环的第一步中转化为乙酰辅酶A。

生酮饮食的碳水化合物含量很低，可能导致血糖浓度降低，从而导致血红蛋白AIC水平降低。由于生酮饮食都存在微量元素和维生素不足的问题，因此若长期坚持生酮饮食，人体的钙质会流失，而且酸中毒的代谢状态会进一步加重骨质流失，患者会有骨质疏松的危险，而且研究表明生酮饮食也可以引发肾结石、疲劳、便秘和腿挫伤等不良反应。

目前关于生酮饮食与癌症的关系是国内外研究的热点。其机理主要为：正常细胞在有氧条件下通过线粒体氧化磷酸化进行代谢，而肿瘤细胞即使在氧气充足的条件下仍可以表现出较高的糖酵解速率，并且肿瘤细胞需要消耗比正常细胞多200倍的葡萄糖。这可能是因为肿瘤细胞的线粒体缺乏一种或多种利用酮体的关键酶。正因为肿瘤细胞这种线粒体缺陷和基因突变，导致其更加依赖葡萄糖功能而不能利用酮体供能，从而使得生酮饮食在理论上可以一定程度地预防和治疗癌症。

四、东方膳食

东方膳食模式的特征是以植物性食物为主、动物性食物为辅的膳食模式，见于大多数发展中国家如中国、印度等。此膳食模式摄入的蔬菜、豆制品与谷物的量较高，而肉类的量较低，其特点是"三低一高"：低热量、低蛋白、低脂肪、高碳水化合物。优点是谷类、蔬果、大豆等植物性食物比例较高，富含维生素、膳食纤维等营养素，有利于预防心血管疾病和结直肠癌；缺点是优质蛋白质摄入不足，容易造成营养不良和劳动能力低下。

五、西方膳食

西方膳食模式的特征是以粮谷类数量相对较少、动物性食物为主的膳食模式，具有"三高一低"的特点：高热量、高脂肪（胆固醇）、高蛋白质和低膳食纤维。多见于欧美发达国家和地区如美国、西欧、北欧。优点是优质蛋白质在膳食结构中占的比例高；缺点是膳食提供的热量过剩，而热量过剩是多种慢性疾病发生的重要危险因素，容易引起超重和肥胖、心脑血管疾病等的高发，同时增加相关癌症的患病风险。

六、日本传统膳食

日本传统膳食模式是以动植物性食物消费量较均衡的膳食模式为特点，此种膳食模式介于典型的东、西方模式之间，既避免东方膳食模式中"三低一高"，又避免西方膳食模式中"三高一低"饮食的弊端。以少油、少盐、高海产品摄入，能量、蛋白质和脂的摄入基本符合营养要求，有利于预防营养相关疾病，是公认的健康膳食模式之一，对结直肠癌具有一定的预防作用。

七、素食模式

素食模式是指不包括动物性食物的膳食模式，又可以分为生素食、纯素食、蛋素食、乳素食、蛋奶素食、鱼素食、果素食和半素食等8种类型；为预防及控制某种疾病而产生的膳食模式，如饮食控制终止高血压（dietary approaches stop hypertension，DASH）膳食模式等。该模式含丰富的膳食纤维和植物化合物，可以预防癌症的发生风险。素食预防癌症发生可能与其增加更多有益营养素的摄入、减少红肉和加工肉制品摄入以及普遍具有良好的生活方式有关。

第四节 癌症对营养素代谢的影响

癌症患者营养不良的发生率高，后期常表现为恶病质，是很严重的一种状况。癌症患者出现营养不良或恶病质的原因和机制有癌症本身，也有抗癌治疗的原因。癌症条件下蛋白质、脂肪、糖类的代谢明显异常。除此之外，癌症对维生素和矿物质的代谢也会造成一定的影响。

一、对蛋白质代谢的影响

癌症患者蛋白质和氨基酸代谢总体表现为肌肉蛋白质合成减少和分解增加、蛋白质转化率升高、低蛋白血症、氨基酸代谢异常和负氮平衡等。

大多数进展期癌症患者总体蛋白质更新率增加，肌肉蛋白质合成减少，分解率增加，并随病情进展增加更明显。肝脏蛋白质合成增加，特别是急性反应期蛋白和纤维蛋白原增加，而其他肝脏输出蛋白如血清蛋白降低，出现明显低蛋白血症。低蛋白血症不是由于蛋白质合成减少，而是蛋白质丢失增加引起的。在肺癌、黑色素瘤、多发性骨髓瘤、淋巴瘤、卵巢癌、肾癌、胰腺癌、胃肠道癌症患者血清C反应蛋白升高，C反应蛋白浓度与体重减轻程度、高代谢和厌食症的出现、疾病的复发和生存率的降低有很大的关系。

癌症患者往往蛋白质需要量增加，一般每天为 $1.5\sim2.0g/(kg\cdot d)$。

二、对脂肪代谢的影响

癌症患者脂肪代谢异常在癌症发生的早期已经存在。癌症状态下脂肪酸是主要的能量物质，即使输入葡萄糖，也不能抑制体内脂肪的持续代谢。

癌细胞能自我合成脂肪酸，并且不受正常细胞对脂肪酸合成的调节。恶性肿瘤如乳腺癌、前列腺癌、子宫内膜癌、结肠癌、卵巢癌、膀胱癌等癌组织中，可检测到脂肪酸合成酶高表达，提示细胞内酶转录加快，内源性脂肪酸合成活跃，表明对能量物质和成膜脂质的需求旺盛，与肿瘤的发生、演变、侵袭和预后有关。

三、对糖类代谢的影响

癌症患者葡萄糖的氧化和利用降低，葡萄糖转化增加，胰岛素抵抗和胰岛素分泌相对不足。在有氧条件下癌细胞大量摄取葡萄糖产生乳酸。大多数正常组织在有氧时通过糖的有氧分解获取能量，只有在缺氧时，才进行无氧糖酵解。癌组织则不同，即使在有氧条件下也主要以无氧糖酵解获取能量，癌细胞中约50%的能量来源于糖酵解途径。所以说癌细胞对能量的利用是很高的，这也是癌症患者身体常常会很快消瘦下去的原因。

癌症患者乳酸水平越高，癌细胞的转移和复发率越高，患者的生存率越低。乳酸、甘油和生糖氨基酸的糖异生作用增加，是癌症患者葡萄糖转化增加的最主要特征，葡萄糖转化增加的量直接受到肿瘤分期、组织类型以及是否存在恶病质等的影响。降低环境葡萄糖浓度对乏氧癌细胞具选择性毒性，可通过提高脂肪能量来源比率（占非蛋白能量50%左右），选择甘油、果糖部分替代葡萄糖，葡萄糖联合适量胰岛素和钾输注等方法进行营养治疗。

四、对维生素及矿物质代谢的影响

维生素和矿物质缺乏或过量与癌症的关系是比较明确的，然而反过来，癌症也可以影响维生素和矿物质的合成与代谢，如致癌物可引起人体组织维生素A缺乏。在初始治疗和未缓解的白血病患者体内，维生素C和维生素E明显降低，可能与癌症患者抗病能力下降有关。而几乎所有类型白血病患者的血浆维生素B_{12}均显著增高，可达正常值的3~4倍，但同时外周血白细胞内维生素B_{12}水平均显著降低，未缓解者尤为明显。可能与癌症导致体内维生素B_{12}利用障碍，或血浆中维生素B_{12}结合蛋白增高有关。

患恶性肿瘤时，一些矿物质的正常代谢亦会受影响。例如，在病理情况下，由于维生素D、甲状旁腺素和降钙素组成的钙调节系统遭到破坏，引起钙代谢的紊乱及异常，尤其在患恶性肿瘤时。多发性骨髓瘤、恶性淋巴瘤或他处肿瘤转移至骨时，由于溶骨作用会引起高钙血症。肿瘤在体内生长过程中，癌细胞产生使血清钙上升的物质。即使没有发生骨转移的恶性肿瘤患者，也会出现高钙血症。

在癌细胞中，铁代谢也发生了一系列的改变，如铁代谢相关的蛋白质分子呈高度表达；转铁蛋白能够调节癌细胞生长；癌细胞中转铁蛋白受体1水平高于正常细胞；摄取铁的速率更快；转铁蛋白受体2在正常细胞中不表达，但常常在癌细胞中表达；许多实体性癌细胞可以合成或分泌铁蛋白；癌症患者常表现为高水平铁蛋白增高等。

第五节　膳食防癌建议

一、合理膳食

膳食中应有充分的营养，并且食物要多样化，以植物性食物为主，应占据每顿饭的2/3以上。植物性食物中应有较多的各种各样的蔬菜、水果、豆类和粗加工的谷类等。

除了"吃什么"以外，"怎么吃"对预防癌症来说也是至关重要的。每日三餐定时定量，以吃八分饱为好，切不可暴饮暴食；细嚼慢咽，每口饭咀嚼30次；进餐时不参与其他分散注意力的活动，如看电视、阅读报纸等；吃动平衡，坚持日常身体活动。

二、控制体重

避免体重过轻或过重，在成年后要限制体重增幅不超过5kg。因为超重或过度肥胖，患子宫内膜癌、乳腺癌、肾癌、肠癌的危险性增高。

三、坚持锻炼

如果工作时活动少或仅有轻度活动，每天应进行约1h的快走或类似的运动量。每星期至少还要进行1h的高强度运动。

四、多吃果蔬

多食蔬菜水果，保证食物多样化。蔬菜水果可以提供丰富的微量营养素、膳食纤维和植物化合物，不仅能够预防肥胖、慢性病，还能对致癌物质和促癌因子起到一定抑制作用，从而更好地防癌。《中国居民膳食指南》建议：餐餐有蔬菜，保证每天摄入达到300～500g，深色蔬菜应占1/2；天天吃水果，保证每天摄入达到200～350g。要达到食物多样性，则要保证蔬菜水果品种达到每天4种以上，每周10种以上。做法也很简单，中晚餐每餐至少有两种蔬菜，适合生吃的蔬菜则可以作为饭前饭后的"零食"和"茶点"。

水果选择应季水果，变换购买品种即可。坚持每天吃400～800g的各种蔬菜、水果，可使患癌症的危险性降低20%，尤其是口腔癌、鼻咽癌、食管癌、肺癌、胃癌、结肠癌和直肠癌等。

五、食全谷物

每天吃600～800g的各种谷类、豆类、植物类根茎，加工越少的食物越好。要限制精制糖的摄入量，食物中淀粉有预防结肠癌和直肠癌的作用，而高纤维的饮食有可能预防结肠癌、直肠癌、乳腺癌和胰腺癌的发生。

六、控糖限酒

含糖饮料是添加糖的主要来源，建议不喝或少喝含糖饮料。少喝的方法就是逐渐减少，或者用其他无糖饮品代替，如饮茶。垃圾食品作为高盐高油高糖食品，同样需要少吃，如炸薯片、炸鸡等，减少此类食品的摄入，以蔬菜、水果、坚果作为日常加餐或零食，也可控制添加糖、盐的摄入。

从营养学的角度看，酒中没有任何有益的营养元素，且有证据显示酒精是促发肝癌的危险因素。此外，酒的能量极高，特别是高度白酒，经常饮酒会造成能量过剩，且会影响食物营养素的吸收，造成营养素缺乏。所以，从健康的考虑出发，男性和女性成年人每日饮酒酒精应该不超过25g和15g（相当于250mL啤酒、100mL果酒或25mL白酒）。经常饮酒会增加患口腔癌、咽喉癌、食道癌、原发性肝癌、结肠癌、直肠癌、乳腺癌的危险。

七、肉类食品

如果喜欢吃肉，红肉摄入量每天应少于90g，最好用鱼和家禽替代红肉。红肉会增加结肠癌、直肠癌、胰腺癌、肾癌、前列腺癌、乳腺癌的危险性。

八、限制脂肪

限制高脂食物，特别是动物性脂肪的摄入。选择恰当的植物油并控制用量。

九、少盐少油

平时进食应以清淡为宜，世界卫生组织建议每人每日食盐摄入量应在5g以下，烹调油控制在30g内，做到减少用盐用油。日常生活中，烹调方法可以多采用蒸、煮、煨、焖、熘等，享受食物天然的味道，也可选用醋、柠檬汁、香料等调味，替代部分盐和酱油，减少食盐和油的用量。有些食品如面包、鸡蛋在煎炸时，吸油量大，最好少用煎炸的方法。限制腌制食物的摄入并控制烹调盐和调料盐的使用。高盐饮食会增加患胃癌的危险。

十、现做现吃

食物在温湿的环境下储存时间过长不仅会降低营养成分，还容易发生霉变。霉变的食物会产生大量的毒素，具有显著的致癌性。另外，蔬菜和肉类食品中都含有硝酸盐，放置时间过长会产生大量亚硝胺，是导致胃癌的直接因素。所以，正确的方法是每次少买，购买新鲜蔬菜食物，一定要现做现吃，尽量不要储存较长时间，连开水也最好即喝即烧。不要食用在常温下存在时间过长、可能受真菌毒素污染的食物。

十一、保藏得当

用冷藏或其他适宜的方法保存。

十二、控制食品添加剂的摄入

食物中的添加剂、污染物和其他残留物有严格的管理规定，它们的存在无害，但乱用或使用不当会影响健康。

十三、科学烹调

不吃烧焦的食物，烤鱼、烤肉时应避免肉质烧焦。直接在火上烧烤的鱼、肉及熏肉只能偶尔食用。最好煮、蒸、焯食物。

十四、合理补充营养素

对于遵循本建议的人来说，一般不必使用营养补充剂。

第二章　肿瘤患者的营养不良

营养不良是全球的最为常见的公共卫生问题之一，严重影响患者的临床结局。肿瘤属于慢性消耗性疾病，由于患者自身消化系统的功能衰减，导致患者营养摄入不足，无法满足患者自身的需求，从而导致恶性肿瘤患者营养不良发生的危险性增加。恶性肿瘤患者一旦发生营养不良将会对临床治疗产生一系列不利的影响，根据中国抗癌协会肿瘤营养与支持治疗专业委员会《常见恶性肿瘤营养状况与临床结局相关性研究》发现：我国67%住院肿瘤患者存在中、重度营养不良。营养不良直接导致的死亡高达20%，是恶性肿瘤患者的主要死因。营养不良可能引起患者治疗耐受性下降，治疗机会减少，并发症增加，生存期缩短。恶性肿瘤患者营养不良不仅严重影响治疗效果、降低患者生活质量，导致患者死亡率增加以及并发症发生率增加，还造成了巨大的经济损失和社会医疗资源的浪费。

第一节　营养不良诊断

营养不良是指营养物质摄入不足、过量或比例异常，与机体的营养需求不协调，从而对细胞、组织、器官的形态、组成、功能及临床结局造成不良影响的综合征，包括营养不足和营养过量两个方面，涉及摄入失衡、利用障碍、消耗增加三个环节。美国最新专家共识认为营养不良是一种急性、亚急性或慢性营养状态，包括不同程度的营养过量或营养不足，伴或不伴炎症活动，导致机体组成的改变和功能的降低。肿瘤营养不良特指营养不足，其发病情况具有如下特征：恶性肿瘤高于良性疾病，实体瘤高于血液肿瘤，消化道肿瘤高于非消化道肿瘤，上消化道肿瘤高于下消化道肿瘤，老年人高于非老年人。

临床研究表明，40%～80%的肿瘤患者合并营养不良，50%～80%的肿瘤患者会进一步发生恶病质，20%的肿瘤患者直接死因是营养不良和恶病质的进一步发展，我国关于肿瘤患者营养风险或营养不良的研究逐渐受到重视。在我国恶性肿瘤患者中，营养风险发生率较高，为40%～80%，其中，以消化道肿瘤患者营养风险发生率最高，而在消化道肿瘤中，胰腺癌是营养风险及营养不良发生较高的肿瘤之一。

国外恶性肿瘤患者营养风险发生率与我国相似，且国外对肿瘤患者营养风险的重视早于我国。现今，我国对肿瘤患者的营养风险和营养不良重视程度仍明显不足。肿瘤患者营养风险发生率高，特别是消化道肿瘤患者和老年肿瘤患者发生率更高，贯穿于肿瘤患者病程的全过程，不良结局严重，已引起医学界广泛关注，因此应及早给予营养治疗。

一、营养风险筛查与评估

营养风险筛查是诊断营养不良的第一步。目前常用的营养筛查工具包括营养不良筛查工具和营养风险筛查工具，前者包括主观全面评定（Subjective Global Assessment，SGA）、患者自评-主观全面评定（Patient-Generated Subjective Global Assessment，PG-SGA）、（Mini Nutritional Assessment-Short Form，MNA-SF）、（Malnutrition Universal Screening Tool，MUST）、营养不良筛查工具（Malnutrition Screening Tool，MST）等，后者主要包括（Nutritional Risk Screening 2002，NRS 2002）、老年营养风险指数（Geriatric Nutritional Risk Index，GNRI）等。其中，SGA是临床上使用最广泛的通用性营养不良评估工具，以病史和临床检查为基础，由医务人员进行主观评价，适用于一般成年住院患者；PG-SGA在SGA的基础上发展而来，由患者自我评估和医务人员评估两部分组成，亦为有效的、广泛应用的评估工具；MNA-SF是MNA的简易评定，为评价老年人营养状况的简单快速的方法；作为营养不良风险筛查工具，MUST适用于不同医疗机构的营养风险筛查；MST是推荐的成年恶性肿瘤患者的营养筛查工具。NRS 2002是目前使用最广泛的营养风险筛查工具，适用于所有住院患者，可以有效地筛查出存在营养风险的患者并指导干预以改善临床结局，且有大量的循证医学依据。

二、营养不良临床诊断

营养不良诊断需要评价三项表现型指标中的一项，即非自主的体重减轻，低体重指数（Body Mass Index，BMI），肌肉量减少；以及两项病因型指标中的一项，即食物摄入或吸收减少，由于疾病或炎症导致的分解代谢增加。当满足至少一项表现型指标和一项病因型指标时认为存在营养不良，然后进一步根据表现型指标评定营养不良的严重程度。营养不良的诊断方法以及相应指标界值的确定是验证的重点之一。

（一）诊断方法

在表现型指标中，测量肌肉量的方法包括生物电阻抗分析法（Bioelectrical Impedance Analysis，BIA）、双能X线吸收法（Dual energy X-ray Absorptiometry，DXA）、计算机断层扫描（Computed Tomography，CT）、磁共振成像（Magnetic Resonanancem Imaging，MRI）和人体测量学指标等。其中，BIA是近年来最常用的人体组成测定方法，具有安全、非侵入性、便携的特点，近年来研究有了较大的进展；DXA操作简便、放射剂量少且安全、有效、无创伤性。二者均能较准确地测定不同的人体组成成分，适用于临床上各种状态下患者，但在临床应用上存在普及性、费用等问题。CT和MRI普及性高，亦经过广泛验证，可作为检测肌肉量的金标准。但由于放射性、便捷性、费用或检查时间等问题，应用于营养状况的评价亦存在一定的限制。许多研究对其他间接测量肌肉量的方法如体格检查、人体测量等也进行了探讨。

既往研究认为人体测量学方法在不同年龄、种族之间应用价值有较大的差别，因而评价者内部可靠性较低，且不能用于SGA分级，故不是推荐的定义肌肉质量下降的标准。但近来有新的证据支持将人体测量指标用作肌肉质量下降的评价方法。Contreras-Bolivar V等的一项前瞻性研究显示，上臂中围（Mid Arm Circumference，MAC）或上臂肌围（Arm Muscle Circumference，AMC）定义肌肉质量减少诊断GLIM（Global Leudershio initiative on Malnutrition）标准营养不良患病率和SGA诊断相近，但不能预测死亡风险的升高。Sanz-Paris A等以MAC、小腿围（Calf Circumference，

CC）和活动状态评价肌肉量降低，单变量COX分析显示重度营养不良人群和正常人群相比死亡率明显增高，其1年死亡风险增加2倍左右。

当条件有限时可以使用人体测量如臂围、小腿围等作为评定肌肉量的替代指标，而握力等肌肉功能的评价可以协助评定肌肉量。Sanchez-Rodriguez D等在373名社区志愿者中，用握力、上臂围长、小腿围和肌肉减少症相关估算量表等7种方法作为肌肉量的替代指标，以DXA作为评价肌肉质量的金标准，得到7种评价方法均具有较好的诊断性能。一致性检验显示采用7种替代方法和与采用DXA评价的标准方法有较强的一致性。同时采用7种替代方法得到的营养不良诊断也是5年死亡率的预测因素（多变量分析相对危险度HR最低为2.72，最高为3.94）。Matsumoto Y等的一项横断面研究显示，用握力评价小于70岁男性和大于70岁女性的营养不良严重度，其受试者曲线和界值显示出良好的区分度。Contreras-Bolivar V等的研究亦显示握力定义的肌肉质量减少诊断营养不良能预测癌症患者6月的死亡结局。一项观察性研究用肌肉质量和功能指标的组合，CC联合体重校正的握力值（Body Weight-standardized Handgrip Strength，HGS/W）定义肌肉质量减少，该方法诊断的营养不良为生存的独立预测因素。但在De Groot等的一项回顾性研究中，单变量和多变量分析显示，联合GLIM标准诊断营养不良（未评价肌肉质量）和低握力值不能预测门诊肿瘤患者1年内的死亡风险，因此提出肌肉功能不能代替肌肉质量作为评价指标，对握力等指标的应用和补充有待进一步探索和验证。营养不良诊断的价值在于对患者进行综合评价。

（二）评价指标

GLIM标准中，BMI、肌肉质量、握力等表现型指标的诊断和分级的界值在不同年龄和种族中不相同，炎症或疾病负担等病因型指标在不同临床环境中亦可以采用不同的指标。GLIM标准缺少亚洲人中依据BMI对营养不良进行分级的界值。Maeda等在住院患者的横断面研究中以住院期间死亡为指标作ROC曲线，在<70岁和≥70岁年龄组中分别以17.0kg/m²和17.8kg/m²为BMI界值可以较好地预测住院死亡风险，因此提出以此作为亚洲人中诊断重度营养不良的BMI推荐界值。同时，此研究在另一个住院患者队列中应用此界值诊断GLIM标准营养不良并分级，结果显示轻中度、重度营养不良患者和仅具有营养风险患者的住院期间死亡率的差异均具有统计学意义（$P<0.05$），初步验证了其预测效度。Shimizu A等的回顾性研究中应用上述界值，在住院肺炎患者中通过多变量分析显示，70岁以上患者重度营养不良和30d住院死亡率、住院时间延长以及30d再入院率独立相关；70岁以下者，重度营养不良和住院时间延长相关，进一步验证了该界值的有效性。另一方面，Akazawa N等在345例康复科患者中依据上述70岁以上亚洲人BMI的界值进行分组，分别利用B超测得的肌肉厚度和回声密度估算股四头肌质量和脂肪组织含量，多变量分析显示，肌肉质量在三组的差别有统计学意义（P值均<0.001）；肌肉内脂肪成分三组无差别，验证了70岁以上亚洲人群中BMI推荐界值的有效性。

对于病因型指标，不同中心的研究方法有较大异质性。食物的摄入或吸收情况多依据病史采集或问卷进行评估，疾病或炎症状态则依据病史、CRP、IGF-1、IL-6、血浆白蛋白水平等实验室指标或累积疾病评定量表（Cumulative Illness Rating Scale，CIRS）评分、Glasgow预后得分等综合评估方法进行评价。采用以上方法评定病因型指标均可得到较好的整体性能。但具体指标的应用及界值的定义需要更进一步的研究。

（三）诊断标准

精准的营养不良诊断是临床营养治疗的基础，但长期以来一直缺乏统一的营养不良诊断标准。

2018年9月，全球主要的四大营养学会，包括欧洲临床营养与代谢协会（European Society for Clinical Nutrition and Metabolism，ESPEN）、美国肠外与肠内营养学会（The American Society for Parenteral and Enteral Nutrition，ASPEN）、亚洲肠外与肠内营养学会（The Parenteral and Enteral Nutrition Societies of Asia，PENSA）以及拉丁美洲肠外与肠内营养学会（The Federacion Latinoa mericana de Terapia Nutricional，Nutricion Clinica Y metabolismmos，FELANPE）共同制订并发布了营养不良的诊断标准，即全球营养领导人发起的营养不良（Global Leadership Initiative on Malnutrition，GLIM）诊断标准，简称GLIM标准。GLIM标准诊断营养不良包括两个步骤：第一步使用营养不良筛查工具或营养风险筛查工具进行营养筛查，推荐简易型微型营养评定MNA-SF、营养不良通用筛查工具MUST、NRS 2002营养风险筛查等；第二步对经筛查存在营养风险的患者，根据三项表现型指标（非自主的体重减轻、低体重指数、肌肉量减少）和两项病因型指标（食物摄入或吸收减少、由于疾病或炎症导致的分解代谢增加）进行营养不良诊断：当满足至少一项表现型指标和一项病因型指标时认为存在营养不良，并进一步根据表现型指标评定营养不良的严重程度。GLIM标准是一项普适性标准，自其发布以来，大量研究对其在不同国家、不同医疗场所、不同人群中的应用情况进行验证。

第二节 发 病 原 因

不同于单纯营养不良，癌症患者的能量负平衡和骨骼肌减少是由食物摄入减少和代谢紊乱共同造成的。如果患者超过1周不能进食，或超过1～2周总能量摄入小于所需的60%则被认为存在食物摄入不足。食物摄入量减少的主要原因为原发性厌食（中枢神经系统性）；次要原因为口腔溃疡、肠梗阻、消化不良、便秘、腹泻、恶心、呕吐、肠蠕动减少，无法控制的疼痛和药物不良反应等。代谢紊乱包括基础代谢率增高、胰岛素抵抗、脂肪和蛋白分解增加及全身炎症反应等。在肺癌、血液系统恶性肿瘤的患者中均可观察到基础代谢率升高，目前认为基础代谢率升高可能是癌症患者体质量减轻的促进因素。部分研究认为肿瘤坏死因子α（TNF-α）、白细胞介素-1β（IL-1β）及白细胞介素-6（IL-6）等细胞因子与基础代谢率升高及厌食相关。很多癌症患者早期即出现胰岛素抵抗、皮质醇分泌增加、胰岛素/皮质醇比降低，从而导致葡萄糖转化和糖异生增加。癌症患者常伴有脂质动员率增高，一种由肿瘤产生的脂质动员因子（Lipid Mobilizing Factor，LMF）可能促使了脂肪消耗。癌症患者中ATP-泛素-蛋白酶体系统的激活使蛋白质分解增多，从而引起骨骼肌减少。在中枢神经系统中，炎症细胞因子可影响控制食物摄入的下丘脑功能，引起食欲减退。肿瘤患者营养风险和营养不良的原因很多。

目前研究认为，肿瘤患者营养风险或营养不良的可能原因如下。

一、肿瘤因素

肿瘤细胞的增殖能力远超正常细胞，夺取和消耗了大部分机体正常代谢所需的营养物质；肿瘤释放的一些代谢产物如5-羟色胺（5-hydroxy tryptamine，5-HT）等作用于下丘脑食物摄取中枢和有关的外周信号通路，干扰患者消化系统，导致患者恶心、呕吐、味觉嗅觉异常、厌食，能量摄入及利用率显著下降，引起营养不良。

头颈部癌会引起吞咽困难和吞咽疼痛，导致患者进食困难，进一步引起营养不良；肿瘤释放的炎症介质如细胞因子或其他介质会导致机体糖、脂、蛋白质的代谢异常，主要包括能量消耗增加和利用效率低，如乳酸循环、胰岛素抵抗、氨基酸的糖异生及脂肪酸分解增加，机体贮存的脂肪迅速丢失，肌蛋白过度分解，引起营养不良；肿瘤生长、压迫、转移、消化道侵犯等导致胃肠道机械性梗阻，影响机体对营养物质的摄入、消化、吸收。

二、治疗因素

肿瘤治疗采用手术治疗、放疗、化疗或生物治疗等多种方法进行治疗，但每种疗法都会不同程度对患者的饮食和营养状况产生不利影响。

（一）肿瘤手术

手术治疗的术前禁食，术后较长一段时间内无法正常进食都会影响患者食物摄入，且手术创伤造成患者应激反应，分解代谢增加，降低机体营养状况和免疫功能，患者存在营养风险或营养不良，如结直肠癌患者，围手术期患者禁食时间长，营养不良发生率高，且直肠癌手术盆腔和腹膜后分离范围较大，手术打击大，机体分解代谢和能量消耗增加，发生明显的负氮平衡、低蛋白血症和高糖血症，机体分解肌肉和脂肪，导致营养不良。

（二）肿瘤化疗

化疗药物导致营养相关不良反应。化疗可以直接影响新陈代谢（干扰机体细胞和DNA代谢），或间接的（通过产生消化道症状）引起恶心、呕吐、腹泻、口腔炎、味觉改变、胃肠道黏膜损伤、食欲减退以及厌食而间接影响营养物质的摄入，在肿瘤引起代谢异常的基础上进一步加重机体营养不足的毒副作用。

营养不良会降低患者对化疗的耐受程度，影响生活质量、治疗效果及预后。一方面，营养不良影响中性粒细胞的水平，致使患者在化疗药物作用的基础上白细胞下降更为明显，无法完成化疗计划，化疗提前终止，从而影响抗肿瘤治疗效果；另一方面，营养不良时，血浆蛋白水平降低，化疗药物的吸收、分布、代谢及排泄出现障碍，明显影响化疗药物的药动学，化疗药物的不良反应因此增加，机体耐受化疗能力降低，化疗有效反应显著降低。

（三）肿瘤放疗

放疗在杀伤肿瘤细胞的同时也会对正常组织造成损伤，尤其是头颈部和消化系统肿瘤，放疗所致的厌食、口腔黏膜炎、胃肠道黏膜损伤、恶心呕吐等不适，直接影响患者营养物质的摄入、消化和吸收，导致或加重患者体重下降和营养不良的发生；放疗对癌症患者营养状况的影响包括营养物质摄入、消化、吸收和代谢等全过程。不同部位的放疗对患者营养状况影响的程度和机制不同。对于接受头颈部放疗的恶性肿瘤患者，一方面放射线会导致味蕾细胞和味觉感觉神经末梢损害，引起患者对酸甜苦咸等味觉的敏感度降低，影响患者食欲，另一方面放射线所致的放射性口腔黏膜炎和口腔疼痛等副反应严重影响患者进食，导致患者碳水化合物、脂肪、蛋白质、纤维素等营养物质的摄入明显减少。头颈部放疗还会对患者的吞咽功能造成不同程度的影响，其发生程度与口咽部和喉部的受照射剂量明显相关。

对于接受胸部放疗的恶性肿瘤患者，放射性食管炎是最常见的副反应之一。放射性食管炎所致的吞咽梗阻、吞咽疼痛、恶心呕吐等症状，直接影响患者营养物质的摄入，导致体重丢失和营养不良。对于接受腹部、盆腔放疗的患者，放射性肠炎可能导致患者发生肠吸收功能障碍，进而引起体重的丢失。

营养不良对恶性肿瘤患者放疗的影响主要表现在放射敏感性、摆位精确性和治疗耐受性等方面。患者体重丢失越多，放疗摆位误差越大，放疗的精确度越差。营养不良所致的放疗非计划性中断，将延长患者放疗和住院时间，影响放疗疗效，增加治疗费用。

此外，生物治疗也可导致患者轻度恶心呕吐或腹泻，导致患者发生营养不良或营养风险。

三、疼痛和心理因素

肿瘤本身引发的疼痛和心理压力会诱发患者焦虑或恐惧心理。绝大多数肿瘤患者都有不同程度的疼痛，癌性疼痛作为一种应激源，可以通过刺激氧化应激来促进机体代谢，导致营养不良；疼痛不但影响睡眠、饮食和情绪，还在心理上给患者带来极大的压力，使患者出现对死亡的恐惧和绝望，引起胃肠功能紊乱、食欲下降，摄入量减少导致营养不良；晚期肿瘤患者由于长期病痛的折磨、医院陌生的环境、抗肿瘤治疗效果不明显、生活自理能力差、经济负担重、病情较重，其心理状态的好坏直接影响着机体的功能并间接影响其生活质量和生存时间；由于对疾病缺乏正确认识、手术的打击、肿瘤的不良预后、医院的特殊气氛都可使患者产生恐惧心理，最终导致抑郁，营养不良程度进一步加重。

第三节　癌症恶病质

恶病质（Cachexia）亦称恶液质，多由癌症和其他严重慢性病引起，表现为极度消瘦、皮包骨头、形如骷髅、贫血、乏力、完全卧床、生活不能自理、极度痛苦、全身衰竭等综合征。癌症恶病质（Cancer Cachexia，CAC）是恶性肿瘤患者普遍存在的涉及全身多器官系统的综合征，患者往往表现为不可逆的食欲减退、体重减轻、营养状况恶化，主要临床表现有：体重下降、食欲减退、早饱、疲倦、贫血及水肿等，最终可导致患者的死亡。CAC可发生在肿瘤生长的早期阶段，进展期肿瘤更为常见。据报道，有60%～80%的进展期肿瘤患者出现CAC。

2011年，Kenneth Fearon教授在肿瘤恶病质国际共识中提出了恶病质的定义：以持续性骨骼肌丢失（有或无脂肪组织丢失）作为特征，传统的营养疗法不能完全缓解，并逐渐导致多因素的功能损伤的综合征。肿瘤恶病质的核心表现为骨骼肌的持续丢失。2015年，中国抗癌协会肿瘤营养与支持治疗专业委员会（Chinese Society for Oncological Nutrition & Supportive Care，CSONSC）制定了《中国肿瘤营养治疗指南》，参照中国营养不良标准，明确了符合中国人的肿瘤恶病质的诊断标准：①如患者并未节食，6个月内体重丢失>5%；②身体质量指数（BMI）<20kg/m²（欧美人）、BMI<18.5kg/m²（中国人）和任何程度的体重丢失>2%；③四肢的骨骼肌指数达到肌肉减少症标准（男性<7.26kg/m²，女性<5.45kg/m²）和任何程度的体重丢失>2%。符合以上诊断标准三点中的任一条，肿瘤恶病质诊断即可成立。

《欧洲肿瘤恶病质临床指南》将恶病质分为三期：①恶病质前期；②恶病质期；③恶病质难治期。进入恶病质难治期后，常规营养治疗及抗癌治疗均难以奏效，故早期诊断、早期干预对恶病质的治疗意义重大。

一、发病原因

肿瘤恶病质的发生机制较为复杂，有多条信号通路参与肿瘤恶病质的发生，目前尚无定论。

较为公认的致病因素包括：肿瘤因素、机体因素及肿瘤和机体的相互作用导致机体厌食；肿瘤患者机体分解代谢旺盛、合成代谢不足，能量利用效率低下是产生恶病质的主要原因。

（一）厌食

人体下丘脑腹内侧部存在摄食中枢与饱中枢，正常情况下两者相互制约调节食欲。血中葡萄糖、氨基酸、游离脂肪酸的水平以及体脂多少等信息可能通过去甲肾上腺素等神经化学物质来调节摄食中枢的活动。饱中枢兴奋时可抑制摄食中枢，如电刺激饱中枢可引起拒食。血浆色氨酸浓度随肿瘤生长而增加，五羟色胺作为神经递质的一种，可充当短期饱食信号，抑制摄食中枢，引起食欲下降。由胰腺细胞产生的胰岛素和由脂肪细胞产生的瘦素，为长期控制和调节食欲的因子，可减少摄食、促进能量消耗。某些细胞因子如IL-1β、IL-6及TNF-α等在厌食症致病中同样发挥重要的作用。另外，肿瘤的局部作用亦可引起厌食，如机械性吞咽困难导致厌食；胃肠道梗阻造成腹部饱胀感；因肝功能损伤，乳酸浓度异常，导致机体恶心不适；颅内肿瘤占位机械性压迫下丘脑导致厌食等。肿瘤患者的味觉减退，苦味阈下降亦可使食欲下降，另外，还应考虑肿瘤患者的心理因素导致的厌食，恐惧、焦虑都会导致食欲下降。摄食减少使机体不能获得必需的营养物质，使肿瘤患者出现恶病质。

（二）能量代谢紊乱

恶性肿瘤患者能量代谢率增高是导致肿瘤恶病质的主要原因之一。吴国豪等研究发现，高代谢状态为肿瘤患者的共性，能量消耗变化差异取决于机体所患的肿瘤类型。能量消耗往往伴随着患者的体重下降及机体的组成改变。恶性肿瘤患者营养物质转化增加，糖原合成亢进，脂肪分解作用增强，伴有大量能量消耗，此过程是癌症患者机体代谢率增高的病理基础。故能量消耗增高更可能是恶性肿瘤患者营养不良的主要原因。在临床中我们不难观察到，即使应用了充分的营养治疗，往往也不能逆转体重下降及恶病质的进程，高代谢耗能可能起到了主导作用。在这个复杂的过程中有多种机制参与，比如各种无效循环被激活。

（三）蛋白质代谢紊乱

肿瘤患者因存在蛋白质消耗而呈现机体的负氮平衡，病理过程主要包括蛋白质分解增加及合成减少、蛋白质转化率增加，导致血浆氨基酸谱异常。骨骼肌萎缩、低蛋白血症以及对治疗的低耐受性都是蛋白质丢失的表现。在癌症患者新陈代谢较为稳定的情况下，肌肉蛋白合成仅占总合成的8%，较正常人体的53%可谓少之又少。另外肿瘤患者体内肿瘤相关蛋白与急性相反应蛋白增加，检测C反应蛋白是最普遍的方法，可评估全身炎性反应的程度。

人体内存在三种主要的蛋白分解途径：①自噬溶酶体蛋白酶系统，在胞外蛋白及细胞膜受体的降解中发挥作用。②钙依赖的蛋白酶系统，主导了组织损伤、坏死和自溶等过程。③ATP-泛素-蛋白酶体系统，需要ATP的参与，完成细胞内蛋白清除，且该系统在恶病质肌肉蛋白消耗过程中作用显著。肿瘤组织产生的促蛋白质分解因子（PIF）、促炎症因子如肿瘤坏死因子-α、白介素-1、白介素-6均可激活细胞内多种通路，增强泛素-蛋白酶体途径，此过程需要骨骼肌中蛋白质分解产生的大量ATP。

（四）糖代谢紊乱

肿瘤组织葡萄糖消耗量为正常组织的7倍，主要表现为葡萄糖生成增加和外周组织利用葡萄糖障碍。由于肿瘤细胞线粒体异常及细胞因子的变化，肿瘤细胞主要依靠低效能的糖酵解方式供能。通过糖酵解通路产生大量乳酸，引起患者酸中毒，还可导致患者厌食。研究发现，导致肿瘤患者葡萄糖转化增加的罪魁祸首是肿瘤患者存在胰岛素抵抗、葡萄糖代谢异常、葡萄糖乳酸（Cori）循环活性增加、乳酸和生糖氨基酸的异生作用增加。肿瘤恶病质患者体内 Cori 循环占 50% 葡萄糖转化，且可处理 60% 的乳酸，而正常人体仅占 20%。研究显示肿瘤患者血乳酸水平与肿瘤的复发与转移率呈正相关，与患者的生存率呈负相关。

（五）脂肪代谢紊乱

肿瘤恶病质患者还伴有速度较快的脂肪组织消耗，患者先出现躯体部位的进行性消瘦，然后表现在四肢脂肪减少。甘油三酯是脂肪细胞贮存脂肪的主要形式，甘油三酯水解成游离脂肪酸而进入血浆供能，同时体内的葡萄糖不断转化为脂肪酸，维持脂肪酸含量的动态平衡。肿瘤患者一方面通过水解内源性脂肪，增加脂肪酸浓度；另一方面，通过无氧酵解的方式分解产生多不饱和脂肪酸供肿瘤生长：如亚油酸和花生四烯酸，故脂肪酸的消耗很快；另外由葡萄糖生成的脂肪酸不断减少，以及体内具有分解中性脂肪、帮助脂肪细胞摄取脂肪酸作用的脂蛋白脂酶（LPL）活性低下，可抑制脂肪细胞对脂肪酸的摄取，引发高甘油三酯血症，最终可导致脂肪大量消耗，使体重下降出现恶病质。该过程可能与 TNF-α、IL-1、IL-6 有关。

二、临床治疗

早期诊断、早期治疗能有效减缓肿瘤恶病质的发展。恶病质分期的意义就在于：采用不同方案治疗各期恶病质，其中较有效的治疗窗为恶病质前期和恶病质期。主要的治疗方式包括：抗肿瘤治疗、营养治疗、刺激食欲、调节代谢、抑制炎症反应。

（一）抗肿瘤治疗

肿瘤恶病质产生的原因一方面包括肿瘤自身特殊的代谢方式、主体肿瘤产生的细胞因子；另一方面为肿瘤患者机体全身性的炎症反应、异常的物质代谢与能量代谢方式。故治疗上应当首先考虑抗肿瘤治疗，此为治疗肿瘤恶病质的根本手段。另外要改善患者的临床症状，如改善厌食、增加饮食摄入及必要的营养治疗，调节代谢因素来抑制肌肉、脂肪降解，增加合成来预防与控制肿瘤恶病质的发生与发展。尤其是在抗肿瘤治疗失效时，更多的应考虑对症治疗，以及改善肿瘤恶病质。然而对于持续进展的患者，2015 年由中国抗癌协会肿瘤营养与支持治疗专业委员会组织编写的《肿瘤恶病质营养治疗指南》的推荐意见是：选择姑息疗法治疗肿瘤时应当慎重，抗肿瘤治疗的重要性应大于减轻肿瘤恶病质的治疗。

（二）营养治疗

《肿瘤恶病质营养治疗指南》指出，在对肿瘤恶病质患者进行营养治疗前，首先应进行营养评估，主要包括：体重丢失（如肌肉质量及力量）、饮食摄入量（包括厌食情况）以及厌食状态。进行营养评估后，才可以进行针对性地营养治疗。目前仅有较少证据支持营养治疗可以预防或逆转肿瘤恶病质患者的体重丢失以及延长生存期，但有诸多临床研究显示营养教育、营养咨询、营养指导及营养治疗能提高患者生活质量，改善患者焦虑抑郁症状。营养治疗主要内容有肠内营养、肠外营养。肠内营养又包含口服营养补充（ONS）及管饲，管饲又包括鼻胃管、鼻肠管、经皮内镜下胃造瘘（PEG）、腹腔镜下空肠造瘘术（PEJ）。肠外营养（PN）又包含部分肠外营养（Partial Parenteral Nutrition，PPN）又称补充性肠外营养（Supplemental Parenteral Nutrition，SPN）及全肠外营养（Total Parenteral Nutrition，TPN）。

肿瘤恶病质患者的营养治疗应当遵循五阶梯治疗原则：一阶梯：饮食+营养教育；二阶梯：饮

食+ONS；三阶梯：全肠内营养（TEN）；四阶梯：部分肠内营养（PEN）+PPN；五阶梯：TPN。ESPEN指南提出，当较低级的阶梯在3～5d内不能满足60%目标能量时，应当选择高一级阶梯。研究证明，大多数采用口服营养补充的病例疗效优于肠外营养病例。肿瘤患者的营养治疗应从口服营养补充开始，在大多数案例中优于肠外营养。无论何种治疗途径，蛋白质的摄入对肿瘤恶病质患者的营养状况起到不可替代的作用，需要营养治疗的恶性肿瘤患者蛋白质的摄入量应达到1.5～2.0g/（kg·d）。提高肿瘤患者的蛋白质供给量，优先使用蛋白质水解物（水解蛋白）及短肽类制剂，提高支链氨基酸（BCAA）比例。

（三）刺激食欲治疗

目前，甲羟孕酮、甲地孕酮等孕激素是应用最广泛的刺激食欲药物。研究证明，对非激素响应肿瘤患者短期内应用甲羟孕酮、甲地孕酮可显著刺激患者食欲、促进体重增长，改善患者生活质量。但亦有研究显示，甲羟孕酮、甲地孕酮并未增加患者受体组织群，也不能逆转患者恶病质状态。甲羟孕酮发挥作用的机制可能为抑制了IL-1、IL-6、TNF-α等炎性细胞因子的活性，而甲地孕酮则可能通过刺激神经肽Y（NPY）诱发食欲。

（四）代谢调节剂

1.ω-3不饱和脂肪酸

代谢调节剂如ω-3不饱和脂肪酸：高度不饱和脂肪酸如EPA（二十碳五烯酸）、DHA（二十二碳六烯酸）等，能明显抑制肿瘤的发生，减缓肿瘤的发展和转移。因其可抑制细胞因子TNF-α、IL-1、IL-6的合成和活性，减少C反应蛋白的产生，干扰细胞氧化和脂质氧化代谢径路，促使肿瘤细胞的死亡；故可影响转录因子的活性、信号的转录，乃至基因表达。联合应用富含蛋白质和能量的营养物质可减少骨骼肌的丢失，增加受体组织，升高血清蛋白。同时，食欲、体重指数、免疫状态及糖代谢过程均可得到不同程度的改善。鱼油中含有丰富的EPA，因此患者可通过服用鱼油来改善肿瘤恶病质症状。

2.脑肠肽

已有报道显示脑肠肽具有促进食欲的作用。饥饿荷尔蒙(Ghrelin)为由胃底部X/A样细胞分泌的内源性脑肠肽的一种，是生长激素促分泌素受体的内源性配体。在相同条件下，Ghrelin较生长激素释放激素（GHRH）刺激生长激素（GH）分泌的能力增强至数倍，此外，Ghrelin和GHRH还共同促进GH的释放，促进蛋白质的合成。Ghrelin还能减少肿瘤恶病质患者体内的炎症反应、减少骨骼肌萎缩。一项随机对照双盲研究表明，恶病质患者通过用口服脑肠肽后可改善自身瘦体重、总体重及手握力。因此，Ghrelin及其类似物等脑肠肽可为治疗恶病质提供新的方向。

3.肉碱

恶病质患者肌肉蛋白降解过程中主要的泛素化酶包括：atrogin-1、MuRFl等。Busquets等发现，肉碱干预可以抑制荷瘤大鼠的蛋白质降解，下调泛素化酶atrogin-1、MuRFl的mRNA水平以及泛素化酶的其他组分，可通过下调蛋白酶体活性，抑制蛋白分解，从而增加肌肉质量。人群研究显示，蛋白酶体的抑制剂bortezomib可有效治疗肿瘤引起的体重下降。另有研究发现，肉碱干预可使骨骼肌Ⅰ型和Ⅱa型肌纤维直径增加，患者血清胰岛素生长因子1（IGF-1）和GH水平增加，辅助合成肌肉蛋白。肉碱免疫抑制作用及抗炎功能，与糖皮质激素类似，但副作用较轻；应用肉碱后患者血液炎性介质水平明显下降，包括：IL-l、IL-6、TNF-α，从而改善恶病质。肉碱及短链乙酰肉碱还能通过阻断线粒体内的活性氧，从而起到保护线粒体的作用。肉碱可以诱导恶病质脂代谢异常的恢复，改善恶病质患者的甘油三酯异常。研究显示，肉碱还可能改善恶病质患者的抑郁、疲倦状况。

4.其他促合成药物

各种激素及其衍生物是临床常用的促合成药物。如糖皮质激素可以刺激食欲，但具有明显的不良反应，故往往应用于临终患者。胰岛素治疗可以刺激碳水化合物的摄入，降低血浆游离脂肪酸浓度，增加脂肪储备，提高存活率，但对瘦组织群无明显影响。生长激素可以促进物质合成，促进蛋白质的合成及体内正氮平衡，有利于机体生长和组织修复，但可能存在刺激肿瘤生长的副作用。生长素释放肽可明显增加食欲，促进蛋白质的合成，使体重增加；抑制蛋白质的降解。阿拉莫林（anamorelin）可激动生长素释放激素的受体。在一项非小细胞肺癌（NSCLC）恶病质临床试验中，阿拉莫林并未促进肿瘤生长，患者瘦体重、握力伴随着血清GH、IGF-1水平的增加而均有所增长。此外，雄激素衍生物如美雄诺龙、氧雄龙等的应用目前还需要更多临床试验加以验证。

5.β受体激动剂

研究发现，β受体激动剂对维持骨骼肌质量有肯定的作用，对肿瘤生长或食物摄入无影响，可减少癌症患者静态能量消耗值（REE），它们被认为可以增加肌肉蛋白的合成，同时降低肌肉蛋白的分解，并有抑制脂解的作用。

6.分子靶向治疗

随着分子细胞生物学进展，恶病质治疗也具有了一定的药物靶点。药物干预既可以通过正向调节，又能通过负向调节干预肿瘤恶病质的进程。目前，基于一系列新靶向分子的药物正进行临床试验，这些药物对改善体重和肌肉减轻、机体功能改变、生存质量的临床研究均进行中。

7.抑制炎症药物

由于肿瘤患者体内存在许多促炎因子，如TNF-α、IL-1、IL-6，肿瘤细胞的生长、凋亡、逃逸、血管新生及转移都可能依赖于促炎因子，促炎因子可介导慢性炎症，进而影响患者机体的新陈代谢，故肿瘤恶病质与炎症反应密切相关。

研究发现，非甾体抗炎药，包括选择性COX-2抑制剂可以减轻癌症恶病质患者的体重下降，降低基础代谢率，有效维持患者的功能状态。研究显示，吲哚美辛具有降低静态能量消耗值、增加进食量的作用，并且可以降低CRP，增加脂肪组织重量。应用塞来昔布亦可有效改善患者体重减轻的状况、增加受体组织，改善能量代谢。沙利度胺是一种合成的谷氨酸衍生物，属于非甾体类抗炎药。可用于改善肿瘤患者厌食状态，或用于肿瘤化疗止吐，也是一种免疫调节剂，总之，肿瘤恶病质是一种涉及全身多器官系统综合征，其发病机制复杂多变，涉及多条信号通路。但其中最主要的就是合成通路的抑制和降解通路的激活。现阶段针对肿瘤恶病质的治疗手段较局限，主要源于肿瘤恶病质的复杂性，目前尚无疗效显著、有效逆转恶病质的手段。多途径、多靶点药物联合治疗，临床多学科协作（MDT）进行全方位的干预治疗（药物、饮食、营养治疗中医调理、心理支持、体育锻炼、社会关注等）应是提高疗效的最佳应对策略。尤其是中医中药的参与，可在很大程度上改善患者的卡氏评分、临床症状、生活质量及焦虑抑郁状态，有效延缓恶病质的进程。联合用药、多学科协作或将成为未来肿瘤恶病质治疗的主流模式。

第四节　肌肉减少症

2010年欧洲老人肌肉减少症工作组（the European Working Groupon Sarcopeniain Older People，EWGSOP）将肌肉减少症定义为：进行性、广泛性的骨骼肌质量及力量下降，以及由此导致的身体残疾、生活质量下降和死亡等不良后果的综合征。根据发病原因，肌肉减少症可以分为原发性肌肉减少症及继发性肌肉减少症，前者特指年龄相关性肌肉减少症（老化肌肉减少），后者包括活动、疾病（如肿瘤）及营养相关性肌肉减少症。原发性肌肉减少症并不必然合并营养不良，营养不良患者也不一定存在肌肉减少。

一、诊断标准

肌肉减少症的具体标准：①骨骼肌质量减少，未定义。②骨骼肌力量下降，非利手握力<40kg（男性），<30kg（女性）。③身体活动能力下降，步速<0.8m/s。

二、临床分期

肌肉减少症分为三期，即肌肉减少症前期、肌肉减少症期、严重肌肉减少症期。肌肉减少症前期以肌肉质量减少为特征，肌肉力量及身体活动能力未受影响，此期没有临床表现，只能依靠精确测量肌肉质量而诊断。肌肉减少症期以肌肉质量减少和肌肉力量下降或身体活动能力下降为特征；严重肌肉减少症期表现为肌肉质量、肌肉力量及身体活动能力三者均下降。

三、发病原因

肿瘤患者肌肉减少的主要原因是肌纤维蛋白，尤其是肌球蛋白支链的加速降解，其次是蛋白质合成的减少。其中，蛋白质降解主要是通过泛素-蛋白酶体途径实现的。靶蛋白与泛素共价结合，泛素化的蛋白被转运至蛋白酶体，随即依次被水解成短肽和游离氨基酸。炎性因子如TNF-α、IL-6，激素如皮质醇、血管紧张素，活性氧等均可促进泛素-蛋白酶体途径蛋白质降解的发生发展。在肿瘤发生过程中，TNF-α表达增加，与TNF-α受体结合后激活下游通路，导致NF-κB的激活，iNOS蛋白生成随之增加，iNOS在代谢过程中释放出NO，而可诱导产生肌肉减少的多个途径均为NO依赖型。提示TNF-α在肿瘤肌肉减少中起着重要的促进作用。除TNF-α外，另有细胞因子IL-6、IL-1亦参与了泛素基因的表达上调。除蛋白质方面的改变外，肿瘤条件下肌细胞DNA降解加速，导致了凋亡的肌细胞数量增多。C反应蛋白作为炎性反应的一种表现，也参与了肌肉减少症的发生。

肿瘤导致的肌肉减少症，在很大程度上可归结为恶病质导致的肌肉减少。恶病质是与原发疾病密切相关的，表现为明显的肌肉减少，伴或不伴脂肪减少的代谢综合征。全部恶病质患者可描述为肌肉减少症，而大部分肌肉减少症患者并不属于恶病质。

第五节　癌性厌食/恶病质综合征

癌性厌食是指在肿瘤患者中，与慢性病相关的食欲减退。食欲下降可导致肿瘤患者摄入不足，出现全血细胞减少、体重下降、骨骼肌和脂肪组织减少，不利于抗肿瘤治疗措施有效实施，甚至出现恶病质，增加病死率。因厌食和恶病质在肿瘤患者中常紧密联系并同时出现，故统称为癌性厌食/恶病质综合征（Cancer Anorexia Cachexia Syndrome，CACS）。CACS是以厌食、进行性体重下降、瘦体组织丢失为主，低蛋白血症、炎性反应为表现的综合征，伴或不伴乏力、贫血、水肿，呈现蛋白和能量负平衡状态。恶病质的具体诊断标准为：过去6个月体重减低>5%（除外单纯饥饿）；或体重指数<20kg/m²同时伴有体重减低>2%；或四肢骨骼肌质量指数与肌肉衰减综合征相一致，男性<7.26kg/m²、女性<5.45kg/m²组织丢失为主，低蛋白血症、炎性反应为表现的综合征，伴或不伴乏力、贫血、水肿，呈现蛋白和能量负平衡状态。恶病质的具体诊断标准为：过去6个月体重减低>5%（除外单纯饥饿）；或体重指数<20kg/m²同时伴有体重减低>2%；或四肢骨骼肌质量指数与肌肉衰减综合征相一致，同时伴有体重减低>2%。

肿瘤患者食欲减退的机制复杂，可分为以下几种因素。①肿瘤本身及抗肿瘤治疗所造成的进食障碍或厌食：肿瘤本身因素如上消化道梗阻、肠梗阻、大量浆膜腔积液等可引起胃肠道功能紊乱。与肿瘤相关的不良症状如疼痛、呼吸困难、严重失眠、神经紧张、情绪低落等，可使患者出现食欲下降、恶心等表现。各种抗肿瘤治疗不良反应如放化疗过程中出现的恶心、呕吐、腹泻、口干等副作用也会引起摄入不足和食欲下降。②肿瘤消耗宿主的营养：在肿瘤增殖过程中会消耗宿主大量能量和营养，出现锌、铁、维生素A、维生素C等各种营养素的缺乏。这些营养素缺乏会导致患者出现乏力、食欲不振、免疫力下降等问题。③肿瘤影响机体分泌生物活性物质干扰食欲调节：肿瘤组织本身及肿瘤引起患者代谢异常，可向循环系统释放引起厌食的活性物质，如TNF-α、IL-6、IL-1、干扰素、5-HT、乳酸、酮体等，引起食欲调节信号失衡，最终导致患者出现食欲不振。④心理因素与习得性厌食：肿瘤患者的食欲受其焦虑、恐惧、精神过度紧张等心理因素的影响。习得性厌食是患者在放化疗以及其他诊疗中产生不适或疾病引起痛苦时，对当时的食物产生条件反射，而出现对该食物的厌恶。

尽管癌症分期和抗肿瘤治疗效果是影响患者生存期的主要预后因素，但文献显示体重减轻也是癌症患者生存期缩短的显著甚至独立的预测因素。营养不良的癌症患者总体生存率较差，化疗反应速率较低，化疗有效持续时间较短。此外，该类患者再入院率高，住院时间长，生活质量低。因此，营养不良是疾病严重程度和预后不良的标志。4%～23%的终末期癌症患者最终死于恶病质。对癌症患者进行早期营养筛查，并予以适当的营养治疗可部分改善疾病预后。

第三章 膳食营养管理

肿瘤患者的膳食营养管理包括营养教育和营养治疗。营养教育包括：回答患者、家属及照护者提出的问题；告知营养诊疗的目的；完成饮食、营养与功能评价；查看实验室及仪器检查结果；传授营养知识；提出饮食、营养建议；介绍肿瘤的病理生理知识；讨论个体化营养治疗方案；告知营养治疗可能遇到的问题及对策；预测营养治疗效果；规划并实施营养随访。营养治疗包括肠内营养、肠外营养以及混合营养治疗等途径。在患者胃肠功能完整或具有部分胃肠道功能，能量物质供给的首选途径仍是胃肠道，若因故不能使用 EN 或营养需求量高并希望短时间内改善患者营养状况，则适当选用或联合应用 PN。由于肿瘤患者的特殊性，营养治疗还应遵循个体化、最优原则。营养干预的实施方法应遵循五阶梯原则，首选营养教育，次选 ONS，再选 EN，最后 PN。按照营养治疗五阶梯原则，当下一阶梯不能满足目标需要量70%能量需求时，应选择上一阶梯。

2009 年美国肠外肠内营养学会（ASPEN）发布了《肿瘤患者营养治疗指南》。指出对肿瘤患者营养治疗的原则是，有营养风险的患者应该立即进行全面的临床营养评估，个体化给予专业的临床营养治疗。

我国临床肿瘤的治疗中，肿瘤临床医师及护士对肿瘤患者营养重视不够，鲜有规范的营养治疗，许多肿瘤医院很少有专门的营养治疗小组，患者常在饥饿及严重营养不良的状态下反复多次接受手术治疗、化疗或放疗等。近年来，肿瘤患者的营养风险发生率高，营养不良严重影响肿瘤患者的预后和对后续进一步治疗的耐受性及敏感性，严重降低患者的生活质量，因此肿瘤患者的营养风险评估和管理、营养干预受到广泛的重视。2012 年，中国抗癌协会肿瘤营养与支持治疗专业委员会发布了《恶性肿瘤患者的营养治疗专家共识》，提高了临床对肿瘤患者营养治疗的重视度，该共识制订了全面、详细的肿瘤患者营养治疗方法，如恶性肿瘤患者一经明确诊断，即应进行营养风险筛查；NRS 2002 评分≥3 分为具有营养风险，需要根据患者的临床情况，制订基于个体化的营养计划，给予营养干预，具有积极的指导意义。

第一节 肿瘤营养治疗方法

肿瘤营养疗法（Cancer Nutrition Therapy，CNT）是计划、实施、评价营养干预，以治疗肿瘤及其并发症或身体状况，从而改善肿瘤患者预后的过程，包括营养诊断（筛查/评估）、营养治疗、疗效评价（包括随访）三个阶段。其中营养治疗的内容包括营养教育和人工营养（肠内营养、肠外营养）。肿瘤营养疗法是与手术、化疗、放疗、靶向治疗、免疫治疗等肿瘤基本治疗方法并重的另外一种治疗方法，它贯穿于肿瘤治疗的全过程，融汇于其他治疗方法之中。营养疗法是在营养治疗的基础上发展起来的，当营养治疗不仅仅是补充营养素不足，而是被赋予治疗营养不良、调节代谢、调理免疫等使命时，营养支持升华为营养治疗。肺癌的营养治疗包括营养筛查，口服营养补充剂，人工营养，抗炎或抗分解药物以及身体锻炼。

营养不良与患者的临床结局密切相关，准确的营养不良诊断是临床营养治疗的基础，但长期以来一直缺乏统一的营养不良诊断标准。2018年9月，全球营养领导人发起的营养不良（GLIM）诊断标准正式出台，简称GLIM标准。GLIM标准的建立使大家对营养不良诊断逐步达成了共识，明确在营养筛查的基础上，分别利用表现型指标和病因型指标对患者的营养不良进行评定和严重程度分级。GLIM标准自提出以来在不同国家、不同医疗场所、不同人群中得到了广泛验证，显示出良好的准确性，且能够较好地预测患者短期和长期临床结局。目前，临床常用的诊断方法是营养筛查和评估。

一、营养筛查与评估

在进行规范的营养治疗之前，首先需要了解患者的营养状况。营养筛查有助于识别早期营养不良的风险并指导治疗时机。营养评估的目的就是发现营养不良的患者，确定营养治疗的对象，从而保证营养治疗的合理应用，防止应用不足与应用过度。而且，在营养治疗过程中，要不断进行再评估，了解营养治疗效果，以便及时调整治疗方案。

（一）营养筛查与评估的工具

目前临床上常用的营养筛查与评估工具包括：营养风险筛查2002（NRS 2002）、主观整体评估（SGA）、患者主观整体评估（PG-SGA）、微型营养评估（MNA）、营养不良通用筛查工具（MUST）。一个较简单的筛查工具是营养风险指数（NRI），已被运用在胃肠道肿瘤等疾病的临床评估中。

PG-SGA是在SGA基础上发展而成的，是专门为肿瘤患者设计的营养状况评估方法，由患者自我评估部分及医务人员评估部分两部分组成，具体内容包括体重、摄食情况、症状、活动和身体功能、疾病与营养需求的关系、代谢方面的需要、体格检查等7个方面，前4个方面由患者自己评估，后3个方面由医务人员评估，总体评估结果分为定量评估和定性评估两种。定性评估将肿瘤患者的营养状况分为A（营养良好）、B（可疑或中度营养不良）、C（重度营养不良）三个等级。定量评估为将7个方面的积分相加，得出一个最后积分，根据积分将患者分为无营养不良（0～1分）、可疑营养不良（2～3分）、中度营养不良（4～8分）、重度营养不良（≥9分）。临床研究提示，PG-SGA是一种有效的肿瘤患者特异性营养状况评估工具，因而得到美国营养师协会（ADA）等单位的大力推荐，是ADA推荐用于肿瘤患者营养评估的首选方法，中国抗癌协会肿瘤营养与治疗专业委员会推荐使用。

（二）营养不良的分类

所有肿瘤患者入院后应该常规进行营养评估，以了解患者的营养状况，从而确立营养诊断。一个完整的肿瘤患者的入院诊断应该常规包括肿瘤诊断及营养诊断两个方面。中国抗癌协会肿瘤营养与治疗专业委员会推荐的肿瘤患者营养疗法临床路径如下：肿瘤患者入院后应该常规进行营养筛查/评估，根据PG-SGA积分多少将患者分为无营养不良、可疑营养不良、中度营养不良及重度营养不良四类。无营养不良者，不需要营养干预，直接进行抗肿瘤治疗；可疑营养不良者，在营养教育的同时，实施抗肿瘤治疗；中度营养不良者，在人工营养（EN、PN）的同时，实施抗肿瘤治疗；重度营养不良者，应该先进行人工营养1～2周，然后在继续营养治疗的同时，进行抗肿瘤治疗。无论有无营养不良，所有患者在完成一个疗程的抗肿瘤治疗后，应该重新进行营养评估。

（三）营养筛查的时机

营养筛查应在适当的时间间隔重复评估（如每2周、每月、每6月），以确定是否需要营养治疗及观察营养治疗效果。虽然目前仍缺乏高质量的文献数据以确定启动营养治疗的最佳时间，但因合并代谢紊乱的明显营养不良较难纠正，所以营养治疗需要在患者处于轻度营养不良状态时即开始。指南推荐，对于进食减少的营养不良或有营养不良风险的癌症患者需尽早开始营养干预，包括膳食指导、治疗影响进食的相关症状（如恶心、呕吐、腹泻等）及提供ONS。

二、营养教育

（一）回答患者的问题

肿瘤是一种严重的消耗性疾病，其影响不仅仅表现在生理上，而且表现在心理上，由此衍生出的营养问题非常繁杂。在实际工作中最为常见的问题包括：什么食物可以预防和治疗肿瘤，如何吃可以使患者更快恢复，是否需要忌口，能否吸烟、喝酒，与肿瘤患者一起吃饭是否会被传染，鱼、肉是否可以吃，吃素是否有效，"辟谷"是否能饿死肿瘤，人参、冬虫夏草等保健品及补品是否可以吃等。积极回答患者、家属及照护人员的问题，为他们答疑解惑，澄清认识误区，传播科学知识，引导合理营养，是肿瘤患者营养教育的最基本、最重要的内容，是肿瘤患者五阶梯营养治疗的第一阶梯，是促进肿瘤患者顺利康复的有效措施。

（二）告知营养诊断目的

并不是所有肿瘤患者都存在营养不良，并不是所有肿瘤患者都需要接受营养治疗。甄别营养不良的患者需要进行营养诊断。肿瘤患者的诊断应该常规包括营养状况评价，一个完整的肿瘤患者诊断应该包括肿瘤诊断、并存病诊断、营养诊断三个部分。营养诊断的目的就是判断患者有无营养不良、判断营养不良的严重程度、了解患者是否合并代谢紊乱、判断患者能否从营养治疗中获益、是否需要代谢调节治疗，从而使营养治疗有的放矢，保证营养治疗及时而合理；同时避免营养素的滥用，减轻患者的经济及代谢负担。营养诊断不仅仅在入院时实施，在治疗过程中也应不断地进行再评价。

肿瘤患者的营养诊断包括营养筛查、营养评估和综合评价三级诊断，各级诊断的内容和目的是不一样的。营养筛查（一级诊断）的目的在于发现风险，有风险的患者要制订营养治疗计划，同时实施进一步营养评估；营养评估（二级诊断）的目的是发现营养不良并将营养不良进行分度，从而指导营养治疗；综合评价（三级诊断）的目的就是为了对营养不良的原因、类型及代谢情况进行分析。三级诊断的实施时机、采用方法、实施人员也都是不一样的。

（三）完成饮食、营养与功能评价

膳食调查是调查肿瘤患者每天进餐次数、摄入食物的种类和数量等，再根据食物成分表计算出该患者每日摄入的能量和其他营养素，然后与推荐供给标准进行比较，判断膳食质和量能否满足患者所需，并了解膳食计划、食物分配和烹调加工过程中存在的问题，提出改进措施。常用方法有询问法、膳食史法，调查日数为5～7d。

患者主观整体评估是肿瘤患者首选的营养评估工具，得到美国营养师协会及中国抗癌协会肿瘤营养与支持治疗专业委员会的大力推进。该工具由患者自我评估及医务人员评估两部分组成，因而需要患者、医务人员的密切配合，从而保证营养评估的准确。

功能评价包括健康状况自我评分、肌肉功能评价及生活质量评价（Quality of Life，QOL）。健康状况自我评分常用卡氏评分法（Karnofsky Performance Status，KPS）；肌肉功能常用握力和6min步行试验；QOL常用EORTC QLQ-C30 V3.0中文版，包括生理状态、心理状态、社会功能状态、主观判断与满意度四个方面。

膳食调查、营养状况评估及功能评价都是肿瘤患者营养诊断的核心内容，是一种逐渐推进的诊断方法。膳食调查反映饮食摄入现状；PG-SGA反映机体营养状况，即饮食导致的营养后果；功能评估反映饮食、营养对机体生理、心理功能的影响。三者不能互为替代。

（四）参考检查检验结果

临床实验室检查、仪器检查是疾病和营养诊断不可或缺的基本手段，也是制订营养干预方案的重要依据，还是评价营养干预疗效的有效参数。

营养不良是一种综合征，包括能量和多种营养素的摄入不足、吸收障碍、利用异常等多个环节，涉及蛋白质、脂肪、碳水化合物、维生素、矿物质和水这六大营养素。营养筛查与评估只能获得能量不足的营养不良诊断，不能诊断其他如蛋白质缺乏、维生素缺乏、矿物质缺乏等类型营养不良，也难以分析营养不良的原因、是否合并器官功能障碍、是否存在代谢紊乱等。因此，实验室检查、仪器检查是必需的。

对检查结果的判断要多维和动态分析，不能孤立地、静止地分析某一项结果，异常结果可能是真实的异常，也可能是操作错误，还可能是时机不当。

（五）提出饮食、营养建议

肿瘤患者的营养误区比任何其他疾病都要多，其中最常见的误区是忌口、偏饮偏食、迷信素食、迷恋保健品，其后果只能是营养不良、生活质量下降、生存时间缩短。破除误区、传授科学营养知识，提出合理饮食、营养建议十分重要。

有患者认为鱼、家禽、家畜等是发物、是酸性食品，因此不能吃。实际上，上述动物食物都是优质蛋白质来源，肿瘤患者蛋白质需求高于健康人。

2009年欧洲肠外肠内营养学会指南提出：肿瘤患者的氨基酸需要量推荐范围最少为$1g/(kg \cdot d)$到目标需要量的$1.2 \sim 2g/(kg \cdot d)$之间。Bozzetti F等认为，肿瘤恶病质患者蛋白质的总摄入量（静脉+口服）应该达到$1.8 \sim 2g/(kg \cdot d)$，BCAA应该达到$\geq 0.6g/(kg \cdot d)$，必需氨基酸应该增加到$\geq 1.2g/(kg \cdot d)$。严重营养不良肿瘤患者的短期冲击营养治疗阶段，蛋白质供给量应该达到$2g/(kg \cdot d)$。而且营养学没有发物及酸性食品之说，更何况人体有强大的酸碱平衡系统。单纯素食无益于健康，主张荤素搭配，植物性食物占70%～80%，动物性食物占20%～30%；主张粗细搭配，粗加工食品与精加工食品搭配，细粮（米、面）与杂粮（玉米、小米、红薯等）搭配。反对忌口，反对偏食，建议增加食物品种，每天进食20种以上食物，每周进食30种以上，食物或营养素来源（包括产地）越杂越好。

南方患者增加一些北方食物，北方患者增加一些南方食物；山区患者增加一些海产品，沿海患者增加一些山产品；西方患者增加一些东方食物，东方患者增加一些西方食物。保健品不等于营养素，不主张常规补充保健品，推荐以增加果蔬摄入量来补充植物化合物。饥饿不能饿死肿瘤细胞，只能引起营养不良，导致体重丢失，导致免疫力下降，使肿瘤生长更快，患者生存时间缩短。

动物研究发现：高蛋白质配方喂养动物体重增加，肿瘤体积缩小，生存时间延长。营养良好不会促进肿瘤生长，而会提高免疫功能，帮助杀灭肿瘤，从而提高患者生活质量，延长患者生存时间。

（六）宣教肿瘤的病理生理知识

肿瘤细胞是与生俱来的"生理细胞"，正常细胞也可以突变为肿瘤细胞，然而，肿瘤细胞是否形成肿瘤取决于机体免疫功能。恶性肿瘤从三个方面影响患者：

1.肿瘤在原发脏器或转移脏器无限制生长，破坏其正常生理结构，导致所在器官的功能损害。

2.肿瘤细胞生长、合成代谢，消耗大量热量和蛋白质，导致机体营养不良。

3.肿瘤细胞产生多种炎症、代谢因子，导致机体代谢紊乱、免疫障碍。现代研究认为，肿瘤是一种慢性疾病、一种代谢性疾病、一种低度慢性炎症，营养治疗、代谢调节治疗可以发挥核心作用，应该成为肿瘤患者的一线疗法或基础治疗。

（七）讨论个体化营养治疗方案

完整的肿瘤治疗包括病因（病灶）治疗、症状治疗及支持治疗三个方面。营养治疗是支持治疗的核心，营养治疗的手段有饮食调整、肠内营养、肠外营养三个方法，实施营养治疗的通路有口服、管饲及静脉三条途径，其中，口服方式最符合人体的生理特点，包括口服饮食、口服营养补充及完全肠内营养（total/exclusive enteral nutrtion，TEN/EEN）；管饲包括经鼻、经胃及经小肠管饲；静脉有外周静脉、中心静脉两条途径。

通过膳食调查、营养评估、实验室及仪器检查结果，可以确定患者是否存在营养不良、是否需要营养干预，确定营养治疗的性质是补充还是替代，确定患者的能量及营养素需要量，预测营养治疗的疗程，从而根据患者的实际情况，选择合适的营养治疗途径。

在实际工作中，营养不良的规范治疗应该遵循五阶梯治疗原则：首先选择营养教育，然后依次向上晋级选择ONS、TEN/EEN，最后选部分肠外营养、全肠外营养。当下一阶梯不能满足60%目标能量需求持续3～5d时，应该选择上一阶梯。

（八）告知营养治疗可能遇到的问题及对策

营养治疗作为一种治疗手段同样会遇到各种各样的问题，包括各类不适与并发症等，告知患者可能遇到的问题及其对策，可以显著提高患者对营养干预的依从性。肠内营养过程中最常见的并发症如下：

1.误吸

误吸是一种严重并发症，多由胃、食管反流所致，意识不清或呕吐反射减弱的患者更易发生。引起误吸的危险因素还包括食管括约肌无力，体位不当，喂养管径过大，胃内食物潴留。喂养时抬高床头30°～50°，喂养结束后应保持该姿势30min，处理胃潴留，促进胃排空，可以有效减少误吸的发生率。

2.胃潴留

胃潴留是误吸的一个重要诱因。实施肠内营养，特别是手术后肠内营养的速率应循序渐进、逐渐升高，从10mL/h开始，每天增加10～30mL，如第1d 10～30mL/h，第2d 20～60mL/h，第3d 30～90mL/h，如果不能耐受，则回到以前的可耐受速率。

经胃管喂养的患者第一个48h内，应常规检查有无腹胀，每4～6h监听肠鸣音1次，每3～4h测定胃残余量（Gastric Residual Volume，GRV）1次，最大GRV≤250mL或不应超过输注量的50%。如果第一个4h GRV>250mL，抽吸胃内液体，开始使用胃动力药，继续相同速率的肠内营养；如果4h后仍然GRV>250mL，去除全部残余量，以30mL/h递减肠内营养速率直至维持30mL/h，继续使用胃动力药，并可考虑幽门后路径实施肠内营养。经幽门后喂养的患者如果出现胃潴留，可同时经鼻胃管置管减压，继续或终止肠内营养。

3. 腹泻

腹泻是肠内营养治疗的常见并发症。其原因可能与营养液低温、营养液过量、感染、药物、食物种类、营养管部位、喂养频率、乳糖不耐受及肠道吸收功能障碍等多种因素相关。排除感染、本身肠道功能紊乱、药物相关因素（如抗生素、抗心律失常药等）、焦虑等无关营养的腹泻后，再通过以下措施缓解腹泻：

（1）在配置和使用过程中，严格无菌操作，做到现配现用；

（2）调整输注速度和喂养频率，遵循浓度由低到高、容量从少到多、速度由慢到快的原则；

（3）调整肠内营养配方，检查是否存在引起腹泻的相关物质如乳糖，或改用含有可溶性膳食纤维的肠内营养配方；

（4）如果怀疑肠道吸收功能受损，可换用低聚或单体配方、谷氨酰胺配方、短肽配方；

（5）若严重腹泻持续存在且无法解决，可考虑药物治疗或肠外营养。

4. 预测营养治疗效果

营养治疗是一项整体治疗，其疗效是确切的、可评价的，其疗效的预测和评价是整体的、多参数的，包括 10 个方面：摄食情况、实验室（生物化学）检查、能耗水平（代谢率）、人体学测量、人体成分分析、体能评价、心理评价、生活质量评价、病灶（体积及代谢活性）及生存时间。

个体化营养治疗的目标并非仅仅提供能量及营养素、治疗营养不良，其更加重要的目标在于调节代谢、控制肿瘤。这些目标分为两个层次：基本目标和最高目标。基本要求：是满足营养需求、改善营养状况。具体要求是四个达标：满足 90% 液体目标需求、≥70%（70%～90%）能量目标需求、100% 蛋白质目标需求及 100% 微量营养素目标需求。最高目标：是调节异常代谢、改善免疫功能、修饰炎症反应、控制疾病（如肿瘤）、提高生活质量、延长生存时间。

具体到临床实践上，希望通过营养治疗，增加患者体重，提高受体组织量（肌肉量），改善体能（如提高握力），提高手术、放疗、化疗等抗肿瘤治疗的耐受力，保证抗肿瘤治疗的足量、按时、顺利实施，减少不良反应及并发症，缩短住院时间，节省住院治疗费用。其最终目标是提高治疗效果、改善生活质量、延长生存时间。

5. 规划并实施营养随访

营养教育不仅仅是传授饮食、营养知识，更加重要的是学习如何改善营养，改变饮食行为，养成良好的饮食、营养习惯，从而改善营养与健康。因此，营养教育是一个长期的过程，是一个养成的过程，所以，随访十分重要。营养教育成功与否，其关键部分是进行定期的营养随访，营养随访是了解营养治疗有效性和饮食摄入是否充足的重要方法，它同时还承担着一部分教育和干预的内容。初次实施营养教育时，要为每一个患者建立随访档案，制订营养随访计划，预约随访时间。肿瘤患者由于生理和心理的问题以及营养不良的严重性，更加需要接受长期的营养教育，以维持健康的饮食习惯和良好的生活习惯。

传统的随访方法有医院就诊、家庭访问、通信随访、电话随访等，互联网技术的出现极大地提高了随访的效果和随访率，改变了传统的随访方式，但是不能取代传统的医院门诊就诊。

随访应该在固定的时间，由固定的营养治疗小组成员负责实施。出院后 1 个月内，建议每周随访 1 次；出院后 2～3 个月，建议每 2 周随访 1 次；出院后 3～6 个月，建议每月随访 1 次；出院 6 个月后，建议每 3 个月随访 1 次；出现任何问题不能自行解决时，随时随访或去医院就诊。

随访内容重点是了解疾病情况、营养状况评估及影响因素的评估、回答患者提出的问题、提出营养治疗建议、调整营养治疗方案、指导下一阶段营养治疗。

营养教育不仅仅是传授饮食、营养知识，更加重要的是学习如何改变饮食行为，养成良好的饮食、营养习惯，从而改善营养与健康。因此，营养教育是一个长期的过程，是一个养成的过程。肿瘤患者由于营养不良发生率更高、原因更加复杂、后果更为严重，因而更加需要接受长期的营养教育，以缩短住院时间，减少并发症，改善临床结局，进而提高生活质量，延长生存时间。

（九）膳食指导

膳食指导可以增加食物摄入量，避免肿瘤治疗过程中出现的体重丢失或者导致治疗的中断。如果膳食指导不能满足需求，需要开始人工营养（ONS、管饲、PN）。

1. 制订一份食物计划表

将每天的食物分成5~6餐，以小分量的形式提供营养丰富的食物，患者更容易接受小分量的食物。

2. 营造就餐环境

在愉快的环境、与愉悦的对象、充足的时间享用制作精良、丰富多样、美味可口的食物。患者常合并一些症状，具体的饮食建议如下：

（1）食欲缺乏：膳食和饮品需富含营养，提供小分量，充分利用患者具有食欲的时间段。

（2）吞咽困难：调整食物的质地，通过小分量来缓解吞咽不适及避免疲劳，因为后者可以加重吞咽困难，增加误吸的风险；确保患者在用餐时具有合适的体位从而有利于食物的蠕动；避免食物堆积在口腔中。如果患者对液体吞咽困难，摄食可以胶状或乳脂类的为主；相反，如果对固体吞咽困难，可准备质地柔软的食物。

（3）黏膜炎：细嚼慢咽，同时使用常温食品；保持口腔卫生；摄入柔软、光滑或者捣碎的混合有水分或汤汁的食物；避免辛辣刺激饮食，比如瓜果皮、辛辣的、酸的或煎炸的食物。这些建议旨在避免黏膜的疼痛，缓解因唾液腺分泌减少引起的口腔干燥等不适，同时改善食物的风味。

第二节　营养治疗方案

营养不良在肿瘤人群中具有普遍性，营养不良也会导致严重后果，因此，营养疗法应该成为肿瘤治疗的基础措施与常规手段，应用于肿瘤患者治疗的全过程。既要保证肿瘤患者营养平衡，维护患者的正常生理功能；同时又要选择性饥饿肿瘤细胞，从而抑制或减缓肿瘤进程。营养疗法的最高目标是代谢调节、控制肿瘤、提高生活质量、延长生存时间，基本要求是满足肿瘤患者目标需要量的70%以上能量需求及100%蛋白质需求。

一、治疗原则

（一）适应证

肿瘤营养治疗的目的并非仅仅提供能量及营养素、治疗营养不良，其更加重要的目标在于调节代谢、控制肿瘤。由于所有荷瘤患者均需要代谢调节治疗，所以，其适应证为：①荷瘤肿瘤患者；②营养不良的患者。

1.能量与蛋白质

理想的肿瘤患者的营养治疗应该实现两个达标：即能量达标、蛋白质达标。研究发现：单纯能量达标，而蛋白质未达标，不能降低病死率。低氮、低能量营养治疗带来的能量赤字及负氮平衡和高能量营养治疗带来的高代谢负担均不利于肿瘤患者。ESPEN 2009年指南建议：肿瘤患者能量摄入推荐量与普通健康人无异，即卧床患者83.68～104.6kJ/(kg·d)，活动患者104.6～125.52kJ/(kg·d)。同时区分肠外营养与肠内营养，建议采用83.68～104.6kJ/(kg·d)计算非蛋白质能量（肠外营养），104.6～125.52kJ/(kg·d)计算总能量（肠内营养）。应该考虑患者的应激系数和活动系数。由于静息能量消耗（REE）升高和放疗、化疗、手术等应激因素的存在，肿瘤患者的实际能量需求常常超过普通健康人，营养治疗的能量最少应该满足患者需要量的70%以上。

蛋白质需要量应该满足机体100%的需求，推荐范围最少为1g/(kg·d)到目标需要量的1.2～2g/(kg·d)之间。肿瘤恶病质患者蛋白质的总摄入量（静脉+口服）应该达到1.8～2g/(kg·d)，BCAA应该达到≥0.6g/(kg·d)，EAA应该增加到≥1.2g/(kg·d)。严重营养不良肿瘤患者的短期冲击营养治疗阶段，蛋白质给予量应该达到2g/(kg·d)；轻、中度营养不良肿瘤患者的长期营养补充治疗阶段，蛋白质给予量应该达到1.5g/(kg·d)。高蛋白饮食对肿瘤患者有益。

非荷瘤状态下三大营养素的供能比例与健康人相同，为碳水化合物50%～55%、脂肪25%～30%、蛋白质15%；荷瘤患者应该减少碳水化合物在总能量中的供能比例，提高蛋白质、脂肪的供能比例。按照需要量100%补充矿物质及维生素，根据实际情况可调整其中部分微量营养素的用量。

2.五阶梯治疗模式

营养不良的规范治疗应该遵循五阶梯治疗原则：首先选择营养教育，然后依次向上晋级选择ONS、完全肠内营养（TEN）、部分肠外营养（PPN）、全肠外营养（TPN）。参照ESPEN指南建议，当下一阶梯不能满足60%目标能量需求3～5d时，应该选择上一阶梯。

由于肿瘤本身的原因、治疗不良反应的影响，肿瘤患者常常不想口服、不愿口服、不能口服、不足口服，此时，通过肠外途径补充口服摄入不足的部分，称为补充性肠外营养（SPN），又称部分肠外营养（PPN）。SPN或PPN在肿瘤尤其是终末期肿瘤、肿瘤手术后、肿瘤放疗、肿瘤化疗中扮演重要角色，有时甚至起决定作用。研究发现：在等氮等能量条件下，与TEN相比，PEN+PPN能够显著改善进展期肿瘤患者的BMI、生活质量及生存时间。肠外营养推荐以全合一（All-In-One，AIO）的方式输注，长期使用肠外营养时推荐使用经外周静脉穿刺置入中心静脉导管（Peripherally Inserted Central Catheter，PICC）、中心静脉导管（Central Venous Catheter，CVC）或输液港（Port），后者更好。输液港可以长期留置，以备后用，不影响患者的形象，不妨碍患者的日常生活及社会活动如洗浴、社交、工作，从而提高患者的生活质量。

3.肠内营养

如果患者进食明显减少（如>1周未进食或超过1～2周总摄入量在需要量的60%以下），则建议开始人工营养。对于胃肠道功能保留的癌症患者，如果已经进行了营养治疗（膳食指导、ONS），经口营养仍不足时，建议开始EN。20%进行EN的患者有早饱、恶心、呕吐等胃肠道反应，其最主要的诱因是胃排空延迟。如怀疑患者存在胃排空延迟可考虑减慢EN速度，减少阿片类药物使用，使用低脂配方，必要时可使用促动力药物。吸入性肺炎是EN最严重的、可能危及生命的相关并发症。如果进行EN的癌症患者出现发热，则需要排除吸入性肺炎的可能。机械性并发症主要是导管相关的，如导管脱落、移位、堵塞等。

4.肠外营养（PN）

对于需要人工营养的患者，如果无法进行 EN 或 EN 不充分时可考虑肠外营养。在放射性肠炎、慢性肠梗阻、短肠综合征、腹膜癌或乳糜胸等所致肠道功能不全的情况下，可通过 PN 维持营养状态。

再喂养综合征是指严重营养不良的患者接受人工营养（无论肠内或肠外）时出现的致死性水电解质紊乱。在进食明显减少>5d 的患者，前 2d 能量供应不应超过预估所需量的一半，如果患者处于严重消耗状态，初始能量供应不应>21～42kJ/(kg·d)，在以后的 4～7d 内逐渐增加能量摄入直至正常。预防及治疗再喂养综合征需加用维生素 B_1、磷酸盐，并注意监测血糖、电解质水平。PN 最严重的并发症是导管相关血流感染，但这是导管相关并发症，非单纯 PN 并发症。导管相关并发症还包括导管内血栓形成。因肿瘤患者深静脉血栓发生率高，预防导管内血栓形成尤为重要。使用超声引导下导管置入、选择尽可能小口径的导管、导管头处于或靠近房腔交界处等适当的导管置入技术有助于避免血栓形成。

5.EN 和 PN 选择

有研究表明，对癌症手术患者进行 PN 可降低术后并发症，但似乎并未带来生存获益。对进行胃肠道恶性肿瘤手术的营养不良患者，术后采用 EN 的并发症发生率可能低于 PN，但该结论仍有争议，有研究认为，术后采用 EN 的患者胃排空延迟的发生率更高、住院天数更长，且并未降低术后并发症发生率。头颈部癌放疗患者中黏膜炎、食物摄入量减少、体重下降的发生率高达 80%，营养治疗可以减轻放疗对营养状况的负面影响。对于放疗诱导的严重黏膜炎或具有阻塞性肿块的头颈/胸部肿瘤中可使用鼻胃管（NGT）或经皮内窥镜胃造瘘术（PEG）进行 EN。约 10% 头颈部癌患者需要长期 EN 治疗，一般<30d 的短期 EN 可使用 NGT，长期 EN 则建议使用 PEG。关于头颈部癌的系统性综述表明，PEG 较 NGT 的导管移位发生率较低，但吞咽困难发生率较高。尽管头颈部癌放疗患者胃肠道反应发生率较高，但对该类患者不加选择地使用 PN 的风险大于获益，建议仅在经口进食或 EN 无法提供足够能量时选择 PN。因体重下降和肌肉质量减轻可影响化疗的疗效和不良反应发生率，对于接受化疗时超过 1～2 周无法摄入足够能量的营养不良或体重减轻的癌症患者，建议进行 EN。但并不推荐对所有接受化疗的癌症患者，不加选择地使用人工营养作为常规辅助治疗。需接受造血干细胞移植（HCT）的患者入院时常已合并营养不良，而相关高剂量放化疗可诱发恶心、呕吐、黏膜炎、腹泻等并发症进一步影响进食，使患者难以维持充分的能量摄入。对于该类患者应早期进行营养筛查，评估是否应进行 ONS、EN 和（或）PN。有研究表明，PN 因可提供特定配方的营养混合剂而效果更好，如对于同种异体 HCT 的患者，高长链脂肪酸的 PN 配方可降低致死性急性移植物抗宿主病的发生率。但也有研究表明，同种异体 HCT 中 EN 与 PN 相比感染相关并发症更少。同种异体 HCT 后如发生严重的毒性黏膜炎、胃肠道感染和胃肠道移植物抗宿主病（GVHD）时，通常需 PN 治疗，直至患者可维持充足的经口能量摄入。

如患者病情进展迅速，全身炎症反应较重，ECOG 评分≥3 分时，营养治疗的获益较少。有文献表明，PN 可改善慢性肠衰竭的晚期癌症患者的生活质量，延长生存期。指南认为对于临终癌症患者，补液和营养治疗在逆转体质量减轻、延长生存期方面无积极作用，因此治疗应以减轻患者痛苦为主。

（二）制剂选择

1. 非荷瘤状态下

肿瘤患者的营养治疗配方与良性疾病患者无明显差异；荷瘤状态下，配方有别于良性疾病。

2. 糖/脂肪比例

物理条件下，非蛋白质能量的分配一般为葡萄糖/脂肪=60%～70%/40%～30%；荷瘤状态下尤其是进展期、终末期肿瘤患者，推荐高脂肪低碳水化合物配方，二者比例可以达到1：1，甚至脂肪供能更多。

3. 脂肪制剂

中/长链脂肪乳剂可能更加适合肿瘤患者，尤其是肝功能障碍患者。ω-9单不饱和脂肪酸（橄榄油）具有免疫中性及低致炎症反应特征，对免疫功能及肝功能影响较小；其维生素E含量丰富，降低了脂质过氧化反应。ω-3 PUFAs有助于降低心血管疾病风险、抑制炎症反应，动物实验证明其具有抑制肿瘤生长的直接作用。

4. 蛋白质/氨基酸制剂

含有35%以上BCAA的氨基酸制剂被很多专家推荐用于肿瘤患者，认为可以改善肿瘤患者的肌肉减少，维护肝脏功能，平衡芳香族氨基酸，改善厌食与早饱。整蛋白型制剂适用于绝大多数肿瘤患者，短肽制剂含水解蛋白无须消化，吸收较快，对消化功能受损伤的患者如手术后早期、放化疗患者、老年患者有益。

5. 免疫营养素

在肿瘤患者营养配方中添加精氨酸、ω-3 PUFAs、核苷酸、谷氨酰胺等成分，组成免疫调节配方已成为研究的热点，较多的研究结果显示免疫调节配方对肿瘤患者有正面影响，一般推荐上述四种成分联合使用。单独使用的效果有待证实。

6. 抗炎或抗分解药物

孕激素、糖皮质激素能提高癌症患者食欲、逆转体重减轻。2016年ESPEN指南建议对厌食的癌症晚期患者可考虑短期（1～3周）使用糖皮质激素来增加食欲。但糖皮质激素改善厌食的效果较短暂，当免疫抑制出现后几周作用即消失，所以推荐对于预计寿命短的患者，尤其是合并疼痛或恶心等，可用糖皮质激素缓解症状。孕激素（醋酸甲地孕酮、醋酸甲羟孕酮）可增加食欲和体重，指南建议对厌食的晚期癌症患者可考虑使用孕激素增加食欲，但需警惕血栓等严重并发症。

二、膳食营养处方的制订

（一）指导患者改变膳食习惯和生活方式

1. 评价（Assesssment）

对患者日常膳食方式和食物摄入频率进行评价。

2. 询问（Ask）

通过询问进一步了解患者的信念，对改变不良生活方式的障碍。

3. 劝告（Advice）

对患者进行指导，鼓励从小量开始，从成功中树立信心。

4. 随访（Arrangement）

为了加强依从性，要定期随访，巩固已获得的成果，并设定下一目标。

（二）膳食营养处方制订步骤

1.综合评估

包括营养问题和诊断，即通过膳食回顾法或食物频率问卷，了解、评估每日摄入的总能量、蛋白质、脂肪和其他营养素摄入水平；饮食习惯和行为方式；身体活动水平和运动功能状态；以及体格测量和适当的生化指标。

2.制订个体化膳食营养处方

根据评估结果，针对膳食和行为习惯存在的问题，制订个体化膳食营养处方。

3.膳食指导

根据营养处方和个人饮食习惯，制订食谱；健康膳食选择；指导行为改变，纠正不良饮食行为。

4.营养教育

对患者及其家庭成员，使其关注自己的膳食目标，并知道如何完成它；了解常见食物营养价值、《中国居民膳食指南》、食品营养标签等。

5.注意事项

将行为改变模式与贯彻既定膳食方案结合起来。膳食指导和生活方式调整应根据个体的实际情况考虑可行性，针对不同危险因素进行排序，循序渐进，逐步改善。

三、疗效评价与随访

（一）疗效评价

实施营养干预的时机是越早越好，考虑到营养干预的临床效果出现较慢，建议以4周为1个疗程。营养干预的疗效评价指标分为三类：

1.快速变化指标：为实验室参数，如血常规、电解质、肝功能、肾功能、炎症参数（IL-1、IL-6、TNF、CRP）、营养套餐（白蛋白、前白蛋白、转铁蛋白、维生素A结合蛋白、游离脂肪酸）、血乳酸等，每周检测1～2次。

2.中速变化指标：人体测量参数、人体成分分析、生活质量评估、体能评估、肿瘤病灶评估（双径法）、PET-CT代谢活性。每4～12周评估1次。

3.慢速变化指标：生存时间，每年评估1次。

（二）随访

所有肿瘤患者出院后均应该定期（至少每3个月1次）到医院营养门诊或接受电话营养随访。

第三节　家居康复指导

肿瘤患者出院后（家居）康复建议如下：

一、保持理想体重

使之不低于正常范围的下限值，每2周定时（早晨起床排便后空腹）称重1次并记录。任何不明原因（非自主性）的体重丢失>2%时，应该及时回医院复诊。

二、节制能量

每餐七八分饱最好，不能过多，也不能过少，非肥胖患者以体重不下降为标准。但是切忌饥饿。

三、增加蛋白质摄入量

乳、蛋、鱼、肉、豆是优质蛋白质来源。总体上说，动物蛋白质优于植物蛋白质，乳清蛋白优于酪蛋白。荤素搭配（荤∶素＝1∶2）。控制红肉（猪肉、牛肉、羊肉）及加工肉（如香肠、火腿）的摄入。

四、增加水果蔬菜摄入量

每日蔬菜＋水果共摄入5份（蔬菜1份＝100g，水果1份＝1个），要求色彩缤纷、种类丰富。增加全谷物、豆类摄入。

五、改变生活习惯

戒绝烟草，限制饮酒（如果饮酒，每天白酒男性不超过2两、女性不超过1两），保持充足睡眠。不能以保健品代替营养素，保健品在营养良好的条件下才能更好地发挥作用。避免含糖饮品。避免过咸食物及盐加工食物（如腌肉、腌制蔬菜）。养成口服营养补充习惯。

六、积极运动

一般来说，癌症患者身体活动度有不同程度降低，活动度低和癌症治疗均对肌肉质量有不良影响。身体锻炼可以减少肌肉分解代谢，增加肌肉合成，并可能部分减轻炎症反应，而这些因素都参与了肿瘤恶病质的形成。很多RCT结果显示在癌症的不同阶段对身体锻炼的耐受性和安全性均较好。

癌症患者进行健康锻炼有助于保持或提高有氧代谢能力、肌力、健康相关的生活质量，并可以减轻乏力、焦虑症状。癌症患者的锻炼方案与普通人群类似，包括专业人员指导下的或家庭内的中-高强度锻炼（达到50%～75%），最快心率每周不少于5次，每日30～50min的中等强度运动，以出汗为好。即使是卧床患者也建议进行适合的运动（包括手、腿、头颈部及躯干的活动）。肌肉减少的老年患者提倡抗阻运动。

七、重返社会，重返生活

鼓励患者积极参加社会、社交活动，尽快重新回到工作岗位上去，在社会中发挥自己的作用。

第四章　肠内营养治疗

　　临床营养治疗有肠内和肠外两大途径，其中肠内营养（EN）是指经口服或管饲途径，通过胃肠道提供营养物质的一种营养治疗治疗方式。肠内营养制剂是通过人体消化系统提供各类营养成分，并能够修复和维护肠壁及黏膜功能完整的处方药品及特殊医学用途食品（FSMP）。与肠外营养需要规范配置等相比，该类制剂相对便利、安全，临床效果显著，成为临床患者救治中不可缺少的重要组成部分。随着医药技术的发展，市场为患者提供了多种EN配方制剂，每种配方制剂所含成分、含量、配比各不相同。已经存在营养不足或营养风险的肿瘤患者，应开始营养治疗。营养状况良好的成人患者，能够耐受短期（通常为5～7d）摄入不足，而不产生严重后果。这一类患者只需要保证充分的水、电解质摄入，并提供适量的葡萄糖即可。如果预计患者无法正常进食的时间较长（>7d），应给予肠内、肠外营养治疗。医疗机构对营养的规范化管理日渐重视。由医师、药师、营养师、护士及其他相关医疗工作者等跨学科专业技术人员组成营养治疗团队（NST），以标准化流程指导营养治疗的各个环节，优化营养相关综合管理成为临床营养治疗的新方向。

第一节　概　　述

　　肠内营养是指通过胃肠道途径提供营养物质的一种营养治疗方式。其中，当患者在非自然饮食条件下口服肠内营养制剂称为口服营养补充；当患者存在上消化道通过障碍时，经鼻胃（十二指肠）管、鼻空肠管、胃造口或空肠造口等方式给予肠内营养制剂则称为肠内管道喂养。

一、适应证

　　患者的胃肠道功能存在，具有消化、吸收所提供营养物质的能力，且能耐受肠内营养制剂，因原发疾病或因治疗需要不能或不愿自然饮食或摄食量不足总能量需求的60%时，须考虑经各种途径给予肠内营养，如果胃肠道功能部分受损，可给予特殊的肠内营养制剂（如氨基酸、短肽类配方），克服胃肠道不耐受性。与肠外营养相比，EN是一种较为简便、安全的营养治疗方式。肠内营养主要适应证包括以下几种情况。

　　1.吞咽困难和失去咀嚼能力的患者。

　　2.意识障碍、昏迷患者和某些神经系统疾病，如神经性厌食等。

　　3.上消化道梗阻或术后患者，如食管癌、幽门梗阻等。

　　4.消化道瘘患者，一般用于低流量瘘或瘘的后期，所提供的营养物质不致从瘘口流出者。

　　5.营养不良者的术前准备。

　　6.短肠综合征。

7. 炎性肠道疾病。

8. 胰腺疾病。

9. 慢性消耗性疾病，如恶性肿瘤及免疫缺陷疾病者。

10. 纠正和预防手术前后营养不良。

11. 其他特殊疾病：高代谢状态患者，如严重创伤、大面积烧伤等；器官功能不全患者；某些特殊患者，如脏器移植。

12. 肠外营养的补充或过渡。

二、禁忌证

虽然 EN 在某种程度上具有不可替代的意义，但以下情况并不适宜或应慎用 EN：

1. 由于衰竭、严重感染及手术后消化道麻痹所致的肠功能障碍。

2. 完全性机械性肠梗阻、胃肠道出血、严重腹腔感染。

3. 无法经肠道给予营养，如高流量的小肠瘘。

4. 各种肠内营养通路（鼻-胃-肠、胃-空肠造口等）的特殊禁忌。

5. 存在违背伦理学的指征，如多器官功能衰竭的终末期患者。

6. 严重应激状态早期、休克状态。

7. 短肠综合征早期。

8. 高流量空肠瘘。

9. 持续严重呕吐、顽固性腹泻，严重小肠、结肠炎。

10. 胃肠道功能障碍或某些要求肠道休息的病情。

11. 急性重症胰腺炎的急性期。

12. 无法建立肠内营养喂养通路。

13. 3 个月内的婴儿、糖尿病或糖代谢异常者、氨基酸代谢异常者不宜应用要素型制剂。

14. 伦理方面的考虑，如临终关怀。

三、治疗途径

除 ONS 外，EN 的管道喂养途径包括鼻胃（十二指肠）管、鼻空肠管、胃造口、空肠造口等。喂养途径的选择取决于喂养时间长短、患者疾病情况、精神状态及胃肠道功能。

四、口服营养补充

（一）适应证

营养不良和有营养风险的肿瘤患者，ONS 更接近于患者自然的进食过程，具有更好的依从性。

1. 主要方式

（1）膳食咨询建议。

（2）口服营养补充制剂。

（3）膳食咨询建议+口服营养补充制剂。

2. 制剂选择

口服营养补充制剂通常选择整蛋白标准配方制剂，首选含膳食纤维制剂。可以是肠内营养剂、多元维生素和微量元素，甚至是鱼油、谷氨酰胺等免疫药理性营养素。

3.注意事项

口服营养制剂不应替代或减少患者主动的正常饮食。吞咽功能良好且上消化道无梗阻的患者，不能因为操作困难就放弃口服营养补充。

（二）鼻胃管途径喂养

1.适应证

胃肠道完整，不能主动经口摄食或经口摄食不足；代谢需要增加，短期应用；口咽、食管疾病而不能进食者；精神障碍或昏迷。

2.制剂选择

通常选择整蛋白标准配方制剂，根据病情选择含或不含膳食纤维制剂，若病情需要，可选疾病适用型配方。

3.输注方式

住院患者鼻胃管喂养优先考虑连续输注法，家庭护理尽可能间歇性输注。

4.禁忌证

（1）严重胃肠道功能障碍。

（2）胃排空障碍。

（3）食管狭窄、食管炎。

（4）严重胃反流。

5.常见并发症

有鼻、咽及食管损伤；反流、吸入性肺炎。

（三）鼻空肠管途径喂养

1.适应证

短期营养但有高吸入风险者（如昏迷患者、老年人）；胃动力障碍者；急性胰腺炎的EN支持治疗。

2.制剂选择

肠道功能部分障碍、重症胰腺炎应选择氨基酸型（短肽型）肠内营养制剂。肠道功能完好时，选择整蛋白标准配方。

3.输注方式

连续输注法输注，一般不采用间歇推注法。

4.禁忌证

（1）远端肠道梗阻。

（2）小肠吸收障碍。

（3）小肠运动障碍。

5.常见并发症

有导管移位；倾倒综合征；腹泻、腹胀、肠痉挛。

（四）胃造口途径喂养

1.适应证

适用于需长期肠内营养者；食管闭锁、狭窄、癌肿；意识障碍、昏迷患者；肺部并发症危险性大而不能耐受经鼻置管者。

2.制剂选择

通常选择整蛋白标准配方制剂，根据病情选择含或不含膳食纤维制剂，若有需要，可选择相应疾病适用型配方。

3.输注方式

住院患者鼻胃管喂养优先考虑连续输注法，家庭护理尽可能间歇性输注。

4.禁忌证

（1）原发性胃病、胃部肿瘤等。

（2）胃排空障碍。

（3）严重胃食管反流。

5.常见并发症

有反流、吸入性肺炎；造口出血、造口旁皮肤感染；导管堵塞、导管脱落；胃内容物漏出。

（五）空肠造口途径喂养

1.适应证

适用于需长期肠内营养者；高吸入风险者；胃动力障碍者；急性胰腺炎；多发性创伤、重大复杂手术后；发生胰瘘、胆瘘或胃肠吻合口瘘者。

2.制剂选择

肠道功能部分障碍、重症胰腺炎应选择氨基酸型（短肽型）肠内营养制剂。肠道功能完好时，选择整蛋白标准配方。

3.输注方式

连续输注法输注，一般不采用间歇推注法。

4.禁忌证

（1）远端肠道梗阻。

（2）广泛性肠粘连。

（3）消化道活动性出血。

（4）肠道严重炎性疾病。

（5）放射性肠炎急性期。

（6）大量腹水。

5.常见并发症

有导管堵塞、导管脱落、导管拔除困难；造口出血、造口旁皮肤感染；肠液外漏；倾倒综合征；腹泻、腹胀、肠痉挛。

五、输注方法

（一）原则

首选连续泵输注法。输注时，胃肠道需要有一逐步适应过程。开始时应采用低浓度、低剂量、低速度的输注方法，以后逐渐增加，直至全量。

（二）输注浓度与剂量

1.标准配方：肠内营养液的能量密度均为4.18kJ/mL。可从2.09kJ/mL开始。

2.根据患者实际完成情况，在2～5d达到标准浓度。

3.开始第1d的用量一般为总量的1/4，根据患者耐受情况，在2～4d加至全量。

4.开始时输注速度一般为25～50mL/h，以后每12～24h增加25mL/h，最大速率为125～150mL/h。

5.输注温度：根据患者喜好，一般应保持在37℃左右，可使用电热加温器。

6.输注体位：坐位、半坐位（上身抬高30°以上）输注，以防反流，输注结束后维持此体位30min。

（三）注意事项

1.进行任何操作前，必须洗手，应遵守无菌操作原则。

2.输注系统（包括营养液容器、输注管道）应专人专用，每24h应更换输注系统1次。最好使用一次性营养液容器和一次性输注管道。如果是反复使用的营养液容器，每24h应彻底清洗消毒后再使用。尽可能减少一套输注系统中的连接点。

3.开封后的瓶装及用粉剂配制的肠内营养液悬挂输注时间不应超过8h，Pack袋装营养液悬挂输注时间不应超过24h。

4.已开启的营养液应在推荐的时间内输完。若超过规定时间未能完成，应当丢弃。连续输注期间，每6～8h冲洗喂养管1次。无论何种输注方式，每次输注结束时，应采用温开水或生理盐水冲洗管道，并用手指轻揉管壁，以彻底清洗，保持管道通畅。

5.细的喂养管，禁止输注颗粒状、粉末状药物，以避免导管阻塞。一旦发生阻塞，应首先考虑排除阻塞，而非拔管，可采用多种方法，如热水冲管与抽吸相交替的方法，排除阻塞。

6.应妥善固定导管。每次喂养前，应确认导管是否有移位、脱出等，避免误吸（鼻喂养管）与渗漏（胃或空肠造口管）。

六、并发症及防治

肠内营养是一种简便、安全、有效的营养治疗方式，但如果使用不当，也会发生一些并发症，影响患者的生活质量及营养治疗治疗的效果。临床上常见的EN并发症主要有机械性并发症、胃肠道并发症、代谢并发症和感染并发症。此外，长期饥饿或严重营养不良者在重新摄入营养物质时可能出现以严重低磷血症为主要病理生理学特征的电解质紊乱及由此产生的一系列症状，即"再喂养综合征（RFS）"，其防治原则与肠外营养RFS的防治原则基本一致。

（一）机械性并发症

肠内营养的机械性并发症与喂养管的质地、粗细以及置管方法及部位有关，主要包括鼻、咽及食管损伤，喂养管堵塞，喂养管拔除困难，造口并发症等。其原因与防治原则见表1-4-1。

表1-4-1 肠内营养机械性并发症的原因与防治原则

机械性并发症	原 因	防治原则
鼻、咽及食管损伤	1.喂养管粗而质硬 2.长期留置 3.管道压迫太紧	1.放置较细、质软的喂养管 2.改用胃造口或空肠造口方式 3.经常检查局部，做好口鼻部护理

机械性并发症	原　因	防治原则
喂养管堵塞	1.冲洗不够 2.喂养管口径过小 3.经常经喂养管给予不适当的药物	1.每次输注后或每输注2～8h用20～50mL清水冲洗 2.选择合适口径喂养管，使用喂养泵持续匀速输注 3.尽可能应用液体药物，经管给药前后均需用约30mL水冲洗以防堵管，给药时暂停EN
喂养管拔除困难	1.长期使用 2.不适当过紧固定造口管 3.喂养管扭结	1.改用胃造口或空肠造口方式 2.剪断造口管，使其远端由肠道排出 3.移动喂养管到咽喉部在扭结处切断，管道扭结处由口腔取出或使其远端由肠道排出
造口并发症	1.造口管与胃肠壁固定不紧造成出血和胃肠液外溢 2.造口后肠壁和管道未与腹壁固定造成喂养管脱出 3.造口旁腹壁皮肤消毒、护理不当	1.妥善固定 2.注意皮肤消毒及护理

（二）胃肠道并发症

胃肠道并发症是EN支持治疗中最常见的并发症，也是影响EN实施的主要因素，主要表现为腹胀、腹泻、肠痉挛、恶心、呕吐、便秘等。其原因与防治原则见表1-4-2。当患者出现肠痉挛时，应首先鉴别是否存在机械性或麻痹性肠梗阻，如果存在应及时停止EN，否则按腹胀处理。

表1-4-2　肠内营养胃肠道并发症的原因与防治原则

胃肠道并发症	原　因	防治原则
腹胀、腹泻 （与管饲有关）	1.膳食纤维摄入不足 2.高渗配方 3.冷的配方 4.快速输注 5.微生物感染 6.胃排空迅速 7.糖类吸收不良 8.不耐受乳糖 9.脂肪吸收不良	1.选用含膳食纤维配方 2.选用等渗配方或调至等渗 3.将配方稍加温 4.从小剂量、低浓度开始，根据耐受慢慢加量 5.规范操作 6.延缓胃排空 7.选用水解程度高的配方 8.选用不含乳糖的配方 9.选用低脂配方
腹胀、腹泻 （与管饲无关）	1.同时进行药物治疗，如抗菌药物引起的菌群失调 2.低蛋白血症引起肠黏膜萎缩 3.胃肠道功能障碍的其他疾病，如短肠综合征、胰腺炎等	1.停用相关药物 2.静脉补充白蛋白纠正低蛋白血症，同时EN从小剂量、低浓度开始 3.必要时补充胰酶；改用要素型制剂；加用补充性肠外营养。
恶心、呕吐	1.胃潴留 2.快速输注高渗配方 3.配方的气味 4.配方脂肪含量过高 5.不耐受乳糖	1.抬高床头，加用胃动力药，改变喂养途径 2.选用等渗配方或调至等渗 3.选用整蛋白配方 4.选用低脂配方 5.选用不含乳糖的配方

胃肠道并发症	原 因	防治原则
便秘	1.脱水 2.膳食纤维摄入不足 3.长期卧床	1.注意出入量平衡 2.选用富含膳食纤维的 EN 制剂 3.鼓励患者适当活动

（三）代谢并发症

肠内营养的代谢并发症常与营养制剂的质量、管理、监护等相关。主要包括水、电解质及酸碱代谢异常、糖代谢异常、微量元素异常、维生素及必需脂肪酸缺乏、肝功能异常。其原因与防治原则见表1-4-3。

表1-4-3 肠内营养代谢并发症的原因与防治原则

代谢并发症	原 因	防治原则
高渗脱水	1.高渗和高蛋白质配方 2.气管切开或机械通气，昏迷 3.严格限水	1.尽可能选用等渗配方或调制等渗 2.监测出入量，适当增加摄水量
水潴留	心、肾、肝功能不全	监测出入量，严格限制摄水量
高钾血症	1.配方中钾含量偏高 2.患者肾功能不全	监护血钾水平，调整 EN 配方
低钾血症	1.心、肾、肝功能不全而限制钾摄入 2.应用胰岛素时未考虑钾转移。	监护血钾水平，调整 EN 配方
高碳酸血症	慢阻肺患者二氧化碳排出困难	调制糖类摄入量
高血糖	1.配方中糖含量偏高 2.糖尿病患者 3.应激状态	选用糖尿病专用配方，胰岛素控制
低血糖	突然停止 EN	缓慢停止 EN 或过渡性减停
微量元素异常	配方中微量元素不足	调整 EN 配方
维生素和 必需脂肪酸缺乏	长期用低脂配方	适当补充必需脂肪酸及脂溶性维生素
肝功能异常	肝代谢负荷	停药或减量后可恢复

（四）感染并发症

肠内营养相关的感染并发症主要包括营养液的误吸和污染两方面。

1.营养液误吸

主要表现为吸入性肺炎。

（1）原因：①床头未抬高。②喂养管位置不当。③喂养管太粗。④胃排空延迟或胃潴留。⑤患者高危因素（如体弱、昏迷、神经肌肉疾患等）。

（2）处理：①输注中床头抬高30°～45°。②调整喂养管位置。③选择较细较软的喂养管。④减慢输注速度。⑤改用胃造口或空肠造口等方式有效地避免或缓解其发生。

2.营养液污染

（1）原因：①配置过程污染。②输液器械不清洁。③储存温度过高。④储存时间过长。⑤患者口腔不清洁等。

（2）处理：在肠内营养制剂的使用过程中应严格遵守无菌配制原则，已打开的制剂室温下12h内一般不会有细菌生长，冰箱（4℃下）可保存24h，建议输注时间<8h。

第二节　肠内营养制剂

临床常用的肠内营养制剂主要有粉剂、混悬液和乳剂。其中，含氨基酸混合物或水解蛋白、单糖、双糖或低聚糖、低脂肪的粉剂加水后形成溶液；含多聚体糊精或可溶性淀粉、溶解度小的钙盐、高脂肪的粉剂加水后形成稳定的混悬液。

肠内营养制剂根据其组成又可分为要素型、非要素型、组件型和特殊应用型。其中，临床常用的商品化制剂主要为要素型和非要素型。要素型肠内营养制剂又分为以氨基酸为氮源的和以多肽为氮源的；非要素型肠内营养制剂则以整蛋白为氮源。肠内营养制剂的口味取决于制剂的氮源与矿物质等成分，以氨基酸混合物或水解蛋白为氮源者，口感较以整蛋白为氮源者差。肠内营养制剂不同于通常的经口摄入食品，前者易消化吸收或不须消化即能吸收。

目前将肠内营养制剂分为三大类：整蛋白型、氨基酸（短肽）型、疾病适用型。

一、整蛋白型

整蛋白型制剂也称为"大分子聚合物制剂"，系指以完整型蛋白质、三酰甘油和糖类多聚体等宏量营养素为基础组成的配方。

（一）特点

1.营养均衡、完整，可作为唯一的营养来源。

2.配方中的蛋白质系从酪蛋白、乳清蛋白或卵蛋白等分离而来。

3.口感较好，渗透压较低。

（二）适应证

消化吸收功能正常或接近正常。

二、氨基酸（短肽）型

氨基酸（短肽）型肠内营养制剂是以蛋白质经预消化后形成的短肽或氨基酸作为氮源，以部分水解的淀粉（麦芽糖糊精和葡萄糖寡糖）作为糖类的主要来源，还有三酰甘油，在此基础上组成的配方，其特征见表1-4-4。

（一）特点

1.营养均衡、完整，无渣，可作为唯一的营养来源。

2.短肽型配方中所含氮为蛋白质经预消化后以双肽和三肽形式出现。

3.氨基酸型配方中的氮以结晶氨基酸形式存在。

4.化学成分明确，基本无须消化，可直接被胃肠道吸收利用。

5.与整蛋白型制剂相比，口感较差，渗透压较高。

表1-4-4　肠内营养配方的特征

类　　型		成分特点	适应证
整蛋白型	标准型高蛋白型高能量密度型富含纤维型	营养素分布与正常饮食相同，蛋白质>总能量的15%，6.3kJ/mL，5～15g/L（TDF）	胃肠道功能正常分解代谢状态、创伤愈合期液体受限、电解质不平衡肠道功能紊乱
氨基酸（短肽）型	部分水解型肽类游离氨基酸	成分丰富，一种或多种营养素被水解	消化和吸收功能受损

（二）适应证

消化功能明显减弱，但肠道吸收功能部分存在，如胰腺炎空肠内喂养，肠瘘但部分肠段仍存在吸收功能，炎性肠病等。

（三）禁忌证

完全性肠梗阻。

三、疾病适用型

疾病适用型肠内营养制剂为加入或去除某种营养素以满足疾病状态下特殊代谢需要的配方。

（一）类型及特点

1.糖尿病适用型

低升糖指数、高膳食纤维配方。通过改良糖类来源延缓葡萄糖吸收，或增加单不饱和脂肪酸含量以提高配方中的脂肪含量。

2.肺病适用型

高脂肪、低糖类配方，脂肪含量增至占总热量的50%～55%，糖类含量则相应降低。

3.肿瘤适用型

针对肿瘤代谢特点设计的另一类高脂肪、低糖类营养配方，减少糖类供给而相应增加脂肪供能比例，配方中还含有膳食纤维、ω-3 PUFAs、核苷酸等。

4.肾病适用型

必需氨基酸配方，含有足够的能量、必需氨基酸、组氨酸、少量脂肪和电解质。

5.肝病适用型

高支链氨基酸配方，支链氨基酸占总氨基酸的36%～40%，而芳香氨基酸的浓度则相对较低。

6.免疫增强配方

某些特殊营养素有助于增强免疫防御能力，如ω-3 PUFAs、核苷酸（RNA）、锌和精氨酸等，加入这些营养物质的肠内营养制剂即属于免疫增强配方。

（二）评价与选择

1.主要评价参数

（1）能量密度。能量密度与营养物质的含量有关，与制剂的液体量成反比，临床常用的肠内营养制剂的能量密度从3.77kJ/mL、4.18kJ/mL、5.44kJ/mL到6.28kJ/mL不等。

（2）蛋白质含量。蛋白质含量以蛋白质能量占总能量的百分比表示，标准制剂的蛋白质含量≤标准制，高氮制剂的蛋白质含量>20%。

（3）蛋白质来源。包括氨基酸混合物、水解蛋白和整蛋白；植物来源、动物来源。

（4）喂养途径。

2.次要评价参数

（1）渗透压。肠内营养制剂的渗透压主要取决于游离氨基酸和电解质的含量，故非要素型肠内营养制剂的渗透压较要素型低。根据渗透压的高低也可将肠内营养制剂分为等渗（<350mOsm/kg H_2O）、中等高渗（350～550mOsm/kg H_2O）和显著高渗（>550mOsm/kg H_2O），非要素型肠内营养制剂基本均为等渗。制剂的渗透压与胃肠道耐受性密切相关，高渗制剂容易引起腹泻或其他胃肠道反应，等渗制剂一般耐受性良好。

（2）脂肪含量。脂肪含量以脂肪能量占总能量的百分比表示，分为标准型（>20%）、低脂肪型（5%～20%）和极低脂肪型（<5%）。显著吸收不良、严重胰腺外分泌不足或高脂血症的患者宜选用极低脂肪型制剂。

（3）脂肪来源。包括长链脂肪酸、中链脂肪酸或两者的混合物，吸收不良或有长链脂肪酸代谢异常的患者宜选用中链脂肪酸或两者的混合物。

（4）膳食纤维含量。部分非要素制剂含膳食纤维，要素制剂均不含膳食纤维，膳食纤维对长期肠内营养治疗治疗或易便秘者尤为重要。

（5）乳糖含量。乳糖不耐受者宜选用不含乳糖的制剂。

（6）电解质、矿物质及维生素含量。多数肠内营养制剂按每日能量需求全量供给时，其维生素含量可满足推荐膳食标准。

（7）剂型和价格。

3.影响肠内营养制剂选择的因素

（1）患者年龄。如婴儿不能耐受高渗液体，予以母乳或接近母乳的配方牛奶为佳。

（2）患者的胃肠道状态。胃肠道功能正常者可予整蛋白型肠内营养制剂，而胃肠道功能低下者给予要素型肠内营养制剂为佳。

（3）蛋白质的变应性。

（4）患者的脂肪吸收情况。

（5）患者的乳糖耐受情况。

（6）患者的疾病与营养状况。

（7）喂养途径。

第三节　肠内营养制剂的配制与注泵输

一、肠内营养液的配制

（一）准备工作

1.配制前一日准备

（1）配制者按医嘱建立治疗卡，整理医嘱。

（2）备齐配制室用物。

（3）清洁并高压消毒肠内营养液容器（输液瓶）备用。

（4）三查七对肠内营养制剂。

（5）清洁配制室。用消毒溶液消毒地面，紫外线照射消毒配制室。

（6）打印医嘱标签粘贴纸。

2.配制日准备

（1）核对医嘱，三查七对。

（2）用有效浓度的消毒液擦拭配制台台面，消毒地面。

（3）煮沸消毒配制用容器、搅拌棒、漏斗和滤器，并准备好配制所需的温开水，放于配制台上备用。

（4）紫外线照射配制室至少30min。

（二）配制步骤

1.准备

（1）配制人员洗手；换清洁拖鞋，更衣，戴口罩、帽子。

（2）进入配制室，戴无菌手套。

2.配制

（1）取出配制用容器并向内加入一定量温开水，按医嘱将肠内营养制剂边加入容器边用搅拌棒搅拌，使之充分溶解。

（2）开启已经高压消毒的输液瓶或一次性肠内营养输液袋，借助漏斗和滤器，将配制好的肠内营养液倒入瓶或袋中，同时滤除其中凝结块。

（3）封闭输液瓶或输液袋口。

（4）将医嘱标签粘贴纸贴在肠内营养输液瓶或袋上，由专人送至病房。

3.肠内营养液的保存

（1）现配现用，配制后常温下放置时间不超过4h。

（2）配制完毕但暂时未能输注的肠内营养液应放置于冰箱4℃环境中，输注前应加温。

二、肠内营养输注泵

（一）使用原则

1.采用管饲方式进行肠内营养时，推荐使用专用输注泵进行输注。

2.肠内营养输注应使用肠内营养专用输注泵，而不应该用其他输注泵替代。

3.输注泵的设计和功能因公司而异，应按说明书进行操作。

4.输注泵使用者应接受专门培训，合格后才能使用。

（二）适应证

1.输注较稠厚的肠内营养液时，如高能量/高营养密度配方。

2.十二指肠或空肠输注。

3.须严格控制输注速度与持续时间者。

4.为防止短时间内输入过量的营养液。

5.若输注过快，可能发生腹胀、腹泻等并发症者。

（三）输注泵主要操作步骤

1.操作者必须仔细清洗双手，准备清洁操作空间。

2.仔细检查输注泵及相关各种设备。

3.用温开水冲洗喂养导管。

4.连接肠内营养泵管与输注泵。

5.按照输注泵的说明书调节输注模式（包括总量、速度、温度等）。

6.泵管输注端与喂养管连接。

7.开始EN制剂输注。

8.输注结束后，关闭输注泵，取下输注泵管。

9.用温开水冲洗喂养管道（目前市售有带冲洗功能的营养泵，在每次喂养前后或给药前后都可以自动冲洗管道）。封闭喂养管口，护士应严密观察管道的固定情况。

（四）注意事项

1.肠内营养输注泵是专门为肠内营养治疗所设计的，不能用于其他目的（如药物输注），也不能被其他用途的输注泵所替代。由于肠内营养输注泵的设计具有专门性，因此，使用肠内营养输注泵的有关人员必须接受专门的培训。

2.正常使用情况下，输注泵以交流电源供电，但同时也配有备用蓄电池。注意使蓄电池一直处于充满电能状态。

3.不同的肠内输注泵因结构和功能的不同，在输注速率和输注总量方面存在差异。

4.在使用前，应注意校正其输注速率和输注总量。

5.输注泵应定期维护，保持清洁，以确保设备正常工作。

6.一般每24h更换1次泵管。

7.应特别强调，护士必须密切观察患者的情况及患者对肠内营养液输注的反应，以上工作没有任何输注泵及相关设备可以取代。

三、胃肠道置管

（一）喂养管的材质与特点

临床常用喂养管的制造材质为橡胶、聚氨酯及硅酮。橡胶管便宜，但不能长时间耐受胃酸侵蚀，容易丧失管道弹性、变硬。聚氨酯和硅酮是惰性材料，生物相容性好，不易与其他物质起反应，柔顺易曲，管壁薄但结实，长期使用并发症少。表1-4-5比较了不同管径鼻胃管的特点。

表1-4-5　粗细鼻胃管的比较

特点	细鼻胃管	粗鼻胃管
内径	6～12F	14～22F
用途	肠内营养	胃肠减压（部分导管也可用于肠内营养）
患者感受	柔软能接受。置管后数小时患者几乎感觉不到管子的存在	不适感，硬，可引起鼻腔和咽喉部损伤
对喉部的影响	很小	有异物感，常引起溃疡

续表

特点	细鼻胃管	粗鼻胃管
材料	橡胶、聚氨酯、硅酮、聚氯乙烯	橡胶，聚氯乙烯
放置时间	以聚氯乙烯/橡胶为材料的可放置数月	厂商仅保证48h
误差危险	如果患者反射障碍，或咳嗽、呕吐，易误插入气管	由于导管粗，误差的发生相对较少，所致咳嗽、呕吐较少
确认位置	回抽、听诊或X线检查	回抽、听诊或X线检查（透光，故不易看清）
导引钢丝	可以用，也可以不用	无导引钢丝
导管头端	有的有钨制加重头端	无加重头端
口服	患者可同平常一样饮食	患者可吃流质，但影响固体食物摄入

（二）喂养管的选择

因进入部位不同，喂养管分为鼻胃（肠）管、胃造口管和空肠造口管。以肠内营养治疗为目的鼻胃管宜选用聚氨酯和硅酮材质的管道。胃造口管与空肠造口管选择遵循相同原则。

四、输注系统

（一）组成

1.输液系统由储液器和输液管组成。

2.对于商品化的瓶装液态营养液，容器即为储液器；对于需要调配的营养液，输注袋即是储液器。

3.输液管应包括调速开关及可供选择的给药口。

（二）连接

输液管一端与储液器相匹配连接；另一端无须转接管，直接与喂养管相连接。

（三）注意事项

1.严格执行操作前洗手制度。

2.每个患者使用一套设备，做到专人专用。

3.输注系统中尽可能减少转接点，形成储液器—输液管—喂养管直接连接。

4.输液管每24h更换1次。在某些病例中，特别是患者处于极易被感染的情况下，则须每次换1根输液管。

5.储液器每24h须彻底清洗消毒1次。

6.长期管饲肠内营养的患者，须考虑输液管与储液器的材质。

聚氯乙烯（PVC）输液管是目前最广泛应用的输注管，其中添加二乙基己基邻苯二甲酸酯（DEHP）作为增塑剂。长期应用时，导管中的DEHP可以析出至营养液中。大剂量DEHP可导致雄性实验动物生殖系统损害并引发恶性肿瘤。

2002年美国食物药品管理局（FDA）发布了对含DEHP增塑剂PVC医疗设备的警示文件，其中把肠内营养列为可能导致高剂量DEHP暴露的临床操作之一，并建议在有其他材质导管可用时选用不含DEHP导管。

五、胃肠内置管的操作

（一）鼻胃管

1.适应证

（1）烧伤患者、某些胃肠道疾病、短肠及接受化、放疗的患者。

（2）由全肠外营养过渡至肠外加肠内营养及由肠内营养过渡至自主口服进食者。

（3）因神经或精神障碍所致的进食不足及因口咽、食管疾病而不能进食者。

2.禁忌证

（1）胃肠道功能衰竭。

（2）肠梗阻。

（3）急腹症。

（4）消化道活动性出血。

3.操作方法

将鼻饲管光滑的头端自患者最宽大的一侧鼻孔插入鼻咽部，如果患者能吞咽，让其吞咽，使鼻饲管进入胃内。

4.注意事项

（1）为避免发生堵管并确保管道长期正常使用，每次暂停输液时，用25～50mL无菌生理盐水或无菌水冲洗管道，平时每隔8h冲洗管道1次。

（2）最好只用于肠内营养液输注，如需通过鼻肠管给患者喂药，在给药前后务必对管道进行清洗（至少用30mL无菌盐水或无菌水），以免堵管。

（3）每次更换肠内营养液，或对管道是否处于正常位置有疑问时，可通过内容物pH测定法检查鼻胃管的位置，每天应至少进行3次。

（4）拔出管道之前，先用无菌生理盐水或无菌水冲洗管道，为避免在撤出管道的过程中有残余液体进入气管，关闭导管连接头处的防护帽或夹住管道外段，随后小心平稳地撤出。

（5）一般建议最长使用时间为6～8周。

（二）鼻空肠管

1.适应证

（1）需要通过鼻饲且直接进入十二指肠或空肠的患者。

（2）肠道功能基本正常而存在胃排空障碍的患者。

2.禁忌证

同鼻胃管。

3.操作方法

（1）放置鼻空肠管者，让患者向右翻身，借助胃的蠕动将管的头端推过幽门进入十二指肠，或借助透视和内镜的帮助，将鼻饲管直接放入十二指肠或空肠。

（2）目前有一种螺旋形鼻肠管，导管远端呈螺旋状。在胃动力正常情况下，只需按鼻胃管置管的方式将导管放置入胃内，取出导引钢丝后，在8～12h内鼻肠管可自行通过幽门。

4.注意事项

（1）接受外科手术的患者术后数日内往往出现胃排空障碍，建议手术患者可在术前1d预先放置。

（2）在没有胃动力的情况下，可在X线透视下或在内镜帮助下通过幽门。

（3）其余同鼻胃管注意事项。

（三）经皮内镜引导下胃造口术（PEG）

1.适应证

（1）胃肠道功能正常，但存在吞咽障碍或不愿进食的患者，病程1个月以上。

（2）吞咽反射损伤（多发性硬化、肌萎缩性脊髓侧索硬化、脑血管意外），中枢性麻痹，意识障碍（重症监护的患者）。

（3）痴呆。

（4）耳鼻喉科肿瘤（咽部、喉部、口腔）。

（5）颌面部肿瘤。

2.禁忌证

（1）不可进行透视检查，食管阻塞，不可能将胃壁和腹壁贴近者（胃大部切除、腹水、肝大等）。

（2）急性胰腺炎或腹膜炎。

（3）以下情况放置PEG管十分困难或危险，应慎用：胃肿瘤、脓毒症、凝血障碍（如血友病）。

3.操作步骤

严格按生产厂商提供的操作说明进行操作。

4.导管移除

推荐在内镜下移出导管。

5.注意事项

（1）护理医疗记录中必须记录置入体内的胃造口管的品牌、管径和长度。

（2）在放置经皮内镜引导下胃造口管6～8h后，最好24h后再开始进行营养液的输注。

（3）每次更换新的肠内营养液，或对管道是否位于正确位置有任何怀疑时，应用pH试纸来确定管道的位置，且每天至少检查3次。

（4）在管饲喂养及给药前后都应用25mL无菌生理盐水或灭菌水冲洗管道，且至少每小时冲洗1次以防止管道阻塞。

（5）每天检查造口部位皮肤有无发红或肿胀，并进行皮肤局部消毒。

（6）造口完全愈合后，造口周围皮肤即可清洗，并保持皮肤干燥。每天将胃造口管旋转180°，防止发生"包埋"综合征。

（7）8～10个月后用内镜核查胃造口管的状况及位置。

（8）长期PEG喂养患者，若需要更换PEG导管，可选用球囊型胃造口管经皮进行原位置换，无须重新经内镜置管。

（四）经皮内镜引导下空肠造口管（PEJ）

1.适应证

（1）需要通过鼻饲且直接进入十二指肠或空肠的患者。

（2）肠道功能基本正常而胃排空障碍，例如手术后早期阶段的患者。

（3）可用肠内营养，也可适用于对阻塞的胃肠道进行引流减压。

（4）放置PEJ可以解决误吸问题，对于进展期肿瘤非手术患者，放置PEJ不仅可以建立梗阻部位远端行肠内营养的途径，也可以从胃造口管进行引流减压。

2.禁忌证

肠道吸收障碍、麻痹性肠梗阻、急腹症。

3.操作步骤

严格按生产商提供的操作说明进行操作。

4.注意事项

（1）每次更换营养液时均应检查管道是否处于正确位置，如果有怀疑时应进行检查，另外每天至少检查3次。

（2）每次更换营养液以及给药前后，每隔8h均应用10～25mL无菌生理盐水或灭菌水冲洗管道，以免堵塞。

（3）PEJ在体内可放置>6周。

（4）采用肠内营养输注泵控制营养液的输送速度。

（五）手术放置胃造口管

1.适应证

（1）胃肠道功能完好，须长期使用肠内营养输注管道。

（2）胃减压。

2.禁忌证

对放置胃造口管有禁忌的患者，如胃部感染、腹水、腹膜癌。

3.操作步骤

严格按生产商提供的操作说明进行操作。

4.注意事项

（1）胃造口管的放置和撤除应依据产品的寿命，须在医师指导下进行。

（2）每天检查造口处是否有红肿现象，消毒皮肤。当造口愈合后可冲洗并擦干皮肤。

（3）每天将管道旋转180°。

（4）每次更换输注器，对管道位置有疑问时均应用pH试纸检查管道位置是否正确，并每天检查至少3次。

（5）每次喂养前及喂养后均应用10～25mL无菌生理盐水或灭菌水冲洗管道，并至少每隔8h冲洗1次，以防堵塞。

（6）当对管道的位置有任何怀疑时，应用X线检查或内镜检查以确定管道是否在正常位置。

（7）营养液输注可在置管后立即开始。

（六）空肠造口管

1.适应证

（1）适用于所有类型的腹部手术遗留暂时胃动力不足时。

（2）食管手术。

（3）胃部分切除术。

（4）胰腺切除术。

（5）结肠部分切除术。

2.禁忌证

腹部手术禁忌证、腹水、腹膜炎。

3.操作方法

严格按生产商提供的操作说明进行操作。

4.注意事项

（1）不要扭曲导管的轴心。肠内营养起始治疗时输注速度宜缓慢，推荐使用肠内输注泵，控制输注速度。

（2）每次更换肠内营养输注装置时，或当怀疑造口管的位置不正确时，检查造口管的位置，每天至少3次。

（3）避免从空肠造口管中给药。当必须通过空肠造口管给药时，应确保药物能被小肠吸收。

（4）输注肠内营养液或药物前后，应用10～25mL无菌生理盐水或无菌水对管道进行清洗，至少每8h冲洗1次，以防止堵管。

（5）每天检查造口管腹壁入口处有无红肿，并用杀菌剂消毒皮肤。

（6）造口管的拔除和重新放置取决于导管的状况，并且应在医师指导下进行。

（7）拔除时，须拆除外部固定片，再将造口管小心拉出。

（8）勿用注射针或钢丝疏通喂养管，以免损坏导管。

六、输注方式

肠内营养的输注方式有一次性投给、间歇性重力滴注和连续性经泵输注3种。具体输注方式的选择取决于营养液的性质、喂养管的类型与大小、管端的位置及营养物质需要量。

一次性投给是将配好的EN制剂借注射器缓慢注入喂养管内，每次约200mL，每日6～8次。该输注方式常引起腹胀、腹泻、恶心、呕吐等，故目前临床多用于胃造瘘需长期家庭EN的患者。一般情况下，EN输注以连续滴注为佳，在EN刚开始的1～3d，需要让肠道逐步适应，采用低浓度、低剂量、低速度，随后再逐渐增加营养液浓度、滴注速度和投给剂量。一般第1d用1/4总需要量，营养液浓度可稀释1倍，如患者耐受良好，第2d可增加至1/2总需要量，第3、4d增加至全量。EN的输注速度开始宜慢，一般为25～50mL/h，随后每12～24h增加25mL/h，最大速率为125～150mL/h，如患者不耐受应及时减慢输注速度或停止输注。此外，在输注过程中应注意保持营养液的温度。

（一）间隙推注法

将一定量的营养液在一定时间内用大容量注射器缓慢推注，推注的速度不能快于30mL/min。

此种方法多用于能够活动或不想连续使用喂养泵的患者。

（二）间隙滴注法

24h 循环滴注，但有间隙休息期。如，输注 3h，然后休息 2h，如此循环重复。这种方法可以让患者有较大的活动度。间歇性重力滴注指将配好的营养液置于输液瓶或塑料袋中，经输液管与喂养管连接，借重力将营养液缓慢滴入胃肠道内，每次 250～400mL，每日 4～6 次，是临床常用的输注方式，如果患者出现腹胀、恶心等胃肠道排空延迟症状，可减慢输注速率。

（三）整夜输注法

患者整夜输注，白天不输。此法作为补充口服摄入不足是很有用的。但应注意避免给予过多的液体量。

（四）连续输注法

不间断输注肠内营养，最长可达 20h。最好能用肠内营养输注泵连续输注。如果条件不允许，也可采用重力滴注法进行连续输注。

连续性经泵输注与间歇性重力输注的装置相同，将一段输液管嵌入输液泵槽内，应用输液泵连续 12～24h 均匀持续输注。这种方法适用于十二指肠或空肠近端喂养患者，患者耐受性好。

第四节　特殊医学用途配方食品临床管理

特殊医学用途配方食品（FSMP）是为了满足进食受限、消化吸收障碍、代谢紊乱或特定疾病状态人群需要的一种配方食品。《国民营养计划（2017—2030）》中临床营养行动提出推动 FSMP 的规范化应用。FSMP 在医院的规范化应用是当前临床营养管理工作关注的重点之一。

一、基本情况

（一）FSMP 的定义

FSMP 是指为了满足进食受限、消化吸收障碍、代谢紊乱或特定疾病状态人群对营养素或膳食的特殊需要，专门加工配制而成的配方食品。该类产品必须在医师或临床营养师指导下单独食用或与其他食品配合食用。

（二）临床应用与管理

参照国务院印发的《国民营养计划（2017—2030）》中临床营养行动相关内容，以规范临床营养治疗路径应用 FSMP，包括营养筛查、评价、诊断、治疗 4 个步骤，掌握适应证及禁忌证，旨在提高患者个体化营养治疗的质量，从而改善患者的临床结局。针对 FSMP，医疗机构内应设立专门机构实施规范化管理，包含遴选、准入、物流、临床效果评价、不良事件登记以及退出机制。

（三）FSMP 处方原则

FSMP 临床应用应当遵循安全、规范、个体化、动态、有效、经济的原则。考虑患者年龄、疾病及代谢状况以及疾病过程，结合营养筛查、评价和诊断的结果，制订个体化处方。经过 FSMP 临床应用规范相关培训的医师和临床营养师，按照营养诊疗流程，掌握适应证及禁忌证，规范开具 FSMP 处方，并作为患者使用凭证的医疗文书。医疗机构医政管理部门建立不定期处方审核机制。对应用 FSMP 的患者进行规范的营养监测，进行临床效果评价，及时调整或停用 FSMP 处方。

二、组织架构与职责

（一）组织架构及架构内人员职责

1.省级、市级临床营养质量控制中心设FSMP专家委员会

省级、市级临床营养质量控制中心负责指导组建各省级、市级特殊医学用途配方食品专家委员会，对于暂未成立临床营养质量控制中心的省市，由省级、市级卫生健康委负责指导组建各省市的FSMP专家委员会，其主要职责如下。

（1）负责各医疗机构FSMP临床应用情况的指导和监督检查。

（2）定期组织FSMP临床应用知识和规范化管理培训，各医疗机构医师、临床营养师经考核合格后方可获得相应的FSMP医嘱资质。

（3）定期组织相关专业技术人员对医疗机构的FSMP处方、医嘱、实施和管理等进行督查。

（4）收集、整理各级医院FSMP不良反应事件，必要时提出整改、暂停或相关处置意见。

2.医疗机构FSMP管理委员会

二级及以上医疗机构应当设立FSMP管理委员会，建议根据医院情况由分管院长、医务处、营养科及相关临床科室等密切联系部门的专业人员组成。严格执行《执业医师法》、《食品安全法》、《特殊医学用途配方食品通则》（GB 29922—2013）等相关法律法规及技术规范，加强对FSMP准入、遴选、采购、储存、配制、发放、临床应用、评价和信息资料的监督管理。营养科负责日常执行工作。FSMP管理委员会的主要职责如下。

（1）制订本医疗机构的《医院特殊医学用途配方食品目录》，建立FSMP产品准入、遴选、审核和定期评估、退出制度，并定期编写和修订医院FSMP使用手册。

（2）建立FSMP进出库管理及相应财务制度，保证FSMP的全程可追溯性。

（3）建立相关采购、验收要求、保管制度和仓储场所的食品安全卫生制度等。

（4）对医务人员进行FSMP管理的相关法律、法规、规章制度和技术规范培训，注重个体化和动态营养治疗的实施，加强多学科团队合作；组织对患者合理使用FSMP的宣传教育。

（5）定期监测和评估本机构FSMP的临床应用，以及不良反应的事件收集记录处理，定期分析、评估、上报监测数据并发布相关信息，提高医院FSMP的应用安全性和规范性。

（6）接受省级、市级级临床营养质量控制中心FSMP专家委员会的督导。

（二）参与FSMP应用人员的职责与培训

1.人员职责

（1）临床营养师。临床营养师是指在医疗机构营养科从事营养工作，并已取得初级及以上卫生专业技术资格的医务人员。临床营养师需要经过FSMP应用培训，遵循规范化诊疗流程开具FSMP处方，注明用量、使用方式等，并接受处方审核。

（2）医师。具有执业医师资格并经FSMP应用培训且通过考核的医师，应遵循规范化诊疗流程开具FSMP处方，注明用量、使用方式等，并接受处方审核。

2.FSMP应用人员资质培训

（1）涉及FSMP应用的相关医务人员，需经过各省级、市级FSMP专家委员会相关知识、规范应用和管理方面的培训并考核合格。

（2）医师和临床营养师等相关人员应每年参加不少于2次临床营养相关的继续教育培训和学术交流等活动，了解临床营养发展的前沿信息，掌握FSMP适应证、禁忌证、不良反应及处理。

三、特殊医学用途配方食品管理

（一）准入管理

1.医疗机构FSMP管理委员会应当严格执行相关法律、法规及技术规范，建立医疗机构的准入和定期评估制度，包括遴选、采购、定期评估和退出等。

2.医疗机构应当建立本机构的《医院特殊医学用途配方食品目录》并实施管理。

（二）物流管理

1.仓储场所管理

为规范FSMP仓储场所管理，医疗机构营养科应设立FSMP专用仓储场所，并制订和执行FSMP仓储场所管理制度。

（1）仓储场所的选址、设计、布局、建造、改造和维护应当符合FSMP储存的要求，如温度、湿度、通风及避光设施等，防止FSMP的污染、交叉污染和混淆。

（2）应建立和完善验收、入库、出库、退货制度，有清晰准确的台账。仓储场所应有可靠的安全防护措施，FSMP需有明确的标识，并做到先进先出。

2.配送管理

配送人员应严格执行核对制度，及时配送，配送过程中注重食品安全，防止交叉污染。FSMP应现用现配，并在规定时间内送达。

3.配制管理

（1）医疗机构营养科应按规定建设标准的FSMP配制室（标准同肠内营养配室）或与肠内营养配制室合用，有独立的二次更衣室和配制室，包含刷洗消毒区、配制区和发放区，并且各分区明确。其供水、排水、清洁消毒、个人卫生、通风和照明、配制设施均应符合《食品生产通用卫生规范》（GB 14881—2013）的相关规定，与污染源隔离，不能有明沟，做到人流与物流分开，有标准的传递窗口，可配备自动灌装机。

（2）制订领料控制要求并保存记录。结合配制产品特点、工艺标准要求，建立配制场所温度、空气的洁净度和湿度标准，并制订相关微生物监测及消毒清洁制度。配制人员进入配制区需二次更衣，且接受定期或不定期体表微生物检查。

（3）称量和配料应保证物料种类、数量与配方要求一致，并进行复核和记录。

（4）建立配制设备维护及清洁卫生制度。

（三）信息化管理

建立信息化管理可提高管理效率，实现FSMP全流程和规范化的闭环管理，努力实现电子化存档。FSMP的信息化管理应嵌入医院信息系统，对接处方、医嘱、仓储场所管理等子系统，并自动纳入相应计费名录，实现集中统一规范管理。

FSMP的信息化管理应与营养信息系统相连接，提供食品安全溯源及临床使用记录，确保临床营养诊疗合理性和适宜性。

四、特殊医学用途配方食品临床应用规范

（一）FSMP分类和组成

按照不同的临床需要和特定人群，《特殊医学用途配方食品通则》（GB 29922—2013）将特殊医学用途配方食品分为全营养配方食品、特定全营养配方食品和非全营养配方食品3类。

（二）适应证及禁忌证

1.适应证

FSMP主要用于进食受限、消化吸收障碍、代谢紊乱或特定疾病状态的人群，以满足机体对能量或营养素的需要。包括但不限于存在营养风险、营养不良、吞咽障碍、低体重、体重下降、肌肉减少等，同时胃肠道存在功能的人群。摄入不足、需求增加人群亦可选用。

2.禁忌证

（1）完全性机械性肠梗阻、胃肠道活动性出血、严重腹腔感染。

（2）严重应激状态早期、休克、持续麻痹性肠梗阻。

（3）高流量空肠瘘、重度吸收不良。

（4）持续性呕吐、顽固性腹泻，重度炎性肠病。

（三）FSMP临床应用流程

FSMP的规范化应用路径包括营养筛查、评价、诊断、治疗4个步骤，应用过程应予以监测和重复筛查、评价等。

1.营养筛查与评价

营养筛查是指采用合适的筛查工具识别有营养风险或营养不良的人群。住院患者营养风险筛查推荐使用经临床验证的量表，如NRS 2002。经筛查有营养风险的患者，需进一步经营养评价后制订营养干预计划或方案。综合营养评价包括膳食调查、体格测量、实验室指标及人体成分分析等，为制订营养干预方案提供具体依据，包括FSMP的选择及临床应用。

2.营养干预途径

（1）口服营养补充

当膳食提供的能量和营养素不能达到目标需求量时，应提供口服FSMP，以补充不足部分，以维持或改善患者的营养状况。对于蛋白质、微量元素或维生素等营养素达不到目标需要量时，可选用非全营养配方的FSMP进行相应补充，以满足患者需求和改善营养状况。

（2）管饲

管饲是胃肠功能正常或部分存在，但无法经口摄食或摄食（包括ONS）不足的患者接受肠内营养的首选途径，包括经鼻胃管、鼻肠管、经胃或空肠造瘘等。鼻胃管或鼻肠管作为临床中最常用的管饲途径，具有无创和简便等优点，但是需注意鼻咽部刺激、溃疡、出血、喂养管易滑脱、堵塞等风险。对需要长期管饲的患者，建议选择经皮内镜下胃造瘘（PEG）或经皮内镜下空肠造瘘（PEJ）或手术时留置胃（肠）造瘘。

3.并发症管理

FSMP并发症常见有机械性、胃肠道、代谢性及感染性并发症等。机械性并发症主要表现为喂养管堵塞、移位、鼻咽部受压等，常因输注过程中护理不当或不规范操作等造成。可通过选择合适口径的喂养管；加强喂养管的固定，做好口鼻部护理；每次输注后或每输注2～8h用20～50mL

温开水冲洗；使用肠内营养泵持续匀速滴注等措施预防和处理。胃肠道并发症是最常见的并发症，主要表现为恶心、呕吐、腹泻、腹胀、腹痛、便秘等。应针对原因，通过调整FSMP处方和合理规范操作，包括改变喂养部位、方式和输注速度、监测胃内残余液体量、应用促胃动力药物等预防和处理。代谢性并发症包括水、电解质及酸碱代谢失常和血糖异常等，常与FSMP处方的合理性、应用管理、应用过程的临床监测有关。预防及治疗的关键是调整制剂配方、剂量，密切监测，及时纠正。与喂养相关的感染性并发症的主要原因为误吸和营养液污染。预防误吸的根本是防止胃内容物潴留及反流，注意喂养时始终保持床头抬高30°～45°。严格遵守无菌技术要求，可避免营养液在配制和输注过程中被污染的风险。

第五章　肠外营养治疗

临床营养治疗有肠内和肠外两大途径，当胃肠功能严重障碍时，肠外营养可以提供机体所需的营养物质，促进患者康复，改善患者预后，有些患者甚至可赖以生存。自20世纪70年代以来，随着营养治疗领域新理念的不断完善与更新，全国各地医疗机构对肠外营养的规范化管理日渐重视。由医师、药师、营养师、护士及其他相关医疗工作者等跨学科专业技术人员组成营养治疗团队，以标准化流程指导营养治疗的各个环节，优化营养相关综合管理成为临床营养治疗的新方向。

肠外营养是指通过胃肠道以外的途径（即静脉途径）提供营养物质的一种方式。当患者所需要的所有营养物质均从胃肠外途径供给时，称为全肠外营养。制剂学上将葡萄糖、氨基酸和脂肪乳剂混合在一起，再加入其他各种营养素，称为"全合一"系统。

第一节　概　　述

一、基本原则

（一）适应证

1.总适应证

（1）长时间（>7d）不能进食或经肠内途径摄入每日所需热量、蛋白质或其他营养素者。

（2）由于严重胃肠道功能障碍或不能耐受EN而需营养治疗者。

（3）通过EN无法达到机体需要的目标量时应该补充PN。

2.具体适应证

（1）由于以下情况无法进食或通过消化道吸收营养物质的患者：广泛小肠切除、小肠疾病、放射性肠炎、严重腹泻、顽固性呕吐等。

（2）接受大剂量放、化疗的营养不良患者。

（3）进行骨髓移植患者。

（4）无法进行或不能耐受EN的重症胰腺炎患者。

（5）消化道功能障碍的严重营养不良患者。

（6）营养不良的获得性免疫缺陷性疾病患者或存在并发症（如顽固性腹泻、并发其他感染、接受化疗等）的获得性免疫缺陷性疾病患者。

（7）严重分解代谢状态下患者（如颅脑外伤、严重创伤、严重烧伤等），在5～7d内无法利用其胃肠道的。

（二）并不适宜或应慎用

1. 胃肠道功能正常，能获得足量营养的。

2. 估计需 PN 支持少于 5d 的。

3. 心血管功能紊乱或严重代谢紊乱尚未控制或纠正期。

4. 预计发生 PN 并发症的风险大于其可能带来的益处的。

5. 需急诊手术者，术前不宜强求 PN。

6. 临终或不可逆昏迷患者。

（三）禁忌证

1. 严重水、电解质紊乱，酸碱平衡失调。

2. 休克、器官功能衰竭终末期。

（四）停用指证

1. 肠功能恢复。

2. 经 EN 能够满足患者对能量、氮量及营养素的需要量。

3. 出现肠外营养禁忌证时。

4. PN 并发严重胆淤。

5. 高甘油三酯血症。三酰甘油>4mmol/L（350mg/dL）者应禁止使用脂肪乳剂。输入脂肪乳后血清三酰甘油水平应维持在输注前水平或不超过正常水平。

二、基本成分

肠外营养液又称全营养混合液（TNA），基本成分包括水、葡萄糖、氨基酸、脂肪乳、电解质、多种微量元素和维生素。为了维持血浆中有效药物浓度，降低输液总量，减少污染和器材费用，某些免疫营养素（如 ω-3 脂肪酸、谷氨酰胺等）或药物（如胰岛素、H_2 受体阻滞剂等）也可加入混合液中。所有这些添加物和添加顺序以及添加方式可能影响 TNA 的稳定性和相容性。

（一）能量及液体量

1. 能量

一般按 104.6～125.52kJ/(kg·d) 提供，特殊情况下可根据病情增至 167.36kJ/(kg·d) 或减至 62.76kJ/(kg·d)，以利于减少感染并发症与费用支出，缩短住院时间。

2. 液体量

因个体而异，需根据不同临床条件调整。包括生理需要量、累积需要量和继续损失量三部分。成人生理需要量 2000～2500mL/d。

（二）葡萄糖

1. 生理作用

葡萄糖是机体最主要的能量底物，是 TNA 中唯一的碳水化合物。高温或久置条件下，葡萄糖分子中的羧基（COOH）与氨基酸分子中的氨基（NH_2）可能发生 Maillard 反应，使混合液变成褐色。此外，高渗的葡萄糖溶液可能使油滴间空隙消失，发生融合，影响 TNA 稳定性。

一般情况下，机体的葡萄糖代谢以有氧代谢（1mol 葡萄糖生成 36mmol ATP）为主，在组织缺氧和需要迅速增殖细胞的情况（创伤、感染、生长）下，无氧代谢（也称糖酵解，1mol 葡萄糖生成 2mol ATP）和磷酸戊糖途径增加。糖酵解产生的乳酸可通过糖异生作用代谢成葡萄糖（消耗

6mol ATP），磷酸戊糖途径能为机体提供重要的还原产物（NAD-PH）和核酸。因此，TNA中的葡萄糖不仅能作为能量底物，还能参与机体生长、细胞再生、免疫细胞增殖和其他合成过程。

机体的所有细胞都能利用葡萄糖，部分细胞依赖葡萄糖：①缺乏线粒体的细胞，如血红细胞；②处于缺氧状态的细胞，如骨髓质；③迅速增殖的细胞。

此外，在进食或吸收后，因血脑屏障对脂肪酸渗透性低，脑部也优先氧化葡萄糖供能。然而葡萄糖在体内的氧化作用是有限的，与机体能量消耗有关，儿童或体力活动者葡萄糖氧化速率高。

2. 推荐剂量

住院的成年患者葡萄糖最大氧化速率为 $4\sim5mg/(kg\cdot min)$。连续静脉滴注TNA时，输注速度不应超过葡萄糖最大氧化速率。应激情况下，葡萄糖的转换率显著升高（$2\sim3$ 倍），但其氧化率却不等比例增加，大量输注葡萄糖增加呼吸商（RQ，指呼吸作用所生成的 CO_2 与消耗的 O_2 的分子比），加重呼吸肌负担。此外，胰岛素抵抗和一些反调节激素（如儿茶酚胺、胰高血糖素、皮质醇）分泌增加也会影响葡萄糖的摄取和氧化能力。

推荐剂量与输注速度总量不超过 $300\sim400g/d$，危重患者TNA的最大输注速率为输注速度不超过 $3\sim4mg/(kg\cdot min)$。输注浓度根据肠外营养输注途径，决定"全和一"营养液中的输注浓度。经周围静脉输注，葡萄糖浓度不超过10%。

（三）氨基酸

1. 生理作用

氨基酸是蛋白质水解后的结构单位，其共同特征是具有一个酸性的羧基（COOH）和一个碱性的氨基（NH_2）共同连到一个碳原子上，分子其余部分随氨基酸的不同而不同。两性的氨基酸分子具有一定的缓冲作用，在TNA中对脂肪乳有一定的保护作用。

组成人体蛋白质的氨基酸有20种，其中8种为成人必需氨基酸（EAA），分别为：异亮氨酸、亮氨酸、赖氨酸、蛋氨酸、苯丙氨酸、苏氨酸、色氨酸、缬氨酸；而在一些特定情况下某些氨基酸也是必需的，即条件必需氨基酸（CEAA），分别为：组氨酸、酪氨酸、半胱氨酸、谷氨酰胺、牛磺酸。

复方氨基酸制剂中氨基酸的配比模式常以人乳、全蛋及血浆游离氨基酸等为依据，各种氨基酸配比模式的优劣很难对比评估。临床常用的是平衡型氨基酸溶液，含 $13\sim20$ 种氨基酸，包括所有必需氨基酸。目前缺乏有效证据确定最佳氨基酸组成配方。

2. 推荐剂量

肠外营养治疗者，非蛋白能量（kJ）：氮（g）达到（$630\sim840$）：1；严重应激状态、高蛋白质需要时（肝肾功能正常），非蛋白能量：氮可达到100：1。应尽可能选用所含氨基酸种类完整的平衡氨基酸溶液。成人平衡氨基酸溶液中含 $13\sim20$ 种氨基酸，包括所有必需氨基酸。由于需要肠外营养治疗的患者无法通过其他途径获得必需氨基酸供机体功能性蛋白的合成，如果没有特殊代谢限制的话，应尽可能选用所含氨基酸种类完整的平衡氨基酸溶液，以补充必需氨基酸。

3. 常见氨基酸

（1）平衡氨基酸。

①成分：成人常规用的氨基酸含 $13\sim20$ 种氨基酸，包括8种必需氨基酸。不同品牌中各氨基酸含量有差异，根据说明书可了解含氮量及氨基酸含量。

②适应证：须经静脉提供氮源的患者。

③禁忌证：a.严重氮质血症、肝性脑病昏迷、有向肝性脑病昏迷发展趋势、严重肝功能不全的患者。b.严重肾功能衰竭或尿毒痛的患者。c.氨基酸代谢障碍患者。d.对产品过敏者。

④注意事项：a.输注前必须详细阅读药物说明书，根据说明书使用。b.控制输液速度，尤其是加入葡萄糖注射液而呈高渗状态并由外周静脉输注时。c.大量快速输入可能导致酸碱失衡。大量应用或并用电解质输液时，应注意电解质与酸碱平衡，严重酸中毒患者慎用。d.氨基酸溶液与其他液体或药物混合，可能会增加理化性不相容和微生物污染的危险。e.因此必须确定药物间配伍特性后才能混合，混合时严格遵守无菌操作。

（2）肝病适用型氨基酸。

①成分：高含量支链氨基酸制剂，提供一定量的其他氨基酸。

②适应证：参看药物说明书。

③禁忌证：a.非肝源性的氨基酸代谢紊乱。b.肾功能衰竭伴病理性非蛋白氮增高。c.酸中毒，严重水潴留。d.注意事项：应密切注意水、电解质和酸碱平衡。余参见"平衡氨基酸"部分。

（3）肾病适用型氨基酸。

①成分：提供8种必需氨基酸，有的产品也含有一定比例的其他氨基酸成分。

②适应证：参看药物说明书。

③禁忌证：氨基酸代谢紊乱、严重肝功能损害、心功能不全、中重度水肿、低钾血症、低钠血症患者禁用。余参见"平衡氨基酸"部分。

④注意事项：a.凡输注本品的患者，应保证充分能量摄入。b.应严格控制给药速度。c.使用过程中，应监测血糖、血清蛋白、肾功能、肝功能、电解质、二氧化痰结合力、血钙、血磷等，必要时检查血镁和血氨。如出现异常，应注意纠正。d.注意水平衡，防止血容量不足或过多。e.尿毒症患者宜在补充葡萄糖同时给予少量胰岛素，糖尿病患者应给予适量胰岛素，以防出现高血糖。f.尿毒症性心包炎、尿毒症脑病、无尿、高钾血症等应再先采用透析治疗。

（4）谷氨酰胺双肽制剂。

适用于全静脉营养时补充谷氨酰胺，常用剂量0.5g/（kg·d）。

（四）脂肪乳剂

1.生理作用

脂类是机体重要的能量底物和主要的能源储备。静脉用脂肪乳的主要成分是甘油三酯，其理化性质和代谢特性取决于各脂肪酸成分。根据碳链长度，脂肪酸可分为短链脂肪酸（<8个碳原子）、中链脂肪酸（8～10个碳原子）和长链脂肪酸（>10个碳原子）。根据双键数量，脂肪酸又可分为饱和脂肪酸（SFA，无双键）、单不饱和脂肪酸（MUFA，有一个双键）和多不饱和脂肪酸（PUFA，有至少两个双键）。

2.推荐剂量

根据每个患者对糖类和脂肪的耐受性，脂肪所提供的能量可占非蛋白能量的30%～50%，某些情况下（如肝功能正常的慢性阻塞性肺病）可达到60%以上。成人常用剂量为1.2～1.5g/（kg·d）。为了保证必需脂肪酸的摄入，长期完全禁食患者的脂肪乳剂最低用量应不低于0.2g/（kg·d）（按纯大豆油脂肪乳剂计算）。如果是中长链混合脂肪乳剂的话，总量须加倍。

含脂肪乳剂营养液的输注时间应在16h以上，最好能够24h均匀输注。第1d应用脂肪乳剂时，特别是应激期患者，输注速度应尽可能慢，如输注只含LCT脂肪乳剂时应低于0.1g/（kg·h），而输注含MCT/LCT脂肪乳剂时应低于0.15g/(kg·h)。相对而言，一般情况下可选择纯大豆油脂肪乳剂（即100%长链脂肪乳剂）；危重症患者选用中长链脂肪乳剂较选用长链脂肪乳剂更有助于改善氮平衡。

3.脂肪乳剂构成及分类

（1）组成。不同的脂肪乳剂产品，其基本构成相似，包括水、三酰甘油、乳化剂（大多为蛋卵磷脂）、稳定剂（甘油，部分品牌还添加油酸钠）。不同的脂肪乳剂，三酰甘油的来源有所不同。用于制造脂肪乳剂的油脂包括大豆油、红花油、椰子油、橄榄油、鱼油。

（2）构成。不同的原料用油，脂肪酸的组成有很大差异。大豆油、红花油的脂肪酸均为长链脂肪酸，且含有较高的多不饱和脂肪酸成分。椰子油主要由中链饱和脂肪酸构成。橄榄油的脂肪酸大部分为长链单不饱和脂肪酸（油酸）。鱼油则富含长链ω-3系多不饱和脂肪酸（EPA、DHA）。

（3）分类。根据不同的原料用油与脂肪酸特点，脂肪乳剂可分为以下6类。

①长链脂肪乳剂（LCT）：为纯大豆油制剂或大豆油/红花油制剂，目前国内市场上几乎均为前者。

②中/长链混合脂肪乳剂（MCT/LCT）：为大豆油与椰子油物理混合制剂（各占50%）。

③结构型中/长链脂肪乳剂：通过化学反应将中链及长链脂肪酸按各种随机结合类型和不同含量结合到三酰甘油的结构中形成的结构化中、长链三酰甘油脂肪乳剂。

④橄榄油/大豆油脂肪乳剂：80%的橄榄油和20%的大豆油物理混合制剂，单不饱和脂肪酸含量高。

⑤鱼油脂肪乳剂：又称ω-3脂肪乳剂，需要与其他脂肪乳剂混合后才能使用。

⑥其他混合型脂肪乳剂：如大豆油/MCT/鱼油制剂、大豆油/橄榄油/MCT/鱼油制剂等。

4.长链脂肪乳剂

（1）成分。注射用精制大豆油、精制卵磷脂、甘油等。

（2）特点。必需脂肪酸含量为60%以上。脂肪颗粒大小和生物特性与人体天然乳糜微粒相似。

（3）脂肪含量及供能。

①10%脂肪乳剂：每100mL含三酰甘油10g，供应能量为4.6kJ/mL。

②20%脂肪乳剂：每100mL含三酰甘油20g，供应能量为8.4kJ/mL。

③30%脂肪乳剂：每100mL含三酰甘油30g，供应能量为12.6kJ/mL。

（4）适应证。用于无法或不愿口服或经肠内营养，或口服或经肠内营养不足时，补充能量及补充必需脂肪酸。当需要较长时间（7d以上）静脉营养时，可为患者提供足够的必需脂肪酸以预防必需脂肪酸缺乏症。

（5）禁忌证。

①胃肠外营养的一般禁忌证：低钾血症、水潴留、低渗性脱水、代谢紊乱、酸中毒。

②严重脂质代谢紊乱引起的严重高脂血症（血清三酰甘油浓度超过3mmol/L）等。

③某些急性和危及生命的疾病，如严重创伤后期、衰竭和休克、失代偿性糖尿病、急性心肌梗死、脑卒中、脑栓塞、不明原因的昏迷。

④重度肝功能障碍（总胆红素>171μmol/L）和凝血功能障碍。

⑤伴有酮症的糖尿病。

⑥卵磷脂过敏反应。

（6）注意事项。

①输注前须仔细阅读药物使用说明书，根据使用说明书使用。

②慎用于脂代谢功能减退者，如肝、肾功能不全，重症急性胰腺炎早期，甲状腺功能减退（伴有高脂血症），贫血或凝血功能障碍，网状内皮系统疾病，有脂肪栓塞倾向以及败血症患者。若需使用，应适当减少用量，并密切观察血清三酰甘油浓度、脏器功能生化指标变化以及脂肪廓清能力。

③对大豆蛋白、鸡蛋蛋白、蛋黄或处方中任一成分过敏者慎用。

④连续使用1周以上者，应做脂肪廓清试验以检查患者的脂肪廓清能力。

5.中链/长链脂肪乳剂

（1）成分：注射用精制大豆油、中链三酰甘油、精制卵磷脂、甘油等。

（2）特点：含50%可快速转换的中链三酰甘油，并提供人体必需脂肪酸。

（3）脂肪含量及供能：每100mL含三酰甘油20g，供应能量为8.4kJ/mL。

（4）适应证：适用于肝功能出现轻度异常者或需较长时间输入脂肪乳剂者。其余同长链脂肪乳剂。

（5）禁忌证：同长链脂肪乳。

（6）注意事项：本品不能用于妊娠妇女。其余同长链脂肪乳。

6.橄榄油/大豆油混合脂肪乳剂

（1）成分：纯化橄榄油和大豆油、卵磷脂。

（2）特点：含65%单不饱和脂肪酸，含20%必需脂肪酸。

（3）脂肪含量及供能：每100mL含三酰甘油20g。供应能量为8.4kJ/mL。

（4）适应证：适用于口服或肠内营养摄取不能、不足或禁忌，进行肠外营养补充脂肪的患者。

（5）禁忌证：同长链脂肪乳剂。

（6）注意事项：同长链脂肪乳剂。

7.鱼油脂肪乳剂

（1）成分：精制鱼油、甘油、精制卵磷脂。

（2）特点：ω-3系脂肪酸乳剂，用于调节ω-3和ω-6脂肪酸比例，有助于调节免疫功能，一般不能单独输注，常与其他脂肪乳剂混合使用（常用比例为鱼油：其他脂肪乳=15：85）。

（3）脂肪含量及供能：鱼油含量为10%。供应能量为4.7kJ/mL。

（4）适应证：全身炎症反应综合征（SIRS）较严重的危重患者，须通过肠外营养提供适当ω-3与ω-6脂肪酸比例的患者，对大豆脂肪乳剂过敏的患者。余参见长链脂肪乳剂。

（5）禁忌证：由于缺乏长期临床使用经验，故暂不能输注于严重肝肾功能不足的患者，早产儿、新生儿、婴幼儿、儿童、妊娠和哺乳期妇女也不能使用。

（6）注意事项：应定期监测血清三酰甘油水平，定期检查血糖、酸碱平衡情况、血清电解质。余参见长链脂肪乳剂。

8.脂肪乳剂的稳定性

（1）影响因素。

①周围溶液的pH：肠外营养液的pH在某种程度上取决于脂肪乳剂的储存时间，因为脂肪的pH随着时间推移而降低。pH<5.0时，脂肪乳剂的稳定性就被破坏。

②电解质、微量元素：阳离子可改变排斥力，影响电位。阳离子浓度越高，越不稳定。"全合一"营养液的单价离子（Na^+、K^+）和二价离子（Mg^{2+}、Ca^{2+}）的总浓度应分别小于$130\sim150mmol/L$和$5\sim8mmol/L$。

③脂肪过氧化：有氧气存在时，多不饱和脂肪酸和必需脂肪酸会发生过氧化和释放基团，导致氧化应激和中毒。空气中的氧气可透过大多数的AIO袋。微量元素、温度和光照等明显增加氧化，维生素E则可以减少过氧化。应用透气较少的多层袋，避光，储存在冰箱中，输注前添微量元素和应用橘黄色或黄色的输液装置等可减少输液中过氧化物的形成。

④其他添加物：添加酸性物质可降低pH，如葡萄糖能降低脂肪乳剂的稳定性。氨基酸能增强机械性屏障、缓冲力，保护电解质复合物，从而减少脂肪颗粒相互作用。因此，氨基酸应首先加入AIO中，其影响程度取决于组成成分和氨基酸的pH，酸性氨基酸可改变颗粒表面电位，增加AIO不稳定性。

（2）脂肪乳剂不稳定阶段。

①乳油形成：在AIO顶端出现白色致密层和其下方的稍致密层。乳油层形成时，如果颗粒大小没有明显改变，轻轻地摇动后，AIO仍可继续使用。

②凝结：产生较大油滴，最终形成游离油滴。游离油滴的机械性和静电性屏障都被破坏，这一阶段不可逆，AIO不可使用。

③脂乳破裂：聚集的游离脂滴表面破裂，释放出游离脂肪。这一阶段不可逆，AIO不可使用。

（五）维生素、微量元素制剂

肠外营养时应根据需要补充多种维生素，维生素是必需有机微量营养素，可分为脂溶性（维生素A、D、E、K）和水溶性（维生素B、C）两大类。

1.复合维生素制剂

包括4种脂溶性维生素和9种水溶性维生素。日常推荐维生素摄入量见表1-5-1。

表1-5-1　每天维生素推荐摄入量

维生素名称	单位	RNI/AI	AI
维生素A（视黄醇）	μg RE	800，700△	3000
维生素D（维生素D_3）	μg	5	20
维生素E（α-生育酚）	mg	14*	800（美国标准）
维生素K_1	mg	0.12	
维生素B_1（硫胺素）	mg	1.4，1.3△	50
维生素B_2（核黄素）	mg	1.4，1.2△	
维生素B_6（吡哆醇）	mg	1.2*	100
烟酸	mg	14，13△	35
维生素B_{12}	μg	2.4*	
叶酸	μg	400	1000
生物素	μg	30*	
维生素C	mg	100	1000
泛酸	mg	5.0*	

*为AI值；△前后数值分别为男性、女性的需要量；$1\mu g\ RE=3.33U$，维生素$A=6\mu g$，β-胡萝卜素；$1\mu g=40U$维生素D

2.维生素的稳定性

（1）影响因素：维生素A、维生素B_2遇紫外线会降解。维生素C与空气发生氧化，降解为草酸（与钙发生反应形成不稳定的草酸钙）。维生素A可被容器或输液装置吸收。

（2）控制措施：维生素应在AIO输注前加入。脂肪乳剂可保护某些维生素免受紫外线照射。

（六）水、电解质及微量元素

水和电解质是体液的主要成分，体液平衡为机体细胞正常代谢提供所必需的内环境，也是维持机体生命及各脏器生理功能的必备条件。体液可分为细胞内液（ICF）和细胞外液（ECF），这两部分被细胞膜分开。细胞膜上存在钠泵，它将钠留在细胞外作为主要的渗透骨架，而钾被留在细胞内，平衡胞内蛋白质的负电荷。细胞外区域可进一步分为血管内和血管外两部分，由毛细血管膜隔开，某些疾病状态能使毛细血管膜孔径增大，血浆进入组织间隙引起血容量丢失。

1.电解质及微量元素应每天供给

见表1-5-2～5。

表1-5-2　电解质生理需要量

电解质	标准TPN中的含量（mmol）	常用制剂	常用制剂的量（mL）
钠	80～100	10% NaCl	45～60
钾	40～60	10% KCl	30～45
镁	8～12	25% $MgSO_4$	8～12
磷	10	甘油磷酸钠制剂	10
钙	2.5～5	10%葡萄糖酸钙	10～20

表1-5-3　每天微量元素推荐摄入量

元素	单位	RNI/AI	UL
锌	mg（μmol）	15.5，11.5△	45，37
铜	mg（μmol）	2.0*	8.0
铁	mg（μmol）	15，20*△	50，50
锰	mg（μmol）	3.5*（美国AI 2.0～5.0）	
硒	μg（μmol）	50	400
铬	μg（μmol）	50*	500
钼	μg（μmol）	60*	350
碘	μg（μmol）	150	1000
氟	mg（μmol）	1.5*	3.0

*为AI值；△前后数值分别为男性、女性的需要量

表1-5-4　人体正常需要量、几种常用维持补液电解质含量

	液量（mL）	Na^+（mmol）	K^+（mmol）
60kg成人生理需要量	2100～2400	80～120	40
复方糖电解质注射液	2000	100	40

续表

	液量（mL）	Na⁺（mmol）	K⁺（mmol）
5% GNS	2000	308	–
10% GS	2000	–	–

表1-5-5　几种常用输液的电解质含量（mmol/L）

名　称	Na⁺	K⁺	Cl⁻	Ca²⁺	HCO₃⁻
血浆	142	4	103	2.25	27
乳酸林格液	130	4	109	1.5	28
林格液	147	4	155	2.25	–
复方电解质输液	60	25	49	–	25

2.常见制剂

（1）钠制剂。①10%氯化钠：肠外营养液常用制剂一般稀释在营养液内滴注。②谷氨酸钠：与肠外营养液其他成分的配伍问题未见相关报道，如需加入全合一营养液，应在药剂师指导下加入。③碳酸氢钠：碱性药物，禁止加入全合一营养液中。

（2）钾制剂。①10%氯化钾：肠外营养液常用制剂，一般稀释在营养液内滴注。在全合一营养液中的含量不得超过0.3%。②谷氨酸钾：与肠外营养液其他成分的配伍问题未见相关报道，应在药剂师指导下加入。

（3）钙制剂。10%葡萄糖酸钙一般稀释在营养液内滴注。

（4）镁制剂。25%硫酸镁一般稀释在营养液内滴注。

（5）磷制剂。①成分：甘油磷酸钠。②适应证：a.成人肠外营养的磷补充剂。b.磷缺乏患者。③禁忌证：严重肾功能不全、休克、脱水患者禁用。对本品过敏者禁用。④注意事项：a.肾功能障碍患者应慎用。b.本品系高渗溶液，未经稀释不能输注。c.注意控制给药速度。d.长期用药时应注意血磷、血钙浓度的变化。

3.钙和磷的稳定性

（1）表现与危害：①化学上的不稳定性是指发生沉淀和降解。②即刻发生的钙磷沉积容易被发现。但在混合初期肉眼有可能不可见，随时间推移逐渐出现沉淀。③脂肪乳剂加入后，不易发现钙磷沉积。被脂肪掩盖的钙磷沉积，可能引起导管阻塞、间质性肺炎、呼吸窘迫综合征，最终导致死亡。

（2）影响因素：高浓度钙和磷、氯化钙、磷盐、低浓度氨基酸和葡萄糖、高浓度脂肪乳剂（作为周围静脉配方）混合液 pH 增大，环境温度升高，渗透压增加以及输注速度过慢等都会增加沉淀发生。添加碳酸氢盐或右旋糖酐铁，经同一输液管添加钙磷后未冲洗，均会导致钙磷沉积。

（3）控制措施：①控制钙、磷的浓度，当钙磷乘积>72[（Ca²⁺（mmol/L）×P（mmol/L）>72]时，将破坏无机钙和磷的稳定性。②钙磷需要较多时，须使用有机磷制剂。③如怀疑有沉淀，输注时须连接过滤器。

第二节　肠外营养的应用

一、肠外营养液的配制

（一）准备工作

1.配制环境

（1）肠外营养液应集中调配与供应。

（2）各功能室洁净度应满足配液需求并定期验证。

（3）肠外营养液的配制操作应在B级环境中完成。

（4）推荐采用尘埃粒子计数器测定悬浮粒子。

2.人员要求

（1）配制肠外营养液的操作人员必须掌握无菌操作技术，定期参加培训与考核。

（2）推荐根据实际条件利用培养基灌装测试对人员的无菌操作进行验证。

（3）参与配制肠外营养液的人员，健康状况应满足配制需求。

（4）配液人员在上岗前应接受专业技术、岗位操作、卫生知识的学习培训，通过考核后方可上岗。定期组织科室内专业知识继续教育培训，每年至少对工作人员进行一次考核，内容包括相关法律法规、标准操作规程与管理制度、无菌操作技术、净化设备使用、相关专业理论知识等。

3.配制前一日准备

（1）备齐配制室用物。①针筒、针头、剪刀、镊子、碘尔康棉球、药杯、砂轮、网套和脉营养输液袋等。②检查静脉营养输液袋有效期、外包装有无破损和漏气等。③肠外营养治疗（医嘱）卡。

（2）清洁配制室。用有效消毒溶液擦净化台台面、传递箱内舱、治疗车及地面。

（3）药剂师核对医嘱，核查有无药物的配伍禁忌；按医嘱准备药品，打印医嘱标签粘贴纸。

（4）清洁输液玻璃瓶外表。用有效消毒溶液清洁输液玻璃瓶外表（避免药名标签纸脱落），将玻璃瓶置于治疗车上，备次日配制用。

4.配制日物品等准备

（1）检查各项物品和治疗卡等是否齐全、准确，三查七对。

（2）用有效浓度消毒液擦拭净化台面，消毒地面，开启净化台。

（3）消毒净化室、风淋房，紫外线照射传递箱。

（4）将准备好的医嘱标签粘贴纸和所需药物经传递箱递进配制室。

5.配制人员准备

（1）洗手，一次更衣；换清洁拖鞋，戴口罩、帽子。

（2）经风淋房风淋后，二次更衣；再次换清洁拖鞋，穿消毒隔离衣，戴手套。

（二）肠外营养液的配制

1.配制

（1）消毒。除去输液瓶外盖，用消毒棉球消毒瓶盖，消毒并开启安瓿。

（2）添加小针剂药物。用针筒抽吸药液，将电解质、微量元素、水溶性维生素、胰岛素等分别加入葡萄糖或氨基酸溶液；脂溶性维生素加入脂肪乳剂，水溶性维生素也可用脂溶性维生素溶解后加入脂肪乳剂。

（3）准备输液袋和瓶。再次检查静脉营养输液袋外包装有无破损和（或）漏气；开启静脉营养输液袋外包装；检查静脉营养输液袋装置是否完好；关闭连接输液皮条的通路；核对医嘱标签粘贴纸与配制用药液，将医嘱标签粘贴纸倒贴于营养袋表面；将静脉营养输液袋置于净化台上；将输液瓶悬挂于净化台上方或一侧输液架上。

（4）配制和放液。去除放液端皮条的针头外套；首先插入葡萄糖或氨基酸溶液并将液体放入输液袋内；最后放入脂肪乳剂，边放边摇匀。

（5）留取配制液的标本（置冰箱内4℃保留3d），以备必要时做检测用。

（6）排气和封管。放液结束后排净静脉营养输液袋的气体；用固定的盖子封闭放液端开口；再次摇匀。

（7）将配制好的营养液袋悬挂片刻，观察是否有漏液或渗液。

（8）再次检查配制好的营养液（标签、渗漏、三查七对），然后放入传递窗，由专人送至病区。

2.处理废弃物

（1）剪断废弃的皮条；毁损用过的针筒、针头；一次性物品置入黄色垃圾袋，统一处理。

（2）清理台面。

（3）准备下一代营养液的配制。

3.注意事项

配制操作时应注意正确的混合顺序，如钙剂和磷酸盐分别加入不同的溶液内稀释，以免发生磷酸钙沉淀；氨基酸和葡萄糖混合后检查有无沉淀和变色，确认无沉淀和变色才可加入脂肪乳。

（1）肠外营养液的配制顺序。

①将磷酸盐加入氨基酸或高浓度葡萄糖中。

②将其他电解质、微量元素加入葡萄糖液（或氨基酸）中，不能与磷酸盐加入到同一稀释液中。电解质注射液也可加入0.9%氯化钠注射液或葡萄糖氯化钠注射液中。

③用脂溶性维生素溶解水溶性维生素后加入脂肪乳剂中。如处方不含脂肪乳，可用5%葡萄糖溶解并稀释水溶性维生素。复合维生素制剂（同时包含脂溶性和水溶性维生素），可用5%葡萄糖或脂肪乳溶解并稀释（不同制剂的配制操作需参照说明书）。

④将氨基酸先加入一次性肠外营养输液袋（以下简称三升袋）内，后将葡萄糖、0.9%氯化钠、葡萄糖氯化钠等液体加入三升袋内混合。

⑤将含钙盐的溶液加入三升袋内混合。

⑥目视检查三升袋内有无浑浊、异物、变色以及沉淀生成。

⑦完成上述操作后，将脂肪乳剂加入三升袋中。

⑧应一次性不间断地完成配制操作，并不断轻摇三升袋，使其混合均匀。配制完毕后，尽可能排净袋中空气，悬挂以观察是否出现开裂、渗漏、沉淀、异物、变色等异常情况。

⑨推荐配制完成的营养液配方用标签标明，包括总容量、成分、建议输注时间和有效期等。

（2）配制过程中不得将电解质、微量元素直接加入脂肪乳剂内。

（3）磷制剂和钙制剂未经充分稀释不能直接混合。

（4）丙氨酰谷氨酰胺注射液不得作为肠外营养液中唯一的氨基酸来源，应与复方氨基酸注射液合用。鱼油脂肪乳注射液不得作为肠外营养液中唯一的脂肪乳来源，应与脂肪乳注射液合用。如处方没有脂肪乳，为保证稳定性，不应加入脂溶性维生素。

（5）不推荐在肠外营养液中加入其组成成分之外的其他药品。

（6）对于TNA而言，药师的职责包括正确的审核、调配、标识、配制、质量控制、贮藏、分发及监护。TNA成分复杂，被认为是中等风险的无菌操作，通常采用重力法或自动化配制设备（ACD）进行配制。TNA的配制必须严格遵循无菌操作，以保证其理化稳定性及微生物检查符合标准。各医疗机构应制订适合自身条件的TNA配制规范。为减少无机磷酸盐（如复合磷酸氢钾注射液）与钙盐（如葡萄糖酸钙和氯化钙）形成沉淀的可能，应在配制之初加入磷酸盐，最后在加入脂肪乳剂前加入钙盐。磷制剂和钙制剂未经充分稀释不能直接混合。有条件的尽量选择有机磷酸盐制剂。脂肪乳具有遮蔽作用，因此应在加入脂肪乳之前对三升袋进行可见异物目视检查。阳离子容易影响脂肪乳的稳定性，应避免将电解质、微量元素直接加入脂肪乳剂中。将各组分液体加入三升袋时，优先加入氨基酸。因为葡萄糖等酸性药品会降低pH值和脂肪乳滴的Zeta电位，从而破坏脂肪乳稳定性。氨基酸作为两性分子，具有缓冲作用，应先加入。

（7）TNA成分复杂，不推荐加入肠外营养液成分之外的任何药品，以免生成沉淀或破坏稳定性。

（三）肠外营养液的保存

1.避光、冷藏保存（包括运送到病区的途中）。无脂肪乳剂、含水溶性维生素的全营养混合液尤应注意避光。

2.配制完毕但暂时不输注的全营养混合液应放置于冰箱4℃内环境中，准备输注前1～2h从冰箱中取出，置于常温下预热。

3.配制完毕的全营养混合液在常温下放置时间不超过24h。

（四）肠外营养液的标准化处方与标签

标准化处方有助于降低因处方错误造成的风险，提高工作效率并减少医疗费用。

1.标准化处方内容

（1）清晰、易于操作人员（医师、护士、药剂师）使用；格式化，便于自查与核对。

（2）患者的一般临床资料与身高、体重等营养指标。

（3）标示出营养液输注途径：中心静脉或周围静脉。

（4）配方组成成分使用标准化单位，以g/d或g/(kg·d)表示。

（5）配方标示顺序与配制完毕的全合一营养液标签一致。

（6）标示出总液量、能量、含氮量。

（7）分别标示出营养液中一价阳离子与二价阳离子含量（以mmol/L表示）。

（8）输注所需的时间及输注速度。

（9）处方者签名与联系方式。

2.其他内容

（1）常用值，如经外周或中心静脉输注营养素的最大剂量、儿科患者年龄或体重关系。

（2）常用的实验室检查指标正常值，以及营养素（如葡萄糖、钾等）每日需要量。

（3）停用肠外营养的指征。

（4）药物的商品名。

（5）胰岛素的用法。

3.标准化标签

配制好的营养液输注袋应当粘贴有必要信息的标签，内容包括以下几方面。

（1）营养液配方组成，包括组成成分和所有成分的含量。

（2）营养液总液量或能量。

（3）输注途径。

（4）用以计算所配营养液各种成分的患者体重。

（5）营养液配制时间。

（6）输注日期及时间。

（7）输注速度，以 mL/h 表示。

（8）配制者签名与联系方式。

二、肠外营养输注途径

用于肠外营养输注的静脉置管途径可分为周围静脉导管（PVC）与中心静脉导管（CVC）。中心静脉置管又可分为经周围中心静脉导管（PICC）、直接经皮或隧道式中心静脉导管（CVC）。选择何种输注途径，须考虑以下因素：患者以往静脉置管病史，静脉解剖走向，出凝血功能，预计 PN 持续时间，护理环境，潜在疾病等。

（一）周围静脉途径

1.适应证

（1）由四肢或头皮等浅表静脉输入，适合短期（10～14d）应用和输注的全合一营养液渗透压不大于 900mOsm/L、pH 5.2 以上。

（2）优点：操作简单，并发症少而轻。

（3）缺点：不能耐受高渗液体输注，长期应用会引起静脉炎。

2.部位选择

选择血流速度快、走向直且粗大、远离关节的静脉进行静脉穿刺。首选上肢远端静脉，下肢静脉不作为优选，但儿童除外。应尽可能避免接受放射治疗侧或乳腺癌切除术等患侧手臂。

3.置管原则

（1）周围静脉输注必须选择留置针。

（2）应严格按无菌操作技术原则进行。

（3）进针角度以 15°～30° 为宜，进针速度宜慢，且应直接刺入静脉。

（4）操作过程按相关操作规范进行。

4.置管后护理

（1）每根留置针留置时间可为 72～96h。封管液肝素浓度 50U/mL，老年、肿瘤等血液高凝状态的患者可用 100U/mL。

（2）固定牢固，透明贴膜无卷边、脱落。

（3）注意保护穿刺肢体，不输液时，也要尽量避免肢体下垂姿势，以免因重力作用致使回血堵管，对能离床活动的患者应避免使用下肢静脉。

（4）每次输液前后，均应检查穿刺部位及静脉走向部位有无红肿，询问患者有无疼痛、不适，重视患者的主诉。如有异常，及时拔管再做局部处理，并通知医师，如仍须输液，则更换穿刺部位。

（5）营养液输入前后均以生理盐水冲管。

5.并发症及处理

（1）静脉炎：是静脉给药常见的并发症。

①临床表现：a.局部感染型。给药当时无不良感觉，24～48h针眼局部发红、疼痛、肿胀，如不及时处理，针眼处有炎性出血，甚至逐渐形成脓肿。b.红肿型。静脉穿刺周围出现红肿，沿静脉走向发红、触痛或明显烧灼感，如不及时处理可发展为硬结型。c.硬结型。静脉穿刺处节段疼痛、触痛、变硬、摸之呈条索状，说明血管组织广泛受累。d.全身性感染。静脉炎处理不当或处理不及时，可导致败血症。

②预防及处理：a.良好的专业技术培训，提高一次穿刺成功率。b.严格无菌操作。c.减缓滴速，使药液在血管内有缓冲时间。d.抬高穿刺部位肢体。e.必要时，遵医嘱局部或全身应用抗生素。

（2）药液渗出：针头未注入或未完全注入血管，常为技术问题。

①临床表现：患者常感局部疼痛、不适、肿胀，皮肤颜色苍白、温度下降，给药受阻，抽不到回血。休克或肢体神经障碍患者可无感觉。

②预防及处理：a.正确判断，确认针头在静脉内方可给药。b.立即停止给药。c.局部热敷，使血管扩张，利于吸收。d.患者感到局部疼痛，应仔细检查针头是否脱出，即使有回血，也应更换穿刺部位。

（3）药物外渗。

①临床表现：a.注射部位剧痛、肿胀（严重休克或伴有周围神经病变者可无疼痛）。b.24～48h，局部皮肤出现水疱，初呈红色、暗红色，继而出现暗紫色，肢体肿胀明显，肢端小动脉搏动消失。c.2周后水肿消退，局部皮肤有结痂形成，与正常皮肤有明显界限，而皮下脂肪受累范围较结痂为大。d.痂除去后创面呈溃疡状，长期难以愈合。

②预防及处理：a.一旦出现药物外渗、局部疼痛，应立即停止注射，如渗出范围小，可用50%硫酸镁溶液湿敷，以减轻疼痛。b.严禁热敷，随时观察局部变化。c.皮肤呈暗红色或紫红色时，除停止注射外，应立即使用相应的药物进行环行封闭。d.抬高患侧肢体。e.如出现创面，再做相应处理。

（二）经外周静脉中心静脉置管

1.适应证

（1）包括经周围静脉置入中心静脉、中心深静脉途径，适合预计肠外营养持续3周以上（导管在体内存留一般不超过1年）和渗透压>850mOsm/L的营养液。家庭肠外营养。

（2）优点：具有留置时间长，减少穿刺次数的优点，并发症发生率较低。可输入高渗液体。

（3）缺点：护理不当，可能引起导管阻塞、血栓性静脉炎等并发症。

2.静脉选择

（1）贵要静脉：为最直和最直接的途径，经腋静脉、锁骨下静脉、无名静脉，达上腔静脉。穿刺点不如头静脉表浅，穿刺时常须触摸定位。

（2）肘正中静脉：解剖差异较大，应在穿刺前确认定位。肘正中静脉汇入贵要静脉，形成最直接的途径，经腋静脉、锁骨下静脉、无名静脉，达上腔静脉。若稍有滚动，可将其固定于下方的筋膜上。

（3）头静脉：较为表浅，在肘窝处容易进入。在头静脉进入腋静脉处有较大的角度，易引起导管推进困难。头静脉可能有分支与颈外静脉或锁骨下静脉相连，常出现导管推进困难。头静脉在臂部上升时有窄段，增加了机械性静脉炎发生的风险。

3.置管原则

（1）必须在患者签署治疗同意书后，才能置管。签署同意书前应告知所有可能的不良反应与并发症。

（2）PICC置管及置管后护理应由经过专门培训，具有资质的护理人员进行。

（3）不同的导管生产商均会提供各自产品的详细操作手册，必须严格按相应的操作手册进行置管。

（4）必须严格按无菌操作规范进行。

（5）环境准备须按小手术要求进行。

（6）置管后应常规行影像学检查，确定导管尖端部位，并排除气胸。PICC导管尖端必须位于腔静脉内。

（7）必须建立置管登记制度。

4.置管后护理

（1）护理原则

要求接触中心静脉导管的护士必须具备有关使用和维护导管的知识和能力。

（2）敷料更换

①敷料更换应严格按操作规范进行。

②纱布敷料和亚聚氨酯透明敷料均可用于穿刺部位。如果穿刺部位有出血或渗出，纱布敷料较亚聚氨酯敷料为佳。

③严格遵守无菌操作及消毒隔离制度。

④操作者严格遵照"六步洗手法"清洁双手。

⑤更换敷料前应先对穿刺点进行评估，确定有否触痛及感染征象。

⑥撕敷贴时，注意应顺着穿刺方向，切勿沿导管反向撕除，以免导管移位。

⑦更换敷料时，避免对穿刺部位的触摸，以防污染。

⑧每隔3~4d更换1次敷料，如敷料有潮湿、污染情况或敷料一旦被揭开，应立即更换。

⑨无张力粘贴敷料，注意穿刺点应正对透明敷料中央；轻捏透明敷料下导管接头突出部位，使透明敷料与接头和皮肤充分黏合；用指腹轻轻按压整片透明敷料，使皮肤与敷料充分接触；一边移除边框一边按压透明敷料边缘（建议在夏天或出汗较多的患者使用高通透率的薄膜）。

⑩在透明敷料的标签纸上标注更换敷料时间，并将标签贴于敷料边缘。

（3）导管冲洗

①PICC必须定期冲洗。

②适当的冲管与封管技术和常规能保证导管内的正压和导管的完整性。

③小于10mL的注射器可产生较大的压力，如遇导管阻塞可致导管破裂，因此在测定导管压力

前，严禁使用小规格注射器。

④冲洗方法：10U/mL稀释肝素液，每8h冲管1次（多用于小儿）；100U/mL稀释肝素液，每12h冲管1次（多用于成人）。

（4）导管封管

①SASH原则：在给予肝素不相容的药物或液体前后均应使用生理盐水冲洗导管，以避免药物配伍禁忌的问题，而最后用肝素溶液封管（SASH：S—生理盐水，A—药物注射，S—生理盐水，H—肝素溶液）。

②封管液量：为了达到适当的肝素化，美国静脉输液护理学会（INS）推荐封管液量应是"导管+辅助延长管"容积的2倍。通常成人为1～2mL；小儿为0.5～1mL。封管液量应足够用于彻底清洁导管壁，这对于采血或输注药物后尤为重要。

③正压封管：在封管时必须使用正压封管技术，以防止血液回流入导管尖端，导致导管阻塞。在注射器内还有最后0.5mL封管液时，以边推注药液边退针的方法，拔出注射器的针头。在封管后关闭延长管系统以保证管内正压。

④注射器选择：a.严禁使用<10mL的注射器，因为<10mL的注射器可产生较大的压力，如遇导管阻塞可致导管破裂。推荐使用10mL注射器。b.如果必须使用小剂量的药物，应将药物稀释于较大规格的容器内或在给药前先测试导管内张力。方法如下：使用10mL注射器或更大的注射器注射0.9%氯化钠注射液，如未遇阻力，则可使用小规格注射器，缓慢轻柔注射药物，如遇阻力应立即放弃这种操作方法并通知医师，绝不使用压力注射任何注射液。c.带管出院患者只应配备10mL或更大规格的注射器。d.医院或家庭护理使用的注射泵应将压力标准定于不致引起PICC导管破裂的压力下。不同规格注射器的压力值见表1-5-5。

表1-5-5 不同规格注射器的压力值

注射器规格（mL）	压力值（PSI）
1	150
3	120
5	90
10	60

⑤严禁使用用于放射造影的注射泵。

5.导管拔除

一般情况下，拔除导管非常简便。平行静脉方向，捏住导管尾部，沿直线向外拉，每次5～10cm。当拔管遇有阻力，可暂时固定导管，实施热敷，直到导管松动，最终拔除导管为止。

6.并发症及其防治

（1）机械性静脉炎

①原因：导管的型号和血管的粗细不适合；穿刺侧肢体过度活动；导管的材料过硬；穿刺者技术不熟练；导管尖端位置异常；患者状况不佳；进入头静脉。

②预防：熟练穿刺技术；合理选择导管型号；避免直接触碰导管。

③处理：休息时抬高患肢；避免剧烈活动；冷/热湿敷，20min/次，4次/d；轻微活动（握拳/松拳）；若3d后未见好转或加重，应拔管。

（2）化学性静脉炎

①原因：刺激性药物、pH或渗透压超出正常范围、不合理的药物稀释、输注速度过快、微粒、导管留置时间过长或导管尖端位置异常。

②预防：确认导管尖端位置；充分的血液稀释；合理的药物稀释；滤器的应用。

③处理：通知医师，拔管。

（3）细菌性静脉炎

①原因：洗手方法不正确；皮肤消毒方法不正确；未遵循无菌操作技术要求；穿刺时导管被污染；敷料护理不良。

②预防：严格无菌技术。

③处理：通知医师，根据原因处理，包括细菌培养、使用抗生素、拔除或更换导管。

（4）血栓性静脉炎

①原因：导管的型号和血管的粗细不适合（导管外周形成血栓）；穿刺时损伤血管内膜（血管内膜形成血栓）；封管技术不当（导管尖端及导管内形成血栓）。

②处理：热敷；尿激酶溶栓；拔管。

（5）穿刺点感染

①症状：分泌物，红、肿、痛，无全身症状。

②原因：未严格实施无菌技术；皮肤消毒不良；敷料护理不良；洗手技术差；免疫力低下。

③处理：严格无菌技术；遵医嘱给予抗生素治疗；加强换药；细菌培养。

（6）导管断裂

①原因：a.体外部分断裂。未预冲导管，撤导丝时划伤导管；固定或换药不当；高压注射。b.体内部分断裂。送导管时镊子损伤导管或损伤的导丝划破导管。

②预防：不要用力冲管；使用10mL注射器；正确固定；不要在导管处缝合或使用缠绕胶带；避免使用利器。

③处理：a.体外部分断裂时修复导管，拔管。b.体内部分断裂时，快速反应处理；加压固定导管，用手指按压导管远端的血管或立即于上臂腋部扎止血带，患者制动；确定位置；行静脉切开术，取出导管。

（7）导管移位

①症状：滴速减慢，输注泵警报，无法抽到回血，外面导管长度增加，输液时疼痛，神经异常，呼吸困难，听觉异常。

②原因：过度活动，胸腔压力的改变，不正确的导管固定。

③预防：妥善固定，确保导管尖端位置在上腔静脉。

④处理：观察导管功能，通知医师，X线定位，不要重复插入外移导管，更换导管。

（8）导管阻塞

①症状：给药时感觉有阻力，输注困难，无法冲管，无法抽到回血，输液速度减慢或停止。

②原因：药物配伍禁忌，药物之间不相溶，未经盐水冲管就用肝素封管；脂肪乳剂沉淀引起管腔阻塞；导管顶端贴到静脉壁；因患者体位导管打折；静脉血管内膜损伤。

③预防：尽量减少穿刺时静脉损伤；采用正确的封管技术；输注脂肪乳剂应定时冲管；注意药物间配伍禁忌。

④处理：检查导管是否打折，患者体位是否恰当；并确认导管尖端位置正确；用10mL注射器缓慢回抽，血凝块是否能抽出（不可用暴力推注清除凝块，否则可致导管破裂或栓塞）；酌情拔管。

（三）中心静脉穿刺

1.穿刺部位选择

（1）选择穿刺部位时应考虑到导管留置时间和出现潜在并发症的因素。

（2）适用于放置中心静脉导管的静脉包括锁骨下静脉和颈内静脉。应尽可能避免选择股静脉穿刺做中心静脉导管置管。

（3）穿刺部位的选择应参照不同穿刺产品制造商具体操作说明决定。

2.置管原则

中心静脉置管属于医疗行为，必须由医师而非护士操作。放置导管过程中应严格执行无菌操作和标准预防措施。穿刺后应确认导管的尖端位于上腔静脉内。环境准备应按外科小手术的要求进行。

3.置管过程

（1）锁骨下静脉穿刺

①穿刺点选择：右锁骨下静脉穿刺点一般选择在锁骨与第1肋骨相交处，即大致等于锁骨内1/3和中1/3交界处，锁骨下缘以下1～2cm处，也可由锁骨中点附近进行穿刺。左锁骨下静脉穿刺点可较右侧稍偏内，可在左侧锁骨内1/4～1/3处，沿锁骨下缘进针。在该处穿刺，可在较近距离内进入静脉。

②患者体位：最好取头低足高仰卧位，垫高肩部。床脚抬高15°～25°，有利于提高静脉压。

③常规消毒（消毒范围以穿刺点为中心，周围10cm）铺巾。局麻后，在上述穿刺点进针，深度一般3～5cm，抽到回血后插入导引钢丝（插入应无阻力），插入后送入导管。

④拔除导引钢丝，再次抽回血，确定导管在血管内，接肝素帽或与输液管道连接。

⑤固定夹固定导管，穿刺局部以无菌敷料覆盖。

（2）颈内静脉穿刺

①穿刺点选择：颈静脉三角顶点、25°～30°进针，紧贴胸锁乳突肌锁骨头内缘。

②患者体位：仰卧肩枕位，头转向穿刺对侧，必要时肩后垫高，头低位15°～30°。

③常规消毒（消毒范围以穿刺点为中心，周围10cm）铺巾。局麻后，于颈静脉三角顶点穿刺进针。进针方向与胸锁乳突肌锁骨头内侧缘平行穿刺，进针深度3.5～4.5cm，以针尖不超过锁骨为度，边进针边抽回血，见回血后，插入导引钢丝（插入应无阻力），插入后送入导管。

④拔除导引钢丝，再次抽回血，确定导管在血管内，接肝素帽或与输液管道连接。

⑤固定夹固定导管，穿刺局部以无菌敷料覆盖。

4.置管后护理

（1）护理原则

要求接触中心静脉导管的护士必须具备有关使用和维护导管的知识和能力。

（2）敷料更换

①目的：减少导管相关性感染的可能。

②用物准备：含0.5%以上有效碘的皮肤消毒剂棉球若干，透明敷料（10cm×12cm），弯盘，药

碗，镊子2把，治疗盘，无菌纱布若干。

（3）注意事项

①严格遵守无菌操作及消毒隔离制度。

②操作者严格遵照"六步洗手法"清洁双手。

③更换敷料前应先对穿刺点进行评估，有否触痛及感染征象。

④撕敷贴时，注意应顺着穿刺方向，切勿沿导管反向撕除，以免导管移位。

⑤更换敷料时，避免触摸穿刺部位，以防污染。

⑥消毒范围应达到15cm×15cm以上，以CVC穿刺点为中心，由内向外螺旋式消毒3次。

⑦无张力粘贴敷料，注意穿刺点应正对透明敷料中央；轻捏透明敷料下导管接头突出部位，使透明敷料与接头和皮肤充分黏合；用指腹轻轻按压整片透明敷料，使皮肤与敷料充分接触；一边移除边框一边按压透明敷料边缘（建议在夏天或对出汗较多的患者使用高通透性的薄膜）。

⑧在透明敷料的标签纸上标注更换敷料时间，并将标签贴于敷料边缘。

⑨每隔3~4d更换1次敷料；如敷料有潮湿、污染情况，或敷料一旦被揭开，立即更换。

5.导管使用注意事项

（1）严格遵守无菌操作及消毒隔离制度。

（2）操作者严格遵照"六步洗手法"清洁双手。

（3）每次输液前，应用消毒液消毒肝素帽的接口处。肝素帽应每周更换。

（4）输液前，必须抽回血，再输注药物，严禁用力推注，以防血栓意外。

（5）输液后，用20mL生理盐水脉冲式冲导管。

（6）为防止栓塞，在输注高渗溶液或静脉推药后，用生理盐水脉冲式冲导管。

（7）长时间连续输注TPN应每6~8h用20mL生理盐水脉冲式冲导管1次。

6.并发症及防治

（1）堵管

①原因：a.输注的液体过于黏稠。b.输液结束时未做到正压、脉冲封管。c.患者自身处于高凝状态。

②临床表现：通常表现为液体输注或推注困难，输注泵持续高压报警。

③处理：a.对于过于稠厚的液体例如脂肪乳剂等，可与其他液体一同输注。b.发生血凝性堵管时，严禁用力推注，防止血栓意外。应用生理盐水回抽血块弃去，再用含肝素的液体冲导管。如无法再通应立即拔除导管。c.患者如处于高凝状态则应给予相应的对症治疗。

（2）滑脱

①原因：敷料固定不牢固，患者大幅度运动等外力因素。

②临床表现：导管滑出体外或穿刺点周围肿胀、渗液。

③处理：a.立即通知医师拔除中心静脉导管。b.用无菌纱布按压穿刺点。

（3）渗血

①原因：穿刺者操作不当，患者有凝血功能障碍等。

②临床表现：穿刺点持续或间歇渗血。

③处理：a.渗血严重者使用纱布敷料，以便观察穿刺点并可降低成本。b.纱布敷料必须每日更换，如有渗血污染必须立即更换。c.有凝血功能障碍的患者要给予对症治疗。

（4）导管相关性感染

①原因：穿刺点污染；导管接头污染；静脉滴注的药物污染。

②临床表现：患者突然出现发冷发热，体温骤然升高（达39～40℃），没有其他感染源。

③处理：立即拔除中心静脉导管；给予相应的降温治疗及应用抗生素；拔除的导管应做培养，指导临床用药。

（四）输注系统

1.多瓶输注系统

不推荐使用多瓶输注系统。

2.二合一输注系统

（1）方法：氨基酸与葡萄糖电解质溶液混合后，以Y形管或三通管与脂肪乳剂体外连接后同时输注。

（2）优点：灵活，比较适用于临床病情变化大的患者（如ICU患者）。

3."全合一"输注系统

（1）方法：避免不必要的输液管、开关和其他额外装置。

（2）根据导管和设备的类型，更换的时间可以从24h到1周。必须按生产者标准进行更换。

（3）准备输注液、连接或拔除输液皮条和封闭导管时，必须严格遵守无菌操作法："全合一"系统就是将所有肠外营养成分混合在一个容器中。

（4）优点：①节省费用。②营养物质能够更好地被利用和吸收。③减少静脉输注管道、注射器和接头的消耗。④易于管理。⑤减少代谢性并发症（如高血糖和电解质紊乱），进而减少监测费用。⑥减少管道连接、输液瓶更换和其他操作，降低败血症发生率。

4.注意事项

（1）输液管道：①避免不必要的输液管、开关和其他额外装置。②根据导管和设备的类型，更换的时间可以从24h到1周。必须按生产者标准进行更换。③准备输注液、连接或拔除输液皮条和封闭导管时，必须严格遵守无菌操作。

（2）过滤器：①使用有滤过装置的输液管道会增加治疗费用，且需要额外操作。所以，只有当添加药物或液体必须经该种管道输注时，才可使用。②营养液输注不能使用0.22μm的滤过装置，而应选用1.2μm或5μm的滤过装置。活性滤过装置必须及时更换。

（五）临床监测

FSMP应用过程中，除了监测营养治疗效果外，还需密切关注不良反应及科学评估临床获益。临床结局的改善是评价营养治疗有效性的金标准。临床结局指标包括：患者营养状况、并发症、住院时间、住院费用（经济学获益）、再入院率、患者生活质量和生存状况（质量生命年、死亡风险）等。

FSMP的规范化应用是目前临床营养管理工作中的重要课题之一。在医疗活动中，FSMP的规范化使用可达到纠正代谢失衡、减少感染性并发症、增强治疗的效果、促进康复、缩短住院时间、改善患者生活质量等效果。同时FSMP通过改善患者的临床结局而降低医疗支出，具有较高的成本效益。

第六章 效 果 评 价

营养治疗过程中，应根据临床和实验室监测结果，评估、观察和判断患者每日需要量、各种有关的管道器件及疗效有关的指标，以减少或避免营养治疗相关并发症，提高营养治疗安全性和疗效。

一、临床观察

（一）临床表现

1.生命体征

（1）观察生命体征（包括体温、血压、脉搏、呼吸）是否平稳。若生命体征不平稳，则以积极纠正为先为重，而营养治疗并非首要处理措施。

（2）根据生命体征观察有无发生感染等营养治疗相关并发症。若体温异常升高，提示有感染可能，应积极查找病因并对因治疗。

2.黄疸

反映肝功能状况，多见于长期胃肠道外全面营养所致胆汁淤积性肝病。若出现黄疸或原已存在的黄疸明显加重，应积极查找病因（包括基础疾病病因），以确定是否需要调整营养治疗方案，同时可给予药物治疗。

3.水肿或脱水

反映体液平衡状况，有助于判断营养治疗的补液量是否充足或过量。根据体液平衡状况，做出相应调整。

4.胃潴留

反映消化道动力状况及误吸危险性。若肠内营养后出现胃潴留，则应暂缓喂养，注意观察以决定再次喂养时间和剂量，必要时可给予药物治疗。

5.排便情况

包括大便次数、量和性质。若明显异常，则应积极查找原因，以确定能否开始或继续应用肠内营养治疗、是否需要调整肠内营养方案等，同时对症处理。

6.腹部体征

观察有无腹胀、腹痛等，以判断有无发生肠内营养治疗相关并发症。若腹部体征异常，应积极查找原因，争取早期发现营养治疗相关并发症并及时处理。

（二）体重

可评价营养治疗效果。根据体重变化，结合其他营养评价指标，判断营养治疗方案的有效性，亦可作为营养治疗方案调整的参考指标。

（三）摄入量及出入水量

主要观察每日能量、蛋白质及微营养素的摄入状况，以判断每日营养摄入能否满足机体需求并有助于制订下一步营养方案。记录每日出入水量以判断体液平衡状况。

（四）输液管道

观察静脉导管及胃肠喂养管位置是否正确、是否阻塞、有无感染等，并对中心静脉导管、鼻饲管、胃或空肠造口管进行正规护理。

若发生导管移位或阻塞，应查找原因并及时处理，必要时更换导管。

若发生中心静脉导管感染，则应果断拔除感染导管，更换输液部位和管道，并给予抗感染治疗。

二、实验室监测

（一）血常规

血常规是应用最广泛的一项化验检查，可反映机体感染、贫血、细胞免疫等状况，有助于判断有无发生营养治疗相关感染性并发症。总淋巴细胞计数常作为营养评价指标之一。

（二）肝功能

定期监测肝功能，以了解肝脏对营养素的代谢能力及营养治疗对肝脏的影响。若出现异常，应及时查找原因，对因处理，并调整营养治疗方案（如氨基酸的量）以减轻肝脏的代谢负荷。同时定期检测血清蛋白（清蛋白、前清蛋白、转铁蛋白等）水平，了解肝脏的蛋白合成状况，亦可反映营养治疗效果。

（三）肾功能

定期监测肾功能，以了解营养治疗对肾脏的影响。若出现异常，应及时查找原因，对因处理，必要时调整营养治疗方案。

（四）血糖或尿糖

经常监测血糖（无法监测血糖时可改测尿糖）以观察营养治疗对体内糖代谢的影响。尽早发现相关并发症并做出相应处理，调整营养配方，必要时减少糖的入量或加用胰岛素。需要根据血糖及时调整糖和胰岛素剂量。

（五）血电解质（钠、钾、氯、钙、磷、镁）

定期监测血电解质水平，及时了解体内水、电解质平衡状况。若出现严重的水、电解质紊乱，则先积极纠正紊乱，暂不考虑应用营养治疗。

（六）血脂（三酰甘油、总胆固醇）

营养治疗前、后检测血脂水平，有助于了解机体血脂代谢状况。一般情况血脂是不增高的。脂肪乳剂提供的热量不应超过总热量的60%，也不应超过2g/(kg·d)。若血脂有明显升高，应慎用脂肪乳剂。控制输入速率或减少剂量可以恢复血脂正常。必要时建议进行脂肪廓清检查。

（七）凝血功能

通过检测出凝血指标，了解机体凝血功能。若存在严重出血倾向、出凝血指标明显异常时，应慎用脂肪乳剂，特别是鱼油脂肪乳剂对凝血功能有影响。

（八）其他

必要时检测血气分析、血浆渗透压等以观察机体内环境。

第七章 不同治疗阶段的营养治疗

手术治疗、化疗、放疗是目前肿瘤治疗最常见的治疗手段，不同的治疗方式对肿瘤患者均会产生一定的营养不良结果。因此，对处于不同治疗阶段的肿瘤患者，应该针对产生营养不良的原因，制订个体化的方案。

第一节 围 手 术 期

外科手术患者营养不良患病率为20%～80%，这与不同人群及所采用的营养评定方法和标准有关，其中年龄>65岁、恶性肿瘤、胃肠道疾病、重症及病理性肥胖患者营养不良风险更高。外科手术患者营养不良的原因主要是各类急、慢性疾病所致的进食不足、手术创伤应激、胃肠功能不全及各种治疗的不良反应等，这些因素均可引起机体分解代谢增加、自身组织消耗，从而产生营养不良。手术后早期营养治疗的重要性不仅仅是提供营养底物，更重要的意义在于降低机体高分解代谢反应和胰岛素抵抗、减少炎性因子释放、促进合成代谢和机体恢复、维护肠黏膜屏障及免疫功能、防止肠道细菌移位、改善营养状态、促进切口愈合、减少并发症、缩短住院时间。

一、营养不良的原因

围手术期营养不良的原因来自多个方面，其中手术本身对患者营养状况的影响因手术部位和手术方式不同而不同。

（一）食物摄入不足

食物摄入不足是外科住院患者营养不良最常见的原因。疾病造成无法正常进食或进食不足，手术前准备如术前禁食、术后较长时间无法正常进食均可影响营养物质的摄入，从而造成体重丢失、术后并发症发生率升高、器官功能降低、病死率增加。

（二）手术创伤

手术创伤可引起机体应激释放激素和炎症介质，激素、血液、代谢及免疫系统随之发生变化以维持机体内稳态。手术应激反应的病理生理主要是内分泌和炎症反应，应激反应程度与组织损伤情况有关。一方面，损伤会刺激下丘脑-垂体-肾上腺轴，导致皮质激素、肾上腺素、胰高血糖素、生长激素、醛固酮、抗利尿激素分泌增加；另一方面，炎症反应介导大量细胞因子分泌，导致免疫系统激活并刺激下丘脑-垂体-肾上腺轴，产生炎症和内分泌反应的相互作用。这种反应被认为是一种固有生存机制，以维持血容量、增加心输出量和氧耗、调节代谢过程、动员能源储备物质（糖原、脂肪、骨骼肌）来为代谢过程、组织修复、免疫反应蛋白合成提供能量。

此外，手术应激使肠壁通透性增高、肠道上皮绒毛萎缩，发生消化、吸收不良和肠屏障功能受损，通常术后第5d才可恢复正常。如果患者一直处于重度应激状态，会出现不良临床表现，包括高血糖、分解代谢、高血压、心动过速、免疫抑制和负氮平衡。因此，从代谢角度来说，围手术期处理应尽量减轻机体的分解代谢状态，同时提供适量营养治疗以促进合成代谢，增强机体免疫功能，加速康复。

（三）术前患者本身营养不良

术前营养不良不仅损害机体组织、器官的生理功能，而且可以增加手术风险、提高手术后并发症发生率及病死率。大量临床研究结果显示，营养不良患者术后并发症（包括感染、吻合口瘘等）发生率、病死率升高，ICU停留时间及住院时间延长，医疗费用增加，从而影响患者的临床结局及生活质量。

二、癌症手术治疗

手术是抗肿瘤治疗的常用方法之一，通常用于切除肿瘤细胞和附近组织，有时和放疗、化疗组合使用。

（一）手术治疗包括以下几类

1. 根治性手术

手术中把肿瘤及其转移的淋巴结一起整块切除。施行这种手术的条件是：①要求病期较早。②要看肿瘤的具体位置。如大肠癌，可允许广泛的组织切除而很少影响患者以后的生活质量；而脑肿瘤则手术切除的范围非常有限，因切除范围过大会造成严重的后果。

2. 减瘤手术

肿瘤向远处转移和扩散，但原发肿瘤尚可以切除时，手术切除原发肿瘤，以减轻全身症状，提高机体免疫功能，也有利于其他治疗（如化疗、放疗等）的作用发挥。但应用时应根据患者的具体情况而定。如大肠癌已有肝或肺转移时，手术切除原发癌既无多大困难又无多大危险，这时应争取手术。如原发性肺癌已有骨转移时，手术创伤大、危险大，且术后对生活质量的影响严重，则手术就得不偿失了。

3. 修复性手术

临床上有些手术对患者的创伤大，对形体美的破坏性严重，随着医学科学的发展，对其已有很多补救性手术，如乳腺癌切除术后乳房重建、头面部肿瘤切除后自体组织修复、直肠癌切除的原位肛门重建术等。从肿瘤治疗的角度上看，此类手术属于"锦上添花"的范畴，因此对于这类手术的效果要求较高，应严格掌握适应证。

4. 预防性手术

临床上某些手术还应用于肿瘤的预防，如：有些先天性或后天性病变，在发展到一定程度时可能恶变，如能及时做手术治疗，则可能预防癌症的发生；家族性结肠息肉病的肿瘤或肠切除术等。

5. 姑息性减症手术

部分肿瘤虽已不能手术切除或手术切除的意义不大，但出现了严重威胁生命的并发症（如晚期胃肠道癌大出血、梗阻），也可以通过手术的方法解除直接威胁生命的并发症。手术的目的是减轻患者的痛苦，提高患者的生活质量，延长患者的生命。

6.诊断性或分期性手术

临床上，大部分肿瘤经过医生的检查以及X线、B超、CT、磁共振、内镜、穿刺细胞学检查等，可做出较准确的诊断，但仍有一部分肿瘤手术前难以确诊或难以准确分期，需要通过手术探查或取出部分或全部肿瘤做病理检查，如乳腺肿块的定性诊断或腹腔恶性淋巴瘤的分期性诊断。临床对这类带有诊断目的或分期目的而施行的手术称为诊断性或分期性手术。

（二）常见手术治疗对营养不良的影响

1.头颈肿瘤手术

头、面、颈部的癌肿被切除后会干扰咀嚼及吞咽，进行鼻饲会引起患者的不适。

2.食管肿瘤手术

消化系统的癌肿被切除后，往往造成患者不能正常进食，也会影响消化吸收的功能，如食管癌肿瘤切除后进行胃造瘘管饲，引起瘘口周围漏液，同时由于两侧迷走神经被切除而发生脂肪吸收不良，还可发生胃潴留和腹泻。

3.胃肿瘤手术

胃大部切除术患者会影响正常进食，癌症根治需要切除大部小肠时，则可造成消化不良，严重影响营养素的消化和吸收，造成三大热能营养素的消化吸收障碍，形成热能-蛋白质营养不良，维生素和微量元素缺乏，所以患者应注意其营养补充。

全胃切除的患者会逐渐发生维生素A、B_{12}及D缺乏。回肠造瘘术后可发生水和电解质丢失，经数天后这种丢失情况才会减轻或完全消失。

4.胰腺肿瘤手术

胰腺切除术后因没有胰酶，会产生假性腹泻样综合征，蛋白质和脂肪都会发生吸收不良。

5.肝脏肿瘤手术

肝脏部分切除术会引起出血、胆汁瘘、肝功能衰竭等并发症，术后出现肝功能衰竭与肝切除量以及肝硬化程度有密切关联。肝硬化愈严重，肝切除量愈大，发生肝功能衰竭的机会愈多。

因此，手术前就应积极进行保护肝功能治疗，肝切除量应适当掌握，对有出血及胆瘘者均应积极给予治疗。因此，一些药物、饮食上的调整以及自我照护的措施，有助于患者减轻症状，改善术后营养状况。

三、围手术期营养治疗

营养治疗是围手术期处理的重要组成部分，目前的证据表明，围手术期合理的营养治疗能减轻患者分解状态和瘦体组织丢失，有助于患者早期下床活动并尽快恢复，明显降低术后并发症发生率，缩短住院时间和ICU停留时间，改善临床结局。许多研究结果也表明术前7~10d营养治疗对重度营养不良患者临床结局的改善尤为明显，说明营养不良高风险患者能从围手术期营养治疗中明显获益。

术前一般需进行营养风险筛查或营养评估，若重度营养不良患者，不建议立行手术，需至少7~10d后再次进行营养风险筛查和评定，确定符合手术指征再行手术。

（一）术前

1.传统术前禁食水理念

传统观点认为择期手术患者应术前12h禁食、4h禁饮，其目的是使胃充分排空，避免麻醉期间反流误吸导致急性呼吸道梗阻、吸入性肺炎、Mendelson综合征（胃酸吸入性肺炎）。事实上，在没有胃流出道梗阻的情况下，饮水1h后95％的液体被排空，成年择期手术患者当禁饮时间超过2h，胃内液体量和pH主要由胃本身分泌量所决定，长时间禁饮并不能改善胃内环境，相反饮水能刺激胃排空。迄今为止尚无证据支持手术前长时间禁食可避免反流误吸的发生。相反，长时间禁食、禁饮可导致机体糖代谢紊乱、内环境稳态失衡，对手术反应性及顺应性降低，手术期间及术后机体应激反应增强，导致儿茶酚胺、糖皮质激素、生长激素、胰高血糖素等分泌增加，拮抗胰岛素生物学效应，引起机体分解代谢增加、糖原分解加速、糖异生增加、负氮平衡、糖耐量下降、病理性高血糖。术前长时间禁食、禁饮可损伤线粒体功能和胰岛素敏感性，形成胰岛素抵抗，加重围手术期不适感，不利于术中和术后的容量管理。

2.加速康复外科理念

（1）理念的提出。1999年美国麻醉师协会首先在指南中提出缩短禁食、禁饮时间，特别是缩短对透明液体摄入时间的限制，避免低血糖、脱水等，让患者在舒适而又不增加误吸的环境下接受手术。根据加速康复外科理念，除胃肠梗阻、胃排空延迟、胃肠蠕动异常和急诊手术患者外，任何年龄患者术前2h可以进不含酒精、含少许糖的透明液体。研究结果表明，术前12h饮800mL、术前2～3h饮400mL含12.5％碳水化合物的清凉饮料，可以缓解术前口渴、饥饿及烦躁，并且明显降低术后胰岛素抵抗发生率，患者将处于一个更适宜的代谢状态，降低了术后高血糖及并发症发生率。

（2）加速康复外科。符合手术指征的患者，大部分手术前至少6h，患者不允许吃任何固体和高蛋白类食物，根据加速康复外科理念，除胃肠梗阻、胃排空延迟、胃肠蠕动异常和急诊手术患者外，麻醉前6h可进食不含脂肪及肉类的淀粉类固体食物，2h可口服清流质主要指碳水化合物制剂（不超过400mL，糖尿病患者慎用）。

术前12h饮800mL或术前2～3h饮400mL含12.5％碳水化合物的饮料能减少禁食和手术所导致的分解代谢效应。术前隔夜禁食可抑制胰岛素分泌并促进分解激素（胰高血糖素、糖皮质激素）释放，而饮用含碳水化合物饮料能有效提高胰岛素水平、降低术后胰岛素抵抗、维持糖原储备、减少肌肉分解、提高肌力、维护免疫功能。某些原因无法进食或进水的患者，术前静脉输注葡萄糖 $[5mg/(kg \cdot min)]$ 也能减少术后胰岛素抵抗和蛋白质丢失，有利于患者康复。因此，术前饮用含碳水化合物饮料已被纳入加速康复外科的一系列举措中。

重度营养不良患者、中等程度营养不良而需要接受大手术的患者，尤其是重大、复杂手术后预计出现严重应激状态的危重患者，往往不能耐受长时间营养缺乏。欧洲肠外肠内营养学会指南推荐对中、重度营养不良患者予以7～14d的术前营养治疗，并建议推迟手术时间。加拿大肿瘤协会的研究结果显示，非急症的结肠肿瘤患者在确诊后即使推迟6周进行手术，最终的病死率或总体生存率不会受到影响。围手术期营养治疗疗效与患者术前的营养状况密切相关，术前重度营养不良或严重低蛋白血症将影响术后营养治疗效果，而术前营养治疗有助于减轻患者分解代谢状态并促使机体转变为合成代谢状态。

（二）术后

无法自主经口进食的高营养风险患者，应该在术后24h内开始EN支持。术后开始进食后，多数患者先从饮水及易消化的稀米汤等清流食开始进食，根据肠道耐受情况逐渐加量，一般遵循由少至多，由稀至稠，由单种至多种食物，由流食、半流食到软食的原则逐渐过渡。进食次数一般建议为每日5～6次。

术后患者胃肠功能逐步恢复，不应暴饮暴食也不必过度惧食，宜根据自己的耐受情况逐渐增加食量。一般情况下，低脂细软的食物更易于消化吸收和耐受，如果由于厌食或腹胀等消化道症状使进食困难时，可不必勉强自己，可少食多餐，或采用"3+3"治疗方案（3次正餐+3次口服补充特殊医学用途配方食品）补充营养，也可适当选择肠内和肠外联合。

1.术后营养治疗的指征

（1）术前因中、重度营养不良而接受营养治疗的患者。

（2）严重营养不良、由于各种原因术前未进行营养治疗的患者。

（3）严重创伤应激、估计术后不能进食时间超过7d的患者。

（4）术后出现严重并发症需长时间禁食，或存在代谢明显增加的患者。

上述患者接受术后营养治疗可以获益。

2.术后营养治疗的时间

手术后，根据手术切除的部位、手术大小或有无并发症决定开始进食时间，短则6～48h，多则1～2周或以上。患者在饮食过渡期间既要遵医嘱，又要结合自身对食物的耐受情况区别对待，不可强求。

3.能量及营养素目标量

围手术期患者能量目标需要量首选间接测热法实际测量，无法测定时可采用体重公式计算法[105～125kJ/(kg·d)]或能量预测公式法，围手术期患者蛋白质的目标需要量为1.5～2.0g/(kg·d)。

能量摄入量是影响营养疗效和临床结局的重要因素，能量缺乏或摄入不足可造成不同程度的蛋白质消耗，影响器官的结构和功能，从而影响患者预后。手术患者每天能量摄入量应尽可能接近机体能量消耗值，以保持能量平衡。

足量蛋白质供给对患者的预后十分重要。最近的证据表明，相比单纯提供目标需要量的能量，当能量和蛋白质均达到目标需要量时，危重患者的死亡风险可明显降低。蛋白质摄入不足会导致机体瘦组织群丢失，损害生理功能，在提供足够能量的前提下，适当的氮补充可起到纠正负氮平衡、修复损伤的组织、合成蛋白质的作用。

过去认为充足的蛋白质供应量是1～1.5g/(kg·d)，但最近的研究结果表明，蛋白质供应量提高为1.5～2.0g/(kg·d)能达到更理想的治疗效果，尤其是手术创伤大的患者蛋白质需求量更高。当机体处于应激、创伤或感染状态时，患者的蛋白分解增多，急性期蛋白合成增加，必需氨基酸需求量会相应增加，充足的蛋白质摄入能增加肌肉蛋白、肝脏急性期蛋白、免疫系统蛋白的合成，减少机体蛋白的净丢失。氨基酸溶液是目前临床上主要的蛋白质供给形式，选用理想配方的氨基酸溶液可达到较好的营养治疗目的，并应在营养治疗过程中定期评估蛋白需求量。

四、营养治疗方式

围手术期营养治疗有ONS、EN和PN三种方式，各有其适应证和优缺点，应用时往往需要互相配合、取长补短。一般来说，消化道功能正常或具有部分消化道功能患者应优先使用ONS或EN，如果EN无法满足能量及蛋白质的目标量时可行PN补充。无法实施EN、营养需要量较高或希望在短时间内改善患者营养状况时，则应选用PN。术后营养治疗首选EN。EN比PN能降低术后并发症发生率、缩短住院时间，但耐受性差。具有营养治疗指征但不宜或不能耐受EN患者应及早给予PN；如果EN摄入的能量和蛋白质<60%目标需要量，应联合应用PN。

（一）ONS

营养不良的肿瘤患者和一些高风险的腹部手术患者，如果术前普通饮食无法满足能量需求，推荐首先通过ONS补充营养。大量临床研究结果显示，ONS对于加速切口愈合、恢复机体组成、增加患者体重、减少术后并发症发生率和再入院率、缩短住院时间、改善生活质量均有积极作用。Philipson等的大样本对照研究结果显示，ONS可明显降低住院患者的住院时间、住院期间费用和再住院率。多项Meta分析结果显示，对各种类型营养不良患者予以ONS支持可降低并发症发生率及病死率。Cawood等就高蛋白ONS的作用进行Meta分析，纳入36项RCT共3790例患者，发现高蛋白ONS营养治疗能减少并发症和再入院发生率，提高握力，增加体重。Liu等对ONS在老年髋关节手术围手术期的作用进行了Meta分析，结果显示ONS能提升血总蛋白浓度，降低切口、肺部、泌尿系统等感染并发症发生率，但对病死率无影响。因此，包括欧洲肠外肠内营养学会在内的许多国际或国家营养学会的指南均推荐对营养不良手术患者围手术期应用ONS进行营养补充。

（二）EN

对于ONS无法实现目标需要量或无法经口进食的患者，先选择通过管饲进行EN。多项针对外科（包括创伤、烧伤、头颅外伤、大型择期手术）患者的Meta分析结果均证实了EN相比PN的潜在优势。Elia等通过Meta分析发现，外科患者应用管饲较PN其住院时间及并发症发生率减低，而病死率无差别。Mazaki和Ebisawa等对胃肠道手术患者术后使用EN和PN的情况进行了Meta分析，纳入29项研究共2552例患者，结果显示使用EN者的总体并发症、吻合口瘘、腹腔内脓肿发生率及住院时间均明显下降。Peng等对食管癌患者术后应用EN和PN进行Meta分析，发现术后早期EN较PN能明显减少术后肺部并发症和吻合口瘘的发生，术后第8d EN组血清蛋白和前清蛋白更高。但是，近年来随着血糖管理技术提高、新型脂肪乳剂的问世、精确的营养底物供给及导管感染等风险的管控和处理，EN和PN之间的差异正在逐步缩小。尽管如此，EN在维护肠道屏障功能和免疫功能、简化血糖管理方面仍然具有优势。

（三）PN

凡是需要进行围手术期营养治疗但又不能或不宜接受EN均为PN的适应证。EN绝对禁忌证包括消化道机械性梗阻，不受控制的腹膜炎、肠缺血及重度休克。对于这些无法使用EN的围手术期营养不良患者，应进行PN支持。尽管近年来许多研究结果显示，以前被认为是EN禁忌证的某些情况如非机械性肠梗阻、腹腔开放、早期肠瘘、胃肠道出血、肠壁水肿或使用升压药维持血压稳定的患者，通过适量、谨慎的方法应用EN也有提高临床结局的可能，但对营养不良者或高风险患者，虽然能够接受EN，然而由于疾病等原因EN无法提供机体对能量及蛋白质的目标需要量时仍需要补充或联合应用PN。

有研究结果显示，因各种原因无法经肠道途径进行营养治疗或经肠道营养治疗无法满足能量或蛋白质目标需要量的60%持续7～10d时，联合PN能使患者获益。美国胃肠学院在最新的指南中指出，住院患者第1周应用低能量PN能够获益，第2周一旦患者处于更稳定的状态PN即可调整至100%能量和蛋白量。对于EN联合PN的患者，随着EN耐受性增加、PN需要量降低，两者间的转换需谨慎进行以防止过度喂养。通常来说，当EN提供的能量和蛋白质>60%目标需要量时即可停用PN。围手术期营养治疗应持续7～10d，更短时间的营养治疗则难以达到预期效果。

五、EN管饲途径

EN管饲途径有鼻胃管、鼻十二指肠管、鼻空肠管、胃或空肠造瘘等多种，具体投给途径的选择则取决于疾病情况、喂养时间长短、患者精神状态及胃肠道功能，临床上应根据具体情况进行选择。

（一）鼻胃管

鼻胃管更符合生理，置管技术简单，方便早期开始营养治疗，绝大多数患者都能适用、耐受，只有当胃喂养难以耐受或患者有高吸入风险时才转换为幽门后置管。小肠内喂养管的放置需要较高的技术，可能导致喂养开始的延误。一项纳入12项RCT的Meta分析结果显示，小肠喂养比胃喂养吸入性肺炎发生率降低，但住院时间、机械通气辅助时间和病死率相当。

（二）胃造瘘或空肠造瘘置管

鼻胃管或鼻肠管留置超过4周会发生一系列并发症，包括鼻部糜烂、鼻窦炎、食管溃疡或梗阻等。因此，对于需要长期喂养的患者最好根据需要选择通过内镜、影像引导或手术行胃造瘘或空肠造瘘置管。经皮内镜胃造瘘术及经皮影像引导下胃造瘘术的出现使患者有了更多的选择，多项研究结果已表明这两种方法较鼻胃管或鼻肠管对外科患者更为安全、有效，胸、腹部手术患者术后早期经鼻肠管和经空肠造瘘喂养的并发症发生率和疗效并无差异。对于胃、食管吻合手术患者推荐将喂养管放置于吻合口远端。对于经肠喂养患者，管饲在肠道内的位置越低，反流误吸风险也越低。多项研究的结果也证实，通过吻合口远端置管（空肠造瘘术）或术中经鼻插至远端（鼻空肠管）的方式对患者进行管饲更能使其在临床结局方面获益。

管饲喂养应根据肠道耐受性从低流率开始（20~30mL/h），当患者耐受时逐渐增量，同时应密切监测患者的胃肠功能及管饲耐受性。对良好耐受患者，喂养量应该在72h内达到目标需要量，以优化营养治疗的疗效。对胃肠道耐受性较差的患者，喂养量应在7d内逐渐谨慎地达到目标需要量。剂型方面，对于大多数围手术期使用EN的患者推荐使用标准聚合配方或高蛋白标准配方。

第二节 化 疗 期

恶性肿瘤患者营养不良发生率高，40%~80%的患者存在营养不良，约20%的患者直接死于营养不良。化疗既可以通过抗肿瘤作用从根本上改善肿瘤患者的营养不良，但又可能因其不良反应引起或加重患者的营养不良，两者之间存在密切联系。几乎所有的化疗药物都可能导致营养相关不良反应。化疗可以直接影响新陈代谢，或因引起恶心、呕吐、腹泻、口腔炎、味觉改变、胃肠道黏膜损伤、食欲减退以及厌食而间接影响营养物质的摄入，在肿瘤引起代谢异常的基础上进一步加重机体营养不足。

营养不良会降低患者对化疗的耐受程度，影响生活质量、治疗效果及预后。一方面，营养不良影响中性粒细胞的水平，致使患者在化疗药物作用的基础上白细胞下降更为明显，无法完成化疗计划，化疗提前终止，从而影响抗肿瘤治疗效果；另一方面，营养不良时，血浆蛋白水平降低，化疗药物的吸收、分布、代谢及排泄出现障碍，明显影响化疗药物的药动学，化疗药物的不良反应因此增加，机体耐受化疗能力降低，化疗有效反应显著降低。

一、化疗对机体营养代谢的影响

化疗的目标是肿瘤细胞，对正常细胞的伤害较小。但是，化疗药物在杀伤肿瘤细胞的同时难免会伤害一些增殖快的正常细胞（例如骨髓细胞、毛囊细胞、胃肠道上皮细胞等），导致相应的副作用，如白细胞减少、掉头发、厌食、恶心、呕吐、溃疡、排便习惯改变等。实际上，并非所有的化疗药物都有副作用，也并非每位患者的反应都一样，许多化疗药物在大部分人群中耐受良好。化疗的副作用取决于化疗药物的种类以及个体基因类型。良好的营养有助于机体组织细胞修复，减轻化疗相关副作用，提高机体对治疗的耐受性。如果化疗后有任何不适，请务必告诉包括主管医生及临床营养师在内的健康照护团队，他们会开一些对症的药物或营养制剂，维持或改善患者的营养状况。

二、营养治疗

（一）目的及适应证

1. 目的

对于存在营养不良或预期因较长一段时间营养物质吸收不足而具有营养不良风险的接受积极抗肿瘤治疗的患者。"较长的一段时间"的定义一般为7～14d。肿瘤化疗患者的营养治疗目的是：预防和治疗营养不良或恶病质；提高对化疗的依从性；控制化疗的不良反应；改善生活质量。准确恰当地给予营养治疗既可改善营养状况，提高机体的免疫功能，增加抗癌能力；又能提高患者对化疗的耐受力，减轻药物的不良反应，从而改善生理功能、生活质量及预后。

2. 适应证

（1）营养不良或营养风险。经过营养风险筛查与评估，对于已存在营养不良或营养风险的患者推荐给予营养治疗。体重丢失≥20%、PG-SGA定性评估为重度营养不良、PG-SGA评分≥9分的非终末期患者是营养治疗的绝对指征；体重丢失10%～19%、PG-SGA定性评估为中度营养不良、PG-SGA评分4～8分者是营养治疗的相对指征。

（2）摄食不足。化疗严重影响摄食，并预期持续时间大于1周而化疗不能中止，或即使中止后在较长时间仍然不能恢复足够饮食者；每日摄入能量低于每日能量消耗60%的情况超过10d的化疗患者；营养摄入不足导致近期内非主观因素所致体重丢失>5%的患者。无论在欧洲肠外肠内营养学会的非手术肿瘤患者肠外、肠内营养指南还是在中华医学会肠外肠内营养学分会（CSPEN）临床诊疗指南以及中国恶性肿瘤患者营养治疗专家共识中，均指明上述情况为营养治疗的适应证。

（3）体重丢失。化疗前1年内非主观体重丢失≥5%的患者，接受化疗后，其营养状况明显差于体重丢失<5%的患者，并且生存期也短于后者，故认为5%的体重丢失可以是合适的切点值，作为预测接受化疗后患者营养状况及生存时间的指标。

3. 非适应证

我国恶性肿瘤患者营养治疗专家共识也指出，就临床结局来看，对于常规化疗的患者，无论是消化道肿瘤还是非消化道肿瘤，营养治疗与否对患者结局影响极为有限。目前无论是ESPEN非手术肿瘤患者肠外肠内营养指南还是ASPEN抗肿瘤治疗患者营养治疗临床指南中均不推荐对所有化疗患者常规给予营养治疗。

（二）时机

1.早期介入

当判断患者适宜进行营养治疗时应早期使用，才能发挥其最大的效果。当疾病已到恶病质或是终末期，此时营养治疗的效果往往很难令人满意。相反，还会得出营养治疗无效的结论，因此，当判断患者存在营养治疗指征时，应尽早进行营养治疗。

2.适宜时机

存在下列情况可视为化疗患者营养治疗开始的指征：①已存在营养不良。②预计每日摄入量小于预计能量消耗的60%且持续时间>10d，或者预计患者不能进食时间>7d。③对因营养摄入不足导致近期体重丢失>5%的患者。

（三）途径

1.原则

在ASPEN、ESPEN、CSPEN的恶性肿瘤患者营养治疗的临床指南以及中国恶性肿瘤营养治疗专家共识中均表明：化疗患者营养治疗的途径选择遵循"只要肠道功能允许，应首先使用肠道途径"的原则，优先选择EN；符合营养治疗指征，但不能耐受肠内营养，或存在消化道梗阻、化疗所致严重黏膜炎、肠道功能紊乱等情况，以及仅通过经口摄食和肠内营养途径，患者仍无法获得足够的营养时，可给予PN，一般为短期治疗。

2.EN

EN首先鼓励口服，增加饮食频次或选择高能量密度食品，口服不足或不能时，用管饲补充或替代。需长时间营养治疗且食管通畅的患者，主张实施经皮内镜下胃造瘘、经皮内镜下空肠造瘘。食管梗阻时，主张实施经皮影像下胃造瘘、穿刺导管空肠造瘘或手术胃造瘘、手术空肠造瘘。

相对于PN治疗，EN治疗的优点在于能改善门静脉系统循环，有利于恢复肠蠕动，维护肠屏障功能，改善肝胆功能，促进蛋白质合成、肠袢组织的康复和免疫功能的调控，特别是维护肠屏障功能，弥补了PN治疗的不足。此外，EN还具有感染率低、价格低廉且使用方便等优点。一项小样本研究结果表明：对于新辅助化疗的食管癌患者同时给予EN或PN，EN组患者中性粒细胞减少程度轻于PN组，并且HLA-DR的表达水平明显增高。

3.PN

PN的使用指征原则上同EN，但指征掌握更加严格，主要限于EN不能耐受者。对于化疗患者，不建议进行常规的PN治疗。

美国胃肠道协会2001年总结了多个关于PN使用与患者生存率关系的随机对照研究，并进行了Meta分析，结果显示：PN的使用不仅会增加患者发生感染和其他并发症的风险，而且对预后没有任何帮助。但是就今天的观点来看，这个分析结果存在许多问题：如，他们采用的随机对照研究数据多数年代久远，与现代营养治疗的配方相去甚远；又如，他们采用的随机对照研究的患者入选标准并不只选择了出现营养不良和进食困难的患者，也包括了没有这样症状的肿瘤患者，因此存在了很大的混杂性。但是，从这一Meta分析我们可以推断的是，对于没有胃肠道功能障碍的患者，PN甚至是有害的。在近期的一项针对年龄<21岁的接受化疗的年轻人及儿童的研究表明，PN并不优于EN。但如果患者因为化疗产生了胃肠道黏膜损伤，可以采用短期的PN，较之EN，在这一时期采用PN更有效，易为患者接受并可给予胃肠道充分休息以利于其功能恢复。

（四）能量

1.估算

卧床患者能量需要量推荐以84～105kJ/(kg·d)，下床活动患者以105～126kJ/(kg·d)来估算。

ESPEN 2006年非手术的肿瘤患者EN指南中，认为卧床患者每日需要能量84～105kJ/(kg·d)，有活动患者每日需要能量125～146kJ/kg。ESPEN 2009年非手术的肿瘤患者PN指南中，认为卧床患者每日需要能量84～105kJ/(kg·d)，有活动能力的患者每日需要能量105～126kJ/(kg·d)。2009年ASPEN发布的抗肿瘤临床指南中并没有明确指出肿瘤患者每日所需要的能量。

2.准确测算

准确的营养治疗能量供给量依赖于静息能量消耗的计算，肿瘤患者REE可以高于、等于或低于健康人的REE。

近期数据表明，体重稳定的白血病患者与体重丢失的胃肠道肿瘤患者测量的REE分别是100kJ/kg和117kJ/kg。一项荷兰研究结果表明：未经治疗的头颈部肿瘤患者与健康对照组REE相比没有明显差异。另有研究表明，胃癌和结直肠癌患者的REE与健康人相同，而胰腺癌和肺癌患者则高于预期REE。Khor SM和Reeves MM等的研究显示：实体肿瘤患者与健康人的测量REE无显著性差异。

总之，在没有特别明确的临床指征下，认为肿瘤患者平均每日能耗和正常人相似。而化疗过程中患者每日能量的消耗是否受其影响，目前仅有极少数的小样本的研究，结果指向亦不统一。

（五）制剂选择及实施

一般情况下，化疗患者的营养治疗配方选择标准配方，但也要根据具体情况选择特殊营养配方。在ESPEN的非手术肿瘤患者肠外肠内营养指南及ASPEN恶性肿瘤患者营养临床指南中均有上述推荐。

1.非终末期化疗患者配方选择

非终末期化疗患者EN及短期PN应选择标准配方，肿瘤患者存在糖耐量异常和脂质过氧化，因此，脂类可能是其较好的营养底物。但至今仅有几项国外研究对含与不含脂类的营养配方进行了比较，并未显示出差异，故目前肿瘤患者暂可采用标准营养配方。

2.长期使用PN或恶病质患者配方选择

对长期使用PN或恶病质患者要给予特殊营养配方，存在异常的能量物质代谢，推荐高脂肪低碳水化合物的配方，糖/脂肪比例可以达到1：1（脂肪供能达到非蛋白能量的50%）。

鉴于糖类可能会潜在刺激肿瘤组织生长，因此，给予量不宜过大。同时以糖为主的营养治疗方案可引起患者的水钠潴留，这是因为胰岛素是一种强大的抗钠尿排泄激素，它与糖一同加入方案是引起这一作用的主要原因。需要用长期PN治疗的患者多数存在恶病质和食欲低下，并伴有细胞外液增加，在这种情况下，使用以糖为主的营养治疗会加重腹膜和脏器的水肿；而且，抗钠尿排泄激素过多也与患者反复出现恶心的症状有一定关系。从病理生理机制及临床考虑，均建议给予脂肪比较高的营养物质（例如50%的非蛋白能量）是有益的。

3.氨基酸制剂

ESPEN的非手术肿瘤患者PN指南中推荐补充剂量范围是1g/(kg·d)到1.2～2.0g/(kg·d)，在德国肿瘤患者肠外营养指南中推荐氨基酸补充量为1.2～1.5g/(kg·d)。推荐接受EN及PN治疗的化疗患者应用含有全面氨基酸种类的复方氨基酸制剂；富含支链氨基酸的氨基酸制剂被很多专家推荐使用于肿瘤患者，认为对改善肿瘤患者的肌肉减少，维护肝脏功能，平衡芳香族氨基酸，改善厌食与早饱有益，尤其对存在肝性脑病风险的患者，推荐使用。

4.脂肪乳剂

（1）中/长链脂肪乳剂可能更加适合接受PN的肿瘤患者，尤其是合并肝功能障碍的患者。

（2）LCT/MCT是指中链和长链甘油三酯各占50%的一类脂肪乳剂。MCT由于分子量小，水溶性高，其血清廓清和氧化速率均高于LCT，已有研究证实，中/长链脂肪乳剂较长链脂肪乳剂更易为人体摄取，安全性也较好。Carpentier YA等的研究显示，在对20例接受中长链脂肪乳剂3～6个月的患者随访中，并没有发现明显的肝功能损伤。当然，如果长链脂肪乳剂量大于2.6g/（kg·d）的剂量，也会出现不良反应。

（3）橄榄油脂肪乳剂对免疫功能及肝功能影响较小，其维生素E的含量适中，降低了脂质过氧化反应。

（4）富含ω-3 PUFAs的鱼油脂肪乳剂，有助于降低心血管疾病风险、抑制炎症反应、平衡免疫功能，甚至可能抑制肿瘤生长。

ω-3 PUFAs具有免疫调节作用，可增强免疫活性，抑制炎症反应。研究表明，EN物中添加ω-3 PUFAs可以稳定患者的体重，或降低体重丢失率，尽管对瘦体组织重量作用轻微或不能增加。在化疗过程中应用ω-3 PUFAs能够降低炎症反应，但是否能降低化疗毒性尚未得出结论。另外，小样本研究表明：应用ω-3 PUFAs能够提高化疗的反应率。

5.免疫调节剂

目前在临床研究中应用肠内营养添加与免疫调节相关的成分主要有四种：谷氨酰胺、精氨酸、核苷酸和ω-3 PUFAs。较多的研究结果显示：免疫调节配方对肿瘤患者有正面影响。有研究报道，化疗后患者抗感染能力下降，加之化疗药物对胃肠道黏膜的损伤导致患者极易合并肠道感染，给予谷氨酰胺能够明显减轻黏膜炎和腹泻的发生率；添加免疫调节成分（精氨酸、核苷酸和ω-3 PU-FAs的混合物）的EN，有益于经受较大手术的营养不良患者，可增强其免疫功能、改善临床结局；补充外源性谷氨酰胺、精氨酸能提高肿瘤组织局部化疗药物的浓度、提高正常组织谷胱甘肽水平，从而增强化疗药物的选择性、减轻化疗带来的不良反应，并提高患者的生存率。何时开始应用肠内免疫调节剂，目前尚未得出结论。免疫调节剂应联合应用，单独应用的效果并没有临床结果证实。

6.代谢调节剂

糖皮质激素和孕激素类被推荐用于增强食欲（避免体重丢失）、调节代谢紊乱和减少生活质量下降，尤其对于化疗后有明显食欲下降、恶心呕吐严重的患者可考虑应用。皮质类固醇在应用前要权衡利弊，并短期应用。应用孕激素时，要考虑到治疗过程中血栓的风险。

雄激素可使体重增加，其不良反应少于皮质类固醇，与孕激素相似，但对于刺激食欲和经口摄入量方面不如皮质类固醇和孕激素。

三、化疗治疗期间的饮食调理

（一）饮食模式

由于疾病本身及化疗导致机体的消耗增加，在化疗期间建议患者采用高蛋白质、高维生素的饮食模式。

蛋白质是修复身体组织及白细胞再生的重要成分，化疗患者应在平衡膳食的基础上摄取足量富含蛋白质的食物，如鸡蛋、大豆类食物、奶及奶制品、瘦肉等。对于贫血患者，建议适量补充富含铁元素的食物，如红肉及动物肝、动物血等。

蔬菜和水果富含抗氧化维生素及膳食纤维，有助于减轻化疗反应，改善胃肠功能。建议每日摄入3～5份（每份100g）新鲜蔬菜和水果。

（二）症状管理

患者若在化疗期间发生恶心、呕吐等症状，请与主管医生沟通，主管医生会开一些对症的药物以控制症状。

不要空腹接受治疗，化疗前1h吃一些清淡的半流食更容易耐受化疗副作用。为了减轻消化道负担，选择清淡细软、易消化的食物，如鸡蛋羹、清蒸鱼、肉泥丸子、炖肉、豆腐、酸奶、软饭、龙须面、馒头、细软的蔬菜等，避免油腻、粗硬、味道太浓或辛辣刺激的食物。身边可常备一些营养加餐小零食，如面包、苏打饼干、酸奶、水果、坚果等，以补充营养不足。

食欲不好的患者，少量多餐好过3次大餐，每餐以六七分饱为宜，在感觉最好、食欲最好的时候吃最多的一餐。在恶心、呕吐期间，选择淡味面包片、苏打饼干、烤馒头片等更容易耐受。若呕吐剧烈或不愿进食，则不要强迫自己进食，以免引起胃部不适，加重呕吐症状。注意持续补水，如白开水、鲜榨蔬果汁、清淡的肉汤、功能饮料等，除外食物中的水分，每天建议额外饮水8～10杯（200mL杯），以利于体内代谢废物的排出。

建议两餐间或饭前30min喝水，以免影响进食。饮水不足时，可通过静脉补液保证水-电解质平衡。白细胞数低的患者应注意食品卫生，禁食生食（如蔬菜沙拉、生鱼片、泡菜等）、外卖的熟食，常温放置时间超过2h的食物需彻底加热后才能食用。

（三）患者管理

尤其是对消化系统化疗患者，营养不良的风险较高，建议化疗患者每个周期找临床营养师评估一次营养摄入状况，通过早期筛查、早期干预，减少营养不良发生。已经发生营养不良的患者应在主管医生或临床营养师指导下进行。研究显示，找专业的营养师进行营养咨询并口服营养补充剂，有助于提高化疗患者的营养摄入、减少体重丢失、改善患者的生活质量。必要时可采用肠内肠外联合。

四、白细胞减少患者的膳食营养原则

（一）原因

白细胞是机体血液中的一类免疫细胞，是机体抗感染的"前线卫兵"，可以消灭外来的细菌、病毒等微生物及体内的一些病死细胞，其中的自然杀伤细胞还可以吞噬血液中的部分肿瘤细胞。除了血液和淋巴液，白细胞也广泛存在于其他组织中。肿瘤化疗可导致白细胞减少，主要原因包括抗肿瘤治疗导致合成白细胞的骨髓细胞受抑制及营养不良等。

（二）临床处理

对于轻度骨髓抑制的患者，医生一般建议使用升白细胞数药物或待白细胞自然恢复再进行化疗。严重的白细胞数低下在临床上常见的处理办法是注射重组人粒细胞刺激因子（注射升白细胞），其机制是将骨髓中未成熟的细胞释放到血液中。然而，由于白细胞在血液中的寿命仅几个小时，因此，白细胞数升高后很快又会降下来，直到骨髓细胞功能逐渐恢复后白细胞数量才会恢复正常。

（三）饮食营养原则

白细胞数低的患者应在平衡膳食的基础上适量增加一些富含优质蛋白质的食物（如鸡蛋、瘦肉、牛奶制品、大豆类食物）的摄入，从而为白细胞的再生提供原料。适量多吃一些新鲜蔬果等富含抗氧化营养素食物，以平衡体内过多的自由基，减轻化疗副作用。不建议任意食用食疗偏方，如大量摄入猪蹄汤、五红汤等，以免饮食不当造成营养不良。对于营养不良患者，建议在主管医生或临床营养师的指导下适当补充营养，根据病情变化调整饮食。白细胞数低的患者一定要注意食品卫生，避免感染；尽量避免去人群集中的地方，出门时应戴口罩。

（四）白细胞数低的患者的食品卫生原则

大剂量化疗药物会在伤害肿瘤细胞的同时伤害健康细胞，尤其是一些和肿瘤细胞一样增殖快的细胞，例如骨髓细胞、毛囊细胞、胃肠道上皮细胞等，很容易造成白细胞急剧减少，甚至降为0，导致机体无法抵御外来细菌的入侵。因此，此期间尤其要注意饮食卫生及食物的选择，应保证机体有足够的营养摄入，从而为白细胞的再生提供原料。

第三节　放　疗　期

放射治疗（以下简称"放疗"）是恶性肿瘤综合治疗最重要的手段之一，60%～80%的患者在治疗过程中需要接受放疗，与肿瘤外科学、肿瘤内科学一起是恶性肿瘤治疗的主要手段。放疗或放化疗的治疗毒性反应可分为全身反应和局部反应。全身反应为非特异性，如乏力、骨髓抑制、胃肠道反应等；局部反应如头颈部肿瘤放疗后导致的口腔黏膜反应、吞咽疼痛、食欲下降、味觉改变；胸部肿瘤放疗可引起放射性食管炎、吞咽困难；腹部肿瘤患者放疗后可引起胃肠道反应、黏膜损伤、食欲下降、恶心、呕吐、腹泻等，产生营养失衡等，均可引起放疗患者摄入减少，从而导致营养不良。

营养不良是恶性肿瘤放疗患者最常见的并发症之一。营养不良会对恶性肿瘤患者放疗的疗效和反应造成不良的影响，包括降低肿瘤细胞的放射敏感性、影响放疗摆位的精确性、增加放疗不良反应、降低放疗耐受性，延长总住院时间，从而降低放疗疗效和影响患者生存质量。因此，对恶性肿瘤放疗患者进行规范、有效的营养治疗具有重要的意义。

一、放疗患者营养不良发生率

放射治疗的作用是通过放射线对DNA单链或双链打击断裂发生损伤而产生作用，包括对肿瘤的杀伤和对正常组织的毒性，此外同期放化疗也已成为多数肿瘤的治疗模式。营养不良的发生，在不同的肿瘤、肿瘤的不同病期和治疗方法有所差异。放疗过程中发生的营养不良相关的副作用，主要与消化系统的黏膜受损相关。因此，消化系统肿瘤、头颈部肿瘤、胸部肿瘤放疗中涉及口腔、食管及腹部消化道黏膜的发生率较高，症状主要表现为食欲下降、口干、吞咽障碍及困难、恶心、呕吐、食管炎、腹泻、肠炎、溃疡、穿孔等。

二、放疗和营养不良的关系

（一）放疗对营养状况的影响

放疗对患者的营养状况具有正面和负面双向影响。一方面，放疗可减少肿瘤负荷、缓解肿瘤压迫和梗阻，改善患者营养摄入和营养状况；但另一方面，头颈部放疗所致的味觉敏感度降低、放射性口腔黏膜炎和放射性口干等，胸部放疗所致的放射性食管炎，腹部、盆腔放疗所致的放射性肠炎、肠衰竭等均会影响营养物质摄入、消化、吸收和代谢等全过程，导致营养不良的发生或营养状况的恶化。

（二）营养不良对放疗的影响

营养不良会对恶性肿瘤放疗患者造成不良影响，包括降低肿瘤细胞的放射敏感性、影响放疗摆位的精确性、增加放疗不良反应、降低放疗的耐受性、延长总住院时间等。营养不良还是肿瘤局部复发和生存率低的危险因素。

营养不良不仅与放疗的疗效相关，而且与生活质量相关。肿瘤患者的生存质量评价包括生理、心理和社会功能的多方面因素。基于不同的肿瘤治疗方法（干预性治疗或姑息治疗）以及患者的不同临床状况和营养状态，应进行充分的、个体化的营养干预，包括膳食建议、口服补剂、肠内或肠外营养），而且营养干预越早越好，可缓解甚至逆转肿瘤患者的营养不良，从而改善他们的生存质量。肿瘤治疗合并还有更多的临床获益，例如提高患者对肿瘤治疗的耐受性和疗效、减少并发症，并通过优化能量消耗与食物摄入的平衡有可能降低患病率。即使对于姑息治疗的肿瘤患者，也可控制进食时出现的恶心、呕吐和疼痛症状，从而维持生存质量。

（三）营养治疗的价值

营养治疗可以减少患者放化疗期间的体重丢失、血红蛋白下降、白蛋白下降，降低骨髓抑制和感染发生率，提高放化疗完成率，增加治疗疗效。有60%～70%的肿瘤患者在疾病的不同阶段需要接受放疗，其间的意义主要在于对潜在有营养不良或恶病质发生的可能进行评估，预防或治疗，维持放疗期间较好的营养状态，预防和减轻体重下降的发生，从而维持并提高治疗的耐受性，降低毒性反应，提高生活质量及治疗疗效。

目前针对放疗治疗过程中的随机研究较少，多为小样本单中心的研究，研究的目标为生活质量、毒性反应和营养对疗效的影响。李厨荣等对96例头颈部肿瘤患者随机给予营养治疗和日常饮食。营养治疗组的体重丢失明显低于日常饮食组（$P=0.001$）；白细胞、淋巴细胞、血红蛋白减少的发生率更低（$P=0.009$、0.000、0.033）；且低蛋白血症，低钙、低镁血症的发生概率和严重程度也明显低于对照组（$P=0.010$、0.020、0.006）。

三、筛查与评估

（一）营养风险筛查

欧洲临床营养和代谢学会及中华医学会肠外肠内营养学分会均推荐采用营养风险筛查表NRS 2002筛查一般成年住院患者的营养风险。NRS 2002总分≥3说明存在营养风险，需进一步进行营养评估。

（二）营养评估

营养评估主要判断患者有无营养不良及其严重程度。常用的营养评估量表有SGA和PG-SGA等。SGA是美国肠外肠内营养学会推荐的临床营养评估工具。PG-SGA是美国营养师协会及中国抗癌协会肿瘤营养与支持治疗专业委员会推荐用于肿瘤患者营养状况评估的首选方法。目前，尚无专门针对肿瘤放疗患者的营养风险筛查和营养评估工具。

一项研究对1000例接受放疗的头部肿瘤、肺癌及胃肠肿瘤患者使用SGA进行营养状况评估，结果显示SGA可作为较好的营养评估工具，适用于多数放疗肿瘤患者的营养评估。《恶性肿瘤放疗患者肠内营养治疗专家共识》和《肿瘤放疗患者口服营养补充专家共识》均推荐恶性肿瘤放疗患者营养风险筛查推荐采用NRS 2002量表，营养评估推荐采用PG-SGA量表。

四、围放疗期的全程营养管理

围放疗期是指从决定患者需要放疗开始至与这次放疗有关的治疗结束的全过程，包括放疗前、放疗中和放疗后3个阶段。恶性肿瘤放疗患者在围放疗期均需要进行全程营养管理。

（一）放疗前

放疗前，患者应该常规进行营养状况评估，根据PG-SGA评分选择营养治疗路径。无营养不良者（PG-SGA=0～1分），不需要营养治疗，直接进行放射治疗；可疑营养不良者（PG-SGA=2～3分），在营养教育的同时，实施放射治疗；中度营养不良者（PG-SGA=4～8分），在营养治疗的同时实施放射治疗；重度营养不良者（PG-SGA≥9分），应该先进行营养治疗1～2周，然后在营养治疗同时进行放疗。

（二）放疗中

放疗过程中，患者的营养状况和放射性损伤分级会不断发生变化，需要在综合评估患者营养状况（PG-SGA评分）和急性放射损伤（RTOG分级）的基础上，选择营养治疗路径，并需定期进行再评价和调整治疗方案。

（三）放疗后

放疗后，部分患者由于肿瘤未完全消退或出现放疗远期并发症如头颈部放疗后口干、味觉改变，食管癌放疗后吞咽功能障碍、食道纤维化和狭窄等原因，可能导致营养风险和营养不良。因此，建议放疗患者在放疗后应进行定期随访，必要时给予家庭营养治疗（HN）。家庭营养是指患者在院外接受肠内或肠外营养治疗的方法，包括家庭肠内营养（HEN）和家庭肠外营养（HPN）。家庭营养治疗要求医师为患者选择和建立适宜的营养途径、制订营养方案、监测营养并发症并对营养过程进行管理。

五、方式方法

放疗患者治疗过程中出现的营养不良和体重下降对生活质量、放疗疗效产生负面影响，使得放疗患者的营养治疗具有重要意义。恶性肿瘤放疗患者的营养治疗采用五阶梯治疗的原则：首先选择营养教育，然后依次向上晋级选择口服营养补充、完全肠内营养、鼻饲喂养、空肠造口或经皮内镜胃造瘘、部分胃肠外营养、全肠外营养。需要根据膳食摄入的情况、患者的肿瘤类型及是否可接受进口摄入、放疗后胃肠功能耐受的情况等调整。

（一）营养教育

营养教育有助于丰富患者营养知识、科学平衡膳食、增加用餐次数、提高进食总量，从而增加患者能量、蛋白质及其他营养素的摄入。肿瘤营养与支持治疗专业委员会提出，肿瘤患者营养教育的基本内容应包括回答患者及其家属提出的问题；告知营养诊断目的；完成饮食、营养与功能评价；查看实验室及器械检查结果；提出饮食、营养建议，破除营养误区；宣传肿瘤的病理、生理知识；讨论个体化营养干预方案；告知营养干预可能遇到的问题及对策；预测营养干预效果；规划并实施营养随访等十个方面。对于恶性肿瘤放疗患者的营养教育，一方面，通过教育让患者建立正确的营养观念，获得必要的营养知识；另一方面，让患者和家属认识到营养治疗对放疗的重要性，更好地配合临床医师和护士开展放疗和营养治疗。其中最核心的内容是纠正营养误区，明确告知患者营养治疗不但不会促进肿瘤生长，而且会提高机体的免疫力、抑制肿瘤生长。

（二）肠内营养

恶性肿瘤放疗患者肠内营养的途径选择遵循"四阶梯原则"。ONS是肠胃功能正常放疗患者肠内营养治疗的首选途径，当下一阶梯无法满足患者营养需要（<60%目标需要量，3～5d时）或无法实施时，依次向上晋级选择经鼻置管（NGT）、经皮内镜下胃/空肠造瘘术（PEG/PEJ）、外科手术下胃/空肠造瘘。PEG/PEJ和NGT是管饲的两种最主要方法，两者在维持患者体重和营养状况方面没有明显差异。对于短期管饲患者（≤30d），首先选择NGT，而当患者需要长时间（>30d）管饲营养时，应选择PEG/PEJ。对于头颈部肿瘤放疗患者，由于放射性口腔炎、食管黏膜炎的影响，可以优先考虑PEG/PEJ对于管饲的最佳时机以及放疗前预防性置管是否有益，目前还缺乏足够的证据。对于绝大多数恶性肿瘤患者来说，多项研究显示，放疗前常规预先置入营养管在提高患者营养状况和治疗疗效，减少患者放疗中断方面并没有优势，反而增加了患者的负担。

（三）肠外营养

放疗患者不推荐常规使用肠外营养。ESPEN指南推荐，当肿瘤患者肠内营养不充分或者不可实施时，应联合部分或全肠外营养。肠外营养开始的具体时机目前仍存在争议，不同的指南推荐意见也不一致。《成人补充性肠外营养中国专家共识》推荐，对于NRS 2002≥5分或NUTRIC≥6分的高风险患者，如果肠内营养在48～72h无法达到目标能量和蛋白质需要量的60%时，推荐立即给予肠外营养。而对于NRS 2002≤3分或NUTRIC≤5分的低风险患者，如果肠内营养未能达到目标能量和蛋白质需要量的60%超过7d时，可启动肠外营养治疗。

（四）肠内营养与肠外营养的过渡

患者由长期饥饿或全肠外营养向肠内营养过渡的过程一定要循序渐进，密切观察，预防再喂养综合征的发生。在喂养前，应注意监测和先期纠正原已存在的水电解质代谢紊乱。再喂养的初始阶段供给量宜低：能量从42～63kJ/(kg·d)、蛋白质从0.8～1.2g/(kg·d)起，在5～7d内逐步、缓慢地递增，直至达到预期或患者可耐受量。

六、恶性肿瘤放疗患者的营养素

（一）目标能量

《中国肿瘤营养治疗指南》2015版、CSCO肿瘤营养治疗专家委员会制订的《恶性肿瘤患者的营养治疗专家共识》和ESPEN指南均推荐，放疗患者如果无法进行个体化的总能量消耗测量，建议每天应给予105～126kJ/(kg·d)的能量。

放疗患者的能量需求随着放疗的进行和放射不良反应的发生而不断变化。研究发现，头颈部恶性肿瘤放疗患者，在放疗开始后前3周，随着肿瘤负荷减少和高代谢状态的抑制，能量需求呈逐渐下降的趋势。放疗开始后第4～9周，随着放射不良反应的发生，能量需求逐渐增加。当放疗结束后，如果肿瘤得到有效控制，放疗不良反应逐渐恢复，患者所需的能量逐渐恢复正常。因此，放疗患者的能量摄入目标量需要根据肿瘤负荷、应激状态和急性放射损伤个体化给予并进行动态调整。

（二）蛋白质目标量

肿瘤患者蛋白质合成和分解代谢均存在异常，蛋白质分解大于合成，部分患者还并发恶病质状态。蛋白质的需要量取决于代谢应激质消耗的程度。对于恶性肿瘤放疗患者，推荐提高蛋白质摄入。

ESPEN指南推荐，肿瘤患者蛋白质最低摄入量1g/(kg·d)，目标需要量为1.2～2.0g/(kg·d)，进一步提高蛋白质摄入量对临床结局的影响还不明确。对于并发恶病质的放疗患者，由于骨骼肌持续下降，蛋白质及能量负平衡，因此应进一步提高蛋白质的摄入量，可达到2.0g/(kg·d)。动物学实验表明，放射线对机体蛋白质的代谢具有影响。当肌肉受到放射线照射后，会出现急性萎缩反应，表现为肌球蛋白含量减少、肌球蛋白支链比例变化等，并且与放射剂量有关。临床研究中，研究者也观察到放疗后患者肌肉含量减少的情况，且与患者的预后显著相关。关于放疗患者是否需要更高的蛋白质摄入量>2.0g/(kg·d)目前还缺乏更多的依据。

（三）免疫营养素

免疫营养素是具有防治营养缺乏，改善免疫功能、调节机体炎性反应的一类特殊营养物质，包括谷氨酰胺、ω-3 PUFAs等。

1.谷氨酰胺

谷氨酰胺对降低恶性肿瘤放疗患者放射性皮肤损伤、放射性口腔黏膜炎、放射性食管炎的发生率和严重程度有益处，但对于放射性肠炎的预防和治疗作用缺乏足够的临床证据。

2.ω-3 PUFAs

ω-3 PUFAs包括α-亚麻酸、二十碳五烯酸和二十二碳六烯酸。放疗期间补充ω-3 PUFAs，有利于保持或增加体重，提高免疫力，降低炎性反应，提高患者生活质量。可能对减少患者炎症反应、保持患者体重有益，但对肿瘤消退和患者生存时间的影响还缺乏高级别研究证据。

第四节　康　复　期

肿瘤康复期患者，是指未处于放疗、化疗或手术治疗，且未处于住院状态下的肿瘤患者。包括肿瘤完全缓解（CR）、部分缓解（PR）、无变化（NC）和（或）无肿块，且肿瘤标志物持续阴性1年以上的肿瘤患者。手术或放疗、化疗等治疗手段虽然能暂时控制肿瘤或消除病灶，但并不代表肿瘤的完全康复，肿瘤患者在康复期前5年仍有很高的复发和转移风险。在此期间仍有相当多的患者出现营养风险和营养不良。

有研究表明，我国肿瘤患者中有40%～80%会出现营养风险和营养不良，其中相当部分处于康复期。康复期营养不良会导致患者免疫力下降、体重下降甚至产生恶病质，从而进一步导致患者伤口愈合缓慢、感染风险增加、对康复期放疗化疗不能耐受、生存时间缩短。

大量的临床观察和统计资料显示，肿瘤患者80%的复发和转移发生在根治术之后的3年左右，10%发生在治疗后5年左右。且肿瘤一旦复发或转移将产生更高的耐药性，给后期治疗带来更大挑战。然而大部分肿瘤患者对康复期仍然不够重视。有统计表明，高达85%的肿瘤患者死于康复期，其中仅有37%的患者坚持进行康复期治疗（但不够规范）、7%的患者进行了饮食康复治疗。肿瘤患者在康复期间应该积极调整心态、坚持康复期治疗、加强营养管理并适当锻炼，以保证安全平稳地度过康复期前5年和之后的更长时间。

因此，针对康复期肿瘤患者，应定期进行营养筛查以判断是否存在营养风险。对存在营养风险和营养不良的患者，应及时施予规范的营养管理，以降低营养相关并发症的发生风险，降低再入院率，降低医疗费用，提高生活质量和生存率，改善临床结局和成本效果比。

一、营养筛查及评定

对恶性肿瘤康复期患者进行营养风险筛查有利于对营养不良进行早期识别及干预以改善临床的结局。筛查工具应具备基于循证医学基础、简单易行、高敏感性和特异性的特点。可选用营养风险筛查表2002等工具。经筛查存在营养风险者，应进行营养评定，包括膳食摄入、人体成分、肌肉状况、体能状况、系统性炎症的程度及主要代谢指标测定。

二、常见营养不良相关问题

（一）免疫力下降

免疫力是机体识别和排除"异己"的能力。机体免疫力下降时免疫系统无法正常消灭外来入侵的病毒、细菌，无法正常识别和处理体内突变细胞和病毒感染细胞，从而容易诱发感染和癌症。免疫系统在应激时需要合成多种免疫性蛋白质和其他免疫产物才能正常发挥功能，这一过程需要消耗大量能量，肿瘤康复期患者营养不良时无法满足免疫系统的能量供应从而使其免疫力大大降低，增加了肿瘤复发转移、发生感染性并发症的风险。研究显示中国有将近20%的癌症患者死于各类感染，改善患者营养健康状况、提高患者的免疫力对肿瘤患者康复十分重要。

（二）肌肉减少

康复期肿瘤患者由于前期肿瘤自身的恶性消耗，患病后活动、营养不足和食欲不振等，会发生继发性肌肉减少症，从而导致患者的肌肉力量及身体活动能力下降，造成衰弱、易跌倒骨折，严重影响患者的生活质量。

（三）体重丢失

对于肿瘤患者来说，"体重就是生命"。如果患者出现6个月内体重非主观（如节食、减肥、运动）减少>2%即可诊断为体重丢失，康复期患者体重丢失是肿瘤复发、转移的重要提示及恶病质的重要象征及组成部分。由于手术、放疗、化疗等创伤性治疗手段往往会严重损害患者的身体机能，产生食欲下降、恶心、呕吐等消化道副作用，使康复期患者营养消化、吸收不良，诱发体重丢失的风险。尤其是消化道肿瘤患者术后较长时间内不能进食，发生体重丢失的概率更高。

（四）恶病质

当肿瘤患者骨骼肌肉量进行性下降并严重到一定程度时将导致恶病质，其临床表现为患者极度消瘦、皮包骨头、贫血、无力、完全卧床、全身衰竭等综合征，还会伴有炎症。康复期营养不良或伴有其他基础疾病的患者会有发生继发性恶病质的风险。恶病质不能通过常规的营养治疗逆转，患者一旦发生恶病质将预示着极差的预后，进展到恶病质难治期的患者预测生存期不超过3个月。

三、营养管理对肿瘤康复的重要性

对康复期患者进行合理的营养管理和营养治疗可以从多个方面帮助患者提高生活质量，降低肿瘤复发和转移风险、感染风险和发生营养相关疾病的风险，延长患者生存时间，改善预后。

（一）降低炎性反应

炎性反应是具有血管系统的活体组织对损伤因子所产生的防御反应。一般情况下，炎性反应可以清除致病因子、稀释毒素、吞噬坏死组织，从而有利于组织的再生和修复。但研究表明，炎性反应微环境会增加细胞的突变频率和已突变细胞的增殖能力，诱发肿瘤细胞的产生；甚至会导致休眠癌细胞的活化，促进癌细胞的转移。肿瘤康复期患者由于经历了手术、放疗、化疗等损伤性治疗，体内或多或少会出现不同程度的炎性反应，谷氨酰胺类、精氨酸、ω-3脂肪酸等一些具有免疫调节作用的营养物质能降低这一炎性反应。因此通过对康复期患者的营养管理，针对性地补充相应的免疫营养物质有助于减轻肿瘤患者的炎性反应，改善患者预后。

（二）提高免疫力

大量研究表明，通过对肿瘤患者进行营养风险和营养不良筛查，针对不同肿瘤康复期患者的具体情况和身体需求，制订针对性的营养管理措施，可以高效补充营养，增强患者免疫力，从而改善患者生活质量及预后。

（三）减少肥胖风险

肥胖是恶性肿瘤复发的独立危险因素，肥胖及低质量饮食可以降低肿瘤患者的生存率。以乳腺癌为例，乳腺癌患者中普遍存在肥胖问题，如果在康复期患者不进行正确的营养管理，过多的摄入高热量食物（如富含红肉、加工肉和甜品的低质量西式饮食）将会引起营养过剩而加重肥胖，而高质量饮食模式（富含水果、蔬菜、全麦、少量红肉和加工肉类）则可以降低乳腺癌患者的死亡率。

（四）改善肌肉减少及体重丢失

增加蛋白质摄入可增强患者肌肉蛋白质合成代谢，增加患者肌肉量，减少体重丢失。口服营养补充可以增加患者体质，对康复期患者施以合理的营养管理和膳食指导可以改善患者的营养状况，减少体重丢失率，改善预后。

（五）延缓恶病质进展

恶病质的发生机制主要是患者厌食及体内物质代谢改变引起，单纯的营养治疗等管理手段并不能逆转恶病质，但通过增加营养摄入可以一定程度延缓这一进程，改善患者生活质量。

四、能量及营养素供给

（一）能量

恶性肿瘤康复期患者能量摄入可参考健康人群标准，以$105\sim147kJ/(kg\cdot d)$为起始量。如已存在营养风险，均应给予充足能量以避免体重继续下降。如患者存在摄入不足情况，需考虑增加膳食摄入的能量密度。

（二）碳水化合物

在体重下降并伴胰岛素抵抗者，若碳水化合物较高会加重血糖负荷，进而增加高血糖所致感染风险。故碳水化合物供能应占总能量的40%或更低。对不存在胰岛素抵抗者，可参考一般人群标准，碳水化合物供能占总能量的50%～65%。碳水化合物应来源于全谷类食物、蔬菜、水果和豆类等，利于减低肿瘤复发风险及合并心脑血管疾病风险，对超重或肥胖患者利于降低体重。添加糖可在一定程度上降低患者食欲，减少食物摄入量而导致营养风险。

（三）蛋白质

增加蛋白质摄入可增强患者肌肉蛋白质合成代谢。恶性肿瘤患者蛋白质摄入应在1.0g/(kg·d)以上，若体力活动下降且存在系统炎症状态，蛋白质可增至1.2～1.5g/(kg·d)。在肾功能正常者，给予1.5g/(kg·d)蛋白质是安全的；但如果存在急/慢性肾功能不全，蛋白质摄入不应超过1.0g/(kg·d)。优质蛋白应占总蛋白量的50%以上。

（四）脂肪

脂肪供能应占全日摄入能量的20%～35%。恶性肿瘤患者可更多利用脂肪酸供能。n-3脂肪酸降低炎症反应，减少免疫抑制。如存在体重下降并伴胰岛素抵抗，可增加中链甘油三酯（MCT）供能比，减少碳水化合物的供能比，优化糖脂比例。高饱和脂肪可能缩短生存时间，而增加单不饱和脂肪可能延长生存时间。

营养素补充剂不能改善恶性肿瘤患者全因死亡率，不能降低恶性肿瘤相关死亡率，不能降低恶性肿瘤复发风险。值得注意的是，营养素补充剂的临床研究难度较大，所得结论尚存在矛盾，需要高水平研究获得更高强度的证据。目前认为，在膳食摄入不足或经检查证实存在某类营养素缺乏或不足时，可经有资质的营养（医）师评估后使用营养素补充剂。

五、营养治疗

恶性肿瘤住院患者一般会接受手术、放化疗、生物靶向治疗等治疗手段。对出院后患者的营养建议，既要结合肿瘤治疗及机体代谢状况，还要充分考虑患者基础疾病情况。欧洲肠内肠外营养学会等相关指南均建议恶性肿瘤康复期患者应定期至专业营养（医）师处寻求营养建议。在有资质的营养（医）师建议下，避免或减轻营养素缺乏或不足，逐渐达到并维持合理体重，保持机体适宜瘦体组织及肌肉量。

恶性肿瘤康复期患者接受营养治疗可减少营养相关不良事件或疾病发生风险，最大程度提高生活质量。经调整后患者仍不能通过日常膳食满足营养需求时，须加用较高能量密度的口服营养补充剂、肠内或（和）肠外营养。

Meta分析显示，ONS可提高患者生活质量并增加体质量。对加用ONS1周以上但营养摄入未获改善，或摄入量低于推荐量60%持续1～2周患者，应予肠内或（和）肠外营养。营养治疗应遵循阶梯治疗原则，依次进行营养咨询、ONS、肠内营养、部分肠外营养+肠内营养和全肠外营养。

六、运动和心理治疗

在肿瘤患者康复过程中，规律性运动不可或缺。规律性运动有利于降低各类恶性肿瘤复发风险。康复期肿瘤患者应该尽力保持健康的体重，并通过平衡能量摄入和体力活动来避免体重过度增加，超重或肥胖的患者应努力减肥。运动可以减少肌肉分解代谢，增加合成代谢，帮助患者改善体能，减少因缺乏运动而导致肌肉萎缩的风险，从肿瘤治疗中尽快恢复。

在运动前，建议患者咨询包括主管医生及临床营养师在内的多学科的管理团队，防止因体力不支而造成运动损伤。大部分恢复期的肿瘤患者可以在有氧运动基础上进行个体化的阻力训练，以保持肌力和肌肉质量；若体力较差，可以每天散步10～15min，循序渐进，控制好运动强度，一般以中等强度的有氧运动配合一定的抗阻力运动为好，对改善体能、控制体重也有帮助。测定运动负荷量方法：①根据心率来测定，一般运动时心跳次数应控制在95～120次/min较合适。②根据呼吸测定，运动过程中呼吸最佳状态应是较常日加深加长，节奏稍快但不紊乱，没有出现上气不接下气的现象，锻炼后虽感疲劳却不倦怠，精神很愉悦。

通过心理调控使恶性肿瘤患者获得良好心理状态对综合治疗有确定性效果。

七、合理饮食

恢复期肿瘤患者由于疾病本身、各种治疗因素、心情抑郁焦虑及疼痛等因素影响往往食欲不振、营养消耗增加，因此患者普遍存在营养素摄入不足的问题，从而发生营养不良。合理的饮食能改善患者机体营养状况，提高治疗效果。患者应主动与主管医生沟通，确认食物或膳食禁忌，也可请营养师帮助制订一个营养均衡的饮食计划。

（一）食物多样，适当增加粗杂粮的摄入

康复期肿瘤患者每日食物种类至少保证在12种以上，荤素搭配，优先保证蛋白质摄入量，特别是鱼、虾、肉、蛋、奶等优质蛋白食物的摄入；同时保证适量的新鲜蔬菜和水果，最好蔬菜在300g/d以上，水果在200～300g/d；可以多选用一些具有辅助抗癌作用的食物，如香菇、冬菇、胡萝卜、四季豆、猕猴桃等；少用甜点心、甜饮料等富含简单糖类的食物；少用肥肉、油炸食品等高能量密度的食物以及火腿、香肠、腊肉、熏肉等加工类的肉食；少用黏食等不易消化的食物以及酸菜、腌肉等含亚硝酸盐类的食物。

在胃肠功能允许的条件下，应粗细搭配，适量选择粗粮面食和谷类。全天主食保证300～400g，其中粗杂粮占1/3以上。与精致谷物相比，全谷物（如燕麦、大麦、小麦等）保留了更多的膳食纤维、蛋白质、维生素和无机盐，能量密度也相对低，对控制体重、调节胃肠道、稳定血糖、增加免疫力等均有所帮助。

（二）减少高脂肪食物，增加优质蛋白质的摄入

推荐康复期肿瘤患者多选择鱼类、禽肉及蛋类，减少红肉摄入，少吃加工肉制品，多吃白肉，不主张全素食。每周推荐食用白肉2～4次，每次50～100g。鱼肉含有丰富的多不饱和脂肪酸、维生素和矿物质，特别是深海鱼，脂肪含长链多不饱和脂肪酸较高，这种长链多不饱和脂肪酸在抗炎、降低血液黏稠度、增加高密度脂蛋白胆固醇方面颇具优势，其中的EPA和DHA具有调节血脂、防止动脉粥样硬化、辅助抗肿瘤等作用。

豆类蛋白也属于优质蛋白质，应适量选择，每日可食用干豆腐30～50g或豆腐200g。对于放化疗胃肠道损伤的患者，可制作成软烂细碎的动物性食品。

（三）增加新鲜蔬菜水果的摄入

蔬菜水果不仅含有大量维生素、矿物质，同时富含植物化合物，是较好的抗氧化剂，能对抗自由基，稳定激素水平，还有助于新陈代谢和消化。大量荟萃分析结果显示，摄入丰富的蔬菜水果等平衡膳食可以降低恶性肿瘤患者心血管疾病风险及全因死亡率。因此，推荐每天食用500g以上的蔬菜，尤其是十字花科蔬菜，如白菜类、甘蓝类、芥菜类、萝卜类，以及蘑菇、香菇等菌类。同时，推荐每日食用300g以上的水果，如苹果、梨、猕猴桃、橙子、无花果等。

（四）限制精制糖的摄入

过量摄入精制糖容易引起肥胖、动脉硬化、高血压、糖尿病以及龋齿等疾病，而且葡萄糖进入肿瘤细胞后，不但会作为底物提供能量，而且会加速肿瘤细胞增殖，有利于肿瘤细胞的生长。所以，康复期的肿瘤患者要限制添加糖的摄入，减少饮料、甜食等的摄入，以预防肿瘤复发。

（五）减少腌渍、烟熏、烘烤及陈腐类食物的摄入

腌渍、烟熏、烘烤等加工方式常常会产生苯并芘、杂环胺、亚硝胺等致癌物。长期大量食用这类加工食品可能会造成健康风险。《中国居民膳食指南》中指出，摄入过多烟熏食品可增加胃癌、食管癌、乳腺癌的发病风险。咸鱼、咸蛋、腌菜等食品在腌制过程中都可能产生二甲基亚硝酸盐，在体内转化为致癌物质二甲基亚硝酸胺。

熏肉、熏鱼、熏豆腐干等含苯并芘致癌物。因此，建议肿瘤患者在康复期少吃或不吃这类加工食品。

（六）避免酒精的摄入

流行病学研究表明，饮酒可增加口腔癌、咽癌、喉癌、食管癌、原发性肝癌以及结直肠癌、乳腺癌的危险性；如果饮酒合并抽烟，则患癌症的危险性会进一步增加。

长期过量饮酒还会引起血脂代谢紊乱，增加心血管疾病的风险。肿瘤患者如果想要饮酒，请咨询主管医生或临床营养师。

（七）饮食要循序渐进，逐渐过渡

大部分抗肿瘤治疗的副作用在恢复期逐渐消失，但部分副作用（如食欲缺乏、腹胀、疼痛、味觉或嗅觉变化、吞咽困难）可能会持续一段时间，尤其是消化道肿瘤术后患者的消化功能恢复需要的时间更长，因此在选择食物之前，首先要注意饮食逐渐过渡。对于放化疗胃肠道损伤的肿瘤患者，一般先给予米汤、藕粉、蔬菜汁等清流食；2～3d后可尝试浓米汤、清淡肉汤、浓蔬果汁等流食；1～2周后可尝试半流食，如面条、面片、稠粥等，半流食同样适用于肿瘤术后恢复期患者。由于半流食含水较多，固形物较少，营养素供给较低，为了满足营养素和能量需要，大多采用少食多餐的方式进食（每隔2～3h进食1次，每天6～8次），然后根据耐受情况逐步过渡至软食。不同肿瘤患者的情况不同，年轻患者恢复得快一些，年纪大的、平时身体弱的患者恢复得慢一些，但总的过渡原则是相似的，即由少至多、由稀至稠、由单种至多种，逐渐加量。饮食要易消化、少刺激、不胀气，不能暴饮暴食，但也不必过于小心，关键是掌握好原则，切忌走极端。必要时口服营养补充制剂，保证营养需要，预防营养不良。

（八）科学的烹调方式

推荐用微波炉及汽蒸的方法烹调，不推荐水煮、烧烤和高温煎炒。因为水煮方式会破坏大量水溶性维生素，高温煎烤会产生大量有害或致癌化学物质。烹调时应多选用花生油、豆油、橄榄油、芝麻油等含不饱和脂肪酸丰富的植物油，而禁用或少用猪油、黄油、棕榈油等含饱和脂肪酸丰富的动植物油。

八、出现营养相关问题时的饮食建议

（一）吞咽困难

1.尽量选择质软、细碎的食物，并以勾芡方式烹调或与肉汁、肉汤等同时进食。

2.用食物搅拌机将食物打成泥状物。

3.每天喝6～8杯流质食物，将流质食物调至适合吞咽的稠度。

4.如无法从自然食物中获得足够营养，可以补充特殊医学用途配方食品或者管饲料喂养。

（二）食欲不振

1.少食多餐。

2.更换食谱，改变烹调方法，注意食物色、香、味的调配。

3.多选择维生素含量高的新鲜蔬菜和水果。

4.餐前适度活动或食用少许开胃食物（如酸梅汤、果汁、碳水化合物饮品等）。山楂、莱菔子、鸡内金、白扁豆等有一定促进食欲的作用。

5.保持愉悦的心情和轻松的就餐环境。

6.若感觉疲劳，应休息片刻，待体力恢复后再进食。

（三）便秘

1.多喝水或新鲜果汁，每天>2000mL。

2.摄取高纤维食物，如蔬菜、水果、全谷类、坚果（如核桃、杏仁）、全麦面包等。

3.多用植物油。

4.禁食辣椒、葱、生姜等。

5.适当的运动。

6.放松紧张的情绪，养成良好的排便习惯。

7.可以多食用银耳汤、核桃黑芝麻糊、蜂蜜柚子茶、红薯粥等。

（四）恶心、呕吐

1.首先应该补充水分，如温的糖盐水或清淡、微凉的饮料，不宜急于大量进食。

2.少食多餐，干稀分食，起床后及运动前吃一些较干的食物，如饼干、面包。

3.食用偏酸味、咸味的食物，避免太甜、太油腻的食物。

4.严重呕吐时，可经由医生处方，服用止吐剂。

5.可以饮用姜汁橘皮饮、鲜藕汁等缓解症状。

（五）白细胞减少

1.平衡饮食最重要。

2.多选用富含蛋白质、维生素B_6和B_{12}的食物，如动物肝、肾、肉类、蛋黄、香菇等。

3.增加有助于提升白细胞的食物，如黑鱼、黄鳝、鹌鹑、牛肉、羊肉、牛骨髓、花生、奶类、蛋类等。

4.禁食辛辣刺激性食物。

5.必要时服用升白细胞的药物。

（六）贫血

1.多食用动物血、畜禽肉类、大枣、核桃、枸杞、桂圆、红豆、黑芝麻、花生、小米、菠菜、油菜、豆类等食物，以保证铁、维生素B_{12}、叶酸、蛋白质等的来源。

2.多食用有助于铁吸收的维生素C、有机酸、动物肉类等。

3.忌用或少用抑制铁吸收的浓茶、咖啡、钙制剂、锌制剂和高磷食品。

九、恢复期肿瘤患者的家庭营养治疗

目前国内还没有一种被广泛接受并严格执行的肿瘤营养管理模式，当前应用较为广泛的肿瘤营养管理是一种"HCH"营养管理模式，其营养管理单位包括医院（Hospital）、社区（Community）、家庭（Home），并且不同单位的营养管理有不同的管理对象、范畴、内容和作用。由于康复期患者大多数已经脱离住院状态，社区（医院）承担的更多是复诊、续方、取药的功能，因此家庭才是营养管理的主要场所和最重要的实施单位。同时在营养管理中，首先选择营养教育，以此向上晋级选择口服营养补充、全肠内营养、部分肠外营养、全肠外营养。

部分恢复期肿瘤患者尽管已经出院，但是由于食欲缺乏、消化吸收功能不良等多种原因，营养不良的发生率高。此时，家庭营养治疗是维持患者正常营养状况的重要措施。数据显示，肿瘤患者接受家庭营养治疗可显著改善营养状况及生活质量，减少再次入院风险，延长生存期。

家庭营养治疗包括口服营养补充、肠内营养治疗和肠外营养治疗。一般的应用原则是：对于经口摄入自然食物不能满足患者60%的目标能量需求3～5d时，首先考虑口服营养补充；如果口服营养补充亦不能满足患者60%的目标能量需求3～5d时，选择管饲肠内营养或联合肠外营养治疗。口服营养补充是指除了正常食物以外，补充性经口摄入特殊医学用途配方食品或肠内营养制剂的一种营养治疗手段，简便易行，符合生理特点。目前的一些肠内营养制剂（包括要素型和整蛋白型）和特殊医学用途配方食品（包括全营养配方食品、特定全营养配方食品、非全营养配方食品）都可以通过口服营养补充形式为患者提供普通饮食外的能量和营养素。肠内营养是经胃肠道为机体提供代谢需要的营养物质的一种方法，与肠外营养相比，肠内营养应用更为广泛，营养物质直接进入胃部可刺激胃肠道分泌，使脏器的血流稳定性得以维持，保持胃黏膜完整性，预防细菌易位，增强机体免疫功能，更为简便安全、符合生理功能。家庭肠内营养治疗与肿瘤相关的营养不良，提高肿瘤患者对治疗的耐受性及生活质量，减少医疗费用，研究表明，家庭肠内营养治疗是通过提高肿瘤患者术后能量和蛋白摄入的达标率，改善患者体重和BMI下降趋势，防止营养不良。这种简便、安全、有效的营养治疗途径，已成为家庭营养患者的主要方式，并被越来越多的患者接受。此外，应用肠内营养时需注意输注的浓度不能过高，速度不能过快，温度不能过低，量不能过大。对于不能肠内营养治疗的患者，可在医生指导下实施肠外营养治疗。

值得关注的是，家庭营养治疗是一项复杂的治疗，需要多学科团队共同参与，因此需要构建由医院、社区到家庭的合作团队，共同携手促进康复。如果患者有这方面需求，建议找主管医生或临床营养师进行咨询。

十、监测营养状况，预防营养不良

抗肿瘤治疗结束一个月内或更长时间的恢复期患者，可能由于治疗的副作用及其他多种消化道症状影响患者正常进食，极易发生营养不良或者加重原有的营养不良。如果患者在出院时能得到正确的营养指导，回家后通过合理饮食、口服营养补充、对症治疗等干预手段维持或改善营养状况，将有利于增强患者机体免疫力，提高临床治疗效果，防止营养不良发生；在远期效果方面，可以提高患者生活质量，减少肿瘤复发、转移，从而提高生存率。

恢复期是肿瘤患者康复的关键期。此期如果营养状况良好，患者康复会比较顺利；反之，则会导致一些并发症，如伤口感染、不愈合、体重下降等，严重时可导致患者的再入院率、病死率增高等。因此，此期应密切关注患者的营养状况，监测患者的不适症状、饮食恢复情况及体重变化，防止患者出现营养风险或营养不良，患者的营养干预或营养治疗应在出院后继续延伸至家庭及社区。

一方面，可以通过健康宣教加强自我监督，设置自我记录图表，让患者针对自己的饮食、运动、体重、腰围、握力以及与生活质量相关的指标进行记录，并注意记录有无反酸、食欲减退、上腹饱胀、恶心、呕吐、腹痛、腹泻等不适症状，以供医患之间交流和完善个体化的饮食和锻炼计划。如果患者不适症状持续的时间较长，一周内饮食未恢复至平时的 2/3，或一周内体重减少 1～2kg 或以上，则应尽早找医生或临床营养师咨询，通过适宜的营养干预维持或改善营养状况；如果患者超重或肥胖，营养干预同样可以帮助控制体重。另一方面，患者应定期到医院营养门诊复诊，进行营养筛查、评估及综合测定，其中营养筛查是为了简便易行的早期发现存在营养问题的肿瘤患者，而营养评估是为了明确患者的营养问题是什么及营养不良的严重程度，其内容更加详细及全面。应用不同的经过验证的营养筛查工具（营养风险筛查 2002、患者主观整体评估 PG-SGA 等）进行快速而简单的营养筛查以确定是否存在营养风险或营养不良，同时复查营养相关生化指标，如血常规、血浆总蛋白、白蛋白、前白蛋白、微量元素等的水平，并运用生活质量评价量表评估患者的生活质量，以尽早地发现营养不良患者，早期干预，促进康复。

第八章 肿瘤外科快速康复营养治疗

快速康复外科（enhanced recovery after surgery，ERAS）指为使患者快速康复，在围手术期采用一系列经循证医学证据证实有效的优化处理措施，以减轻患者心理和生理的创伤应激反应，从而减少并发症、缩短住院时间、降低再入院风险及死亡风险，同时降低医疗费用。

近年来，ERAS理念在全球的应用已逐步拓展至骨科、心胸外科、妇产科、泌尿外科、普通外科等领域，均取得了良好效果。但目前ERAS理念在国内尚处于不断完善与发展的过程中，正在逐步形成中国特色的ERAS路径。在此背景下，普通外科、麻醉科、胸心外科、神经外科等领域的专家结合文献及ERAS在国内开展的实际情况，共同制订此共识，以进一步规范并促进多学科综合诊疗模式下ERAS理念在国内临床实践中的应用。

一、不同肿瘤外科快速康复特点

基于肿瘤患者营养特点，大致可将需要手术治疗的患者分为5类，分别为：①头颈部肿瘤；②胸部肿瘤（不含食管贲门肿瘤）；③消化道肿瘤；④妇科盆腔肿瘤；⑤骨与软组织肿瘤。不同肿瘤手术方式、治疗目的均不同，个性化较强，以下将个性部分分开论述。

（一）头颈部肿瘤

头颈部肿瘤患者手术难度较大，术后可能造成局部组织解剖关系的改变，影响患者进食，加重患者心理负担。在大手术、创伤等应激条件刺激下，机体可产生大量炎性介质，炎性介质使微血管内皮间隙开放，导致微血管白蛋白渗漏，患者术后易发生营养不良。患者术中需要外科、麻醉、护理、营养、心理等多学科合作团队的配合，对围手术期的各项医疗措施予以优化，从而减少围手术期应激反应及术后并发症，缩短住院时间，不增加返院率，促进患者康复。同时由于头颈部解剖特点，患者术后往往需要继续进行放化疗治疗，术后患者营养状况恢复、心理调适等情况对患者后继治疗影响较大。由此可见，ERAS对于头颈部肿瘤患者预后具有重要意义。

（二）胸部肿瘤

胸部肿瘤患者除乳腺癌外，手术风险较高，术前对于患者身体综合状况评估要求较高，评估是否完整到位决定患者采取何种手术方式，手术方式、术中并发症情况决定患者的康复难度。而大部分患者术后需要较长的康复期，对快速外科康复提出较高要求。患者进行ERAS，较接受传统手术方式患者而言，住院时间、胸管留置时间、胃管留置时间缩短，排气时间和下床时间提前。患者可以更早进食，减少置管并发症，降低感染、营养不良风险，对于患者获得较好临床结局有积极作用。

（三）消化道肿瘤

消化道肿瘤患者发生营养不良概率为各类肿瘤患者之最。手术治疗中ERAS对于患者消化功能的维护，营养摄入的保障具有决定性作用。早期进行肠内营养补充可降低机体高分解代谢，维持肠道功能完整，促进肠蠕动，且不会增加吻合口瘘发生的风险。ERAS可改善患者术后应激反应，加速胃肠、胰腺、肝脏功能恢复。减少了患者并发症发生概率。同时ERAS有利于减轻腹腔感染、出血、应激性溃疡等发生率，降低病死率。

（四）妇科盆腔肿瘤

妇科盆腔肿瘤患者手术过程中，不可避免会出现腹部大范围创伤，ERAS可改善组织氧合和肺功能，且下床活动时间较早，加快伤口部位的血液循环及愈合速度，促进患者术后机体功能快速康复。接受ERAS患者首次进食时间、肠道排气时间及首次排便时间均明显短于传统手术方式，且术后恶心呕吐及腹胀发生率均低于传统手术方式。这为患者术后的康复及后继治疗创造了优渥条件。

（五）骨与软组织肿瘤

骨与软组织肿瘤一般治疗方式以手术为主，且患者病理类型多为对放化疗不敏感的肉瘤，一般会面临手术创伤大，甚至需要截肢。患者心理压力大，术后恢复期常，很多需要复健及康复训练，同时进行抗肿瘤治疗。ERAS可降低术中低体温等不良因素刺激及术后早期肢体康复运动等综合措施，减少了手术的应激反应；完善术后各种支持治疗，康复训练，并对患者进行及时的心理干预。ERAS帮助患者在手术创伤中迅速恢复，帮助患者再次回归社会，获得较好临床结局。

二、术前准备

完善的术前准备可使患者具有充分的心理准备和良好的生理条件，包括术前宣教、营养筛查、预防性应用抗菌药物及抗血栓治疗、个体化的血压和血糖控制及相应的管理方案等。

（一）术前宣教

多数患者在术前存在不同程度的恐慌与焦虑情绪，担心手术的成功与安全，害怕术中、术后的疼痛及并发症，个别患者还会产生严重的紧张、恐惧、悲观等负面情绪，均会造成不良的应激反应，妨碍手术的顺利进行与术后的康复。个体化的宣教是ERAS成功与否的独立预后因素，医护人员应在术前通过口头或书面形式向患者及家属介绍围手术期治疗的相关知识及促进康复的各种建议，缓解患者紧张焦虑情绪，以使患者理解与配合，促进术后快速康复。

（二）营养不良的筛查和治疗

营养不良是术后并发症的独立预后因素，筛查与治疗营养不良是术前评估的重要内容，在促进快速康复方面具有重要意义。欧洲营养与代谢协会建议采用以下指标判断患者是否存在重度营养风险：①6个月内体重下降10%～15%或更高；②患者进食量低于推荐摄入量的60%，持续>10d；③体重指数<18.5kg/m²；④清蛋白<30g/L（无肝肾功能不全）。术前营养治疗的方式优先选择经口营养或肠内营养，根据患者个体情况设定每日营养目标。一项随机对照临床试验的结果显示，对严重营养不良患者（营养不良风险调查评分≥5分）进行术前营养治疗，可将术后并发症发生率降低50%；对于此类患者推荐术前7～10d行肠内营养治疗；若仍无法满足基本营养需求（<推荐摄入量的60%），推荐术前7～10d联合肠外营养治疗；而在评分3～4分的患者中，术前营养治疗并不降低术后并发症发生率或缩短住院时间。

（三）禁食及口服碳水化合物

长时间禁食使患者处于代谢的应激状态，可致胰岛素抵抗，不利于降低术后并发症发生率。

建议无胃肠道动力障碍患者术前6h禁食固体饮食,术前2h禁食清流质。若患者无糖尿病史,推荐手术2h前饮用400mL含12.5%碳水化合物的饮料,可减缓饥饿、口渴、焦虑情绪,降低术后胰岛素抵抗和高血糖的发生率。

(四)预防性应用抗菌药物

切口性质是预防性应用抗菌药物的重要依据。清洁手术(I类切口)通常不需要预防性应用抗菌药物,仅在下列情况时可考虑预防用药:①手术范围大、时间长、污染机会多等;②手术涉及重要器官,如颅脑手术、心脏手术等;③异物植入如人工心脏瓣膜植入、永久性心脏起搏器留置、人工关节置换等;④存在感染高危因素如高龄、糖尿病、免疫功能低下(尤其是接受器官移植者)、营养不良等。清洁-污染手术(II类切口)和污染手术(III类切口)需要预防性使用抗菌药物。对于已存在感染(IV类切口),术前即治疗性应用抗菌药物的患者,不属于预防应用范畴。结直肠手术前预防性使用抗菌药物可明显减少术后伤口感染的风险,术前预防性使用抗菌药物亦可使胸心外科、血管外科、髋关节或膝关节置换等患者获益。抗菌药物的选择应同时针对厌氧菌和需氧菌,并根据药物半衰期和手术时间及时补充。若手术时间超过3h或超过所用药物半衰期的2倍以上,或成人出血量超过1500mL时,术中应及时补充单次剂量抗菌药物。

(五)预防性抗血栓治疗

恶性肿瘤、复杂性手术、化疗和长时间卧床是静脉血栓栓塞症的危险因素,存在危险因素的患者若无预防性抗血栓治疗,术后深静脉血栓形成发生率可达30%,致死性肺栓塞发生率近1%。推荐中、高危患者(Caprini评分≥3分)手术前2~12h开始预防性抗血栓治疗,并持续用药至出院或术后14d。静脉血栓栓塞症高危患者除药物治疗外,必要时应联合机械措施,如间歇性充气压缩泵或弹力袜等。

三、呼吸系统管理及并发症防治

呼吸系统管理是ERAS的重要环节且贯穿围手术期全程。有研究结果显示,37.8%的外科手术患者合并肺部并发症,对于高危患者积极进行干预有助于提高肺功能及对手术的耐受性,明显降低术后肺部并发症发生率,缩短住院时间。

(一)术前肺功能评估

评估方法包括患者的呼吸困难程度、气道炎症、吸烟指数、肺功能检查等。术前肺功能评估可预测手术效果及术后并发症,有助于选择手术类型和手术范围。必要时可行心肺运动试验,有助于识别高危患者,同时可作为制订患者运动负荷量的依据。

(二)肺康复锻炼

术前在指导下戒烟(至少2周);戒烟4周可降低围手术期并发症发生率。制订呼吸锻炼计划,通过指导患者进行有效咳嗽、体位引流、胸背部拍击等方法,帮助患者保持呼吸道通畅,及时清除呼吸道分泌物。术后应鼓励并协助患者尽早进行深呼吸及有效咳嗽,保持呼吸道通畅。

(三)药物治疗

临床常用气道管理药物主要包括抗菌药物、糖皮质激素、支气管扩张剂和黏液溶解剂等,给药方式包括静脉、口服和雾化吸入等。

雾化吸入糖皮质激素可减轻气道炎症反应,对于围手术期气道应激调控具有重要作用。对于存在气道高反应性和肺功能下降的高危患者,如年龄>65岁、肥胖、有吸烟史、支气管哮喘和慢性阻塞性肺疾病等，推荐术前1周至术后3个月行雾化吸入糖皮质激素治疗。雾化吸入支气管舒张剂可有效降低迷走神经张力，缓解反应性高涨高阻状态，预防支气管痉挛及其他围手术期气道并发症。合并基础肺部疾病如哮喘、慢性阻塞性肺疾病的患者推荐使用$β_2$受体激动剂和抗胆碱能药物维持吸入至手术当日。

四、麻醉管理的优化

随着技术的进步与管理理念的更新，麻醉已不局限于提供良好的手术条件与保障患者术中的安全，其贯穿于术前准备、术中处理及术后康复等整个围手术期的诸多环节，在ERAS的实施中具有举足轻重的作用。

（一）麻醉前评估和处理

麻醉的术前评估和处理主要包括5个方面。

1.心血管系统和呼吸系统功能评估。

2.外科术后急性肾功能不全的预后因素：年龄>56岁，男性，急诊手术，胸腔和腹腔内手术，需要口服药物或胰岛素治疗的糖尿病，充血性心力衰竭，腹水，高血压，术前轻、中度肾功能不全等。

3.贫血：贫血是术后并发症和死亡的独立预后因素，需进行良好的术前评估与处理。

4.治疗的优化：患者戒烟、戒酒，积极治疗并发症，力争达到最佳状态。

5.麻醉前用药：术前加强与患者交流，减轻患者紧张焦虑情绪，可使用短效抗焦虑与镇痛药物，老年患者应替换苯二氮䓬类药物。

（二）麻醉选择

1.麻醉方法：全身麻醉、区域阻滞及两者的联合使用等均为ERAS理念下可选的麻醉方式，既能满足镇静、镇痛、提供良好的手术条件等基本要求，亦能有效减少手术应激，有利于促进患者术后康复。

2.麻醉药物：尽可能使用短效药物。常用药物如下：①吸入全身麻醉药物：七氟醚、地氟醚；②静脉全身麻醉药物：丙泊酚、依托咪酯，老年患者尽可能避免使用咪达唑仑；③肌松药：首选中效肌松药，如罗库溴铵、维库溴铵及阿曲库铵等，避免使用长效肌松药；④阿片类药物：芬太尼、舒芬太尼及瑞芬太尼等。

3.全身麻醉诱导可以应用短效药物，如丙泊酚、瑞芬太尼等。为了使患者快速苏醒及恢复，麻醉维持阶段可用静脉麻醉药丙泊酚或辅以短效吸入麻醉剂。近期研究结果表明，瑞芬太尼可降低神经外科患者术后脑缺血性损伤风险及心肌损伤风险。

（三）麻醉管理

1.麻醉深度管理：无论采用何种全身麻醉方法，均需达到适合的麻醉深度。既要避免术中知晓，也要避免麻醉过深；既有利于快速苏醒，也有利于减少麻醉不良反应。建议行麻醉深度监测。①吸入麻醉：维持吸入麻醉药呼气末浓度0.7~1.3个最低肺泡有效浓度，或脑电双频指数40~60；②静脉麻醉：维持脑电双频指数40~60；③老年患者避免长时间脑电双频指数<45。

2.呼吸管理：控制吸入氧气浓度至动脉氧分压与氧饱和度正常即可，尽可能避免长时间高浓度氧（FiO_2>80%）吸入；采用非保护性机械通气策略。

3.肌松监测和术后残余肌松作用的预防：①术中使用足量肌松药以确保外科术野的暴露，创造良好的手术条件；②腹腔镜手术建议采用深度肌松，以改善显露、降低人工气腹压力、减少并发症；③术中评估神经肌肉阻滞程度，推荐进行肌松监测，避免肌松药过量，并有助于指导气管拔管；④术毕可在机械通气的保护下等待肌松药作用的自然消失，也可使用胆碱酯酶抑制剂逆转非去极化肌松药的作用。无论采用何种策略，均需确认患者咽喉部保护性反射已经恢复且4个成串刺激比值>0.9时方可拔除气管导管。

4.术中保温：术中监测体温，可采用预加温、提高手术室室温、使用液体加温装置、加温毯、暖风机等措施维持患者术中中心体温>36℃。

5.液体治疗：液体治疗的目的是通过优化循环容量以改善组织灌注，应使患者的血容量和心血管功能相匹配，避免容量不足及容量过负荷。①中小手术可遵循"标准方案"（生理需要量+术前液体丧失量+液体再分布量+麻醉后血管扩张）补充平衡晶体液，基础量为1～2mL/(kg·h)，按需给予1～2L的补充剂量；术中失血量可按1∶1补充晶体液、胶体液和（或）血制品；监测呼吸频率、心率和血氧饱和度，据此评估患者的容量状况及麻醉深度，评估容量和心血管功能的匹配程度。②复杂性手术需要精准的补液方案，采用"目标导向液体治疗"策略，完善监测，避免血管外容量过负荷及组织水肿。③目标导向液体治疗：建立血流动力学监测（每搏输出量、心排血量、收缩压变异率、脉压变异率及每搏输出量变异率等）后，以1～2mL/(kg·h)平衡盐晶体液为基础，根据监测指标进行补液试验。以每搏输出量为例，当每搏输出量下降时，给予200～250mL胶体液或平衡盐晶体液；若每搏输出量增加10%～15%或更高，继续补充200mL液体；如每搏输出量增加少于10%，停止补液试验，继续给予基础补液。④使用血管活性药物治疗区域阻滞后血管扩张导致的低血压。⑤现有证据表明，术中首先补充平衡盐晶体溶液。

6.血糖控制：术中使用胰岛素控制血糖接近正常（<10mmol/L），并注意避免低血糖。

7.预防下肢深静脉血栓形成：建议术中使用下肢加压装置预防下肢深静脉血栓形成。

8.预防术后恶心呕吐：患者发生术后恶心呕吐的预后因素包括：女性、不吸烟、术后恶心呕吐或晕动症病史、美国麻醉师协会分级低、高度紧张焦虑、偏头痛；使用吸入麻醉药、使用氧化亚氮、使用阿片类药物、手术时间长、腹腔镜手术方式等。降低术后恶心呕吐基础风险的推荐措施有：应用局部麻醉，避免全身麻醉；避免使用吸入麻醉药；静脉麻醉药首选丙泊酚；适当水化；尽量限制使用阿片类药物等。

五、疼痛治疗

疼痛是患者术后主要的应激因素之一，可导致患者术后早期下床活动或出院时间延迟，阻碍外科患者术后康复、影响患者术后生活质量。因此，疼痛治疗是ERAS非常重要的环节，其目标包括：良好的镇痛效果；较小的不良反应和并发症；维护良好的器官功能；有利于患者术后康复；较高的性价比。提倡建立由麻醉医师、外科医师、护理人员与药剂人员组成的术后急性疼痛管理团队，以提高术后疼痛治疗质量，提高患者的舒适度和满意度，减少术后并发症。

（一）原则及方法

1.预防性镇痛和多模式镇痛

预防性镇痛是通过对患者术前、术中和术后全程的疼痛管理，达到预防中枢和外周敏化的效果，从而减少急性疼痛向慢性疼痛的转化。多模式镇痛是联合应用各种方法或药物，从而达到减少阿片类药物的用量及其不良反应的目的。

2.方法

（1）神经阻滞：胸部手术推荐椎旁阻滞与置管，腹部盆腔手术推荐腹横肌平面阻滞、腹直肌后鞘阻滞，上肢手术推荐臂丛神经阻滞和置管，下肢手术推荐腰丛、股神经和坐骨神经阻滞与置管。

（2）椎管内镇痛：常用于胸部与上腹部手术。

（3）静脉镇痛：门诊手术和小手术术后可采用单次或间断静脉注射给药镇痛。一般术后镇痛采用持续静脉注射给药，推荐使用患者自控镇痛方法，达到持续镇痛和迅速抑制暴发痛的目的。

（4）口服给药：常用口服药物有对乙酰氨基酚，非甾体类抗炎药物，可待因，曲马多，羟考酮，氢吗啡酮，丁丙诺啡速释制剂、控释制剂和缓释制剂，以及对乙酰氨基酚与可待因、曲马多或羟考酮的复合制剂等。

适用于：①术前口服给药预防性镇痛；②清醒、非胃肠道手术、术后胃肠功能恢复良好患者的术后轻中度疼痛控制；③静脉镇痛后口服给药延续镇痛；④其他途径镇痛的补充。

（5）皮下或肌肉注射给药：常用药物包括非甾体类抗炎药物、曲马多、哌替啶、吗啡和羟考酮的注射剂。适用于门诊和短小手术后单次给药，连续使用不超过5d。

（6）切口局部浸润：采用长效局部麻醉药物罗哌卡因可达到术后12h的切口镇痛效果，常和其他方式复合使用。

3.药物选择

（1）多种药物联合使用应遵循个体化原则。不同药物的作用机制不同，药物联合应用可发挥协同或相加作用，减少各个药物的剂量和不良反应，达到最大效应−不良反应比。局部麻醉药推荐使用中长效药物，如罗哌卡因和布比卡因。弱阿片类药物主要用于轻中度急性疼痛的治疗；强阿片类药物可用于中重度疼痛的治疗，如舒芬太尼、吗啡、羟考酮等，建议小剂量分次滴定使用阿片类药物，以使用最少的药物得到最好的镇痛效果，减少不良反应的发生。非甾体类抗炎药物与选择性环氧合酶−2抑制剂，可用于：①术前预防性镇痛。②减少阿片类药物的用量，进而减少其不良反应，改善镇痛效果。③治疗镇痛泵停止使用后的残余痛。④阻止痛敏感形成，预防术后慢性疼痛。

（2）镇痛药物联合应用方案：①阿片类药物或曲马多与对乙酰氨基酚联合应用，对乙酰氨基酚每日用量1.5～2.0g，可减少20%～40%的阿片类药物用量。②对乙酰氨基酚与非甾体类抗炎药物联合应用，两者各使用常规剂量的1/2，可发挥镇痛协同作用。③阿片类药物或曲马多与非甾体类抗炎药物联合应用，可减少20%～50%的阿片类药物用量，并可抑制中枢和外周敏化，降低术后疼痛转化成慢性疼痛的发生率。④阿片类药物与局部麻醉药联合用于硬膜外镇痛。⑤氯胺酮、曲马多、加巴喷丁、普瑞巴林等与阿片类药物联合应用，实施多靶点镇痛。

（二）术后疼痛治疗的评估和不良反应处理

应及时采用视觉模拟评分法、数字等级评定量表、语言等级评定量表等对患者静息与运动时的疼痛强度进行评估，同时评估术后疼痛治疗的效果，评估并积极治疗恶心呕吐、瘙痒、肠麻痹等不良反应。

六、减少手术应激

应激是神经内分泌系统对疾病及医疗行为的刺激所产生的反应，可以影响多器官和多系统，包括促进分解代谢、降低免疫功能、导致血栓形成、抑制胃肠道功能、加重心血管和呼吸系统负担，甚至诱发器官功能不全等。手术后由于激活神经内分泌系统及炎性应激反应，代偿不足或代偿过度均可致术后器官功能障碍。减少手术应激是 ERAS 理念的核心原则，也是患者术后康复得以加速的基础。手术创伤、术中失血、低温、不适当的液体治疗、术后疼痛及患者长期不活动等引起的应激反应，是发生术后并发症的重要病理生理基础。减少手术应激的基本原则为精准、微创及损伤控制。

（一）应激性黏膜病变（SRMD）

SRMD 是严重应激所致急性胃肠道功能障碍的重要表现，74%～100% 的危重患者可发生不同程度的 SRMD。在这些患者中，15%～50% 表现为隐性出血，5%～25% 为显性出血，0.6%～5.0% 为大出血，出血患者病死率高达 50%。颅脑损伤后，SRMD 发生率高达 91%。颅脑损伤并发库欣溃疡后，出血率和出血病死率分别高达 47% 和 50%。预防和治疗 SRMD 将有助于提高围手术期安全性、缩短住院时间和降低医疗费用。药物预防 SRMD 的目标是控制胃内 pH 值≥4，SRMD 出血后的胃内 pH 值需要提高到至少 6，以促进血小板聚集和防止血栓溶解。研究证实，质子泵抑制剂可有效预防 SRMD，减少术后上消化道出血及出血所致的死亡风险，进而缩短住院时间。

（二）微创

手术中的精细操作、采用微创技术、爱护组织、减少术中创伤与出血及缩短手术时间等，均可减轻术后炎性应激反应的程度。

（三）药物干预

应激导致 IL-6 等促炎因子的激活，诱发全身炎症反应综合征，而复杂手术后的全身炎症反应综合征与患者的预后密切相关。通过药物调控降低机体的炎症反应可以降低发生并发症和器官功能失常的风险。常用抗炎药物有糖皮质激素、水解酶抑制剂、非甾体类抗炎药物等。糖皮质激素是经典的抑制炎症反应、减轻应激的药物，围手术期应用糖皮质激素有助于减轻手术应激、减轻疲劳从而促进恢复，但也会增加切口愈合不良、SRMD、高血糖、感染的风险，临床应用需谨慎。广谱水解酶抑制剂等药物能抑制多种炎症介质的释放，如肿瘤坏死因子、IL-1 或 IL-6 等，达到减轻炎症反应的效果，目前已被推荐用于肝切除围手术期管理。

七、术后相关问题处理原则

包括术后监测、导管管理、切口管理、促进肠功能恢复及早期活动等，是连接术前准备、手术与术后康复的桥梁。处理得当，能够使手术应激反应减轻到最低程度，缓解术后焦虑，减少并发症，有助于促进患者快速康复，缩短住院时间。

（一）引流管的留置与拔除

选择性应用各类导管，尽量减少使用或尽早拔除，有助于减少感染等并发症，减少对术后活动的影响及患者术后康复的心理障碍。

手术后不推荐常规使用鼻胃管，仅在发生胃排空延迟时选择性使用。Meta 分析及系统评价结果均表明，与常规留置鼻胃管相比，不使用鼻胃管减压的患者肺部并发症明显减少，排气及饮食时间提前，住院时间缩短，腹部并发症并未增加。

应避免使用导尿管或尽早拔除，因其可影响患者的术后活动、增加感染风险，是住院时间延长的独立预后因素。无特殊情况下，术后 1～2d 即可拔除导尿管。对于导尿管预计留置时间超过

4d的结直肠及盆腔手术，可选择耻骨上膀胱穿刺引流术，有助于减轻患者的不适感，降低泌尿系统感染的发生率。

传统理念中，术后应常规留置引流管以防止积液、出血、吻合口瘘及感染等并发症。近年来Meta分析结果显示，吻合口周围引流管留置与否对患者术后并发症及结局并无明显影响，留置引流管可能影响患者术后早期下床活动，增加术后并发症并延长住院时间。因此，不推荐常规留置引流管，在手术创面存在感染，吻合口存在血运不佳、张力过大及可能导致愈合不良的其他因素等情形下，建议留置引流管。胰腺手术需常规放置腹腔引流管。

（二）切口管理

注意术后切口的清洁及监测，及时发现并处理切口并发症如血肿、伤口裂开及伤口感染等。根据患者年龄、营养状况、切口部位、局部血供等决定缝线拆除时间。

（三）促进肠功能恢复

术后肠麻痹可推迟患者早期经口进食时间，是决定患者术后（尤其是腹部术后患者）住院时间长短的主要因素之一。预防术后肠麻痹的措施包括：多模式镇痛、减少阿片类药物用量、控制液体入量、实施微创手术、使用选择性外周阿片受体拮抗剂、不留置鼻胃管、咀嚼口香糖、早期进食和下床活动等。目前缺乏高质量的证据支持使用某种特定药物可刺激术后肠功能恢复。

（四）早期下床活动

长期卧床不仅增加下肢静脉血栓形成的风险，还会产生其他不良影响，如胰岛素抵抗、肌蛋白丢失、肺功能损害及组织氧合不全等。研究结果显示，术后1~3d早期下床活动与ERAS成功与否明显相关。应积极鼓励患者从术后第1d开始下床活动并完成每日制订的活动目标，如术后第1d下床活动1~2h，至出院时每天下床活动4~6h。术后充分镇痛是促进患者早期下床活动的重要保障。

八、营养治疗

营养治疗是指在饮食摄入不足或不能摄入的情况下，通过肠内或肠外途径进行补充，为患者提供全面、充足的机体所需各种营养素，以达到预防和纠正患者营养不良、增强患者对手术创伤的耐受力、促进患者早日康复的目的。合理的营养治疗应充分了解机体各种状况下的代谢变化，正确进行营养状况评估，选择合理的营养治疗途径，提供合适的营养底物，尽可能地避免或减少并发症的发生。

（一）尽快恢复经口进食

术后患者应尽快恢复经口进食，可降低感染风险及术后并发症发生率，缩短住院时间，且不增加吻合口瘘发生率。关于早期进食时间，不同疾病有所差异：直肠或盆腔手术患者，术后4h即可开始进食；结肠及胃切除术后1d开始进食进水，并根据自身耐受情况逐步增加摄入量；胰腺手术则可根据患者耐受情况在术后3~4d逐渐恢复经口进食。另外还可根据患者意愿恢复进食，一项多中心临床研究结果显示，上消化道手术后第1d起根据患者意愿进食，与常规营养治疗方案比较不仅未增加术后并发症发生率和病死率，而且康复速度更快。

（二）补充口服营养制剂

尽管尚缺乏足够证据，但建议对于术前存在营养不良的患者于早期进食过程中给予口服营养制剂，以达到目标摄入量。对于出院时仍存在营养不良的患者，推荐在院外持续口服营养制剂数周。

（三）管饲营养及肠外营养

管饲营养及肠外营养在ERAS计划中不作为常规推荐，但在合并感染、吻合口瘘、胰瘘等情况下应予考虑实施。对于术后1周联合口服补充营养仍无法满足推荐摄入量的60%时，应考虑管饲肠内营养；若管饲营养仍达不到推荐摄入量的60%时，应给予补充性肠外营养或全肠外营养。

九、出院标准及随访

应特别强调，缩短患者住院时间及早期出院，并非ERAS的终极目的。因此，应在患者康复的基础上，翔实制订患者的出院标准并遵照执行。基本标准为：无须液体治疗；恢复固体饮食；经口服镇痛药物可良好止痛；伤口愈合佳，无感染迹象；器官功能状态良好；自由活动。

针对ERAS患者应加强出院后的随访和监测，通过电话或门诊指导患者对切口及引流管的护理，对可能的并发症应有所预料和警惕，建立"绿色通道"，随时满足患者因并发症而再次入院的需求。

近20年来，微创理念的普及、腔镜技术的广泛应用、循证医学模式的建立等，都为ERAS提供了临床应用的可能性与可行性。ERAS理念的实施是一项系统工程，涉及诊疗活动的各个环节，提倡建立由外科医师、麻醉师、护士、理疗师甚至心理专家共同参与的规范化的管理团队，制订明确、标准化的目标。既要遵循循证医学证据，也要尊重医院特别是患者的客观实际。特别应强调，临床实践中不可一概而论，更不可机械、教条地简单化理解ERAS理念及各种优化措施。践行ERAS仍需坚持个体化原则，以使患者最大获益。

第九章　肿瘤免疫营养

免疫营养是一种对肿瘤发生发展过程中的免疫、代谢和炎症变化具有重要调节作用的靶向性营养治疗，是肿瘤营养治疗的重要分支，已在手术、放化疗及肿瘤并发症治疗等多个领域得到广泛应用。然而，虽然已有多项国际营养指南述及免疫营养素在肿瘤临床治疗中的应用，但多数仅作为指南中零散的部分，缺乏系统的整理和归纳，并且部分指南中相关内容及临床研究结果尚存在争议。此外，现阶段人们对肿瘤免疫营养素的具体作用机制和疗效等方面认识的不足，进一步导致了免疫营养在临床实践中应用的局限性和不规范性。

第一节　背　景

一些特定的营养物质，不仅提供能量和营养底物、维持机体氮平衡和组织器官结构与功能，还具有调控应激状态下的机体代谢过程、炎性介质的产生和释放过程，以及刺激免疫细胞、增强免疫应答能力、维持肠道屏障功能和抗氧化剂直接抗肿瘤作用，从而改善患者的临床结局。这些营养物质即免疫营养素，主要包括氨基酸、脂肪酸、核苷酸、维生素、微量元素、益生菌和益生元等。

1992年Daly JM等对上消化道肿瘤患者术后应用含精氨酸、ω-3脂肪酸及核苷酸的免疫营养配方，发现应用免疫营养治疗的患者，其损伤及炎性并发症发生更少，淋巴细胞有丝分裂恢复更快。在此之后关于肿瘤患者应用免疫营养治疗的研究不断涌现，涉及肿瘤患者的手术、放化疗及造血干细胞移植、恶病质治疗等多个方面，即形成了肿瘤营养学的一个重要分支——肿瘤免疫营养，并展现出了广阔的应用前景。

营养不良、代谢异常、免疫失衡及炎性反应贯穿肿瘤发生、发展的整个病程。手术、麻醉等创伤可导致肿瘤患者多种激素和细胞因子分泌失调，引起炎性反应综合征等炎性反应，以及各种免疫细胞功能失调，放疗会影响肿瘤局部和肿瘤周围正常组织的功能，如头颈部肿瘤放疗会影响进食并造成黏膜炎等不良反应，盆腔放疗会引起肠道黏膜免疫屏障破坏、菌群失调等并发症，进而导致营养不良、黏膜免疫力下降、肠道菌群紊乱及局部炎性反应，化疗在杀伤肿瘤细胞的同时对机体的正常细胞也有损伤，影响患者的食欲及食物摄入，导致营养不良、免疫细胞比例失调等。免疫营养可以针对营养不良、代谢异常、免疫失衡及炎性反应等几个方面，改善肿瘤患者的营养、代谢和免疫状态，抑制炎性反应，切断上述因素互相促进的恶性循环。

第二节 免疫营养与肿瘤治疗

一、手术与免疫营养治疗

（一）消化道肿瘤手术患者的免疫营养治疗

消化道肿瘤患者易发生营养不良，手术无疑会加重其营养不良，影响其预后。免疫营养治疗对胃肠道肿瘤限期手术的患者，可以提高患者术后短期生存时间、生活质量等，其对患者长期生存的影响尚缺乏数据支持。

1. 有效性

2010年一项纳入21项研究共1918例患者的系统评价表明，免疫营养能显著减少择期手术患者感染和伤口并发症的发生率，并且缩短住院时间，但免疫营养组与标准营养组术后死亡率都是1%，差异无统计学意义。另一项荟萃分析和系统评价得出了相似的结果。

2. 术前应用

2017年Scarpa M等发表了一项关于术前应用免疫营养治疗对食管癌患者免疫监视功能影响的研究，对比两组手术获取的正常食管黏膜样本，发现与无特殊营养补充组相比，免疫营养治疗组白细胞分化抗原-80（CD80）及CD86（抗原提成细胞活化标志物）、髓样分化因子（MyD88，固有免疫标志物）及CD69（细胞毒性淋巴细胞浸润和活化标志物）的信使RNA（mRNA）水平显著升高，CD8+T细胞及CD107+自然杀伤细胞（NK）显著增多，Peker KD等通过研究术前应用免疫营养对胃癌组织肿瘤浸润T淋巴细胞和血管生成指标的影响，发现尽管与标准营养组相比，免疫营养组CD4+/CD8+T细胞比例下降（$F<0.01$），提示免疫营养治疗能够调节Th1细胞与Th2细胞（辅助性Thelper T cell）的平衡，进而延长生存期，但同时CD105表达升高（$P=0.01$），可能与肿瘤转移和短生存期相关，该研究指出需更大样本量的研究明确患者长期生存情况。2019年Russell K等研究了术前应用免疫营养对绝大多数营养状态良好的行肝脏切除的肝癌患者炎性反应指标等的影响，发现免疫营养组患者（17例）二十碳五烯酸与二十二碳六烯酸的比值和与花生四烯酸的比值在术后1、3、5、7d均高于标准营养组；术后7d免疫营养组患者血浆IL-6水平明显高于标准营养组，功能性指标、免疫反应（白细胞及总淋巴细胞计数）以及炎性反应指标C-反应蛋白（C-reactive protein，CRP）、TNF-α、IL-8、IL-10在两组间无明显差异，免疫营养组10例发生感染并发症，标准营养组4例发生感染并发症、免疫营养与对照组的中位住院时间分别是9d和8d，故免疫营养在营养状态良好的肝脏切除后的肝癌患者中未见明显获益。

3. 术后应用

2017年Luo Z等报道了术后应用免疫营养治疗对胃肠肿瘤术后并发症、炎性反应及免疫指标影响的研究结果，相较于肠外营养组，免疫营养组患者在术后30d，有更短的住院日和更高的体重指数（$F<0.05$），但两组间总住院费用和短期术后并发症差异无统计学意义，免疫营养组患者外周血CD4+T细胞、NK、NK/T细胞及CD4+/CD8+T细胞比例显著上升，IL-2、干扰素γ分泌增多，TNF-α、IL-10分泌减少，细胞活化标志物CD27和CD28表达更高，无并发症生存期更长。2018年最新的一项荟萃分析纳入了7项RCT共583例胃肠道肿瘤患者，发现术后免疫营养应用多于7d组患者

的淋巴细胞总数、CD4+T细胞、CD47、CD8+T细胞比例增加，前白蛋白水平增加，然而上述指标在术后免疫营养应用时间<7d的患者中升高并不明显，应用免疫营养的患者全身炎性反应综合征以及术后并发症显著减少，提示长期免疫营养能改善细胞免疫、调节炎性反应、减少术后并发症。2019年Li K等进行了术后免疫营养治疗对未切除的胃癌患者免疫功能、炎性反应和营养状态影响的研究，发现免疫营养组患者CD4+T细胞、CD3+T细胞，CD4+/CD8+T细胞比值、IgG、IgM和IgA水平显著高于对照组，同时白细胞、CRP和TNF-α的水平显著低于对照组，但营养指标没有变化，表明术后免疫营养能提高患者的免疫功能，改善炎性反应。值得注意的是，2018年Scislo L等发表的一项纳入了98例胃癌患者的随机临床试验报道了胃癌患者术后肠内免疫营养对术后并发症和生存率的影响，结果表明，与标准肠内营养相比，术后予肠内免疫营养可减少呼吸系统并发症和术后病死率，但免疫营养组的6个月和1年生存率并没有提高。

4.应用时机

2019年McKay BP等比较了因肝癌接受肝脏手术的患者术前和围术期接受免疫营养治疗的差别，在系统回顾中纳入了11个研究共725例患者，发现一个队列研究显示在术前和围术期补充支链氨基酸能够减少全部并发症发生率26.9%；而另一个队列研究则显示术前免疫营养治疗能够减少术后腹水发生率25.4%，但不影响全部并发症发生率。4个研究表明免疫营养不能减少术后并发症的发生，术前和围术期给予支链氨基酸对术后病死率没有影响。Kanekiyov S等于2019年发表了对围术期（术前7d到术后7d）应用免疫营养对行食管切除术的食管癌患者影响的研究结果，发现术后第1、7和14d免疫营养组患者的维生素A结合蛋白水平显著高于对照组；其术后感染并发症明显少于对照组（P=0.048），术后重症监护病房或住院时间在两组间无明显差异；免疫营养组和对照组5年无进展生存率分别为75%和64%，总生存率分别为68%和55%，结果表明围术期应用免疫营养治疗能够改善术后早期营养状况，减少术后感染并发症的发生。欧洲临床营养和代谢学会指南认为，胃肠道大手术患者术前和术后应用包括精氨酸补充饮食在内的营养制剂，能明显降低术后感染率并缩短住院时间。2012年ESPEN针对胰十二指肠切除术的患者，推荐在围术期5～7d应用口服免疫营养素，以减少术后感染并发症；针对存在营养不良风险的结肠手术患者，应考虑给予免疫营养治疗。应尽可能缩短术前禁食时间，术后应尽早开始正常进食，并可口服补充免疫营养制剂。含有免疫营养素（精氨酸、谷氨酰胺、ω-3不饱和脂肪酸和核苷酸）的口服营养补充可使患者临床获益；减少术后并发症并缩短住院时间。ESPEN指南认为，虽然当时的研究结论存在一定的异质性，但对于营养不良的患者，免疫营养可能发挥更好的效果。而2016年的ESPEN指南的更新版本中，对上消化道肿瘤患者，推荐在传统围术期应用口服/肠内免疫营养制剂，认为虽然单一免疫营养素的作用尚不明确，但临床研究表明围术期应用免疫营养制剂能减少术后感染并发症，对于术后存在严重营养不良风险的上消化道肿瘤患者十分必要。2015年，中华医学会肠外肠内营养学分会指南指出：药理学剂量的鱼油脂肪乳剂，可用于结肠癌术后患者能改善临床预后，包括减少血清IL-6、TNF-α水平，减少术后感染和全身炎性反应综合征发生，并缩短住院时间。

总之，上消化道肿瘤手术患者，无论术前营养状况如何，围术期均可采取免疫营养治疗。

（二）头颈部肿瘤手术患者的免疫营养治疗

2016年一项前瞻性队列研究，共纳入了195例高危头颈部肿瘤患者，与对照组相比，免疫营养组术后瘘管形成明显减少，住院时间平均缩短2.8d。2018年一项回顾性分析共纳入411例头颈部鳞状细胞癌患者，术前应用免疫营养制剂5d，发现与对照组相比，试验组住院时间显著缩短，局部感染率显著减少。此外，2019年一项针对接受手术治疗的头颈部肿瘤患者的回顾性研究发现，与对照组相比，术后接受富含精氨酸肠内营养的患者的发生率较低，并且平均住院时间较短。同年，有研究发现在复发性头颈部鳞状细胞癌的补救性手术中，术前免疫营养可以较好地控制并发症的发生率并缩短住院时间，这意味着免疫营养可能有助于改善这一高危人群的手术结果。2006年ESPEN指南将颈部肿瘤手术患者围术期应用肠内免疫营养治疗作为A级推荐。另外，Howes N等根据Cochrane等数据库于2018年发表了一项纳入了19个随机对照试验（包括1099例参与者）的系统评价，评估了与标准喂养相比，免疫营养治疗对接受选择性头颈癌手术的成年患者术后恢复的影响，发现和对照组相比，免疫营养治疗虽然不能影响住院时间、伤口感染率和全因死亡率，但可降低术后瘘管形成的风险，其标准护理和免疫营养组瘘管形成的绝对风险分别为11.3%和5.4%，RR为0.48。

总之，头颈部肿瘤手术患者，围术期应用免疫营养治疗能够缩短住院时间、减少瘘管发生率和感染率。

（三）膀胱癌手术患者的免疫营养治疗

2018年Hamilton-Reeves JM等研究了围术期应用免疫营养制剂对根治性膀胱切除术患者免疫和炎性反应指标的影响，29例男性患者中有14例在术前及术后各接收5d免疫营养治疗，免疫营养组的Th1-Th2平衡，即TNF-α/IL-13的比值在术中较基线水平升高54.3%，而标准营养组降低4.8%，差异具有统计学意义；术后第2d免疫营养组外周血IL-6水平与标准营养组相比下降了42.8%；免疫营养组术后第2d血浆精氨酸仍维持在一定水平，而标准营养组与基线相比则下降了26.3%，提示免疫营养能纠正Th1-Th2平衡，改善炎性反应，避免手术带来的精氨酸消耗。膀胱癌手术患者，围术期应用免疫营养能够改善炎性反应状态和免疫反应。

二、肿瘤患者放化疗与免疫营养治疗

（一）肿瘤患者化疗与免疫营养治疗

2016年一项关于谷氨酰胺和转化生长因子P2是否能缓解胃肠道肿瘤患者化疗毒性的Ⅲ期临床试验表明，补充两种免疫营养物质并不能减少化疗引起的血液学和非血液学毒性。同年一项针对谷氨酰胺对儿童急性淋巴细胞白血病化疗期间营养和免疫状态影响的RCT发现，与标准营养组相比，谷氨酰胺强化组患者身高、体重等指标未发生明显变化，但血浆前白蛋白、维生素A结合蛋白、白蛋白、肱三头肌皮肤褶厚度等营养指标显著改善，水肿发生率显著减少，CD3+T细胞、CD4+T细胞、CD4+/CD8+T细胞以及NK细胞比例显著增高。2017年一项关于谷氨酰胺增强型营养对围化疗期的进展期胃癌患者肠黏膜屏障功能以及免疫功能影响的RCT中发现，与对照组相比，免疫增强组肠黏膜渗透程度相关指标更低，尿中乳果糖/甘露醇比值、血中D-乳酸水平、肠黏膜损害程度指标更低，免疫功能改善，CD3+T细胞、CD4+T细胞、CD4+/CD8+T细胞水平更高，CD8+T细胞水平更低，抗体IgG、IgM、IgA水平更高，恶心呕吐、口腔黏膜炎、腹痛腹泻等化疗毒副作用发生率更低，生活质量有所提高。2017年在一项针对口服谷氨酰胺治疗儿童和青少年肿瘤患者长春新碱诱导的神经毒性的RCT中发现，补充谷氨酰胺能改善感觉神经功能，但对运动神经功能无明显改善。2019年8月的一项研究指出，高纯度乳清蛋白有助于改善结直肠癌患者在化疗期间的营养状况，提示乳清蛋白可能是改善营养状况的重要治疗选择，特别是防止化疗期间的严重毒性。

（二）肿瘤患者放疗与免疫营养治疗

2017年在一项关于口服谷氨酰胺对放疗和（或）化疗的头颈部肿瘤患者黏膜炎和皮炎影响的双盲RCT中发现，与安慰剂组相比，谷氨酰胺组黏膜炎发生率更低，但两组差异无统计学意义；而其黏膜炎的发生率显著减少，严重程度显著降低。2017年一项关于直肠癌患者术前新辅助放化疗过程中应用肠内谷氨酰胺治疗对其炎性反应和激素反应影响的RCT研究发现，与安慰剂组相比，谷氨酰胺组患者血浆IL-6水平更低，而谷氨酰胺组患者血浆皮质醇水平在接受谷氨酰胺后也显著降低，提示口服谷氨酰胺有一定抗炎作用，进而减少放化疗期间的激素应激反应。另外，2018年一项关于口服益生菌治疗宫颈癌放疗导致的腹泻的RCT发现，益生菌组较安慰剂组患者腹泻率显著降低，2级腹痛发生率显著减少，腹痛时间显著缩短。

对于接受放疗、化疗的患者，各指南推荐如下。2015年，欧洲肿瘤内科学协会（ESMO）与多国支持癌症护理协会/国际口腔肿瘤学会（MASCC/ISOO）指南均做出推荐：对于盆腔肿瘤化疗和（或）放疗的患者，建议使用含乳酸杆菌的益生菌预防患者腹泻，对于接受放疗或放化疗的口腔癌患者，应用口服锌补充剂来预防口腔炎可能获益。2016年美国营养与饮食学会（AND）指南提出：对于肿瘤患者化疗诱导的周围神经炎，可考虑应用免疫营养素，如维生素E、钙、镁、乙酰左旋肉碱、谷氨酰胺、谷胱甘肽等。但它们的效果并不确切（推荐等级：弱，条件性的）。2016年ESPEN指南指出：肿瘤内科治疗，包括细胞毒治疗和靶向治疗，目前并没有充分的证据支持谷氨酰胺的应用。对于预防放疗诱导的肠炎和（或）腹泻、胃炎、食管炎或皮肤毒性，不推荐应用谷氨酰胺。各指南对免疫营养在肿瘤放化疗中应用的推荐级别仍较低，但近年来相关研究不断增多，研究的主要营养素为谷氨酰胺，且其中许多结果显示谷氨酰胺改善免疫功能和抗炎的作用，这可能会影响各大指南的推荐级别。

化疗患者，补充谷氨酰胺能够改善儿童急性淋巴细胞白血病患者的营养指标，改善进展期胃癌患者的肠黏膜屏障功能以及免疫功能，改善长春新碱诱导的神经毒性，改善感觉神经功能。

放疗患者，口服谷氨酰胺能够降低放疗和（或）化疗的头颈部肿瘤患者的黏膜炎发生率，降低其严重程度，对直肠癌手术前放化疗患者有一定抗炎和减少激素应激反应的作用，益生菌能够降低宫颈癌放疗导致的腹泻和腹痛发生率，减少腹痛时间。

三、肿瘤患者造血干细胞移植与免疫营养治疗

造血干细胞移植患者应用免疫营养治疗的临床试验较少，证据尚存不足。Lyama S等回顾性研究了在预处理前7d到造血干细胞移植后28d给予患者含有谷氨酰胺、纤维素和低聚糖的口服免疫营养制剂对并发症及短期生存等的影响，发现试验组患者的严重腹泻、黏膜炎持续时间明显缩短，体重丢失的天数也明显减少，100d的生存率显著提高。2017年一项纳入了10个RCT共681例造血干细胞移植患者的荟萃分析发现，免疫营养治疗将移植物抗宿主病发生率降低了19%，然而试验组患者感染发生率并无显著降低。

对于造血干细胞移植的患者，肠外应用谷氨酰胺相比肠内应用更能改善负氮平衡、缩短住院时间、降低严重的黏膜炎和血液感染的发病率，故ASPEN指南对此推荐肠外应用药理剂量的谷氨酰胺。ESPEN指南认为造血干细胞移植的患者可能从谷氨酰胺强化的肠外营养中获益。2016年ES-

MO指南对接受造血干细胞移植的肿瘤患者，无论是否进行全身照射，应用静脉注射谷氨酰胺以预防接受大剂量化疗患者的口腔黏膜炎。这方面，最新呈现的研究是2019年韩国发表的一项纳入91例患者的回顾性分析评估了含谷氨酰胺的肠外营养对造血干细胞移植患者临床结局的影响，结果表明，谷氨酰胺组与非谷氨酰胺组相比，临床感染率和100d死亡率均较低，多变量分析显示谷氨酰胺组临床感染和100d死亡率的优势比分别为0.37和0.08。造血干细胞移植患者，免疫营养可能降低患者的移植物抗宿主病发生率。

四、肿瘤患者的恶病质与免疫营养治疗

2017年一项针对进展期胃肠道肿瘤恶病质患者骨骼肌减少的回顾性研究发现，腰大肌指数变化率（APMI，肌肉减少症指标）降低组与升高组比较，其ω-6/ω-3比值与花生四烯酸/二十碳五烯酸（AA/EPA）比值均显著升高，血清EPA水平和APMI呈正相关，血清CRP，AA/EPA比值及ω-6/ω-3比值和APMI负相关，因此血清AA/EPA比值及ω-6/ω-3比值升高，分别为5.73和3.96，可能作为肌肉减少症的诊断指标，并与预后不良相关。同年另一项回顾性研究针对存在恶病质的胃肠道肿瘤患者，观察化疗同时加用富含ω-3系多不饱和脂肪酸（含EPA）的营养治疗后，患者炎性反应指标及体组织等的变化情况，发现对照组血浆CRP水平显著升高，而骨骼肌量和受体组织没有明显变化，相反，ω-3系多不饱和脂肪酸组血浆CRP水平未见变化，而骨骼肌量和瘦体重随着时间显著增加，并且血清高CRP水平与化疗耐受性减弱相关，富含ω-3系多不饱和脂肪酸的营养补充能提高化疗耐受性，改善恶病质状态，改善预后等。

指南对肿瘤患者恶病质状态的免疫营养治疗推荐强度和级别都非常低，不论是早年和近期的证据都很少，不足以支撑临床推荐。2016年，EPCRC更新临床指南时进一步强调，虽然在某些研究中发现了它们的某些益处，例如β-羟基-β-甲基丁酸（HMB）、精氨酸和谷氨酰胺联合应用4周后能增加肺癌患者受体组织等。但仍没有足够的证据推荐在恶病质肿瘤患者中应用这些营养素。2016年ESPEN指南指出，对于接受化疗且存在体重丢失和营养不良风险的进展期肿瘤患者，建议应用含长链ω-3脂肪酸或鱼油的营养添加剂，以稳定或改善食欲、食物摄入、瘦体组织和体重。此外，对接受抗肿瘤治疗的全身炎性反应和恶病质的晚期肿瘤患者，支链或其他氨基酸或其代谢产物，包括HMB、精氨酸和谷氨酰胺能否被推荐应用于改善体重下降，目前尚无充分的临床证据。恶病质状态常伴系统性炎性反应，对此，2015年日本肠外肠内营养学会指南指出，可推荐尝试应用所谓特殊药物疗法，其包括不饱和脂肪酸（EPA等）在内的免疫营养素，可通过下调NF-κB（核因子激活的B细胞的κ-轻链增强）活性、抑制炎性反应性细胞因子等机制以拮抗系统性炎性反应，从而让患者获益。

五、败血症与免疫营养治疗

败血症患者常存在血流动力学不稳定的情况，L-精氨酸被认为会在体内代谢产生一氧化氮，加重败血症患者的血管扩张，导致败血症血流动力学更加不稳定。对于败血症、血流动力学障碍的患者不推荐应用含有精氨酸的肿瘤免疫营养。在此方面各指南的推荐意见不一致，如ESPEN指南、重症监护医学协会（SCCM）和ASPEN指南支持轻到中度败血症患者应用精氨酸，不推荐重度败血症患者应用，而加拿大临床实践指南（CCPG）则认为精氨酸不能应用于败血症患者。

六、研究进展

免疫增强型 EN 制剂是在标准型 EN 制剂基础上添加谷氨酰胺、精氨酸、ω-3 PUFAs、核苷酸或抗氧化营养素等特殊营养物质，利用这些物质的药理作用达到调节机体代谢和免疫功能的目的。

迄今为止关于免疫增强型 EN 制剂在外科患者中应用的 Meta 分析共有 15 项，绝大多数研究结果提示其可改善患者免疫功能、降低感染性并发症发生率、缩短住院时间、改善临床预后。21 项 RCT 共 2005 例患者进行 Meta 分析，结果显示围手术期或术后使用免疫增强型 EN 制剂较标准 EN 制剂能减少感染并发症和住院时间，降低吻合口破裂发生率，但单独手术前使用未见明显获益，病死率无差异。Hegazi 等研究发现，免疫增强型 EN 制剂较常规饮食能减少感染并发症发生率，缩短住院时间。通过 Meta 分析发现，胃肠道肿瘤患者术前、术后或围手术期使用免疫增强型 EN 制剂较标准 EN 制剂能减少术后感染和非感染性并发症，缩短住院时间。Lei 等对 7 项 RCT 共 501 例肝移植患者进行 Meta 分析，发现围手术期应用免疫增强型 EN 制剂较标准 EN 制剂能减少感染并发症和住院时间，但并不能降低病死率和排斥反应。Wong 和 Aly 对 19 项 RCT 共 2016 例上消化道手术患者进行 Meta 分析，发现术后使用免疫增强型 EN 制剂能减少切口感染并发症和住院时间，但其他并发症发生率和病死率无明显差异。最近的 2 项 RCT 的结果也证实，围手术期免疫增强型 EN 制剂较标准 EN 制剂能明显减少切口感染并发症。因此，美国肠外肠内营养学会肿瘤指南、欧洲肠外肠内营养学会指南和 ERAS 指南均推荐围手术期应用免疫增强型营养制剂。

尽管如此，近年来多项设计良好的研究结果却显示，免疫增强型 EN 制剂对食管、胃切除术或肝切除、肝移植患者并无益处，甚至会加重某些患者（如严重感染、感染性休克）的病情。为此，免疫增强型 EN 制剂被建议慎用于血流动力学不稳定的脓毒症患者，以免造成免疫调节系统紊乱。事实上，产生上述结果是因为某些免疫增强型 EN 制剂中精氨酸含量过高。

（一）精氨酸

精氨酸作为一氧化氮合成的底物，可增加一氧化氮合成，进而促进感染、炎症状况下血管舒张、氧化应激损害增加，加重血流动力学不稳定和器官衰竭。因此，最新的美国肠外肠内营养学会重症指南认为，对于严重脓毒症患者不应常规使用含精氨酸的免疫增强型 EN 制剂。

（二）谷氨酰胺

谷氨酰胺是机体中含量最丰富的氨基酸，约占总氨基酸的 50%，是合成氨基酸、蛋白质、核酸和许多其他生物分子的前体物质，在肝、肾、小肠和骨骼肌代谢中起重要调节作用，是在机体内各器官间转运氨基酸和氮的主要载体，也是所有快速增殖细胞如小肠黏膜细胞、淋巴细胞等生长、修复特需的能源物质，对维护肠道黏膜结构和功能的完整性起着十分重要的作用。手术创伤、烧伤、感染等应激状态下，血浆与骨骼肌内谷氨酰胺含量明显下降，导致蛋白质合成障碍、肠黏膜萎缩、免疫机能受损。此时补充外源性谷氨酰胺可通过增加血浆和肌肉中谷氨酰胺浓度，促进蛋白质合成，改善机体免疫抑制状态，减轻氧化应激损害，调控细胞因子、炎性介质的产生和释放，防止肠黏膜萎缩，减少肠道细菌及内毒素移位，从而改善患者的临床结局。

有关谷氨酰胺的研究由来已久，大量的临床研究及 Meta 分析结果均显示，PN 中添加谷氨酰胺可促进外科患者术后正氮平衡、降低感染性并发症发生率、缩短住院时间、提高生存率。Sandini 等针对 PN+谷氨酰胺在大型择期腹部手术患者中作用的 Meta 分析纳入 19 项 RCT 共 1243 例患者，结果显示添加谷氨酰胺对总体病死率和感染并发症发生率无影响，但能缩短住院时间。同样，Boll-halder 等对外科及重症患者的 Meta 分析结果也显示，PN+谷氨酰胺可降低感染并发症发生率和住院时间，并有降低病死率的趋势。但最近的数个多中心 RCT 结果显示，胃肠道、血管、心脏等术后重症患者 PN 时添加谷氨酰胺对病死率、感染并发症发生率及住院时间无明显影响。尽管如此，目前国际上绝大多数营养学会和机构均推荐对需要 PN 支持的手术患者添加谷氨酰胺，以利于改善临床结局。

有关外科重症患者 PN 时是否应添加谷氨酰胺，近年来数项 RCT 或 Meta 分析的结果并不一致。Wischmeyer 等报告的 Meta 分析纳入 26 项 RCT 共 2484 例重症患者，结果显示 PN 中添加谷氨酰胺能降低住院期间病死率及感染并发症发生率，减少住院时间和 ICU 停留时间。Chen 等对 PN 添加谷氨酰胺在重症患者中的作用进行 Meta 分析，结果显示添加谷氨酰胺能降低院内感染率，对住院时间及病死率无影响。REDOX 研究的结果显示，对于存在多器官功能衰竭或血流动力学不稳定需要升压药支持的休克患者，应用较高剂量谷氨酰胺>0.5g/(kg·d) 可能有潜在不良影响。Pasin 等对重症患者 PN 时添加谷氨酰胺的效果进行 Meta 分析，纳入 5 项 RCT 共 2463 例患者，结果显示添加谷氨酰胺较无添加者病死率升高，但对单中心 1645 例患者的分析结果却显示，添加谷氨酰胺可以降低病死率。最近 Oldani 等报告的 Meta 分析结果显示，重症患者 PN 时添加谷氨酰胺未能降低住院期间病死率、ICU 病死率及感染并发症发生率。有学者认为，上述结果的差异与补充谷氨酰胺导致血浆氨基酸谱失衡、疾病的严重程度（如休克、多器官功能衰竭）及是否存在谷氨酰胺缺乏有关。

（三）ω-3 PUFAs

临床证据表明，PN 时补充 ω-3 PUFAs 可改善择期手术、多发伤、脑外伤、腹部大手术及冠状动脉旁路移植术患者的预后。此外，严重创伤、感染及急性呼吸窘迫综合征等重症患者，补充 ω-3 PUFAs 有助于改善应激后炎症反应、器官功能，减少机械通气时间、ICU 停留时间和住院时间，降低并发症发生率及病死率。研究结果表明，ω-3 PUFAs 可通过改变细胞膜磷脂构成、增加膜流动性，影响细胞膜上受体的空间和离子通道，进而影响细胞功能分子的合成、抑制信号转导。此外，ω-3 PUFAs 调节类二十烷酸、细胞因子的合成，调控基因、信号分子和转录因子的表达，改变脂肪酸的组成及结构，影响各种炎症介质、细胞因子的合成及白细胞的活性，从而减少炎性介质的产生与释放，促进巨噬细胞的吞噬功能，具有抗炎、改善机体免疫机能的作用。此外，ω-3 PUFAs 还参与细胞代谢产物调节受体介导的多种信号转导通路，包括跨膜受体介导、核受体介导的信号转导通路，最终影响基因表达，引起细胞代谢、增殖、分化、凋亡等一系列的改变。

多项临床研究结果显示，腹部手术后患者补充鱼油脂肪乳剂，有助于改善应激后炎症反应及肝脏、胰腺功能，减少术后机械通气时间，缩短住院时间，降低再入 ICU 率及病死率。对于脓毒症患者，ω-3 PUFAs 可通过调节炎性因子合成，降低感染率、ICU 停留时间及总住院时间，提高生存率。Meta 分析结果显示，外科患者 PN 中添加鱼油能减少感染并发症，缩短住院时间和 ICU 停留时间。我们通过文献检索发现上述的临床研究及 Meta 分析时间较早，纳入的研究异质性大，混杂了各类重症患者。因此，重新筛选文献对术后 PN 时添加 ω-3 PUFAs 对外科手术患者临床结局的作用进行 Meta 分析，共纳入 19 篇 RCT，结果显示，PN 时添加鱼油能使患者在感染并发症发生率方面获益，对病死率无明显影响。

ω-3 PUFAs 另一值得关注的效应是其对器官的保护作用和对重症患者的效果。多项研究结果表明，ω-3 PUFAs 可降低肺动脉压，改善肺血管通透性及肺功能，可明显改善败血症和急性肺损伤或急性呼吸窘迫综合征患者的氧合作用，降低急性呼吸窘迫综合征病死率，缩短机械通气时间与ICU停留时间，改善预后。多项针对重症及外科患者PN中添加鱼油的Meta分析结果也显示，重症患者PN时添加鱼油是安全的，能明显降低感染并发症发生率，缩短住院时间及ICU停留时间，但对病死率无影响。因此，美国肠外肠内营养学会在最新的重症指南中也推荐重症患者需要PN支持时应添加ω-3 PUFAs。

值得注意的是，ω-3 PUFAs改善预后的效果具有剂量依赖性，同时其作用还与疾病的严重程度和应用时机有关。目前大多数专家建议ω-3 PUFAs应尽可能在疾病及应激的早期使用，推荐剂量为0.10～0.20g/(kg·d)。

第十章 肿瘤与肠道微生态治疗

第一节 概 论

人体肠道内栖息着1000种以上的细菌，其总数接近于10^{13}～10^{14}菌落形成单位（Colony forming unit，CFU）。肠道内的大部分细菌定植于人体结肠内，其中每克肠内容物细菌含量高达10^{12} CFU。肠道的微生态系统是机体最庞大和最重要的微生态系统，其对宿主的健康与营养起着重要作用，是激活和维持肠道生理功能的关键因素。正常情况下，人体选择性地让某些微生物定植于肠道，并为其提供适宜的栖息环境和营养，而这些微生物及其代谢产物在人体内发挥生物屏障功能、参与免疫系统成熟和免疫应答的调节，并对机体内多种生理代谢起着重要作用。研究显示，人体肠道内有益菌种类和数量的多少在一定程度上可以反映出人体的健康状态。

近年来越来越多的研究表明，肠道微生物菌群作为一种内分泌器官，具有调节免疫、炎症、代谢等作用，在包括癌症在内的人类慢性疾病的预防及治疗中发挥着重要的作用。微生物群影响癌症发展的机制与其对机体慢性炎症的调节或对免疫细胞的直接影响有关。研究显示，肠道微生物群可以通过调节肠黏膜免疫细胞功能影响机体免疫力，其产生的代谢产物还可以通过肠脑轴影响中枢神经系统，进而影响食欲、情绪及肌肉细胞的能量消耗。有趣的是，最新研究发现，肠道益生菌对PD-1类免疫疗法是否起效可能起到决定性作用，即肠道菌群多样性好的人群较菌群单一的肿瘤人群生存期明显延长。好的菌群可以增强免疫治疗的疗效，反之，则没有效果。但是，益生菌干预有效的研究大多和健康人的粪菌移植有关，补充一种或几种大剂量的益生菌效果常常不理想，个别研究还发现补充的益生菌还可能影响抗生素性腹泻患者自身正常菌群的恢复，导致正常微生态失衡。因此，目前不推荐盲目补充单一的益生菌。

大量研究显示，某些碳水化合物，如低聚糖和膳食纤维对肠道微生态及免疫力有调节作用，机制可能与短链脂肪酸SCFAs（包括乙酸、丙酸和丁酸）有关。一项研究表明，丁酸是肠道微生物群分解纤维的过程中产生的一种重要发酵终产物，SCFAs可控制人类树突状细胞成熟，由于树突状细胞被认为是免疫系统的"守门人"，因此，对于调节机体免疫内稳态具有关键作用。这可能是植物性为主的饮食模式对免疫功能产生影响的潜在机制。此外，膳食纤维以及SCFAs能够激活抗炎细胞因子（IL-10和IL-22）的产生，一些乳酸杆菌、双歧杆菌菌株对病原微生物及炎症也有一定抑制作用，并能通过产生一氧化氮降低癌症风险，对癌细胞也有直接的细胞毒作用。

总之，微生物群的多样性在免疫系统的成熟、发育和功能中起着至关重要的作用。了解如何最好地控制微生物群，从而控制人类免疫系统及其失调，或控制共生状态下的后生生物效应，是开发新的益生菌补充剂和癌症免疫疗法相结合的一个重要机会。

一、益生菌分类

（一）来源分类

目前各国益生菌制品的种类非常多。益生菌所采用的菌种主要来源于宿主正常菌群中的生理性优势细菌、非常驻的共生菌和生理性真菌三大类。生理性优势细菌多为产乳酸性细菌，大致包括7个菌属的上百个菌种。非常驻的共生菌在宿主体内的占位密度低，是具有一定免疫原性的兼性厌氧菌或需氧菌，它们可以是原籍菌群、外籍菌群或环境菌群，如芽孢菌属、梭菌属等。生理性真菌包括益生酵母。

（二）国家卫健委批准应用于人体的益生菌

在我国，经国家卫生健康委员会批准应用于人体的益生菌主要有以下种类：

1. 乳杆菌属

德氏乳杆菌、短乳杆菌、纤维素乳杆菌、嗜酸乳杆菌、保加利亚乳杆菌、干酪乳杆菌、发酵乳杆菌、植物乳杆菌、罗特乳杆菌、约氏乳杆菌、格式乳杆菌、类干酪乳杆菌、鼠李糖乳杆菌等。

2. 双歧杆菌属

青春型双歧杆菌、两歧双歧杆菌、婴儿双歧杆菌、动物双歧杆菌、长双歧杆菌、短双歧杆菌、嗜热双歧杆菌、乳双歧杆菌等。

3. 肠球菌属

粪肠球菌和屎肠球菌。

4. 链球菌属

嗜热链球菌、乳酸链球菌等。

5. 芽孢杆菌属

枯草芽孢杆菌、蜡样芽孢杆菌属、地衣芽孢杆菌、凝结芽孢杆菌等。

6. 梭菌属

主要为丁酸梭菌，此菌也称酪酸梭菌。

7. 酵母菌属

主要是布拉氏酵母菌。

二、益生元

益生元是微生态调节剂的重要组成部分，最早由Giboson在1995年提出，它是一种不被上消化道消化的营养物质，直达结肠，能选择性刺激一种或数种生理性细菌生长增殖，从而起到增进宿主健康的作用。

益生元主要包括低聚果糖、低聚异麦芽糖、大豆低聚糖、低聚木糖、低聚半乳糖、水苏糖等数百种低聚糖类，以及抗性淀粉。

三、肠道菌群失衡

当机体受到年龄、环境、饮食、用药等因素影响时，就会引起肠道微生态失衡，又称为肠道菌群失衡，主要是指由于肠道菌群组成改变、细菌代谢活性变化或菌群在局部分布变化而引起的失衡状态，表现为肠道菌群在种类、数量、比例、定位转移（移位）和生物学特性上的变化。

（一）微生态调节剂

微生态调节剂是在微生态学理论指导下生产的一类能够调节肠道微生态失衡，保持微生态平衡，提高宿主（人、动植物）健康水平或增进健康状态的生理性活菌（微生物）制品；同时也包括这些菌体的代谢产物以及促进这些生理菌群生长繁殖的物质制品。微生态调节剂是一个内涵比较广泛的术语，具体应包括活菌体、死菌体、菌体成分、代谢物及生长促进物质。目前国内外较为一致的意见是把微生态调节剂分成益生菌（Probiotics）、益生元（Prebiotics）和合生元（Synbiotics）三部分。

1989年Fuller把益生菌定义为能够促进肠内菌群生态平衡，对宿主起有益作用的活的微生物制剂。并且符合以下几个标准：①益生菌必须具有活存能力，并能进行工业化规模生产；②在使用和贮存期间，应保持活存状态和稳定；③在肠内或其他生存环境内具有存活能力（不一定繁殖）；④必须对宿主产生有益的作用；⑤无毒、无害、安全、无不良反应。

（二）肠道微生态失衡的诊断

1.病史：肠道中具有能引起肠道微生态失衡的原发性疾病。

2.临床表现：如腹泻、腹胀、腹痛、腹部不适等症状。

3.实验室依据：①粪便镜检球/杆菌比值（成人参考值为1:3）。②粪便菌群涂片或培养发现非正常细菌明显增多，甚至占绝对优势。③李兰娟院士实验室采用双歧杆菌与肠杆菌（B/E值）DNA拷贝数的对数比值，粪便定量PCR检测B/E<1。④粪便细菌指纹图谱等新技术检测能明确肠道微生态改变。

（三）肠道微生态失衡分类

其主要临床表现按照肠道微生态失衡的程度，可以分为三度。

1.一度失衡，也称潜伏型微生态失衡，只能从细菌定量检查上发现菌群组成有变化，临床上无或仅有轻微表现，为可逆性改变，祛除病因后可自行恢复。

2.二度失衡，又称为局限微生态失衡，不可逆，在临床上可有多种慢性疾病的表现，如慢性肠炎、慢性痢疾等。

3.三度失衡，也称为菌群交替症或二重感染，肠道的原籍菌大部分被抑制，而少数菌过度繁殖，临床表现为病情急且重，多发生在长期大量使用抗生素、免疫抑制剂、细胞毒性药物、激素、被射线照射后，或患者本身患有糖尿病、恶性肿瘤、肝硬化等疾病。

第二节　结直肠癌的微生态治疗

肠道菌群在癌症的发生发展和治疗过程中扮演着重要角色，肠道菌群的紊乱可能会触发炎症信号通路，影响宿主免疫功能，进而诱发癌症。有研究表明，特定的乳杆菌和双歧杆菌可通过促进癌细胞凋亡和抗氧化应激来起到预防癌症的作用。乳杆菌的胞外多糖（EPS）是其抗癌的有效成分。在最近的一项研究中发现，植物乳杆菌NCU116分泌的胞外多糖EPS116通过Toll样受体2（TLR2）抑制小鼠上皮性结直肠癌细胞株CT26的增殖，通过死亡受体c-Jun依赖的Fas及其配体Fasl诱导癌细胞凋亡。

除此之外，益生菌或能增强化疗药物的作用、减少其副作用。一项小型的试点研究发现，癌症患者在接受伊立替康化疗的同时补充复合益生菌，可以显著降低患者腹泻的发生率和严重程度，减少小肠结肠炎和腹胀的发生。另外，益生菌也有可能改善免疫检查点阻断剂对癌症的治疗效果。

一、结直肠癌

结直肠癌（Colorectal cancer，CRC）又名大肠癌，是大肠黏膜上皮恶性肿瘤，其发生与遗传和环境因素密切相关。肠道菌群作为重要的环境因素，可通过其代谢途径，影响宿主的代谢表型，和大肠癌的发生具有一定的关联性。目前还没有发现某种特定细菌与大肠癌的发生和发展具有因果关系，但有研究发现以下细菌和大肠癌的发生相关，包括具核酸杆菌、大肠埃希菌、肝螺杆菌、脆弱拟杆菌和牛链球菌等，这些细菌在大肠癌患者的肠道中数量明显增多，而产丁酸盐菌、罗氏菌、双歧杆菌和乳杆菌的数量则显著减少。

（一）机制

近年来，关于益生菌对大肠癌的防治有一些报道，认为益生菌防治大肠癌的机制主要为：改善肠道菌群，可使7α-脱羟基酶、β-葡萄糖醛酸酶、β-葡萄糖苷酶等致癌物失活；抑制腐败菌和致病菌的生长；增强宿主免疫功能；抑制肿瘤细胞的增殖；抑制酪氨酸激酶信号转导途径。

（二）体外实验

青春型双歧杆菌、植物乳杆菌、嗜热链球菌和保加利亚乳杆菌均能抑制人结肠癌细胞株HT-29、SW480和Caco-2的增殖。

（三）体内研究

二甲基肼或氧化偶氮甲烷制备大鼠大肠癌模型，证实干酪乳杆菌、嗜酸乳杆菌、婴儿型双歧杆菌、长双歧杆菌、酪酸梭菌和聚酵素芽孢杆菌均能显著减少大鼠肠道畸变隐窝的发生率。

多项临床研究表明，放化疗或围手术期患者口服双歧杆菌、鼠李糖乳杆菌、植物乳杆菌、嗜酸乳杆菌等益生菌，能有效保护结肠癌术后肠屏障功能和降低术后感染性并发症的发生率，并且口服益生菌还能够起到降低大肠癌发病风险的作用。

二、胃肠道黏膜微生态屏障功能障碍及衰竭

（一）胃肠道黏膜屏障功能障碍及衰竭

胃肠道黏膜屏障功能障碍及衰竭时，一方面机体出现代谢紊乱及营养素利用障碍，急需给予补充；另一方面由于多器官功能障碍，不能有效利用营养素及排出代谢产物，应避免过分补充。对此，采用分阶段、个性化营养治疗是阻止病情进一步发展的关键性环节。

（二）营养及微生态治疗原则

1.严格把握禁食指征，尽可能采用肠内营养和（或）口服营养补充。

2.早期肠内营养的主要目的是维持和恢复胃肠道功能和肠道微生态，而不以满足机体营养需要为核心目标，否则易加重肠道负担，此时机体的营养需要可通过肠外营养途径予以补充。

3.肠内营养治疗以渐进式、分阶段、交叉推进为原则，包含三方面内容：剂型选择由预消化制剂过渡到整蛋白制剂，浓度由低到高，输注速度由慢到快。肠内营养初始阶段给予预消化制剂（氮源由氨基酸型或短肽型提供），碳水化合物以糊精为主，忌大剂量葡萄糖或蔗糖的组方，使用低脂配方或加入部分的中链脂肪酸（MCT），同时应有充足的卵磷脂乳化。热量来源以碳水化合物为主，氮源渐进，如果使用动物蛋白，早期应该使用深度水解物，建议水解后蛋白肽的相对分子质量低于10 000，从而确保营养在小肠吸收的同时避免结肠富营养化导致的微生态恶化。要特别

注意，短肽或短肽+氨基酸过渡到整蛋白期间，需要评价消化功能的恢复情况，浓度和流量的推进须交叉进行。

4.大剂量微生态活菌制剂冲击治疗，以预防肠黏膜屏障功能的恶化，促进肠道微生态的恢复。建议微生态调节剂口服剂量应达 $10^{10}\sim10^{12}$ CFU 或以上，必要时配合微生态活菌制剂灌肠，如禁食状态下更需使用微生态活菌制剂灌肠治疗。

5.添加益生元和合生元制剂可促进肠道微生态功能的恢复。益生元是指对双歧杆菌等益生菌有促进作用的物质，如低聚糖、可溶性膳食纤维等。益生菌和益生元并存会起到协同作用，这样的制剂称为合生元。应注意的是，因益生元具有非消化性，易在肠道内形成高渗环境，诱发高渗性腹泻，临床上根据患者粪便次数调节使用剂量，一般粪便次数在1～2次/d。

6.肠内营养配方中添加适量的谷氨酰胺［0.3～0.5g/(kg·d)］可促进肠黏膜结构和功能的恢复。

7.使用充足的维生素、矿物质和抗氧化剂可减少肠道缺血及再灌注损伤，促进肠道功能恢复。

（三）肠道微生态失衡的防治原则

1.积极治疗原发病，纠正可能的诱发因素，并减少使用、慎用引起肠道微生态失衡的药物（制酸剂、免疫抑制剂、抗生素等），同时关注引起微生态失衡的情况，处理好放化疗、各种创伤、围手术期的治疗工作，防止肠道微生态失衡的发生。

2.调整机体的免疫功能和营养不良状态。对不能进食患者，肠道内营养、鼻饲对保持肠道微生态平衡十分重要，尽可能减少肠外营养，使用肠内营养对维持肠道微生态平衡起重要作用。

3.合理应用微生态调节剂，可以单独应用活菌制剂（推荐数种活菌联合应用）或益生元制剂，也可两种联合应用。此外，近些年开展的粪菌移植治疗，以及我国传统的中医药治疗，在微生态失衡的防治方面有许多积极作用。

利用口服活菌（益生菌）来治疗某些疾病，如 IBS、IBD 等已有较多报道，使用益生元较益生菌在某些方面有更多优点，其在通过胃肠道后具有更高的存活性和在食品或药品中长期的稳定性。益生元提供了一种激动人心并充满挑战的消化功能概念，从选择性刺激结肠中有益细菌的生长看，对健康是有明显帮助的。除了在饮食中作为膳食纤维外，不能够被消化的低聚糖已被证明可以促进钙的生物利用度，降低大肠癌的前期病变的风险，改善众多肠黏膜炎症，降低体内甘油三酯等。而且，益生元与传统的治疗方法相比不良反应少。通过疾病动物模型以及临床病例验证，服用益生元被认为是一种可控的、有一定效果的临床治疗方法。这些可支持益生元作为预防和治疗肠道微生态失衡的一线治疗药物。

第十一章　特殊医学用途配方食品

一、特殊医学用途配方食品的定义、分类及作用

特殊医学用途配方食品（foods for special medical purpose，FSMP）定义：为了满足进食受限、消化吸收障碍、代谢紊乱或特定疾病状态人群对营养素或膳食的特殊需要，专门加工配制而成的配方食品。该类产品必须在医生或临床营养师的指导下，单独食用或与其他食品配合食用。包括适用于0月龄到12月龄的特殊医学用途婴儿配方食品和适用于1岁以上人群的FSMP。

FSMP属于特殊膳食用食品。当目标人群无法进食普通膳食或无法用日常膳食满足其营养需求时，FSMP可以作为一种营养补充或替代途径，起到营养治疗作用。针对不同疾病的特异性代谢状态，FSMP对相应的营养素含量做了特别规定，能更好地适应特定疾病状态或疾病某一阶段的营养需求，为患者提供有针对性的营养治疗，是进行临床营养治疗的一种有效途径。但这类食品不能作为药品，不能代替药物的治疗作用。

FSMP分为全营养配方食品、特定全营养配方食品和非全营养配方食品三大类。

全营养配方食品采用的是高蛋白全营养配方，主要成分为乳清蛋白、大豆蛋白、小麦低聚肽、深海鱼低聚肽、聚葡萄糖和低聚果糖等，可以全面补充人体所需的蛋白质、热量和各种微量元素。适用于重大疾病的恢复期、重大手术及创伤的营养治疗，也可作为日常膳食的营养补充，口服和管饲均可，可单独使用，也可与其他肠外肠内营养制剂搭配使用。

常见特定全营养配方食品有13种常见的特定全营养配方食品。目前科学证据充分、应用历史长的8种特定全营养配方食品包括：糖尿病患者用全营养配方食品，慢性阻塞性肺疾病（COPD）患者用全营养配方食品，肾病患者用全营养配方食品，恶性肿瘤（恶病质）患者用全营养配方食品，炎性肠病患者用全营养配方食品，食物蛋白过敏患者用全营养配方食品，难治性癫痫患者用全营养配方食品，肥胖和减脂手术患者用全营养配方食品。其他5种特定全营养配方食品包括：肝病患者用全营养配方食品，肌肉衰减综合征患者用全营养配方食品，创伤、感染手术及其他应激状态患者用全营养配方食品，胃肠道吸收障碍、胰腺炎患者用全营养配方食品，脂肪酸代谢异常患者用全营养配方食品。

特定全营养配方食品可以说是"具有特殊性质的加强版特定全营养配方食品"。特定全营养配方食品是在相应年龄段全营养配方食品的基础上，依据特定疾病的病理生理变化而对部分营养素进行适当调整的一类食品，它一般会按照患者的病情进行适当的调整和改动，"是特殊化处理"的一种全营养配方食品。适用于特定疾病或医学状况下需对营养素进行全面补充的人群，并可满足人群对部分营养素的特殊需求。

非全营养配方食品的组分比较明确，由整蛋白、短肽和氨基酸、糖类、脂肪等为主要组分，

配方中含有种类比较齐全的维生素和矿物质。非全营养配方食品可满足目标人群部分营养需求，适用于需要补充单一或部分营养素的人群，不适用于作为单一营养来源。该类产品应在医师或临床营养师的指导下，按患者个体特殊的医学状况，与其他FSMP或普通食品配合使用。

中国老龄化人口的不断增加是推动特医食品市场持续增长的巨大动力。随着年龄的增长，人体多方面的功能势必大幅度下降，老年人既是营养不良的高风险人群，也是心脑血管病、肿瘤和神经系统疾病的主要高发人群，慢性疾病及与生活方式有关的疾病也正迅猛增长，如肥胖、糖尿病、高血压、胃肠疾病、阿尔茨海默病等。老龄化人口的激增无疑会给中国的医疗保健带来巨大挑战，但同时也会为FSMP的应用带来广阔市场。

二、肿瘤患者FSMP的应用

（一）肿瘤患者营养状况

营养不良是肿瘤患者病情加重甚至死亡的重要危险因素之一。在全世界范围内，有13%～69%的住院患者存在营养不良的问题，肿瘤患者营养不良和恶病质的发生率极高。中国抗癌协会肿瘤营养与支持治疗专业委员会《常见恶性肿瘤营养状况与临床结局相关性研究》发现我国67%肿瘤住院患者存在中重度营养不良，但我国肿瘤患者营养不良治疗率低，导致临床综合治疗效果差，而营养不良会导致患者住院时间延长、术后并发症发生风险增加、感染率和死亡率增加、医疗支出增加。

（二）肿瘤患者代谢特点

恶性肿瘤患者生理代谢的变化主要包括：第一，葡萄糖耐受量减少，胰岛素敏感性降低，进食后胰岛素释放减少，补充胰岛素又会造成蛋白分解速率下降。第二，骨骼肌蛋白加速丢失，分解的肌肉蛋白一部分被肿瘤摄取，其余用作糖异生前体或供肝脏合成急性期蛋白，导致整体蛋白质更新率提高，能量消耗加速，最终造成蛋白质热量营养不良，同时会削弱患者抗肿瘤治疗的耐受力。第三，体内脂肪减少，巨噬细胞在肿瘤的刺激下产生肿瘤坏死因子，加速内源性脂解速率，使脂蛋白活性受抑制，造成宿主无法完全氧化游离脂肪酸而出现高脂血症症状，在饥饿状态下宿主的脂肪储备被大量消耗，造成肿瘤患者出现营养不良。

（三）肿瘤患者应用FSMP的目的

1.减少损伤：保护患者免受急性和慢性放射性损伤和化疗药物对正常细胞的杀伤。

2.减少感染和并发症：营养补充提升机体免疫功能，增强抵御病原菌的感染，减少并发症出现。

3.减少入院次数和费用：营养加速伤口康复和愈合，缩短住院时间，减少治疗费用。

4.保持体重：营养增加蛋白质和肌肉合成，抑制分解，提高患者的生活质量。

5.增强免疫力：促进身体免疫系统建设，补充合成原料，增强免疫刺激，抑制炎症反应。

6.增加耐受和依从性：肠内营养符合生理，提高患者长期功能恢复。

三、FSMP适用于肿瘤患者的证据和指南

无证据表明营养治疗会促进肿瘤生长；营养良好的围手术期患者不需要常规使用营养治疗；营养治疗不应作为营养良好患者进行化疗时的常规辅助手段；终末期肿瘤患者中，通常较少使用营养治疗。

四、FSMP营养治疗适应证、禁忌证和停用指征

虽然在肿瘤患者的手术、放疗、化疗等治疗过程中并不需要常规推荐营养治疗，但各国指南均明确强调在进行积极的抗肿瘤治疗的患者中，如果存在营养不良或有严重营养不良风险时，营养治疗是必需的也是正确的。营养筛查和营养评估有助于及时、早期发现营养不良或营养风险。目前临床上对肿瘤患者进行营养不良筛查或评估的量表有很多，如PG-SGA、SGA、NRS 2002、MUST、MST等，其中PG-SGA是肿瘤患者特异性营养评估工具，得到美国营养师协会（ADA）、美国营养与膳食学院（AND）等单位的首选推荐，中国抗癌协会肿瘤营养与支持治疗专业委员会2.3万肿瘤患者的临床应用证实了PG-SGA在中国肿瘤患者的有效性和可行性，PG-SGA≥4分就认为存在营养不良。

（一）适应证

严重营养不良（体重丢失≥20%或经口摄食不足需要量60%达1周以上或PG-SGA≥9分）的非终末期患者是营养治疗的绝对适应证；而轻、中度营养不良或放化疗患者出现3～4级不良反应患者是营养治疗的相对指征，是否实施营养治疗，主要取决于抗肿瘤治疗对机体可能产生的影响；存在营养风险并接受放疗、化疗及手术等任何可能加重营养风险的患者应该进行营养治疗；因胃肠道功能障碍或其他代谢、药物、放疗等不良反应预期摄入不足超过1周者应给予营养治疗；仅存在营养风险、轻/中度营养不良而无进一步抗肿瘤治疗的患者，只需要制订营养治疗计划或提供膳食指导。

（二）禁忌证

不能或不愿经口摄食者；严重恶心、呕吐者；完全肠梗阻者；严重消化吸收障碍者；消化道活动性出血，血性胃内容>100mL者；严重胃排空障碍者。

（三）停用FSMP的指征

当患者经口进食恢复或能够维持良好营养状况时停用FSMP。

五、特殊营养物质在肿瘤患者中的应用

（一）谷氨酰胺

在应激状态下，机体自身合成谷氨酰胺不能满足机体需要，有必要进行外源性补充，谷氨酰胺可以大量地被体内高速增殖的细胞所摄取，如成纤维细胞、肿瘤细胞、免疫细胞、肠黏膜细胞等，因此，谷氨酰胺是机体应激状态下的必需氨基酸。谷氨酰胺具有提高免疫组织抗肿瘤的作用，补充谷氨酰胺可以提高机体对抗肿瘤治疗的耐受性以及肠黏膜上皮细胞的修复能力。强化谷氨酰胺还能促进谷胱甘肽的合成，提高机体抗氧化能力，减轻放化疗对身体的损伤。

（二）精氨酸

非必需氨基酸中的精氨酸可以在创伤、饥饿、应激状态下转化为必需氨基酸。对肿瘤患者补充精氨酸一方面可以加速蛋白质的合成，有助于维持患者的肌肉量；另一方面也能够有效提高细胞自身的免疫功能。动物实验表明，外源性补充精氨酸一方面能够降低化学性致癌物的致癌作用，另一方面能够抑制肿瘤细胞在体内的生长和转移。临床研究表明，0.11g/100kJ精氨酸即能够起到增强患者免疫功能、减少术后感染的作用。

（三） ω-3脂肪酸

ω-3脂肪酸以二十碳五烯酸和二十二碳六烯酸的形式存在。ω-3不饱和脂肪酸的代谢产物是三烯酸环氧化物和五烯酸酯氧化物，这些物质通过竞争性抑制的方式影响花生四烯酸的代谢，能够起到减轻机体炎症反应、保护免疫系统的作用。其能够影响肿瘤恶病质的调节递质，起到抑制肿瘤生长、延缓机体肌肉的丢失、延缓肿瘤恶病质发生发展过程的作用。除此之外，ω-3脂肪酸还能够有效提高不同肿瘤治疗方案的疗效，减轻放化疗的毒性作用，调节肿瘤细胞对化疗药物的反应。

（四）低聚木糖

有研究使用MTT法探索不同浓度低聚木糖在不同时间对细胞BGC-823的抑制作用，结果表明低聚木糖对细胞BGC-823有一定程度的抑制作用，抑制效果基本呈浓度时间依赖关系，作用72h时达到对细胞BGC-823半数抑制率的低聚木糖浓度为100～125mg/mL。Maeda等利用酸法从藻类中获得低聚木糖，该低聚木糖能够促使癌细胞染色体凝聚，同时诱导ADP核糖聚合酶降解，从而降低人类乳腺癌细胞MCF-7的活力，增强机体的抗癌能力。总之，目前大量研究表明低聚木糖具有抗癌、抗肿瘤的作用。

六、不同条件下肿瘤患者的FSMP营养治疗

（一）非终末期手术患者

1.肿瘤患者围手术期营养治疗的适应证与非肿瘤患者围手术期营养治疗的适应证类似，营养治疗不作为实施外科手术治疗的常规措施。

2.中度营养不良计划实施大手术患者、重度营养不良患者建议在手术前接受营养治疗1～2周，预期术后7d以上仍然无法通过正常饮食满足营养需求的患者，以及经口进食不能满足60%需要量1周以上的患者，应给予术后营养治疗。

3.开腹大手术患者，不论其营养状况如何，均推荐术前使用免疫营养5～7d，并持续到术后7d或患者经口进食>60%需要量时为止。免疫增强型肠内营养应同时包含ω-3脂肪酸、精氨酸、核苷酸、支链氨基酸和谷氨酰胺5类底物。

不论何种情况，只要患者肠道功能正常，优先通过肠内营养途径对患者进行营养治疗。

（二）非终末期放化疗患者

1.放/化疗或联合放化疗患者不常规推荐使用营养治疗。

2.放/化疗伴有明显不良反应的患者，如果已有明显营养不良则在放/化疗期间同时进行营养治疗；放/化疗严重影响摄食并预期持续时间>1周，而放/化疗不能中止，或中止后较长时间内仍不能恢复足够饮食者，应给予营养治疗。

3.肿瘤放化疗致摄食减少以及体重下降时，强化营养教育/膳食指导可使大多数患者摄食量增加、体重增加。

4.肠内营养时给予普通标准营养剂。

（三）终末期患者

1.对患者进行个体化评估，制订合理方案，选择合适的配方和途径。

2.营养治疗可能提高部分终末期肿瘤患者的生活质量。

3.患者接近生命终点时，无须再提供任何形式的营养治疗，仅需提供适当的水和食物以减少

患者的饥饿感。

七、肿瘤患者给予FSMP的一般流程

首先对肿瘤患者进行营养不良风险筛查，筛选出需要进行营养治疗的肿瘤患者，设置患者进行营养治疗要达到的目标，根据患者所患肿瘤类型与分期、所选择的临床治疗方式（手术、放疗及化疗）及患者的具体营养状况有针对性地选用合适的FSMP，并在营养治疗期间进行密切观察和监测，以明确患者营养状况的改善情况及有无其余并发症的发生。

（一）肿瘤患者给予营养治疗的指征

BMI<18.5kg/m²，近6个月体重下降超过10%，血白蛋白<40g/L，血前白蛋白<250mg/L。

（二）FSMP制剂的选择

对营养不足的一般肿瘤患者，短期应用肠内营养制剂可使用普通配方，对于肠内营养≥5d的患者，应该选择肿瘤专用配方。这些产品主要添加了提高肿瘤患者免疫力的成分（如精氨酸）和一些营养成分，目的是减少抗肿瘤药物的副作用和增加营养。

（三）患者依从性和治疗有效性的监测

首次使用时，1～2周后评估配方；之后3个月，每月做1次营养评估，评估间隔不得超过3个月；若治疗3个月营养状况再无明显改善，则减量至停用或咨询医师或临床营养师。

总之，大多数肿瘤患者都会发生不同程度的营养不良，对肿瘤患者进行营养治疗是患者综合治疗的重要组成部分，而FSMP是肿瘤患者营养治疗的首选，就从当前研究结果来看，对肿瘤患者给予FSMP营养治疗能够改善患者的营养状况，提高患者对放化疗的耐受力。

第十二章　癌症患者家庭营养治疗

延续护理是指在安全和及时协助患者从急性期过渡到亚急性期或由医院转移到家庭这一过程中所提供的护理照顾。肿瘤患者从急性期过渡到亚急性期或由医院转移到家庭这一过程中，家庭营养治疗延续性需求普遍存在。欧美国家开展家庭营养治疗非常普遍，积累了大量的临床证据以及经验。我国家庭营养治疗工作虽然起步较晚，但取得了不少成绩。随着医学水平日益提高，医疗保险体制改革的深入以及我国社会年龄结构的老龄化趋势，我国将有越来越多的患者接受家庭营养治疗。家庭营养治疗包括家庭肠内营养和家庭肠外营养。家庭营养治疗可以减少医疗费用，提高患者的生活质量。

第一节　家庭肠内营养治疗

家庭肠内营养（home enteral nutrition，HEN）是在专业的营养治疗小组指导下，在家庭内进行的肠内营养治疗。HEN适用于胃肠道功能基本正常，但口服饮食不能满足营养需要者，并可以出院在家庭中接受肠内营养治疗的患者。

一、适应证

HEN应用范围广泛，包括中枢神经系统疾病、肿瘤、消化道瘘、短肠综合征、厌食等。应用最多见的是肿瘤引起患者进食减少。肿瘤患者是营养不良高发人群，对肿瘤患者进行营养治疗，可以减少并发症的发生，提高其手术以及住院期间综合治疗的耐受性，促进术后伤口的愈合。

二、肿瘤患者HEN的现况

HEN在西方发达国家已得到迅速发展，欧洲每年使用HEN的人数约为163/100万人口。美国使用HEN每年有360/100万人口，并每年以25%的速度增长，在亚洲家庭营养治疗较多的国家是日本。在国内，由于各地区经济水平、医疗水平发展不平衡，医疗体制制约了HEN的发展，相关报道较少。

三、肿瘤患者HEN的重要性

肿瘤患者的HEN治疗，对肿瘤治疗的成败至关重要。HEN患者出院后因缺乏专业营养小组的管理，HEN导管相关并发症，消化道并发症发生率，误吸并发症，同时并发症的发生，被迫中断营养治疗甚至返院。

对家庭营养的患者实施个性化家庭营养治疗的健康教育，通过宣传册、电话随访、家庭访视等延续形式，有效降低家庭营养治疗过程中HEN并发症的发生，提高患者生活质量，促进其康复。

四、肿瘤患者HEN的实施

根据患者的营养状况，出院前由专职的营养治疗护士对患者及家属进行HEN相关知识的培训，制订个性化的家庭营养治疗方案。出院后以电话随访和家庭随访的形式对HEN患者进行定期随访，每周1次。同时，对进行HEN支持的患者及其陪护人员进行教育培训，使其能对行HEN支持的患者进行日常护理及其一般问题进行正确处理。

五、肠内营养制剂的合理应用

肠内营养的临床应用在中国已有40余年的历史，其目的是对有正常或部分胃肠道功能而不能正常进食的患者进行营养治疗。肠内营养的消化和吸收过程能够增加胃肠道的血液供应，刺激内脏神经对消化道的支配和消化道激素的分泌，为全身和胃肠道本身提供各种营养物质，并能保护胃肠道的正常菌群和免疫系统。这些作用对维持肠黏膜屏障、维持胃肠道正常的结构和生理功能、减少细菌易位，以及预防肝内胆汁淤积均具有重要的意义。研究表明，术后肠内营养支持更有益处，可以降低术后感染并发症，改善伤口愈合，改变肠黏膜抗原表达和氧合及器官功能。目前对于肠内营养的应用，国内外专家的共识是当肠道有功能且能安全使用时应用。

在2002年版的《国家基本药物目录》中已将EN制剂按氮源分为3大类：氨基酸型、短肽型，前两类也称为成分型；整蛋白型也称为非要素型。上述3类又可各分为平衡型和疾病适用型。此外，尚有模块型制剂，如氨基酸/短肽/整蛋白模块、糖类制剂模块、长链/中长链脂肪制剂模块、维生素制剂模块等。

（一）肠内营养制剂选择影响因素

1.胃肠道功能

（1）胃肠道功能正常：应采用整蛋白为氮源的制剂，不但价格便宜，而且大分子物质刺激肠黏膜生长的作用大于小分子，可以避免肠黏膜萎缩。

（2）胃肠道功能低下：如胰腺炎、短肠综合征、炎症肠道疾病等，则应采用氨基酸型或短肽型，因为它们容易吸收，刺激消化道分泌的作用较弱。

2.脂肪吸收状况

对于脂肪吸收不良或乳糜胸腹水的患者，由于其消化吸收长链脂肪酸的能力下降，因此应以中链甘油三酯代替长链甘油三酯，同时间断补充长链甘油三酯，以避免必需脂肪酸缺乏。

3.糖的耐受情况

有些患者不能耐受乳糖、蔗糖、单糖或双糖，则应避免在肠内营养中含有上述物质，以免患者不能耐受肠内营养。

4.患者疾病情况

对于有肝、肾、肺等脏器功能障碍和先天性代谢缺陷的患者，应选择相应的组件膳食，以避免出现代谢并发症。

（二）氨基酸型

1.主要成分

氨基酸型肠内营养制剂主要为低脂的粉剂，可减少对胰腺外分泌系统和消化液分泌的刺激，无渣，不需要消化液或极少消化液便可吸收利用。临床上应用的氨基酸型肠内营养制剂含有甘氨酸、丙氨酸、精氨酸、天门冬氨酸、半胱氨酸、谷氨酰胺、组氨酸、异亮氨酸、亮氨酸、赖氨酸、蛋氨酸、苯丙氨酸、脯氨酸、丝氨酸、苏氨酸、色氨酸、酪氨酸和缬氨酸等18种氨基酸，其中必需氨基酸含量超过40%，特别是含有谷氨酰胺和精氨酸，有益于维护肠黏膜屏障功能和改善免疫功能。

2.适应证

氨基酸型肠内营养制剂主要适用于肠道功能减退的患者，如胰腺炎、消化道瘘、短肠综合征（小肠的长度短于60cm）、炎性肠病（如克罗恩病、溃疡性结肠炎）等；也可用于诊断和手术前的肠道准备，以及其他需要肠内营养的患者。

3.注意事项

不宜用于10岁以下儿童；肝肾功能异常者慎用；糖尿病患者慎用；此类制剂口感较差，建议通过管饲给予。空肠输注初期容易出现腹胀、腹痛和腹泻等消化道症状，可通过控制速度和总量缓解。临床上应用的氨基酸型肠内营养制剂以粉剂为主，不宜用50℃以上的热水配制；配制好的营养液在室温下贮藏不超过8h，4℃下贮藏可达48h。

（三）短肽型肠内营养制剂

1.主要成分

短肽型肠内营养制剂所含的蛋白质为蛋白水解物，人体小肠有运输低聚肽的体系，营养液中的低聚肽可经小肠黏膜刷状缘的肽酶水解后进入血液，容易被机体利用；具有低渣、仅需少量消化液和排粪便量少的特点。主要成分为人体必需的营养要素：水、麦芽糊精、乳清蛋白水解物、植物油、矿物质、维生素和微量元素等。

2.适应证

主要应用于部分胃肠道功能的患者：①代谢性胃肠道功能障碍，如胰腺炎、肠道炎症疾病、放射性肠炎和化疗、肠瘘、短肠综合征。②危重疾病，如大面积烧伤、外科大手术、脓毒血症等。③营养不良患者的手术前后营养治疗前肠道准备。

3.注意事项

不能用于5岁以下的婴幼儿；不宜应用于肠道功能衰竭、完全性肠道梗阻及严重腹腔内感染等患者；孕妇及哺乳期妇女使用由医生决定。不宜与其他药品混合使用。该制剂经管饲尤其是经空肠喂养时，可出现腹胀、腹痛、腹泻等消化道症状。

（四）平衡型整蛋白

平衡型整蛋白肠内营养制剂进入胃肠道后刺激消化腺体分泌消化液，帮助消化和吸收。

1.主要成分

有些制剂含有中链甘油三酯，更利于脂肪的吸收；有些制剂为减少液体量而提高能量密度；有些添加了膳食纤维以改善胃肠道功能。

2.适应证

该类制剂适用于有胃肠道功能的营养不良或摄入障碍，包括创伤或颅面部、颈部手术后患者；咀嚼、吞咽困难；意识不清或接收机械换气；围手术期营养不良；消化道瘘；术前或诊断前肠道准备、神经性厌食症等患者。对于接受长时间全肠内营养的患者，应选用含膳食纤维的制剂，或另外补充膳食纤维，有利于维护肠道功能。

3.注意事项

以该制剂为唯一营养来源的患者，必须监测其液体平衡；应根据患者不同的代谢状况决定是否需要补充钠盐。

（五）疾病适用型整蛋白肠内营养剂

1.糖尿病专用型

（1）主要成分：此类制剂多采用木薯淀粉和（或）蜡质谷物淀粉等缓释淀粉，以果糖等为碳水化合物来源，并添加适量膳食纤维。研究证实，它对降低空腹和餐后血糖水平，增加周围组织胰岛素的敏感性有一定的益处。作用机制可能为：①缓释淀粉的大分子结构可延缓被淀粉酶水解的速率，肠道的吸收也随之减慢。②所含的膳食纤维可减缓肠道黏膜对碳水化合物的吸收；其还与胆汁酸结合，降低胆固醇的水平。③缓释淀粉的血糖指数较低，可避免血糖波动范围过大。

（2）适应证：适用于糖尿病患者，或一过性血糖升高者合并有营养不良，有肠道功能而又不能正常进食的患者。

（3）注意事项：临床应用时建议适当调整降糖药用量，尤其是用量和用药时间。对2型糖尿病患者，最好采用持续管饲或将每天用量分成几份分次给药的方法。对手术后和创伤后的糖尿病患者应监测血糖、水电解质变化。单独使用时，应适当补充钠盐。对所含物质（如果糖）有先天性代谢障碍的患者禁水。

2.肿瘤专用型

（1）主要成分：该制剂是在平衡型整蛋白肠内营养制剂的基础上添加广富含ω-3脂肪酸的鱼油。ω-3脂肪酸是二十碳五烯酸的前体物质，降低血小板聚集、血液凝固、平滑肌收缩和白细胞趋化，调节炎症细胞因子产生以及减轻免疫抑制作。研究发现ω-3脂肪酸对恶性肿瘤也有明显的抑制作用。

（2）适应证：适用于营养不良的肿瘤患者，包括恶病质、厌食症、咀嚼及吞咽障碍等病况，也适用于脂肪或ω-3脂肪酸需要量增高的其他疾病患者，可为患者提供全部营养或营养补充。

（3）注意事项：不宜用于10岁以下儿童；肝肾功能异常者慎用；糖尿病患者慎用；此类制剂口感较差，建议通过管饲给予，空肠输注初期容易出现腹胀、腹痛和腹泻等消化道症状，可通过控制速度和总量缓解；临床上应用的氨基酸型肠内营养制剂以粉剂为主，不宜用50℃以上的热水配制；配制好的营养液在室温下贮藏不超过8h，4℃下贮藏可达48h。

3.高能量密度型

（1）主要成分：该制剂是在平衡型整蛋白肠内营养制剂的基础上增加了能量密度，为6.15kJ/mL，其中能量分配为20%蛋白质、35%脂肪和45%碳水化合物。

（2）适应证：适用于需要高蛋白、高能量、易于消化的脂肪，并且液体入量受限的患者，如严重创伤，尤其是大面积烧伤、心功能不全、持续性腹膜透析等患者。

（3）注意事项：以该制剂提供全部营养的患者，应监测水电解质平衡。根据个体代谢状态，决定是否需要额外补充钠。长期接受营养，宜选用含膳食纤维的制剂。

4.免疫增强型

（1）主要成分：免疫增强型是在原有标准肠内营养配方的基础上增加某些特殊营养物质，以促进机体免疫功能。主要添加物质为谷氨酰胺、精氨酸、ω-3不饱和脂肪酸、核酸和膳食纤维等。国内外许多研究等发现免疫增强型肠内营养治疗能够明显抑制机体免疫功能的降低，控制炎症反应，促进蛋白的合成，进而改善患者的临床结局。

（2）适应证：此类制剂适用于严重创伤、感染、肿瘤等危重症患者的肠内营养，也可用于围手术期的营养治疗，包括术前或诊断前的肠道准备。

（3）注意事项：不建议用于需要免疫抑制剂的患者，不推荐将含有精氨酸的制剂用于合并重度创伤、全身感染的危重症患者；对于有特殊代谢紊乱，如先天性果糖不耐受者，不宜使用。

5.肺病专用型

（1）主要成分：肺病专用型肠内营养制剂能量分布为蛋白质16.7%、脂肪55.1%、碳水化合物28.2%；同时富含抗氧化剂，如胡萝卜素、维生素E、维生素C等；还含有少量的肉毒碱和牛磺酸。由于碳水化合物尤其是葡萄糖代谢时产生较多的二氧化碳，加重呼吸负荷，对于呼吸功能不全的患者，此种高脂肪的配方，可减少高碳酸血症，有益于呼吸功能恢复。

（2）适应证：主要适用于呼吸功能不全的患者，如慢性阻塞性肺病、呼吸衰竭、囊性肺纤维化等疾病。

（3）注意事项：肾功能不全、肝昏迷、特殊代谢紊乱（如先天性果糖不耐受）等患者慎用。由于此制剂脂肪含量较高，应定期监测生化指标，尤其是甘油三酯水平，超过正常值2倍以上者，应酌情减少用量或改用其他肠内营养制剂。

个体化治疗的方向，势必促进肠内营养制剂的发展。一是针对疾病特点，开发出更多符合患者需要的疾病专用型肠内营养制剂；二是在条件成熟时，出现模块型肠内营养产品，如同配制全合一肠外营养液一样，根据不同患者的病情需要，给予个体化的肠内营养治疗。

第二节　家庭肠外营养治疗

家庭肠外营养（home parenteral nutrition，HPN）是指在专业营养治疗小组的指导下，让某些病情相对平稳，需要长期或较长期依赖肠外营养的特殊患者在家中实施肠外营养。HPN包括全肠外营养和部分补充性肠外营养两类，常用于慢性肠衰竭、恶性肿瘤梗阻或胃肠道不全梗阻等患者。HPN是无法正常进食或肠内营养障碍患者的基本生命支持治疗。合理的HPN能满足患者对能量和营养素的需求，维持和改善患者的营养状况和器官功能，降低并发症发生率，增强体力及活动能力，提高生活质量，同时可减少医疗费用并节省医疗资源。

一、适应证

HPN适用于可以出院治疗但又无法通过胃肠道摄入足够营养物质以满足机体需要的患者，通常是病情稳定的住院患者出院后肠外营养治疗的延续。实施HPN不仅需要满足肠外营养的基本条件，还要求患者病情稳定可以出院继续治疗，同时能获得患者和家属的配合，以及有合适的实施肠外营养的家庭环境。因此，无论是良性疾病还是恶性疾病，符合以上基本要求，都可以考虑实施HPN。HPN的适应证包括：

（一）肠功能障碍

患者病情稳定可以出院，但存在肠功能暂时性或永久性障碍，无法通过正常进食、肠内营养不能满足机体对营养的需求或维持液体平衡，估计须通过肠外途径供给营养及液体来维持生命的时间>2周。临床上实施HPN的对象主要为短肠综合征、炎症性肠病、肠瘘、肠系膜血栓性疾病、放射性肠炎、恶性梗阻或消化道部分性梗阻、各种原因所致的营养不良或营养素缺乏等病例。

（二）家属要求

患者和家属均渴望并要求出院在家中继续治疗，且能积极配合医护人员进行HPN的相关培训和教育，能学会和掌握肠外营养的配置和输注等基本操作以及HPN常见并发症的预防和初步处理。

（三）具备实施条件

患者的家庭居住条件较好，具有特定的房间可供肠外营养液配置，或者附近医院能够配置和提供患者所需的肠外营养液。

对于预期生存期较短的恶性肿瘤患者，其死亡原因主要是原发肿瘤疾病而非营养不良，且该类患者的自主活动能力和生活质量均较差，因此，多数国家或地区的指南均不推荐对预期生存期较短的恶性肿瘤患者实施HPN。有些学会虽然没有将该类患者列为HPN的禁忌证，但却明确提出该类患者是否适合行HPN，应综合考虑患者肿瘤后续治疗的反应性、生活质量以及预后等因素。

HPN是否应用于预期生存期较短的恶性肿瘤患者，需要综合考虑原发肿瘤以及营养不良等因素对患者预后的影响，特别是对生存期和生活质量的影响；同时积极听取患者及家属对HPN疗效的期望值，权衡利弊。

二、HPN的组织管理

HPN的实施涉及多个学科，需要相关的专业人员为患者提供合理、全面而有效的营养治疗服务。

（一）成立营养治疗小组

营养治疗小组（NST）是一种团队医疗模式制度，用于临床营养治疗管理。NST主要由医师、营养师、药剂师和护士组成。同时还可包括社会工作者、营养专业科研人员等其他专业人员。NST负责科学地评价患者的营养状况，制订和调整HPN具体方案，实施HPN的监控和随访，指导患者及家属防治HPN的常见并发症。

此外，NST需要评估及核实患者的家庭情况，包括住房条件、卫生情况、经济状况、心理素质等。一项系统评价显示，具有NST指导的肠外营养患者，肠外营养机械性并发症发生率明显下降，代谢性并发症和电解质紊乱的发生率也较低，患者更容易获得合适的能量摄入。

（二）进行培训和教育

开展对患者及其家属有关HPN知识的培训和教育，包括无菌操作原则、肠外营养制剂选择、肠外营养配置操作流程、中心静脉导管护理、肠外营养输注管理、并发症的监测及发现，帮助建立营养制剂的供应渠道以及与NST中医师及小组成员的联系方法等。

不同于住院期间的肠外营养，HPN的安全实施对患者和负责实施HPN的家属或指定人员的要求较高，要求患者和负责实施HPN的家属或指定人员的认知能力和日常行为能力无明显障碍，可胜任HPN的日常管理。患者准备出院前，NST的医护人员须对患者和负责实施HPN的家属或指定人员做HPN技术和相关知识的专门教育和培训，内容包括营养治疗的目的和目标、无菌操作基本规程、肠外营养液的配置和输注、导管护理、输液泵的使用和维护、常见并发症的识别及防治以及营养治疗疗效评价和自我监测等。须在具有专业资质的医护人员监督下反复独立实践HPN的全部操作过程，做到准确、熟练地掌握，并通过视频或宣传册等方式进行宣教，直到医护人员评估其完全合格后患者方可出院，必要时须签署知情同意书。

（三）随访和监测

在实施HPN初始阶段，患者所用的全营养混合液可以由医院药房统一配置后送到其家中，帮助其在家中建立营养液配置设备和场所，在家中配置每日所需的全营养混合液。随后在HPN的实施过程中，由专门的医生、护士上门做定期随访和监测，对HPN实施的效果以及可能出现的意外情况进行随访，必要时对患者和负责实施HPN的家属或指定人员进行HPN技术和相关知识的继续教育和培训，从而保障HPN的安全有效实施。有条件的地区，患者所在的社区医疗机构有关医护人员应接受相关专业知识的培训并参与HPN实施、随访和监测。

三、HPN的配制

（一）组成

肠外营养底物由碳水化合物、脂肪乳剂、氨基酸、水、维生素、电解质及微量元素等基本营养素组成，并采用全营养液混合或称为全合一的方式将各种营养素混合后输注。

（二）处方原则

临床实践中，不同的个体对营养的需求不同，肠外营养的配方也不尽相同。HPN的配方应根据患者实际的代谢需要、营养状态、器官功能、输注途径、方便配置以及治疗目标来制订。营养处方须考虑与其他药物或液体治疗，营养素之间以及营养素与疾病之间的配伍与禁忌。营养配方必须易于混合和输注，以方便患者和医护监护者实施家庭治疗，避免使用过多添加剂，尽可能采用经济简单的配方。

（三）液体及能量

根据体重计算机体每日的液体及能量需要量，简便实用。欧洲营养学会推荐对于病情稳定需要完全依赖肠外营养的HPN患者，每日的液体需要量为30～35mL/kg，18～60岁患者每日液体需要量为35mL/kg，60岁患者由于机体的代谢减慢，每日的液体需要量为30mL/kg。每日能量推荐量为83.6～146.3kJ/kg，而在发热、感染等应激情况下可适当增加摄入量来满足代谢需要。临床实践和经验证实，长期HPN患者能量供给不宜太大，否则容易发生代谢性并发症和器官功能损害。如果患者能够进食，通过肠道尚能吸收部分营养素，则HPN的供给量应适当减少。

1.碳水化合物

碳水化合物是肠外营养主要供能物质，应占总非蛋白热量的60%～75%。HPN患者每日葡萄糖的供给量为3～6g/kg，输注期间应将血糖控制在10.0mmol/L以下，必要时应用胰岛素控制血糖，以防止由于高血糖风险而加重代谢紊乱及脏器功能损害。

2.脂肪乳剂

脂肪乳剂是肠外营养理想的供能物质，可提供25%～40%的非蛋白热量（严重高脂血症除外）。传统大豆油来源的长链脂肪乳剂中亚油酸的含量过高而抗氧化物质含量较低，长期应用可抑制淋巴细胞、单核细胞及中性粒细胞的增殖和活性，导致机体免疫功能受损，增加脂质过氧化产生，影响炎性调节反应。研究表明，中/长链脂肪乳剂（MCT/LCT）、含橄榄油脂肪乳剂或鱼油脂肪乳剂在代谢、省氮、防止氧化应激、下调炎性反应及维护脏器功能等方面要优于传统的大豆油来源的长链脂肪乳剂，因而是长期HPN中更理想的能源物质。值得注意的是，对于HPN预计使用>6个月的患者，每日脂肪乳剂供给量以甘油三酯不超过1g/kg为宜，但必需脂肪酸的供给量甘油三酯应至少为7～10g/d或每周1g/kg，以避免必需脂肪酸的缺乏。

3.氨基酸/蛋白质

适当的蛋白质供给有利于机体合成代谢及组织、器官功能的维护，对于大多数病情稳定的HPN患者，蛋白质供给推荐量为0.8～1.4g/(kg·d)，可满足机体代谢需要，但对于存在额外蛋白丢失的肠瘘等患者，应适当增加蛋白质的摄入量。复方氨基酸溶液是HPN配方中蛋白质的主要供给形式。目前认为，平衡型氨基酸溶液能满足大部分患者对氮的需求，可达到较好的营养治疗效果。

4.电解质、维生素及微量元素

电解质、维生素及微量元素是肠外营养中重要的组成成分，对维持机体水、电解质和酸碱平衡，保持人体内环境稳定，维护各种酶的活性和神经、肌肉的应激性以及营养代谢的正常进行均起着十分重要的作用。因此，HPN配方中应适当添加电解质、微量元素以及维生素，必要时进行相关检测，准确合理的给予，避免机体电解质、微量元素以及维生素的紊乱。

（四）注意事项

在患者出院前制订HPN的配方，并通过住院期间一段时间的观察，证实符合患者的实际代谢需要后方可最终决定并出院实施。实施HPN一段时间后，患者的营养需求可能发生变化，HPN的具体配方需要根据患者实际代谢需要、营养状态以及器官功能等及时调整。由于HPN通常需要长期应用且不方便随时调整，因此，在制订配方时一定要非常慎重，每一种营养产品的选择及其用量都要认真、仔细衡量，要考虑到长期使用该配方后可能会发生的不良反应，应尽可能选择副反应最小的产品，保持配方的相对稳定性，以保证其能较长时间地使用。一般情况下，在刚开始实施HPN时配方中各种营养底物的供给量宜从低剂量开始，应用2～3周如无任何不良反应，再相应增加摄入量。

此外，对于病情稳定营养配方变化不大，或者仅需要进行部分补充肠外营养患者，可以采用标准化、工业化生产的肠外营养产品，这些标准化多腔肠外营养液在常温下保存时间长，既简化了肠外营养液的配置又可避免家中配制营养液的污染问题，可以根据患者的具体情况选择适合规格的标准化肠外营养产品，需要时可添加电解质、维生素、微量元素等以满足患者的需要。

四、HPN的操作实施

（一）HPN配制

HPN采用TNA方式实施，既有利于营养物质更好地代谢和利用，又避免了多瓶输注时的操作和可能发生污染等并发症的机会，基本上是"一日一袋式"的输液方法，使得HPN更加简单易行且更安全。

家庭肠外营养液的配置需要一个相对独立的房间放置配置营养液的超净工作台，房间内有防尘设备、紫外线或电子灭菌灯或电子空气消毒器等装置。此外，还需要有放置药品、器械及相关材料的空间。肠外营养液由接受专业培训的家庭人员按照无菌操作技术、规范的配置操作流程完成。超净工作台需要定期检测、更换初效过滤器，配液前先清洁配液间台面，后用洗必泰（或其他消毒液）擦抹，再用紫外线或电子灭菌灯照射60min。有条件的家庭应定期做配液室内空气、净化工作台台面及有关无菌物品的细菌培养。配置好的营养液应当天使用，不宜在常温下长时间储存。

（二）HPN输注途径

HPN静脉输注途径的建立首选通过颈内静脉或锁骨下静脉置管的上腔静脉途径，也可选择经周围静脉插入中心静脉导管途径。

1.途径选择

中心静脉管径粗、血流速度快，对渗透压的耐受性好，不易产生静脉炎和静脉血栓形成，适合长时间HPN使用。对于需要长期肠外营养甚至是终身依赖肠外营养治疗以维持生命的患者，推荐采用隧道式锁骨下静脉穿刺置管的中心静脉置管，即将导管从锁骨下穿刺处再向下在前胸壁做20cm左右的一皮下隧道，使导管通过皮下隧道从前胸壁引出，这样不仅可降低中心静脉导管感染发生率，又适合患者本人或其家属在家中操作，护理方便，不影响日常活动。

PICC是目前国内外应用较广泛的另一个中心静脉置管途径，其优点主要是可以避免因中心静脉导管置管导致的并发症，可以较长时间留置，感染发生率较低，短期HPN患者可考虑使用PICC途径。由于PICC途径的血栓性并发症发生率较高，且患者自己操作不方便等原因，故不推荐长期HPN患者使用。无论是通过颈内静脉途径、锁骨下静脉或是PICC途径，均应将导管的尖端放置到右心房和上腔静脉的交界处水平（相当于右第3肋骨上缘水平），以进一步减少血栓并发症的发生。

2.导管选择

静脉导管应选择硅胶或聚氨酯为材料的高质量导管，导管质地柔软，组织反应小，导管内壁光滑，有较好的抗血栓性能，溶液中的成分、血凝块及细菌等不容易沉着或附壁，降低了导管阻塞或导管感染的发生率，可以较长时间留置和使用。HPN应选择单腔静脉导管，不宜选用双腔或多腔的导管，避免静脉导管被多用途使用，可采用新型的有缓释抗生素涂层的中心静脉导管，以减少导管表面细菌定植，降低导管相关性血行感染发生率。此外，中心静脉导管长度应该至少45～50cm，以便于有足够的长度做皮下隧道。

3.输注方法

HPN的输注通常采用循环输注法，即选择每天某一段时间内输注营养液，而一天内有一段时间不输液，一旦输注时间确定以后，患者和家庭成员须一起帮助改变患者的生活方式，从而提高患者的顺应性，这样有利于患者能够参加正常日常工作或活动，改善其生活质量，营养液输注的速度应快慢适宜。但在刚从医院转入家庭进行HPN时，建议给予患者10d左右的过渡期，逐渐由持续输注转变为循环输注法，逐步缩短每日输注时间，同时监测机体对葡萄糖和液体量的耐受情况，避免血糖波动变化过大对机体造成的不利影响，防止无营养液输注期出现严重的低血糖现象。一些患者的营养液输注时间可选择在夜间，输注持续时间控制在12h内，一般在入睡前开始输注，待睡醒后液体基本输完，应用输注泵控制输注速度，一旦出现故障或液体输注完毕，仪器会自动报警，保证了输液的安全。

五、HPN的随访及监测

（一）自我监测

HPN实施过程中首先需要患者学会自我监测，发现任何异常应该及时通报医生。自我监测项目包括：①是否有高热、畏寒、甚至寒战。②是否有心悸、胸闷、气急的征象。③是否有舌干、口渴、浮肿，以及尿量过多或过少等表现。④是否有明显乏力或肌肉抽搐，以及食欲明显减退、巩膜及皮肤黄染、皮疹等症状。⑤是否有与导管同侧的上肢突然肿胀。⑥是否有导管堵塞、移位、脱出等迹象。⑦是否有较明显的体重变化。

（二）专业监测

NST的专业人员应对患者进行定期随访和监测，通过系统、全面、持续地监测，了解患者的代谢情况，及时发现或避免可能发生的并发症。通过即时的监测能了解营养治疗的疗效，根据病情变化及时调整营养处方，进一步提高肠外营养治疗效果。

一般来说，在HPN初始阶段，应每日监测出入液体量、生命体征，每周至少检测1次血常规、肝肾功能、血清电解质、血糖和尿糖等项目，以了解机体对葡萄糖的代谢和利用及电解质平衡等情况。随着HPN的持续，对于病情稳定的患者，每个月至少需要进行1～2次包括电解质、肝肾功能、血常规、内脏蛋白浓度、血脂浓度等项目的实验室检查，以了解营养治疗效果以及营养治疗对机体电解质平衡、血液系统和肝肾功能的影响。同时定期进行体重、肱三头肌皮皱厚度等项目的人体测量以判断患者的营养状况。有条件的地区或单位，需要检测患者血清维生素和微量元素浓度，以了解是否存在维生素和微量元素缺乏或某些微量元素超载。对于长期实施HPN支持患者，应定期行肝、胆囊超声检查和骨密度检测，及时了解肝胆系统是否受损，是否存在代谢性骨病。

六、并发症的防治

长期HPN可导致一系列并发症，影响HPN的维持，严重者甚至可能危及患者生命。与住院患者肠外营养相同，HPN具有静脉导管相关并发症、代谢性并发症以及脏器功能损害等并发症，但临床上主要以营养素的缺乏或过剩、导管堵塞或感染、肝功能损害，以及胆囊结石等最为常见。众多研究显示，HPN患者经常会出现体内各营养素成分低于正常值水平，而维生素（B_1、D、E等）和微量元素（锌、铜、锰、硒、铁等）等营养素的缺乏最为常见。

一般来说，在日常的HPN配方中提供生理需要量的各种营养素即可防止相应营养素缺乏的发生；但是，当机体存在异常代谢时可出现营养素的缺乏，需要根据检测结果给予补充。另一方面，少数长期HPN的患者也会发生一些微量营养素过剩。我国一例全小肠及右半结肠切除行HPN 30年的患者，出现机体铁含量的异常升高引起机体免疫系统摧毁，导致机体反复的感染，最终危及患者生命。

因此，定期的随访和监测并根据检测结果调整营养配方可减少或避免代谢并发症的发生。

（一）导管感染

导管感染是HPN最常见最严重的并发症之一，几乎每例长期实施HPN的患者都会发生。一旦发生静脉导管感染，有时不得不拔除导管，这就会迫使HPN中断，后果严重。临床实践发现，严格的无菌操作及认真的导管护理在预防导管感染中起重要作用。此外，中心静脉置管的方式、部位以及导管的质量也是影响导管感染的重要因素。研究显示，采用锁骨下静脉穿刺置管，并经皮下隧道由前胸壁引出可明显降低导管感染的发生率。选用单腔导管、避免静脉导管的频繁操作、有效地预防导管堵塞等，均能降低导管感染风险。

（二）导管堵塞

导管堵塞是HPN另一个常见并发症，导管的质量、输液后的导管护理以及营养液的成分在管壁内沉积等均是引起导管堵塞的重要因素。目前，预防导管堵塞的方法众多，但实际效果差异较大。传统的方法是每次结束HPN输注时用无菌0.9%氯化钠注射液20mL冲洗导管，以防营养液沉积而致阻塞，冲洗完毕后再用肝素加0.9%氯化钠注射液（肝素浓度为1mg/mL）约2mL将导管腔充满，防止回血在导管内沉着、凝结。但近年来的文献和临床经验报告是采用生理盐水冲洗并封管以预防导管堵塞。对于已经堵塞的导管，复旦大学附属中山医院经过长期的观察和研究，发明了氢氧化钠溶液冲洗法，既能防止导管阻塞，又能使大部分已经堵塞的导管再通。具体方法是通过定期向导管内注入1mmol/L氢氧化钠0.5～0.75mL，保留2h后回抽，再用等渗盐水冲洗导管，即可消除导管内壁上的沉积物。长期HPN者每3个月使用1次，能使导管保持通畅，可有效延长导管使用时间。

（三）肝功能损害

长期实施HPN容易引起肝功能损害，在成人称之为肠外营养相关肝损害（PNALD），其病理生理改变主要表现为淤胆和肝脂肪浸润。临床上表现为胆汁淤积、肝酶谱升高和黄疸，严重者可导致肝脏发生不可逆的损害，甚至可引起肝衰竭及死亡。HPN所指的PNALD是多因素综合作用的结果，其中与原发疾病影响，胃肠道长时间缺乏食物刺激，胆汁淤积，长期过高的能量供给，葡萄糖、脂肪与胆量的提供不合理及某些营养制剂中的某些成分有关。为减少肝功能损害的发生，应避免长时间过高热量及过量葡萄糖摄入，适当调整营养液成分或营养素的比例，包括使用中/长链脂肪乳剂，含橄榄油脂肪乳剂或鱼油脂肪乳剂。同时，在允许情况下尽可能保持经口进食或使用经胃肠道喂养，均可减少肝功能损害的发生。

（四）肠源性感染

长期HPN时由于胃肠道长时间缺乏食物刺激，导致肠黏膜上皮绒毛萎缩、变稀、皱褶变平，肠壁变薄，肠道激素分泌及动力降低，小肠黏膜细胞及营养酶系的活性退化，肠黏膜上皮通透性增加，肠道免疫功能障碍，以至于肠道黏膜的正常结构和功能损害，导致肠道细菌移位而引起肠源性感染。肠内营养可改善和维持肠道黏膜结构和功能的完整性，因此，对于长期HPN患者，应根据具体情况尽可能保持进口进食或给予一定量的肠内营养，以防止发生肠道结构和功能损害等并发症。

（五）胆汁淤积

长期HPN时肠道激素分泌受抑制，不可避免地出现胆囊胆汁淤积，胆囊或胆道系统结石形成。胆汁淤积和胆囊结石形成还可能进一步诱发急性胆囊炎、急性胰腺炎和胆道感染等并发症。因此，当长期HPN患者发生胆囊结石、急性胆囊炎时通常需行胆囊切除术。

（六）代谢性骨病

部分长期HPN患者可出现骨钙丢失、骨质疏松、血碱性磷酸酶增高、高钙血症、尿钙排出增加、四肢关节疼痛，甚至出现骨折等表现，称之为代谢性骨病。因此，长期HPN患者临床上除注意钙、磷的补充外，还应适量补充维生素D，以防止代谢性骨病的发生。

HPN作为肠内营养障碍患者的基本生命支持治疗已在国内外广泛应用，并取得了良好的疗效。然而，与住院患者的肠外营养不同，HPN是患者在家庭中实施的肠外营养，实施的过程中存在更多的不确定性，更加需要医患双方的密切合作和共同努力，方可保障HPN安全有效实施。

第十三章 食疗药膳与癌症

食疗药膳是一类将中药与食物相匹配，经过特殊的"食品化炮制"，具有治疗或养生功能的膳食。经过千百年来的不断实践、发掘与完善，它已不再只是简单的"药材加食材"，而是已经演绎成为一门涵盖中医药学、烹饪学、营养学、美学及艺术的科学。美国著名营养保健专家艾尔·敏德尔博士在其所著《药草保健圣典》一书中写道："中国有许多药草类补品，是用来调养身心，而不是治病的。"他认为"西方的医药中却没有所谓的补品，只有生病的人才有必要吃药"。孙思邈说："凡病必先以食疗之，食疗不愈再以药疗之。"西方医学之父希波克拉底说："食物是最好的药物。"可见，中西方医学都非常重视饮食对于健康的作用。同时，肿瘤患者因病程的缠绵容易产生厌服药物、抗拒治疗的心理，而食疗药膳源于食物而高于食物，兼顾色香味，配合药物功用，使患者更易接受，适于长期坚持服用。综上所述，食疗药膳具有"食""养""医"三者结合的最大优势，值得进一步深化研究和推广应用。

食疗药膳在肿瘤预防、治疗、康复等方面有一定的疗效，其虽不能完全取代肿瘤的常规治疗，但可以减轻肿瘤患者治疗的副作用，缓解症状，减少并发症，恢复脏腑功能，增强免疫力等作用。不但有利于肿瘤治疗的顺利完成，而且可以提高临床疗效，延长生存期。

中医药膳更多关注肿瘤患者饮食的全面性和个体化，从改变患者的不良饮食习惯出发，改变肿瘤生长的内外环境，修复肿瘤破坏脏器的结构功能，补充肿瘤消耗的能量，改善消瘦、贫血、乏力等恶病质症状，防止肿瘤传变的作用。给予癌症患者中医食疗药膳，是肿瘤"带瘤生存"理论指导下的实践。

第一节 药 膳 粥

一、益气健脾粥

（一）参芪肉粥

【配方】 炙黄芪30～60g，人参3～5g（党参15～30g）、五花肉沫50g、大米100g。

【功效】 补气升阳，益卫固表，托毒生肌，利水退肿。

【适应证】 适用于肿瘤术后气虚体弱、感冒、倦怠乏力、自汗盗汗、面目浮肿、小便补益精气不利、气短心悸、肝炎等。

（二）黄芪瘦肉粥

【配方】 黄芪30g，淮山药20g，大枣10g，枸杞10g，瘦猪肉50g，鸡内金5g，粳米50g，调料适量。

【功效】 健脾和胃，补益精气。

【适应证】 用于肿瘤患者化疗后肾虚精亏，症见腰膝酸软、四肢乏力等。

（三）山药茯苓粥

【配方】 鲜山药100g，茯苓6g，粳米或大米或小米30～60g。

【功效】 益气补虚，健脾和胃。

【适应证】 用于肿瘤患者脾气虚弱，症见食欲不佳、神疲倦怠、伴有便溏等。

（四）四君小米粥

【配方】 党参10g，白术5g、茯苓6g，甘草6g，小米30～60g。

【功效】 益气补虚，健脾和胃。

【适应证】 用于肿瘤患者脾胃气虚，症见面色萎白、语声低微、气短乏力、食少便溏、舌淡苔白等。

二、益气养血粥

（一）枸杞山药牛腩粥

【配方】 枸杞30g，山药50g，牛腩100g，粳米或糯米100g，红糖适量。

【功效】 益气补血。

【适应证】 用于肿瘤患者气血虚弱，症见神疲倦怠、面色不华、气短心悸、舌质淡、苔薄而润、脉沉虚无力。

（二）黄精瘦肉粥

【配方】 黄精30g、粳米100g，瘦肉沫50g，冰糖适量。

【功效】 滋养脾肺。

【适应证】 用于肿瘤患者脾胃亏虚、肺虚燥咳，症见肢软乏力、纳差食少、胃脘隐痛、咳嗽咽干、干咳无痰等。

（三）当归补血粥

【配方】 黄芪30g，当归10g，粳米或糯米100g，红糖适量。

【功效】 益气补血。

【适应证】 用于肿瘤患者气血虚弱，症见神疲倦怠、面色不华、气短心悸、舌质淡、苔薄而润、脉沉虚无力。

（四）四物紫米粥

【配方】 全当归10g，熟地12g，川芎12g，白芍12g，党参6g，紫米100g，瘦肉沫50g。

【功效】 滋养脾肺。

【适应证】 用于肿瘤患者气血虚弱、肺虚燥咳，症见肢软乏力、纳差食少、胃脘隐痛、咳嗽咽干、干咳无痰等。

三、滋阴润燥粥

（一）西洋参瘦肉粥

【配方】 西洋参10g，瘦肉50g，粳米100g。

【功效】 益气养阴。

【适应证】 适用于术后气阴两虚患者。

（二）枸杞桑椹鸭肉粥

【配方】 枸杞子15g，桑椹15g，鸭肉50g，粳米或大米或小米100g。

【功效】 补血滋阴，生津止渴润燥。

【适应证】 术后潮热盗汗、虚烦失眠、口干咽燥、便秘。

（三）参麦粥

【原料】 白参粉6g，五味子3g，麦冬9g，薏苡仁30g，红枣20g。

【功效】 益心气，养心神，敛虚汗，厚肠胃。

【适应证】 肿瘤患者症见心脾虚弱、神疲劳倦、心神不宁、自汗、失眠、神经衰弱等。

（四）地黄粥

【配方】 生地、党参、黄精、扁豆、黄芪各5g。

【功效】 清热生津，凉血止血。

【适应证】 本方用于肿瘤患者阴虚火旺，引动相火，导致阳亢，虚火上炎，症见虚烦、喜饮、舌红少苔、脉细数亦阴虚有热等症。

四、温肾健脾粥

（一）羊肉粥

【配方】 羊肉30g，粳米100g，生姜、葱白、食盐适量。

【功效】 益气补虚，温阳散寒。

【适应证】 肾虚阳气不足而引起的腰膝酸软、形寒怕冷、手足不温、寒疝腹痛、中虚反胃或肾虚腰痛、产后虚冷等，亦可用于预防冻疮。

（二）苁蓉羊肉粥

【配方】 肉苁蓉15g，精羊肉100g，粳米50g。

【功效】 补肾壮阳，润肠通便。

【适应证】 用于肿瘤患者肾虚衰，症见精神萎靡、手足不温、怕冷、阳痿等。

（三）桂圆莲子粥

【配方】 桂圆8颗，红枣10颗，莲子（去芯）20颗，银耳3朵，红糖1汤匙（15g），清水1L。

【功效】 补肾健脾。

【适应证】 用于肿瘤患者脾肾虚衰，症见精神萎靡、腹痛腹泻、手足不温、怕冷等。

（四）淫羊藿粥

【配方】 淫羊藿20g，黑米50g。

【功效】 温肾助阳，益气健脾。

【适应证】 冬日肾阳不足而引起的腰膝酸软、性功能低下、畏寒怕冷、手足不温等症，并可预防冻疮，或用于冻疮初起。

五、宁神养心粥

（一）酸枣仁瘦肉粥

【配方】 炒酸枣仁10g，柏子仁10g，茯苓30g，夜交藤30g，猪瘦肉50g，粳米60g。

【功效】 养血安神。

【适应证】 主要治疗妇科肿瘤患者脏燥阴亏血虚型，精神不振，或神思恍惚，情绪易于激动，心中烦乱，睡眠不安，发作时呵欠频作、哭笑无常、不能自主，口干，大便结，舌质红或嫩红，苔少，脉细弱数。

（二）小麦红枣瘦肉粥

【配方】 小麦50g，大枣5枚，龙眼肉15g，猪瘦肉50g，粳米100g。

【功效】 养心益肾，除烦安神。

【主治】 适用于肿瘤患者心血不足所致怔忡不安、烦热失眠、自汗盗汗等。

（三）甘麦大枣粥

【配方】 甘草10g，浮小麦30g，大枣10g，粳米100g。

【功效】 养心安神，和中缓急。

【适应证】 适用于肿瘤患者心血不足所致时常悲伤欲哭不能自主、心中烦乱、睡眠不安、情绪不稳等。

（四）龙眼枸杞桑椹粥

【配方】 龙眼肉20g，桑椹15g，枸杞子15g，粳米100g。

【功效】 益阴血，补心肾，强神智。

【适应证】 适用于肿瘤患者心肾阴血亏虚所致心悸不宁、失眠健忘、腰腿酸软等。

第二节 药膳汤羹

一、补气健脾汤

（一）归芪猪蹄汤

【配方】 当归6g，黄芪30g，猪前蹄1只。

【功效】 补气养血，健脾益肾，固本培元。

【适应证】 适用于肿瘤化疗后血细胞减少、免疫力低下患者。

（二）党参莲子汤

【来源】《中药补益大成》。

【配方】 党参10g，莲子肉20g，冰糖30g。

【功效】 益气养心，健脾补肾。

（三）参芪扶正汤

【配方】 高丽参10g，黄芪10g，山药18g，枸杞子15g，当归10g，桂圆肉14g，陈皮5g，猪排骨300g或整鸡1只。清水适量。

【功效】 健脾益气，扶正固本。

【适应证】 适用于以气虚为主的化疗患者。

（四）山药羊肉汤

【来源】《普济方》。

【配方】 羊肉500g，山药150g，生姜5片，葱白2段，调味品适量。

【功效】　补中益气。山药与羊肉合用，能增强补虚之力，用于脾胃功能不足所致的食少便溏、小儿营养不良等症。

（五）升白鲫鱼汤

【来源】　《民间验方》。

【配方】　黄芪15g，鲫鱼4条（250g），生姜、精盐、味精适量。

【功效】　补气健脾。黄芪具有补气作用，鲫鱼含有丰富的蛋白质，能改善气短乏力的症状。

二、益气养血汤

（一）当归生姜羊肉汤

【配方】　当归9g，生姜15g，羊肉50g。

【功效】　补气养血，温中暖肾。

【适应证】　适用于妇科肿瘤患者术后气血虚弱、阳虚失温所致的腹痛。

（二）阿胶补血汤

【来源】　《陈素庵妇科补解·卷五》。

【配方】　阿胶10g，瘦猪肉100g。

【功效】　补血。阿胶中含有多种氨基酸和钙、硫等元素，能促进血中红细胞和血红蛋白的生成，与瘦肉共用，起到补血、养血、恢复体力的作用。

【适应证】　适用于肿瘤患者术后贫血。

（三）四物甲鱼汤

【配方】　当归10g，白芍5g，熟地12g，川芎6g，甲鱼500g左右。

【功效】　滋阴养血。

【适应证】　用于手术前后贫血体虚患者，尤其适合妇瘤科手术前后患者服用。

（四）枸杞牛腩汤

【配方】　牛肉（瘦）300g，胡萝卜100g，土豆（黄皮）100g，枸杞子25g，西红柿1个。

【功效】　补脾胃，益气血。

【适应证】　适用于肿瘤患者身体瘦弱、酸软无力者，但热性体质、过敏、湿疹患者不宜常吃。

（五）龙眼猪骨炖乌龟

【配方】　龙眼肉50g，猪脊骨（带肉连髓）250～500g，乌龟1只（约500g），油、盐少量。

【功效】　健脾生血，滋阴补肾。

【适应证】　用于癌症手术后身体虚弱者。

三、养阴生津汤

（一）枸杞甲鱼汤

【来源】　《保健药膳》。

【配方】　甲鱼300g，枸杞子30g，熟地黄15g，北黄芪10g，调料适量。

【功效】　益气养阴。

【适应证】　用于肿瘤患者气阴不足及放、化疗后红、白细胞下降等，表现为形瘦乏力、口干、盗汗、腰膝酸软等。

（二）党参籽排汤

【配方】 党参30g，淮山药15g，薏米30g，排骨200g。

【功效】 益气养血。

【适应证】 用于肿瘤患者放化疗后气血虚弱，症见形体消瘦、疲乏无力、面色㿠白等。

（三）虫草北鸭汤

【来源】 《汉方药膳》。

【配方】 冬虫夏草10g，鸭1500g。

【功效】 平补肺肾，止嗽定喘。

【适应证】 用于肺癌患者治疗后肺气虚弱，症见咳嗽、咳痰、气短胸闷等。

（四）百合芦笋汤

【配方】 百合50g，芦笋罐头250g，黄酒适量。

【功效】 润肺养胃，滋阴抗癌。

【适应证】 主治脾胃阴虚型鼻咽癌等多种癌症。

四、温阳补肾汤

（一）参茸炖汤

【来源】 《民间药膳》。

【配方】 龟肉500g，人参10g，鹿茸3g，薏米50g，调料适量。

【功效】 益气温阳，养阴填精。

【适应证】 用于肿瘤患者阳气虚弱及化、放疗后红、白细胞下降等，表现为体弱气虚、畏寒肢冷、四肢无力、精神不振等。

（二）黄芪乳鸽汤

【配方】 乳鸽1只，黄芪10g，山药50g，枸杞子10g。

【功效】 补脾益肾。

【适应证】 适用于肿瘤患者阳气虚弱，症见身体瘦弱、疲乏无力、怕冷、面色㿠白等。

（三）苁蓉羊腰汤

【配方】 肉苁蓉15g，羊肾100g。

【功效】 补肾温阳。

【适应证】 用于肿瘤患者肾气虚衰，症见精神萎靡、手足不温、怕冷、阳痿等。

（四）砂戟猪腰汤

【来源】 《民间药膳》。

【配方】 砂仁5g，巴戟30g，猪大肠200g，生姜2片。

【功效】 滋肾养阳。

【适应证】 用于各期结直肠癌。

（五）姜桂龙眼牛排汤

【来源】 《民间药膳》。

【配方】 牛排250g，肉桂6g，龙眼肉15g，炮姜3g。

【功效】 温肾助养。

【适应证】 用于肿瘤治疗后阳气虚弱患者。

五、活血化瘀汤

（一）田七鸡汤

【来源】 《保健药膳》。

【配方】 三七10g，鸡肉250g，人参10g。

【功效】 祛瘀止痛，养胃益气。

【适应证】 肺肿瘤患者，症见咳嗽、咯血、胸痛、痛有定位，舌暗红，苔薄白，脉弦细，因气虚血瘀所致者。

（二）三七桃仁猪瘦肉汤

【配方】 三七10g，桃仁15g，猪瘦肉50g。

【功效】 活血祛瘀，通络止痛。

【适应证】 食管癌属于气滞血瘀者，症见进食梗阻感，胸痛固定，肌肤甲错；舌质暗红或边有瘀点瘀斑，脉细涩。

（三）归参炖鸡

【来源】 《保健药膳》。

【配方】 母鸡500g，当归10g，三七参10g，调味适量。

【功效】 活血补血。

【适应证】 用于肿瘤以血瘀为主要见证者。表现为肋下或局部肿块，质硬，疼痛固定不移，舌紫暗，脉细涩等。

（四）砂仁猪肚汤

【配方】 砂仁10g，三七9g，猪肚100g。

【功效】 行气醒胃，祛瘀止痛。

【适应证】 适用于虚寒性气滞血瘀所致的胃癌患者。

（五）百合田七炖鸽肉

【配方】 百合30g，田七15g，乳鸽1只。

【功效】 养阴补气，活血止血。

【适应证】 用于瘀血内阻型、气阴两虚型宫颈癌患者阴道出血等症。

六、疏肝理气汤

（一）合欢肝汤

【来源】 《中华药膳大全》。

【配方】 合欢花12g，猪肝100g，食盐适量。

【功效】 舒肝解郁，补益心气。

【适应证】 适用于肿瘤患者肝气郁滞、心烦失眠等症。

（二）红花玫瑰羊心汤、

【来源】 《中华药膳大全》。

【配方】 羊心1只，玫瑰6g，红花10g，食盐适量。

【功效】 舒肝解郁，补益心气。

【适应证】 适用于肿瘤患者病久情志抑郁不舒者，常表现出气滞证。

（三）黄花合欢籽排汤

【配方】 黄花菜30g，合欢花10g，猪排骨150g，食盐适量。

【功效】 舒肝解郁，理气止痛。

【适应证】 适用于肿瘤患者肝气郁结、胸胁胀痛等症。

（四）附蒌鲫鱼汤

【配方】 郁金、香附、白芍、当归各9g，橘叶6g，瓜蒌15g，鲜鲫鱼1条。

【功效】 调理冲任，疏肝理气。

【适应证】 冲任失调型乳腺癌。

七、化痰软坚汤

（一）海带薏苡汤

【来源】 《民间药膳》。

【配方】 海带30g，薏苡仁30g，鸡蛋3个，胡椒粉、味精、猪油各适量。

【功效】 健脾利湿，化痰软坚。

【适应证】 适用于肿瘤病久，或素有痰湿者常表现出痰凝症。

（二）紫菜冬菇汤

【配方】 紫菜20g，水发冬菇50g，鸡汤500g，精盐3g，味精3g，香油2g，香菜叶2g。

【功效】 软坚散结，清热化痰，利尿。

【适应证】 适用于瘿瘤、瘰疬、痰核、脚气、水肿、淋病等，对甲状腺肿大、淋巴腺结核、脚气病及因缺碘原而引起的疾病均有良好的治疗作用。

（三）猴头菇章鱼昆布汤

【配方】 干章鱼50g，干猴头菇150g，昆布30g。

【功效】 利水消肿，化痰软坚。

【适应证】 适用于肿瘤患者伴有甲亢症状的患者使用。

（四）柚子肉炖鸡

【来源】 《民间药膳》。

【配方】 雄鸡1只（约1000g），柚子2个，料酒、生姜、葱、味精、食盐各适量。

【功效】 理气补虚，消食抗癌。

【适应证】 适用于原发性支气管肺癌气喘、咳痰者。

八、安神养心

（一）宁神排骨汤

【配方】 黄芪9g，淮山药20g，玉竹25g，陈皮2g，百合20g，桂圆肉15g，枸杞子10g，猪排骨300g或整鸡1只。食盐、胡椒粉适量。

【功效】 健脾开胃，补气益肾。

【适应证】 主要适用于脑瘤颅压增高而气阴两虚者。

（二）莲子猪心汤

【配方】　猪心200g，莲子50g，柏子仁30g，生姜10g，盐、黄酒等调料适量。

【功效】　养心安神，补气补血。

【适应证】　主要适用于肿瘤患者心气虚弱、心神不宁、神经衰弱、失眠自汗者食用。

【提示】　猪心胆固醇含量偏高，高血脂、高胆固醇等血脂异常者忌食。

（三）安神补心汤

【配方】　猪心1个，人参（高丽参）15g，当归10g，紫丹参10g。

【功效】　补心强身。

【适应证】　主要适宜于肿瘤患者心肝血虚引起的心悸不宁、失眠多梦、烦渴发热者食用。

（四）百合枣龟汤

【配方】　龟肉50g，百合15g，红枣10枚，调料适量。

【制法】　滋阴养血，补心益肾。

【适应证】　适用于肿瘤患者心肾阴虚所致失眠、心烦、心悸等证。

第三节　菜　肴

一、益气扶正菜肴

（一）黑木耳炒猪肝

【配方】　黑木耳25g，猪肝250g。

【功效】　补益肝肾，强体抗癌。

【适应证】　原发性肝癌及其他消化道症状。

（二）五香山药鸡

【配方】　公鸡1只，山药1根，生姜5g，肉桂3g，花椒3g，木香3g，砂仁3g，白芷3g，玉果3g，葱、酱油、盐各适量。

【功效】　补脾散寒，理气止痛。

【适应证】　适用于胃癌气结胃脘症。

（三）天麻鱼头

【配方】　鲜鲤鱼1尾（1000g），天麻25g，川芎10g，茯苓10g。

【功效】　平肝宁神，活血止痛。

【适应证】　适用于肿瘤患者伴有肝风上扰之原发性高血压病，症见头疼、眩晕、失眠等。

（四）山楂茯苓炒肉丁

【配方】　山楂100g，茯苓50g，黄瓜100g，瘦猪肉100g，葱、料酒、姜、糖、盐、食油、淀粉适量。

【功效】　健脾和胃，理气消食散瘀。

【适应证】　适用于消化系统肿瘤患者食用。

二、滋阴养血菜肴

（一）首乌鸡肝片

【配方】 鲜猪肝250g，首乌液（1∶120），水发木耳25g，青菜少许，黄酒10g，醋5g，盐4g，生粉50g，酱油25g，葱、姜、蒜各50g，汤50g，混合油500g。

【功效】 补肝肾，益精血。

【适应证】 适用于肿瘤患者治疗后贫血症状。

（二）当归炖鱼片

【配方】 当归50g，鱼肉400g，嫩豆腐150g，平菇50g。

【功效】 补气养血，健脾和胃。

【适应证】 适用于气血两虚型宫颈癌等多种癌症术后以及放疗、化疗后白细胞减少者。

（三）枸杞桃仁鸡丁

【配方】 嫩鸡肉600g，枸杞子90g，核桃仁150g，蛋清1500g，盐20g，味精20g，白糖20g，胡椒粉4g，鸡汤150g，麻油20g，水生粉50g，黄酒20g，猪油20g，葱、姜、蒜各20g。

【功效】 补肝肾，益精血。

【适应证】 适用于肿瘤患者肝肾虚损、精血不足，症见头晕眼花、耳鸣、腰膝酸软等。

（四）杜仲腰花

【配方】 猪肾250g，杜仲12g，葱、姜、蒜、盐、酱油、花椒、白糖、醋、香油、料酒、味精适量。

【功效】 补肝肾，强腰膝。

【适应证】 适用于肿瘤患者肾气不足，症见腰痛、步履不坚等症。

三、清热祛邪菜肴

（一）牛肉炒苦瓜

【配方】 苦瓜1条，牛肉50g，蒜5g，葱2g，辣椒10g，白糖、酱油、醋、淀粉适量。

【功效】 清热解毒，健脾开胃，抗癌扶正。

【适应证】 适用于脾胃虚弱、烦躁的肿瘤患者食用。

（二）香菇白菜

【配方】 香菇20g，白菜200g，调料适量。

【功效】 脾和胃通便。

【适应证】 适用于胃癌、肠癌及乳腺癌患者食用。健康人常食有防癌作用。

（三）紫茄蒸食方

【配方】 紫茄3个。

【功效】 清热消肿，活血抗癌。

【适应证】 主治各型大肠癌，并可兼治胃癌、宫颈癌等。

（四）糖醋苦瓜

【配方】 苦瓜1根，蒜5瓣，葱1根，醋3mL，油5mL，盐、白糖、酱油各适量。

【功效】 降火开胃，润肺止咳，清热解毒。

【适应证】 适用于鼻咽癌燥热者。

【禁忌】 脾虚便清者慎用。

第四节　主　　食

一、养生面食

（一）茯苓包子

【配方】　茯苓粉5g，面粉100g，猪瘦肉50g。

【功效】　健脾开胃，除湿化痰，养心安神。

【适应证】　胃癌脾胃虚弱、食后不化者。

（二）豆蔻馒头

【配方】　白豆蔻15g，自发馒头粉1000g。

【功效】　补虚健胃，行气化滞。

【适应证】　适用于属胃寒者，症见脘腹饱胀、胃中冷痛、食欲不振、恶心呕吐、舌苔白腻。

二、养生米饭

（一）参枣米饭

【配方】　党参5g，大枣10个，糯米200g，白糖25g。

【功效】　健脾益气养胃。

【适应证】　适用于体虚气弱、乏力倦怠、心悸失眠、食欲不振、便溏浮肿等症。

（二）乳鸽焗饭

【配方】　乳鸽1只，冬菇2只，红枣4枚，枸杞少许，葱粒少许，其他辅料适量。

【功效】　滋阴补肾，强筋健骨。

【适应证】　适用于肿瘤患者治疗后气阴两虚证，症见体倦乏力、口干、腹泻等。

（三）黄芪山药饭

【配方】　黄芪200g，山药150g，大米250g。

【功效】　健脾补气。

【适应证】　肺癌、胃癌、肝癌有脾胃虚弱者均适用，平时家居也可常吃吃饭，有强身防病作用。

（四）人参黄芪饭

【配方】　人参30g，黄芪50g，当归50g，枸杞子30g，大米250g。

【功效】　大补气血。

【适应证】　适用于肿瘤患者气血虚者、放化疗后血象降低者。

第五节　茶　　饮

一、益气养血茶饮

（一）莲枣蜂蜜汁

【配方】　莲子肉250g，红枣10g，清水800mL，蜂蜜100g。

【功效】 补气养血，养心催眠。

【适应证】 适用于肿瘤患者气血两虚型失眠，症见体倦乏力、入睡困难、睡后易醒等。

（二）桑菊枸杞饮

【配方】 桑叶、菊花、枸杞子各9g，决明子6g。

【制法】 将上述四味药用水煎熟即可，代茶饮，可连续服用。

【功效】 清肝泻火。

（三）龙眼枸杞桑椹饮

【配方】 龙眼肉20g，桑椹15g，枸杞子15g。

【功效】 益阴血，补心肾，强神智。

【适应证】 适用于心肾阴血亏虚所致心悸不宁、失眠健忘、腰腿酸软等。

（四）洋参红枣苡仁饮

【配方】 西洋参2g，红枣5枚，生苡仁20g。

【功效】 益气生津，健脾利湿，补脾营卫。

（五）五汁饮

【配方】 藕汁、甘蔗汁、梨汁、山楂汁各等量。

【功效】 生津止渴，清热解毒。

【禁忌】 脾胃虚寒者误服。

二、抗癌消瘤茶饮

（一）半枝莲蛇舌草蜜饮

【配方】 半枝莲30g，白花蛇舌草60g，蜂蜜20g。

【功效】 清热解毒，活血化瘀，抗癌。

【适应证】 适用于湿热瘀滞型胃癌患者。

（二）槐花饮

【配方】 陈槐花10g，粳米30g，红糖适量。

【功效】 清热凉血，止血。

【适应证】 湿热蕴结型大肠癌便血。

（三）姜汁橘皮饮

【配方】 鲜生姜20g，鲜橘皮250g，蜂蜜100g。

【制法】 先将鲜生姜洗净，连皮切片，加温开水适量，在容器中捣烂取汁，兑入蜂蜜，调和均匀，备用。将新鲜橘皮洗净，沥水，切成细条状，浸泡于蜂蜜姜汁中腌制1周即成。每日3次，每次20g，恶心欲吐时嚼食。

【功效】 理气健脾，降逆止呕。

【适应证】 适用于化疗后呕吐患者。

（四）白花蛇舌草野菊花茶

【配方】 白花蛇舌草15g，野菊花20g，生甘草10g。

【功效】 解热毒，祛痰浊。

【适应证】 肺肿瘤属于邪毒壅肺、邪浅病轻者，症见咳嗽、痰黄稠、发热口干、舌质红、舌苔黄，脉数。

【注意事项】　使用本方以咳嗽、痰黄稠、舌红、苔薄黄、脉数属于邪毒壅肺为要点，凡为肺脾两虚者则不宜。

（五）韭汁牛乳饮

【配方】　韭菜汁50mL，牛乳250mL。

【功效】　活血化瘀，降逆止呕。

【适应证】　适用于瘀血瘀滞型食管癌，伴恶心呕吐、饮食不下患者。

第六节　养生点心

一、益气养阴点心

【配方】　生黄芪15g，北沙参15g，麦冬15g，石斛15g，枸杞子15g，生地30g，怀山药30g，生山楂15g，炙甘草6g，大枣4枚。

【功效】　补气养阴。

【适应证】　适用于癌症患者放疗后阴虚内热患者。

二、山药扁豆糕

【配方】　新鲜山药500g，白（干）扁豆100g，糯米粉150g，藕粉100g，白砂糖300g，清水适量。

【功效】　健脾和胃益气。

【适应证】　胃癌患者腹胀少食、食后不化、便溏泄泻者。

三、芝麻润肠糕

【配方】　黑芝麻60g，菟丝子30g，桑椹30g，火麻仁15g，糯米粉600g，粳米粉200g，白糖30g。

【功效】　滋补肝肾，润肠通便。

【适应证】　肝肾阴虚型大肠癌引起的便秘者。

四、栗子糕

【配方】　生板栗500g，白糖250g。

【功效】　益胃补肾。

【适应证】　用于脾胃虚脱、肾虚型胰腺癌患者。

第七节　保健药酒

一、十全大补酒

【配方】　党参80g，炒白术80g，炙黄芪120g，白茯苓80g，炙甘草30g，当归120g，熟地黄

120g，川芎40g，肉桂40g，炮附子30g。

【功效】 温补气血。

【适应证】 适用于气血两虚偏于阳虚有寒者，症见面色苍白无华、头晕目眩、心悸气短、畏寒肢冷、乏力懒言。

二、滋补阴血酒

【配方】 当归150g，黄芪200g，制何首乌120g，川芎80g，枸杞子60g，熟地黄100g，山萸肉80g，鸡血藤120g，白芍80g，桑椹80g，龙眼肉80g，红枣10枚。

【功效】 滋补阴血。

【适应证】 适用于阴血亏虚所致的面色苍白或萎黄、唇甲色淡、头晕眼花、心悸多梦，妇女月经量少、色淡、月经后期或闭经。

三、大补元气酒

【配方】 黄芪300g，人参200g，当归150g，炒白术100g，肉桂40g，鹿茸50g，山药150g，升麻50g，女贞子80g，旱莲草80g，肉苁蓉80g。

【功效】 大补元气。

【适应证】 适用于气虚所致的少气懒言、疲乏无力、语言低微、动则出汗、头晕心悸、面色萎黄、食欲不振、脱肛、子宫下垂等症。

四、舒筋活络酒

【配方】 黄芪150g，当归100g，桂枝60g，鸡血藤60g，丹参80g，川芎60g，牛膝60g，水蛭30g，红花60g，独活60g。

【功效】 舒筋活络，活血止痛。

【适应证】 适用于跌打损伤、肝郁气滞等多种原因引起的经络瘀滞、活动受限、肿胀疼痛等。

五、养生延年酒

【配方】 熟地120g，制首乌100g，桑椹80g，枸杞子60g，黄精60g，黄芪60g，当归60g，菟丝子60g，山萸肉60g，女贞子60g，鹿茸40g，人参100g，丹参100g。

【功效】 补益气血，益肾培元。

【适应证】 用于肝肾阴虚气血不足所致的腰膝酸软、头晕目眩、心悸失眠、精力不足、动辄汗出、容颜早衰、须发早白、遗精早泄等。

六、温补肾阳酒

【配方】 淫羊藿120g，锁阳100g，菟丝子100g，鹿茸80g，仙茅100g，山萸肉100g，肉桂30g，补骨脂80g，炮附子30g，海马40g，枸杞子40g。

【功效】 温补肾阳。

【适应证】 用于肾阳亏虚、神疲乏力、精神不振、面色无华、畏寒肢冷、腰膝酸软、阳痿早泄、小便清长、头晕耳鸣等。

七、消癥散结酒

【配方】　桃仁60g，红花60g，丹参150g，三棱60g，莪术80g，郁金60g，牛膝60g，夏枯草60g，水蛭30g，猫爪草60g，浙贝母60g，人参80g。

【功效】　消癥散结。

【适应证】　用于各种实体瘤的治疗。

八、扶正抑瘤酒

【配方】　半枝莲60g，白花蛇舌草60g，龙葵60g，石见穿60g，漏芦60g，莪术60g，红花60g，乌梢蛇1条，灵芝80g，西洋参100g，三七60g，全蝎20g，黄芪80g，当归60g。

【功效】　扶正抑瘤。

【适应证】　用于各种癌症的治疗。

九、健脾补肾酒

【配方】　党参100g，茯苓80g，炒白术80g，肉豆蔻60g，补骨脂80g，肉桂40g，菟丝子60g。

【功效】　健脾补肾。

【适应证】　用于脾肾阳虚所致的腹痛腹泻、畏寒喜热、四肢无力、不思饮食、腰膝酸软等症。

十、温中行气酒

【配方】　黄芪100g，木香30g，砂仁50g，肉豆蔻50g，佛手50g，厚朴60g。

【功效】　温中散寒，行气止痛。

【适应证】　用于脾胃虚寒所致的腹胀、腹痛、腹泻，不思饮食，面色苍白，气短懒言。

十一、养颜美容酒

【配方】　玫瑰花300g，芦荟100g，黄酒1500mL。

【功效】　疏肝解郁。

【适应证】　用于脾胃虚寒所致的腹胀、腹痛、腹泻，不思饮食，面色苍白，气短懒言。

十二、阿胶润肤酒

【配方】　阿胶60g，黄酒1000mL。

【功效】　滋阴补血，调血润燥。

【适应证】　用于脾胃虚寒所致的腹胀、腹痛、腹泻，不思饮食，面色苍白，气短懒言。

十三、四物补血酒

【配方】　当归50g，白芍50g，熟地50g，川芎30g，黄酒1000mL。

【功效】　滋阴补血，调血润燥。

【适应证】　用于阴血亏虚所致的面色苍白或萎黄、唇甲色淡、头晕眼花、心悸多梦，妇女月经量少、色淡、后期或闭经。

十四、四君补气酒

【配方】 党参50g，茯苓50g，炒白术50g，炙甘草30g，黄酒1000mL。

【功效】 补气健脾。

【适应证】 用于气虚所致的面色萎黄、少气懒言、头晕心悸、语言低微、动辄汗出、脱肛、子宫脱垂等。

十五、八珍大补酒

【配方】 党参50g，茯苓50g，炒白术50g，炙甘草30g，当归50g，熟地50g，白芍50g，川芎30g，黄酒1000mL。

【功效】 益气补血。

【适应证】 用于气血两虚所致的面色苍白或萎黄、头晕目眩、四肢倦怠、气短懒言、心悸怔忡、食欲不振、病后体虚等症。

第二篇　常见肿瘤患者营养诊疗

第一章　肺癌患者营养诊疗

第一节　概　　述

一、背景资料

（一）流行病学

肺癌（lung cancer，LC）是全球负担最重的恶性肿瘤之一。据全球癌症流行病学数据库（GLOBOCAN）估计，2020年全球新发肺癌病例约220万，占全部恶性肿瘤的11.4%；死亡病例约180万，占恶性肿瘤相关死亡的18.0%，中国肺癌发病数和死亡数分别占全球的37.0%和39.8%。

我国是肺癌发病率最高的国家之一，中国肿瘤登记中心数据显示，2016年我国新发肺癌病例82.8万例，其中男性49.78万例、女性23.7万例，占全部恶性肿瘤发病的20.0%。肺癌发病率均位列恶性肿瘤的第一位。2016年中国肺癌死亡病例65.7万例，占全部恶性肿瘤死亡的27.23%。肺癌防治是我国恶性肿瘤防控面临的重大挑战，严重危害人民的生命健康。

（二）病因病机

肺癌的发病主要是长时间的吸烟、接触电离辐射及有害化学物质等诸多外因诱发基因不可逆的改变、细胞的恶性转化。其发病机制主要包括原癌基因的激活，抑癌基因的失活、自反馈分泌环的活化或细胞凋亡的抑制，从而导致细胞生长失控。许多基因发生癌变的机制目前尚不完全清楚，但这些改变最终涉及细胞关键性生理功能的失控，包括增殖、凋亡、分化、信号传递等。与肺癌密切相关的癌基因主要有 ras 和 myc 基因家族、Bcl-2 以及 c-jun 基因等。相关的抑癌基因包括P53、Rb、CDKN2 等。与肺癌发生、发展相关的分子机制还包括错配修复基因的异常、端粒酶的表达等。

1.吸烟因素

吸烟是肺癌的主要病因，研究发现长期吸烟患者肺癌发病率是不吸烟者的16倍，流行病学调查表明肺癌的发病概率与吸烟量及年龄有关。肺癌发生率与日吸烟量呈线性关系。被动吸烟也是肺癌发生的主要原因。

2.职业因素

如长期接触无机砷、石棉、铬、镍、煤焦油、二氯甲醚等有害物质，可诱发肺癌。

3.电离辐射

任何体内、体外的放射性都可引起肺癌的发病，如与矿工有关的职业性肺癌，因长期接触放射性矿石，引起肺癌高发。

4.空气污染

随着工业化的不断发展，城市空气污染越来越严重，城市肺癌的发病率明显高于农村或郊区，提示大气污染可能是城市居民肺癌高发的一个原因。

5.慢性疾病

肺部炎症，如肺结核、慢性支气管炎也和肺癌的发生有一定关系。

（三）治疗原则

肺癌治疗根据患者的机体状况、肿瘤细胞学、病理学类型、侵及范围和发展趋向，采取多学科综合治疗模式，强调个体化治疗。有计划、合理的应用手术、化疗、放疗、分子靶向治疗、免疫治疗及营养治疗及中医药治疗等治疗手段，以期达到根治或最大限度控制肿瘤，提高治愈率，改善患者生活质量，延长患者生存期目的。

（四）中医认识

肺癌之病变在肺，但其病因不外虚、实两个方面，正如《杂病源流犀烛·积聚症瘕痃癖痞源流》所云："邪积胸中，阻塞气道，气不宣通，为痰，为食，为血，皆得与正相搏，邪既胜，正不得而制之，遂结成形而有块。"明确指出肺之积块形成与正虚、痰饮、气滞、瘀血、饮食等关系密切，即正气亏虚、外邪袭肺、久成积块。

1.正虚邪恋，伏感而发

《素问遗篇·刺法论》云："正气存内，邪不可干。"《素问·评热病论》云："邪之所凑，其气必虚。"《外证医案》云："正气虚则成岩。"正气亏虚，六淫疫毒之气乘虚而入，侵袭机体，聚积于肺，而发癌肿。正如《医宗必读》云："积之成也，正气不足，而后邪气踞之。"同时，肺癌之人，多年老体衰，五脏六腑虚损，气血阴阳亏虚，更易感邪触发。正如《活法机要》云："壮人无积，虚人则有之，脾胃虚弱，气血两衰，四时有感，皆能成积。"《景岳全书》云："凡脾肾不足及虚弱失调之人，多有积聚之病。"肺为娇脏，主呼吸之气及一身之气。《素问·五脏生成》云："诸气者，皆属于肺。"肺气耗损，肃降失司，气机不畅，诸气不足，抗邪无力，邪留不去，日久渐盛，正气愈虚，邪毒愈盛，即所谓"因虚致癌，因癌致虚"。

2.毒邪伤肺，结为瘤块

毒之论述，由来已久。如《黄帝内经》中有"寒毒""湿毒""热毒""清毒""燥毒""大风苛毒"等论述，《金匮要略》首次提出"阴阳毒"，既是一种病证，又是一种病因。"毒"字上"圭"从生，下"母"从毋，有生有死，非生即死，暗指毒邪之凶险、多端、隐匿。国医大师周仲瑛教授首倡"癌毒学说"，提出癌邪为患，必夹毒伤人，认为癌毒阻肺是肺癌发生、发展及加重的关键，且具有暴戾性、隐匿性、难治性、多发性、内损性、依附性等特点。《仁斋直指附遗方论·卷二十二·癌》云："癌者上高下深，岩穴之状，颗颗累垂……毒根深藏，穿孔透里。"言明癌症具有"毒根深藏，穿孔透里"之病邪特征。毒之病因繁多，错综复杂，不外内毒与外毒两端，内毒包括先天之胎毒，饮食之食毒，体内之湿毒、痰毒、瘀毒、郁毒等；外毒包括烹调、尾气、吸烟等之烟毒，乙肝病毒、EB病毒、流感、细菌等病毒，化疗药物、靶向药物、部分有毒中药之药毒等。诸毒交扰，邪犯娇脏，羁留肺窍，气阴渐亏，肃降失司，结为瘤块，则发肺癌。

3.痰饮停肺，留而成积

古代医家有"怪病多痰""百病皆由痰作祟"等论述。痰乃津液输布障碍，其性黏浊，致病广泛，随处流窜，难于祛除。《证治汇补·痰证》云："脾为生痰之源，肺为贮痰之器。"《丹溪心法》

云："凡人身上、中、下有块者，多是痰。"体虚之人，或脾虚失运，津液失布，湿聚成痰，贮于肺脏；或饮食不节，酿湿生痰，痰湿内聚，留于肺腑；或肾阳虚衰，蒸化不利，水饮犯肺，日久成积；或肝气郁结，痰饮留滞，郁结胸中，肿块渐成，皆可引发肺癌。若痰饮聚于颈项、腋下、骨骼等处，而发肺癌转移。

4.瘀阻肺络，渐成积块

中医对瘀血的认识由来已久，《黄帝内经》中"血脉凝泣""血凝泣""留血""血聚""脉不通""恶血"等论述，是瘀血理论的肇始，历代医家亦多发挥。如《金匮要略》之"内结为血瘀"；《血证论》之"离经之血，与好血不相合，是谓瘀血"；《医林改错》之"久病入络为血瘀"；《证治准绳·杂病·蓄血篇》之"百病由污血者多……血污于下者，桃仁煎、代抵当丸、牛膝膏"等，均是对瘀血理论的补充。《血证论》云："瘀血在脏腑经络之间，则结为癥瘕。"《医林改错》云："气无形不能结块，结块者，必有形之瘀也。"皆言瘀血与癥瘕、肿块的发生、发展密切相关。基于《灵枢·百病始生》之"凝血蕴里而不散，津液涩渗，著而不去，而积皆成矣"理论，结合前人有关"瘀血致积块"形成之学说，认为气滞日久，瘀血内结，或外伤致瘀，或久病成瘀，或污血上行，留于肺络，日久不消，结为肿块，而发肺癌。

综上所论，肺癌之为病，不外乎虚、毒、痰、瘀四因为患，诸因交扰，互为因果，促生癌瘤，或使病情加重。《圣济总录》云："毒热内壅，则变生为瘀血。"《重订通俗伤寒论》亦云："变从毒起，瘀从毒结。"瘀、毒之间相互化生，互为因果，毒热日久则致血瘀，血瘀日久则生癌毒，即所谓"瘀久化毒，毒留生瘀"。《医学正传·痰饮》中"丹溪云'痰挟瘀血，遂成窠囊'"；《疡科心得集》云："癌瘤者，非阴阳正气所结，乃五脏瘀血，浊气痰滞而成。"指出痰瘀同病，痰瘀交阻，久聚成积。《太平圣惠方》亦云："夫痰毒者，由肺脏壅热，过饮水浆，积聚在于胸膈，冷热之气相搏，结实不消……皆由痰毒壅滞也。"明谓痰毒夹杂，聚于胸肺，积而成癌。同时，正气亏虚易致毒、痰、瘀之邪滋生，而毒、痰、瘀之邪日盛，则更伤正气，出现因瘀致虚、因痰致虚、因毒致虚诸端。即所谓"正虚邪亦盛，邪盛正愈亏"。由此可见，肺癌病位在肺，病性属本虚标实，由于虚、毒、痰、瘀之间互为根本，恶性循环，故"虚"为发病之本、致病之根，"毒、痰、瘀"为发病之标，其中"毒"为病变之枢，"痰、瘀"为病变之由。

二、营养不良

（一）发病情况

肺癌患者营养不良发生率较高，新诊断的肺癌患者中，其5年生存期估计为5%～16%。营养不良被认为是降低肺癌患者生活质量，预后和生存的关键因素。在诊断时，至少有45%的患者存在营养不良，并且这一比例随着疾病的进展而增加。

（二）肺癌对营养代谢的影响

1.疾病本身

（1）肺癌引起的呼吸困难导致患者大脑缺氧，对化学感受器所传递的饥饿信号迟钝，对食物的味觉、嗅觉也会发生改变，进食的快感减少或消失，产生厌食。

（2）肺癌患者纵隔淋巴结转移、肿瘤直接浸润、压迫食管或者喉返神经受侵导致肺癌患者进食困难。

（3）肺癌患者伴有异位甲状腺分泌综合征时，出现高钙血症、低磷血症，症状有食欲减退、恶心、呕吐、腹痛、烦渴、体重丢失等。

2.代谢异常

肺癌本身产生的一些细胞因子，也可以刺激和诱导宿主免疫细胞产生各种细胞因子，导致糖、脂肪、蛋白质代谢异常，引起营养不良。

（1）糖代谢：肺癌糖代谢改变表现为机体葡萄糖转化率增加和外周组织葡萄糖利用障碍，引起糖酵解途径的酶及葡糖转运蛋白（GLUT）表达上调。GLUT在糖代谢中发挥重要作用，导致摄入胞内的葡萄糖含量增高、糖酵解活性提高和乳酸堆积的现象。

（2）脂代谢：脂质是肺组织的重要组成成分，肺癌细胞增生活跃并伴有毛细血管增多，能够使脂代谢异常活跃。在肺癌组织中存在低密度脂蛋白需求增加及低密度脂蛋白受体活化的现象，因此造成了肺癌患者血清总胆固醇及低密度脂蛋白水平下降。

（3）氨基酸代谢：肺癌患者营养不良的主要表现为骨骼肌蛋白质的消耗，患者出现负氮平衡，肺癌患者血清总游离氨基酸有明显降低趋势，其中色氨酸、组氨酸、精氨酸减少非常显著。

3.治疗因素

（1）手术治疗：胸外科手术也是一种对机体的外源性创伤打击，往往可造成机体代谢紊乱及内稳态的失衡，加重术后患者的代谢负担，引起各种营养素的消化吸收障碍，导致患者营养不良。

（2）化疗药物：肺癌常用的化疗药物，如顺铂属强致吐类药物、伊立替康等药物常导致腹泻，如果不加以控制，恶心、呕吐及腹泻会造成电解质的失衡、水及体重丢失；还有一些化疗药物可引起消化道黏膜水肿、脱落，导致吸收障碍、腹胀、腹痛。

（3）放射治疗：肺癌放疗可引起相关不良反应，例如，纵隔放疗常导致食管黏膜损伤。此类患者可出现吞咽困难、食欲下降等，严重者不能进食，如果不给予营养治疗，患者就会出现营养不良甚至恶病质。

（4）靶向药物：靶向药物可导致重度口腔黏膜溃烂从而出现吞咽障碍，或胃肠功能障碍等。

此外，化疗药物及靶向药物均会造成肝功能异常，影响营养物质的代谢。

（三）营养素与肺癌的发病

肺癌发生的原因，与新鲜蔬菜和水果的摄入量不足有关，与其所摄入的维生素C、维生素E、硒及其他植物化合物缺乏有关。另外，还发现膳食总脂肪、饱和脂肪酸和胆固醇高及过度饮酒则可能增加肺癌风险。由此可见，营养膳食与肺癌的发病息息相关。

（四）营养不良对肺癌治疗的影响

肺癌患者术前营养不良会使其对手术的耐受力降低，并且导致术后住院时间延长、并发症发生率增加。

化疗药物常常引起恶心、呕吐、腹泻、味觉改变、食欲减退以及厌食，甚至肝脏损伤影响营养物质的摄入，不仅增加放化疗的不良反应，影响患者的生活质量，而且使患者放化疗的耐受性降低；如果不加以控制，恶心和呕吐会造成液体或电解质的失衡、体重丢失以及衰弱，甚至恶病质。

此外，胸部肿瘤放疗后，放射性食管炎发生率在40%以上，放疗引起食管神经肌肉和上皮细胞的损伤，导致食管出现炎症性改变，消化道摄入、吸收减少，患者营养状况恶化。因此，肺癌患者疾病本身及治疗全过程都可出现营养不良，轻则影响其生活质量及治疗的继续进行，重则危及生命。

三、治疗原则

（一）重视营养治疗

由于每位肺癌患者的营养需求量不同，因此，临床营养治疗需要针对病情状况进行评估。在所有肺癌患者中，50%以上的患者有营养不良状况，随着治疗的进行，营养不良的程度会进一步加重。同时，研究发现治疗前给予营养充足的均衡饮食，可增加患者对于化疗、放疗的耐受力，减少不良反应。

依据中国抗癌协会专家共识和中华医学会肠外肠内营养学分会指南，对肺癌患者营养治疗的推荐意见如下：

1.无论根治手术还是姑息手术，患者均应按照加速康复外科原则和流程实施围手术期的营养治疗。在手术前后尽早经口流质饮食或给予ONS。

2.化疗患者不推荐常规给予营养治疗。但对于存在营养风险和营养不良患者可进行营养治疗，首选肠内营养（口服或管饲）。

3.放疗患者若存在营养不良和具有潜在营养风险，推荐首选肠内营养（口服或管饲）。尤其是放疗导致口腔和食道黏膜炎者，首选胃造瘘（PEG）。

4.放疗后有严重胃肠道黏膜炎不能耐受EN且需营养治疗患者，推荐全胃肠外营养。

肺癌患者营养治疗所需能量应根据患者日常饮食+营养评估结果，给出个体化建议，一般为REE×体温系数×应激系数×活动系数；蛋白质目标推荐量为$1.2\sim2.0$g/(kg·d)，尤其手术创伤大的患者需求更高，推荐量为$1.5\sim2.0$g/(kg·d)，来源以乳清蛋白为佳。脂肪占比30%，饱和：单不饱和：多不饱和=（$1\sim2$）：1：1，饱和脂肪酸中增加中链脂肪酸的占比，多不饱和脂肪酸增加$\omega-3$ PUFAs含量（$2\sim8$g EPA+$1\sim3$g DHA）的占比。降低碳水化合物，增加膳食纤维和微量营养素的摄入。针对肺癌患者，目前市场上肠内、外营养制剂均有含生酮作用强的中链脂肪酸以及强化免疫的$\omega-3$ PUFAs、精氨酸及谷氨酰胺等营养成分的产品。

（二）发挥食疗药膳作用

中医食疗药膳是运用食物的偏性来纠正人体紊乱的内环境，用食物或在食物中配入中药材以防治疾病的方法，是祖国医学长期临床实践的结晶。我国民间历来有"药食同源""寓医于食"之说，重视饮食宜忌，强调食饵调养。早在2000多年前的《黄帝内经》中，就提到"药以祛之，食以随之"，与现代营养学的治疗观点相同。《素问·脏气法时论》云："五谷为养，五果为助，五畜为益，五菜为充，气味合而服之，以补精益气。"体现了扶正祛邪、康复机体的中医食疗思想。唐代名医孙思邈《备急千金要方》指出："安身之本，必资于食；救疾之速，必凭于药。不知食宜者，不足以存也；不明药忌者，不能以除病也……是故食能排邪而安脏腑，悦神爽志，以资血气，若能用食平疴，释情遣疾者，可谓良医。"强调食疗在疾病治疗中的重要性。金代名医张子和《儒门事亲》提倡"精血不足，当补之以食"，"养生当用食补"，突出了"药补不如食补"的中医食疗思想。元代忽思慧《饮膳正要》中也有服用黑牛髓煎治疗肾弱、骨败、瘦弱的记载。明代李时珍《本草纲目》收录谷部、菜部、果部、禽部等食物518种。清代王孟英《随息居饮食谱》载饮食品种327种，并简介各种食物的功效宜忌，附以治法。以上典籍中均包含有丰富的饮食疗法，为中医食疗药膳奠定了坚实的理论和临床基础。近年来，随着"治未病"工作的不断推进，食疗药膳作为一种色、香、味、型、效具备的特殊膳食，在养生、疾病防治及康复保健方面作用越来越重要。

食疗药膳配合疾病的药物治疗，具有改善机体营养状况、增强免疫功能及改善疾病预后的重要作用，彰显了药与食的特殊关系，即"食借药威，药借食性，药食同用，相辅相成，相得益彰"。同样，中医食疗药膳在改善肺癌患者食欲、减轻其治疗后的不良反应、改善预后方面均具有良好的效果，也越来越受到人们的重视。

第二节　营养不良诊疗

一、营养风险筛查及评估

肺癌患者确诊后，须尽早进行营养风险筛查，目的是发现存在营养风险者。营养风险与存活率、病死率、并发症、住院时间、住院费用、生活质量等临床结局密切相关。有营养风险的患者发生不良临床结局的可能性更大，从营养治疗中获益的机会也更大。因此，对有营养风险的患者进一步进行营养评估，并进行合理的营养治疗，能够改善患者的临床结局，是肺癌围手术期营养治疗的重要环节。

（一）营养风险筛查及评估工具

临床上目前常用的营养筛查与评估工具包括：营养风险筛查量表2002、主观整体评估量表、患者主观整体评估量表、微型营养评估量表、营养不良通用筛查工具等。

（二）营养风险筛查及评估

恶性肿瘤营养风险筛查工具应用最广泛的为 NRS 2002 及 PG-SGA。PG-SGA 是肿瘤患者特异性的营养评估工具，可以快速识别营养不良的肿瘤患者，较为适用于肺癌患者的营养评估。

NRS 2002 评分<3 分者虽然没有营养风险，但应在其住院期间每周筛查 1 次。NRS 2002 评分≥3 分者具有营养风险，需要根据患者的临床情况，制订基于个体化的营养计划，给予营养干预。

PG-SGA 评分 0～1 分时不需要干预措施，治疗期间保持常规随诊及评价。PG-SGA 评分 2～3 分由营养师、护师或医师进行患者或患者家庭教育，并可根据患者存在的症状和实验室检查的结果进行药物干预。PG-SGA 评分 4～8 分由营养师进行干预，并可根据症状的严重程度，与医师和护师联合进行营养干预。PG-SGA 评分 9 分急需进行症状改善和（或）同时进行营养干预。

（三）营养综合评定

通过营养风险筛查，存在营养风险的患者，进一步进行营养评估，结合临床检查、实验室检查、人体测量、人体组成测定等多种手段或指标判定机体营养状况，确定营养不良的类型和程度，监测营养治疗的疗效。

通过膳食调查、询问病史、体格检查及部分实验室检查有助于进一步了解肺癌患者营养不良发生的原因及严重程度，以对患者进行综合营养评定。另外，营养风险筛查及综合营养评定与抗肿瘤治疗的影像学疗效评价同时进行，可以全面评估抗肿瘤治疗的受益。

二、营养不良的临床诊断标准

肺癌患者营养不良的临床诊断，参考营养不良评定（诊断）标准全球领导人（GLIM）共识发布的最新标准。2018 年发布的 GLIM 共识指出，营养不良的诊断应首先采用有效的筛查工具（例如 NRS 2002）进行营养风险筛查，明确患者存在营养风险；在此基础上，须至少符合一项表现型指标和一项病因型指标，即可诊断营养不良。

（一）表现型指标

1.亚洲地区 BMI<18.5kg/m²（<70岁）或 BMI<20kg/m²（>70岁）。

2.无意识的体重减轻：6个月内体重下降>5%，或6个月以上体重下降>10%。

3.通过有效的人体成分检测技术确定的肌肉量降低（去脂肪体重指数、握力等）。

（二）病因型指标

1.能量摄入量降低≤50%（>1周），或任何比例的能量摄入降低（>2周），或导致患者吸收不足或吸收障碍的慢性胃肠道症状。

2.急性疾病、损伤，或慢性疾病相关的炎症。

营养不良的诊断标准在发展中不断演进，GLIM 共识在一定程度上统一了营养不良的评定（诊断）标准，未来有待开展前瞻性研究对临床有效性及其与临床结局的关联进行论证。

三、营养素摄入

（一）能量

肺癌本身是一种消耗性疾病，由于大部分患者长期的能量摄入不足导致慢性营养不良，因此肺癌患者应给予充足的能量。一般按照 83.6～104.6kJ/(kg·d)（非肥胖患者的实际体重）来估算卧床患者的能量，126～147kJ/(kg·d)（非肥胖患者的实际体重）来估算能下床活动患者的能量，再根据患者的年龄、应激状况等调整为个体化能量值。

（二）碳水化合物

碳水化合物是人体能量的重要来源。碳水化合物为身体活动和器官工作提供所需要的燃料，并且供应人体细胞所需的维生素、矿物质、纤维和植物化合物。对于肺癌患者，推荐碳水化合物供能占总能量 35%～50%。碳水化合物较好的来源包括全谷物、淀粉类蔬菜等。

（三）蛋白质

肺癌患者由于代谢紊乱，存在糖异生，疾病本身也可导致蛋白质消耗增加，因此，肺癌患者应提高蛋白质的摄入，推荐其蛋白质摄入量一般可按 1～1.2g/(kg·d)（非肥胖患者的实际体重）给予，严重营养消耗者可按 1.2～2g/(kg·d)（非肥胖患者的实际体重）给予。考虑到氨基酸的利用率，氮热比应控制在 1:100。如果肺癌患者合并肾功能损害，蛋白质的摄入量则不应超过 1g/(kg·d)。蛋白质的最好来源是鱼、家禽、红瘦肉、鸡蛋、低脂乳制品、坚果、坚果酱、干豆、豌豆、扁豆和大豆食品，尽量少食用加工肉。适当多吃鱼、禽肉、蛋类，并减少红肉摄入。对于放化疗胃肠道损伤的肺癌患者，推荐制作软烂细碎的动物性食品。每日适量食用大豆及豆制品，推荐每日摄入约 50g 等量大豆，其他豆制品按水分含量折算。

（四）脂肪

脂肪在营养中发挥着重要作用。脂肪和油类由脂肪酸构成，为身体提供丰富的能源。机体分解脂肪，并将其用于存储能源、阻断身体内部组织的热量流失和通过血液输送某些类型的维生素。由于大多数的肺癌患者存在胰岛素抵抗，因此在适当范围内可以增加脂肪的摄入量，不仅可以降低血糖负荷，还可以增加饮食的能量密度。推荐脂肪摄入量占总能量 35%～50%，推荐适当增加富含 n-3 及 n-9 脂肪酸食物。鉴于脂肪对心脏和胆固醇水平的影响，宜选择单不饱和脂肪酸和多不饱和脂肪酸，减少饱和脂肪酸和反式脂肪酸的摄入，使用多种植物油作为烹调油，每天 25～40g。

（五）维生素和矿物质

人体需要少量的维生素和矿物质，以确保机体的正常运作。大多数维生素和矿物质存在于天然食品中。肺癌患者维生素和矿物质的摄入量建议参考《中国居民营养膳食素参考摄入量》中的推荐摄入量。推荐每日蔬菜摄入量300～500g，建议各种颜色蔬菜、叶类蔬菜；水果每日摄入量200～300g。

（六）水

身体上的所有细胞都需要水来维持其功能。如果摄入的水量不足，或者因呕吐或腹泻而失去水分，就会脱水（身体没有足够的水分），导致电解质紊乱，严重时可危及生命。肺癌患者每天可按30～40mL/（kg·d）给予，使每日尿量维持在1000～2000mL。有心、肺、肾等脏器功能障碍的肺癌患者应特别注意防止液体过多。如果伴有呕吐或腹泻，须额外补充。所有液体（汤、牛奶甚至冰激凌和明胶）都应被计入一天的需水量中。

四、营养治疗方案

（一）围手术期

手术是临床治疗肺癌的主要干预手段之一，可以最大限度切除肿瘤病灶。但手术对于机体而言，也是一种外源性创伤打击，会使肺癌患者产生一系列应激反应和术后并发症，加重代谢负担，对于营养的需求亦增加；同时肺癌是一种慢性消耗性疾病，易导致患者消化吸收能力差。以上综合因素，便引起营养不良的发生。

肺癌患者术后由于肺气损伤，容易引起气短乏力、胸闷自汗等症状，对此，在饮食上应以补养气血的食物为主，如山药、大枣、桂圆、梨等。另外，配餐安排尽量做到细、软、烂和营养充足，食物以细软易消化为主，如稀粥、藕粉、菜泥、肉泥、酸奶、蛋羹、肉末粥等，同时避免辛辣刺激的食物；经过一段时间后再逐步过渡到软食或普通膳食。总体来说，为了促进肺癌患者伤口的愈合和病情的好转，应尽早恢复经口饮食，进食情况不佳导致摄入营养不足者，可给予肠内营养（ONS或管饲），但需要在营养师指导下选择肠内营养制剂或特医食品，以促进消化、免疫等功能恢复。

（二）放化疗期

1.化疗期

肺癌患者的化疗基本是全身用药，最主要的毒副反应集中在消化系统和造血系统。消化系统受损，主要表现为食欲不振，其次为厌食、恶心、呕吐、腹泻、便秘等。而造血系统受损，表现为三系下降（血白细胞总数、中性粒细胞、血小板及血红蛋白均下降）。针对食欲不佳的策略是给予易消化的食物，如软饭、稀饭、面包、馒头、包子、鱼肉、鸡蛋、土豆、果酱等，并且少食多餐。在化疗间歇期，采用易消化的高热量、高蛋白、高维生素及矿物质、低脂肪的饮食模式，如谷类、蔬果搭配鸡肉、鱼肉、鸡蛋等，同时辅助以健脾养胃的食物，如薏苡仁、扁豆、大枣等。烹调方式以煮、炖、蒸为主，注意食物的色、香、味，也可以用香菇、柠檬等食物调味来刺激食欲。忌食辛辣刺激的食物，避免加重胃肠道负担。

值得注意的是非小细胞肺癌患者在服用靶向药物期间不能吃西柚、石榴、阳桃这些水果，因为它们含有柚苷、呋喃香豆素类和类黄酮化合物柑橘素等，能抑制肝脏、肠道系统中CYP3A4酶的活性，从而干扰靶向药的氧化代谢，影响靶向药的疗效。除此之外，产生胃肠道不良反应的肺癌患者饮食还应注意以下几点：

（1）接受化疗的肺癌患者出现恶心呕吐时，应服用止吐药，待呕吐缓解后再喝水；尝试流质食物；避免太油腻或太甜食物；食用冷藏或温凉食物。严重者可吮食冰块、薄荷糖（如口腔疼痛者，可不吃）。无法正常进食者，则应在医生的指导下采用静脉点滴葡萄糖、氨基酸、蛋白质等营养物质。同时可通过与朋友或家人聊天、听音乐、看电视来分散其注意力，避免接触使患者恶心的气味，如油烟、香烟等。

（2）接受化疗的肿瘤患者出现腹泻时，避免进食油腻、刺激性及含粗纤维食物；适度摄取可溶性膳食纤维食物，如燕麦、苹果、香蕉、木耳等；服用益生菌；补充水分及电解质。

（3）接受化疗的肺癌患者便秘时应摄取高膳食纤维食物；摄取足量水分；服用益生菌；服用软化大便的药物；养成散步和如厕的习惯。

2.放疗期

放射治疗是肺癌治疗的重要手段。肺癌患者在治疗期间常常会接受胸部、头部等部位的放疗，以控制局部病情，但放疗患者在疾病控制的同时，也会因为放射性食管炎、放射性肺炎或颅内高压而导致食物摄入减少，进一步引起营养状态恶化。由于放疗对正常细胞和癌细胞都有杀伤作用，对身体伤害较大，因此，肺癌患者保证放疗顺利进行的前提是必须足够重视饮食营养治疗。同时，中医理论认为放疗会伤及肺阴，引起口干咽燥、咳嗽、皮肤灼痛、纳差等症状。

因此，肺癌患者放疗期应多选择清淡少油腻、无刺激、滋阴清热解毒的食物，通过肉剁细、蔬果榨汁等形式，促进消化吸收，以提高食欲。如生梨汁、鲜藕汁、荸荠汁、胡萝卜汁、芦根汤、赤豆汤、绿豆百合汤、冬瓜汤、西瓜、蜂蜜、银耳羹、皮蛋瘦肉粥、银耳莲子羹、酸奶、龙须面等。肺癌患者放疗间歇期应采用煮、炖、蒸等方法，少食多餐，多食鱼、肉、蛋、新鲜蔬果为主的食物。其中滋阴甘凉的食物有番茄、菠菜、枇杷、枸杞、甜橙、罗汉果、香蕉等。若有气血不足现象，则宜补充高蛋白和补气生血的食物，如奶类、牛肉、黄鳝、瘦肉、龙眼、桃仁、莲子、黑芝麻、山药、动物肝脏、大枣等。同时忌食助湿生痰和辛辣刺激的食物，如肥肉、韭菜、辣椒、胡椒、大葱、生姜等。

3.并发症

（1）呼吸困难、干咳、咳泡沫痰。此类肺癌患者应吃化痰止咳的食物，如梨、莲子、百合、白萝卜等。放疗后肺癌患者津液大伤，应多吃清热、润肺、生津食物，如莲藕、银耳、茼蒿、冬瓜、鱼腥草等。

（2）放化疗所致的口腔溃疡。此类肺癌患者应选择较凉、较软、较细碎或者流质食物；避免酸、辣或过于刺激食物；同时可考虑使用吸管吸吮液体。

（3）放化疗引起的骨髓抑制。此类肺癌患者应多吃优质蛋白的食物，如瘦肉、动物肝脏、动物血等。

（4）放疗所致的吞咽困难。此类肺癌患者应调整食物质地，视不同情况予流质、细碎或泥状食物、半流质及软食；同时利用增稠剂增加食物黏稠度。

（三）康复期

由于每位肺癌患者的营养需求量都有所不同，因此需要针对病情状况进行评估。肺癌康复期约半数患者有营养不良的状况，此时给予营养充足的均衡饮食有利于患者的预后。肺癌患者康复期饮食原则如下。

1.维持体重

保持理想体重，使之不低于正常范围的下限值，每2周定时（早晨起床排便后空腹）称重1次并记录。任何不明原因（非自主性）的体重丢失>2%时，应该及时回医院复诊。

2.均衡膳食

乳、蛋、鱼、肉、豆是优质蛋白质来源。动物蛋白质优于植物蛋白质，乳清蛋白优于酪蛋白。荤素搭配（荤：素=1：2）。控制红肉（猪肉、牛肉、羊肉）及加工肉（如香肠、火腿）摄入。进食足够量的瘦肉、鱼虾类水产、蛋、奶以补充蛋白质；多摄入抗氧化且富含维生素的绿色蔬菜或水果，富含维生素A的食物有红心甜薯、胡萝卜、黄绿蔬菜、蛋黄、黄色水果；富含维生素C的食物有青椒、猕猴桃、柑橘、甘蓝、西红柿等；天然维生素E广泛存在于各种油料种子及植物油中，如麦胚芽、豆类、菠菜、蛋类。每日蔬菜+水果共要求摄入5份（蔬菜1份＝100g，水果1份＝1个），要求色彩缤纷，种类繁多，尤其绿叶菜；多吃十字花科的植物，如菜花、卷心菜；菌菇类食物，如木耳、香菇，均可以提高肺癌患者机体的免疫力，对抗癌细胞。同时，增加全谷物、豆类、坚果类和奶制品的摄入以增加钾、钙、镁摄入，每餐七八分饱最好，不能过多，也不能过少，非肥胖患者以体重不下降为标准，但是切忌饥饿。

3.饮食有节

有些肺癌患者治疗后味觉会发生改变，故在烹调时可以适当使用柠檬、香菇、糖、醋等天然调味品以改善患者的食欲。

戒绝烟草，限制饮酒（如果饮酒，每天白酒男性不超过100mL，女性不超过50mL），保持充足睡眠。不能以保健品代替营养素，保健品在营养良好的条件下才能更好地发挥作用。避免含糖饮品；避免过咸食物及盐加工食物（如腌肉、腌制蔬菜）；养成口服营养补充习惯。

4.积极运动

每周不少于5次，每日30～50min的中等强度运动，以微出汗为好。即使是卧床患者也建议进行适合的运动（包括手、腿、头颈部及躯干的活动）；肌肉减少的老年患者提倡抗阻运动。

鼓励患者积极参加社会、社交活动，尽快重新回到工作岗位上去，在社会中发挥自己的作用。

5.长期随访

高度重视躯体症状及体征的任何异常变化，及时返回医院复诊；积极寻求心理支持，包括抗焦虑药物的使用；控制疼痛。

6.食物列举

有养阴润肺作用的，如苦杏仁、海蜇、百合、荸荠等；有镇咳化痰作用的，如藕、莲子、鸭梨、山药、百合、白木耳、萝卜、橘皮、橘饼、枇杷、海蜇、荸荠、海带、紫菜、冬瓜、丝瓜、芝麻、无花果、罗汉果、橙、柚子等。尤其是梨，能减少肺癌患者放化疗引起的干咳，但胃功能不佳的患者要注意，不要空腹吃梨，最好用梨煮水，在饭后用。发热者可以选用黄瓜、冬瓜、苦瓜、莴苣、茄子、发菜、百合、苋菜、荠菜、蕹菜、马齿苋、西瓜、菠萝、梨、柿、橘、柠檬等；咯血者则选择青梅、藕、甘蔗、梨、海蜇、海参、莲子、菱、海带、荞麦、黑豆、豆腐、荠菜、牛奶、甲鱼、牡蛎、淡菜等食物。

第三节 食 疗 药 膳

食疗药膳是以中医药学传统理论为指导，并在此基础上形成了自己独特的理论体系，强调整体观念、辨证施膳、药食同源，重视药食性味功能的统一和药食宜忌，同时吸取现代营养学观点以增进药食的吸收和利用，保护脾胃之气，为机体提供比较全面的营养。肺癌作为最常见的恶性肿瘤之一，无论从其发病因素，还是从其治疗过程来看，都离不开充足的营养供给及合理的饮食，因此，食疗药膳在肺癌的防治中占有十分重要的地位。现总结归纳如下。

一、治则治法

中医食疗药膳的理论核心是"辨证施膳"，具体应用时当结合肺癌患者的藏象、经络、诊法和治则的内容，选择相应的食材和药材进行防治。通过辨证，全面掌握肺癌患者的整体情况，再考虑天时气象、地理环境、生活习惯等因素，结合食材和药材的四气五味之特点，遵循扶正祛邪、补虚泻实、寒者热之、热者寒之等治疗原则，制订相应的配方及制作方法，指导肺癌患者合理应用。否则，不仅于病无益，反而会加重病情。

清代程国彭《医学心悟》中，根据历代医家的经验，将中医治法总结为"汗、吐、下、和、温、清、消、补"八法。在肺癌食疗药膳中，发汗法、和解法、清热法、补益法应用较多。现将常见的几种治法介绍如下。

（一）发汗祛邪法

发汗祛邪法是以开泄腠理、调和营卫、发汗祛邪，以解除表证的一种治法。以具有解表散邪作用的中药和食物为原料，经烹调制成的食疗药膳食品。

【选方】 姜糖苏叶饮、桑叶薄竹饮、麻黄醇酒等。

【功效】 解表散邪。

【应用】 适用于肺癌患者感受外邪，症见恶寒发热、头身疼痛、咽痛咳嗽、鼻塞流涕、舌苔薄白、脉浮者。

【常用药材】薄荷、菊花、甘草、桑叶、紫苏、佩兰、藿香、金银花、生姜等。

（二）清热解毒法

清热解毒法是以寒凉食物和药物以清除火热之邪的一种治法。可分为清气分热、清营凉血、气血两清、清热解毒、清脏腑热等。以具有清热解毒作用的中药和食物为原料，经烹调制成的食疗药膳食品。

【选方】 银花菜、西瓜饮、苦菜姜汁等。

【功效】 清热凉血，解毒消肿。

【应用】 适用于热证或体质偏热的肺癌患者，症见身热面赤、心烦口渴、便秘尿赤、舌红苔黄、脉数者。

【常用药材】 甘草、麦门冬、菊花、荷叶、金银花、白茅根、黄连、莲子心、桑叶、薄荷、藿香、百合、胖大海、鱼腥草、石斛、紫苏、白果、北沙参等。

（三）理气化痰法

理气化痰法是以理气化痰食物和药物以调理气机、祛痰止咳的一种治法。以具有理气化痰止咳类作用的中药和食物为原料，经烹调制成的食疗药膳食品。

【选方】 蜜饯百合、贝母酿梨、糖橘饼、糖溜白果膏等。

【功效】 祛痰，止咳，平喘。

【应用】 适用于肺癌患者痰阻气道、肺气不宣，症见咳嗽气喘、胸闷痰多或痰黏难咯、痰中带血者。

【常用药材】 百合、川贝母、甘草、麦门冬、白果、半夏、陈皮、冬虫夏草、瓜蒌、鱼腥草、桑叶、侧柏叶、菊花、苦杏仁、紫苏、蛤蚧等。

（四）滋阴生津法

滋阴生津法是以滋阴生津药物和食物以清热养阴生津的一种治疗方法。以具有滋阴生津作用的中药和食物为原料，经烹调制成的食疗药膳食品。

【选方】 冬虫夏草米粥、银耳羹、蛤蟆鲍鱼等。

【功效】 滋阴清热，生津止渴。

【应用】 适用于肺癌患者阴虚津亏，症见口燥咽干、潮热盗汗、五心烦热、失眠多梦、舌红少苔、脉细数者。

【常用药材】 枸杞子、山药、生地黄、熟地黄、麦门冬、女贞子、玉竹、五味子、何首乌、当归、黄精、天门冬、冬虫夏草、百合、桑椹、石斛、北沙参等。

（五）扶正补益法

补益法是以具有补益作用的食物和药物，经烹调制成的食疗药膳食品，以补益人体气血阴阳之不足，或补益某一脏腑或某几个脏腑之虚损的一种治法。其目的在于通过食物或药物的补益，使人体脏腑或气血阴阳之间的失衡重归于平衡；同时，通过扶助正气，达到扶正祛邪之作用。现将常见的几类补益药膳列举如下。

1.益气健脾类：以具有益气健脾作用的中药和食物为原料，经烹调制成的食疗药膳食品。

【选方】 参枣米饭、理脾糕、黄芪膏等。

【功效】 益气补虚，健脾和胃。

【应用】 适用于肺癌患者脾胃气虚，症见面色萎黄、消瘦乏力、食少纳呆、腹胀便溏、舌质淡、脉虚者。

【常用药材】 山药、黄芪、大枣、党参、人参、陈皮、茯苓、莲子、薏苡仁、白术、芡实、白扁豆、枸杞子、甘草、荷叶、砂仁、桂圆、草果、浮小麦等。

2.滋阴补血类：以具有滋阴补血作用的中药和食物为原料，经烹调制成的食疗药膳食品。

【选方】 当归生姜羊肉汤、何首乌烧鸡、菊花肝膏等。

【功效】 补血和血，益气养营。

【应用】 适用于肺癌患者放化疗后骨髓抑制出现营血亏虚，症见面白无华、唇甲色淡、头晕目眩、心悸失眠、手足发麻、妇女月经量少色淡、舌淡苔白、脉细弱者。

【常用药材】 枸杞子、当归、何首乌、熟地黄、大枣、生地黄、桂圆、阿胶、川芎、白芍、杜仲、鸡血藤、桑椹等。

3.气血双补类：以具有气血双补作用的中药和食物为原料，经烹调制成的食疗药膳食品。

【选方】 八宝鸡汤、十全大补汤、红杞田七鸡等。

【功效】 益气健脾，补血和血。

【应用】 适用于肺癌患者治疗后免疫功能低下出现气血两虚，症见面白神疲、头晕眼花、少气乏力、心悸失眠、舌淡脉虚者。

【常用药材】 大枣、当归、黄芪、党参、枸杞子、人参、桂圆、茯苓、山药、熟地黄、白术、白芍、甘草、陈皮、黄精、肉桂、砂仁、生地黄、何首乌、冬虫夏草等。

二、常用食材及配方

传统的中医药理论中有"药食同源"之说。药食同源，指许多食物即药物，它们之间并无绝对的分界线，古代医家将中药四气五味理论运用到食物之中，认为每种食物也具备四气五味。隋代杨上善《黄帝内经太素》云："空腹食之为食物，患者食之为药物。"反映出药食同源的思想。历代医学家多有发挥，并形成了独具特色的中医食疗药膳理论及方法。兹结合临床，将肺癌防治常用的食材归纳总结如下。

（一）常用食材

1.软儿梨

【性味归经】 甘、微酸，凉。归肺、胃经。

【功效】 清热润燥，止咳化痰。

【应用】 适用于肺癌伤阴或阴虚者。症见干咳，口渴，便秘等。

2.冬果梨

【性味归经】 甘、微酸，凉。归肺、胃经。

【功效】 生津止渴，清热解毒，止咳化痰。

【应用】 适用于肺癌肺胃阴虚者。症见发热，烦渴，咳喘，痰黄，便秘等。

3.百合

【性味归经】 甘，寒。归肺、心经。

【功效】 润肺止咳，清心安神。

【应用】 适用于肺癌肺热咳喘者。症见咳嗽，痰中带血及咯血等；亦可用于疾病之后余热未清，虚烦不安，失眠多梦等。

4.杏仁

【性味归经】 苦，微温。有小毒。归肺、大肠经。

【功效】 止咳平喘，润肠通便。

【应用】 适用于肺癌肺热咳喘者。症见咳嗽，便秘等。

5.玉竹

【性味归经】 甘，平。归肺、胃经。

【功效】 滋阴润肺，养胃生津。

【应用】 适用于肺癌肺阴虚者。症见燥咳痰黏，咽痛口渴，舌干食少等。

6.白果

【性味归经】 甘、苦、涩，平。有小毒。归肺经。

【功效】 敛肺平喘。

【应用】 适用于肺癌肺热痰喘者。症见咳嗽，咳痰等。

7.籽瓜

【性味归经】 甘，平。归肺、胃经。

【功效】 止咳祛痰，养胃生津。

【应用】 适用于肺癌肺胃阴虚者。症见口干，咳嗽，大便干结等。

8.化橘红

【性味归经】 苦、辛，温。归肺、脾、胃经。

【功效】 理气宽中，燥湿化痰，消食健胃。

【应用】 适用于肺癌痰阻气滞者。症见咳嗽痰多及食积不化，无热象者。

9.桔梗

【性味归经】 苦、辛，平。归肺经。

【功效】 宣肺祛痰，排脓利咽。

【应用】 适用于肺癌痰阻气滞者。症见咳嗽，胸闷等。

10.莱菔子

【性味归经】 辛、甘，平。归脾、胃、肺经。

【功效】 消食除胀，降气化痰。

【应用】 适用于肺癌食积纳差者。症见纳差，不思饮食等。

11.蜂蜜

【性味归经】 甘，平。归脾、肺、大肠经。

【功效】 补中缓急，润肺止咳，滑肠通便，解毒。

【应用】 适用于肺癌肺脾阴虚者。症见咳嗽，肠燥津亏等。

12.银耳

【性味归经】 甘、淡，平。归肺、胃、肾经。

【功效】 滋补生津，润肺养胃。

【应用】 适用于肺癌肺胃阴虚者。症见咳嗽，痰中带血，津少口渴，病后体虚，气短乏力等。

13.川贝母

【性味归经】 苦、甘，微寒。归肺、心经。

【功效】 清热化痰，润肺止咳，散结消肿。

【应用】 适用于肺癌阴虚者。症见咳嗽，咳痰等。

14.黄芪

【性味归经】 甘，温。归肺、脾经。

【功效】 补气固表，利尿托毒，排脓，敛疮生肌。

【应用】 适用于肺癌气虚者。症见乏力，食少便溏，中气下陷，表虚自汗，气虚水肿，血虚萎黄，内热消渴等。

15.人参

【性味归经】 甘、微苦，微温。归肺、脾、心经。

【功效】 大补元气，补脾益肺，生津，安神益智。

【应用】 适用于肺癌元气虚脱者。症见面色苍白，口唇青紫，汗出肢冷，呼吸微弱，舌质淡，脉细数等。

16.石斛

【性味归经】 甘，微寒。归胃、肾经。

【功效】 益胃生津，滋阴清热。

【应用】 适用于肺癌胃阴不足者。症见口干烦渴，食少干呕，虚热不退等。

17.莲子心

【性味归经】 苦，寒。归心、肾经。

【功效】 清心安神，交通心肾。

【应用】 适用于肺癌热入心包者。症见神昏谵语，心肾不交，失眠遗精，血热吐血等。

18.紫苏子

【性味归经】 辛，温。归肺、大肠经。

【功效】 止咳平喘，润肠通便。

【应用】 适用于肺癌肺气喘急者。症见气逆喘咳，肠燥便秘等。

19.甘草

【性味归经】 甘，平。归心、肺、脾、胃经。

【功效】 补脾益气，清热解毒，祛痰止咳。

【应用】 适用于肺癌脾胃虚弱者。症见倦怠乏力，心悸气短，咳嗽痰多，脘腹及四肢挛急疼痛。

20.山药

【性味归经】 甘，平。归脾、肺、肾经。

【功效】 补脾养胃，生津益肺，补肾涩精。

【应用】 适用于肺癌肺脾气虚者。症见食少，久泻不止，肺虚喘咳等。

（二）常用茶饮配方

预防和治疗是应对"肺癌"的两大方法。治病是病已成既定事实之后，采取治疗措施，以去除致病因子及其对健康所带来的损害；防病则是在致病因素尚未侵犯人体，或致病因素虽已侵犯人体，但疾病尚未形成或尚未恶化之前，采取防范措施，以防治疾病的发生或病情的恶化。两者比较，防病是在同疾病斗争过程中更主动、更积极的措施，更能防治疾病对人体的伤害，保障人体的健康。

未病先防作为中医预防医学的根本思想，一直为历代医家所强调和重视。中医食疗药膳预防肺癌病变的发生发展的作用已经在理论和实践中得到了体现和证实。《素问·脏气法时论》云："五谷为养，五果为助，五畜为益，五菜为充，气味合而服之，以补精益气。"强调了应该合理膳食，均衡营养才能有效预防疾病。预防和治疗是应对肺癌的两大方法。治病是病已成既定事实之后，采取治疗措施，以去除致病因子及其对健康所带来的损害；防病则是在致病因素尚未侵犯人体，或致病因素虽已侵犯人体，但疾病尚未形成或尚未恶化之前，采取防范措施，以防治疾病的发生或病情的恶化。两者比较，防病是在同疾病斗争过程中更主动、更积极的措施，更能防治疾病对人体的伤害，保障人体的健康。

针对肺癌患者，中医食疗药膳作为辅助治疗手段，能够保证患者的足够营养补充，调整阴阳平衡，有利于缓解症状，提高机体抗病能力，为手术治疗以及放化疗做好基础，促进康复，提高生活质量，延长生命。

清代叶天士《临证指南医案·泄泻》云："未受病前，心怀疑虑，即饮芳香正气之属，毋令邪入为第一义。"喻嘉言《瘟疫论》云："未病前，预饮芳香正气药，则邪不能入，此为上也。"都阐明了针对疾病，可通过使用一些芳香化浊类药物，以达到未病先防的目的。同时，对于平素体弱多病者，还要注意适当应用中药以培元固本，增强抵抗病邪入侵的能力，即所谓"正气存内，邪不可干"。鉴于此，我们结合肺癌的疾病特点，针对不同人群、不同体质状况、不同病期等拟定了相关茶饮，以达到防癌抗癌之目的。

1.百合桑菊茶

【选方】 百合5g，桑叶3g，菊花3g，麦门冬5g，陈皮2g。

【功效】 清热解毒，滋阴润肺。

【应用】 适用于普通人群的肺癌预防。

2.清咽利喉茶

【选方】 金银花3g，菊花3g，麦门冬5g，青果2g，薄荷3g。

【功效】 疏风清热，解毒利咽。

【应用】 适用于普通人群的肺癌预防，尤其适合伴咽喉不适、大便偏干者。

3.润肺止咳茶

【选方】 百合3g，麦门冬5g，茉莉花3g，甜杏仁3g，淡竹叶5g。

【功效】 滋阴清火，润肺止咳。

【应用】 适用于普通人群的肺癌预防，尤其适合伴干咳痰少、口干咽痛者。

4.散寒除湿茶

【选方】 黄芪6g，陈皮6g，薏苡仁6g，生姜5g，大枣6g，草果5g。

【功效】 温中散寒，和胃除湿。

【应用】 适用于寒湿体质明显人群的肺癌预防，尤其适合平素脾胃不和或近期有腹胀、畏寒肢冷、口淡黏腻、恶心纳差者。

5.清热利湿茶

【选方】 红景天5g，菊花5g，绿茶3g，薄荷3g，夏枯草5g。

【功效】 清肺散热。

【应用】 适用于温热体质明显人群的肺癌预防，尤其适合面红口赤、怕热喜冷、口渴舌燥、夜眠不安者。

6.益气养阴茶

【选方】 黄芪6g，太子参6g，麦门冬6g，金银花6g，苏叶3g，藿香3g，贯众5g。

【功效】 益气养阴，扶正固表。

【应用】 适用于肺气虚弱、高龄等有肺部疾患人群肺癌的预防。

7.口腔保健茶

【选方】 藿香3g，薄荷3g，佩兰3g，绿茶3g，柠檬1片。

【功效】 芳香化浊，解毒辟秽。

【应用】 适用于肺癌患者接受放化疗治疗所致的口腔糜烂、牙龈肿痛、口腔异味的防治。

8.降糖茶

【选方】 金银花6g，沙参6g，麦门冬6g，黄连3g，芦根9g，薏苡仁6g。

【功效】 清热生津，滋阴固表。

【应用】 适用于肺癌患者合并有糖尿病或血糖偏高者。

9.降压茶

【选方】 菊花6g，桑叶6g，钩藤6g，白芍6g，枸杞子6g，茯苓3g。

【功效】 清热滋阴，平肝潜阳。

【应用】 适用于肺癌患者合并有原发性高血压病或血压偏高者。

10.养心茶

【选方】 党参6g，麦门冬6g，五味子3g，丹参12g，金银花6g。

【功效】 益气养阴，清热固表。

【应用】 适用于肺癌患者合并有冠心病等心脑血管慢性疾病者。

11.益肺茶

【选方】 金银花6g，生黄芪6g，白术6g，陈皮6g，防风6g，麦门冬6g。

【功效】 益气健脾，清热固表。

【应用】 适用于肺癌患者合并有慢性支气管炎、肺气肿、支气管哮喘等慢性呼吸系统疾病缓解期患者。

12.清心安神茶

【选方】 合欢花3g，玫瑰花3g，淡竹叶3g，灯心草3g，酸枣仁2g。

【功效】 清心除烦，养心安神。

【应用】 适用于肺癌患者心悸失眠、口舌生疮、溲赤便秘者。

13.健脾和胃茶

【选方】 山楂3g，山药3g，陈皮3g，白茶3g，厚朴花3g。

【功效】 健脾和胃，消食化滞。

【应用】 适用于肺癌患者食欲不振、消化不良、嗳气吞酸、恶心呕吐、脘腹痞满者。

14.固表止汗茶

【选方】 黄芪3g，防风3g，浮小麦3g，乌梅3g，白术3g。

【功效】 益气固表，防感止汗。

【应用】 适用于肺癌患者平素易感冒及具有动则汗出、头晕乏力者。

（三）常用药膳配方

农业生产，让我们拥有了"食"的保证和条件；传统医药，则使中华民族的生存与健康获得了"疗"的保障。由于农业的出现，原始的医药、食疗也相继产生。食借药之力，药助食之功，借饮食以助医药，寓医药于饮食之中，代代相传而又代有所获。亦如清代温病大家王孟英《随息居饮食谱》所云："处处皆有，人人可服，物异功优，久服无弊。"可见食物若用之得当，其效不逊于药物。

肺癌患者进行食疗也要注意一定的原则，要注意避免"五味偏嗜"，均衡饮食，粗精并进，荤素并用，保证全面、充分的营养摄入；进食滋补食物时要注意根据不同的体质情况而有所选择，根据四时阴阳变化，因时制宜；运用食物的寒热温凉属性调节人体阴阳平衡。

中医的健康理论之一是"脾胃为后天之本"，认为人虽然不能自我决定先天禀赋的强弱，但可以通过后天的饮食调理来达到健康维护的目的。肺癌患者可以通过合理的食物配比，利用食物的四气五味属性来帮助机体矫正身体的寒、热、温、凉偏颇状态，补益脏腑气血，清除身体代谢废物。同时，对于接受放化疗的肺癌患者，提倡"毒药攻邪，五谷为养，五果为助，五畜为益，五菜为充，气味和而服之，以补精益气"（《素问·脏气法时论》）。根据这个原则，一个完全的膳食必须包括谷类（豆类）为主食，畜类为副食，还需要蔬菜来充实，同时以果品来辅助，这与现代营养学的膳食模式基本上是一致的。

中医学素有"药食同源"之说，把饮食与药物相提并论。唐代孙思邈《千金要方·食治》明确指出："食能排邪而安脏腑，悦神爽志以资血气。若能用食平疴、释情遣疾者，可谓良工。"故历代医家在治疗疾病时，除了予以服用药物外，更重视饮食的调养作用，通过饮食调护来扶助正气，祛尽余邪，恢复健康。"民以食为天"，人类既需要食物来不断补充营养和能量，促进自身的发育与生长，同时也需要用药物来防治机体发生的各种疾病来维护健康。因此，在目前对肺癌临床没有特效疗法的同时，中医食疗药膳也就显得尤为重要。合理地应用食疗药膳既可促进患者的治疗和康复，更能用于广大民众的预防。兹将肺癌临床常用药膳归纳总结如下。

1.芪归炖鸡汤

【选方】 黄芪20g，当归10g，母鸡1只，调料适量。

【制法】 鸡肉凉水入锅煮开，将鸡肉连同药材放入汤锅，加2L清水，大火滚煮后再小火慢炖2h左右，加适量盐即可食用。

【功效】 补气益血，健脾养胃。

【应用】 适用于肺癌患者年老虚弱、久病未愈、疲劳过度等气虚人群。症见身体虚弱，面色苍白，呼吸短促，四肢乏力等。

2.银耳枸杞汤

【选方】 银耳20g，枸杞子15g，莲子10g，冰糖适量。

【制法】 银耳洗净，泡软，撕成小朵，枸杞洗净备用。所有材料放入锅中加水适量炖煮约20min，再加入冰糖煮至糖融化即可。

【功效】 养阴润燥，益肾补肝。

【应用】 适用于肺癌患者阴虚人群。症见口干咽燥，干咳无痰，手足心热，潮热盗汗，心烦失眠等。

3.银耳百合雪梨羹

【选方】 雪梨2个，水发银耳100g，干百合20g，枸杞子10g。调料：冰糖适量。

【制法】 雪梨洗净，去皮和核，切小块；干百合用水泡软；枸杞子洗净；银耳泡涨，撕小朵。锅置火上，将银耳朵放进锅内，加入适量水，大火烧开，然后改小火炖煮至银耳软烂时，再放入百合、枸杞子、冰糖和雪梨块，加盖继续用小火慢炖20min。

【功效】 止咳，生津。

【应用】 适用于肺癌患者治疗期间食用。

4.银耳菊花粥

【选方】 糯米100g，银耳、菊花各10g，蜂蜜10g。

【制法】 银耳泡发后洗净，撕成小朵；糯米洗净，浸泡4h。取瓦煲，加适量清水，用中火烧沸，下糯米用小火煲至糯米八成熟，放入银耳和菊花，用小火煲20min，稍凉调入蜂蜜即可。

【功效】 清热润肺。

【应用】 适用于肺癌患者放化疗副反应的防治。

5.核桃羊肉汤

【选方】 核桃60g，羊肉500g，红枣3个，生姜3片。

【制法】 羊肉放在热锅里翻炒5min出水，逼出羊油后可使膻味减少，其余材料洗净连同羊肉加水2.5L，大火煲滚后转文火煲2h，加适量盐调味后即可饮用。

【功效】 温阳散寒，补益气血。

【应用】 适用于肺癌患者阳虚人群。症见容易怕冷，腹泻，易感冒，精力不够，大便溏薄，小便清长等。

6.百合粥

【选方】 百合30g（或干百合20g），糯米50g，冰糖适量。

【制法】 百合剥皮去须切碎（或干百合碾粉），与糯米同入砂锅内，煮至米烂汤稠，加冰糖即成。

【功效】 润肺止咳，宁心安神。

【应用】 适用于肺癌患者证属阴虚火旺者。症见痰中带血以及疾病康复期余热未清，神思恍惚，心神不宁等。

7.百合银耳汤

【选方】 百合15g，软儿梨1个，银耳30g，莲子15g，燕窝1盏，贝母粉3g，大米300g，冰糖适量或不用。

【制法】 加水适量入煲内，慢煲1h，带汤食用。

【功效】 养阴润肺，清热止咳。

【应用】 适用于肺癌患者平素体质表现为肺阴虚者。

8.百合蜜枣

【选方】 百合100g，蜜枣10枚。

【制法】 将百合洗净，拣去杂质；蜜枣去核。将用料放入锅内，加清水适量，文火煮1h，加适量冰糖服食。

【功效】 滋阴清热，润肺化痰。

【应用】 适用于肺癌患者证属痰结于肺者。症见咳嗽，口干等。

9.百合薏米汤

【选方】 百合60g，薏苡仁30g，银耳50g，山药50g，猪排骨500g，荷叶3g，莲子10粒。

【制法】 以上食材洗净，加水适量入煲内，慢煲3h，带汤食用。

【功效】 滋阴润燥，益肺祛湿。

【应用】 适用于肺癌患者普通人群。

10.黄芪百合汤

【选方】 黄芪30g，鲜百合50g，薏苡仁30g，红萝卜250g，草果15g，白豆蔻30g，橘皮30g，大枣4粒，生姜3片。

【制法】 以上量适合4人食用，可凭个人喜好加入瘦肉适量，慢煲3h。甜食或咸食均可。

【功效】 滋阴润肺，行气除湿。

【应用】 适用于肺癌患者体虚易感人群。

11. 杏仁茶

【选方】 甜杏仁120g，白糖240g，大米30g。

【制法】 甜杏仁用开水略浸泡片刻，剥去外面红衣，洗净剁成粒，再用冷水泡上；将大米淘洗干净后用冷水泡上；把杏仁和大米捞出放在一起，加入650mL清水，磨成细浆，过滤去渣；将锅洗净上火，注入500mL清水，加入白糖，待糖融化后，将杏仁浆慢慢倒入锅内，随倒随搅（以防糊锅），搅成浓汁，熟后（不要打开锅，以免引起沫子）盛入碗内即成。

【功效】 止咳定喘，润肠通便。

【应用】 适用于肺癌患者证属痰热蕴肺者。症见咳嗽，气喘，便秘等。

12. 当归羊肉汤

【选方】 当归30g，生姜30g，羊肉500g。

【制法】 羊肉去骨，入沸水锅内焯去血水，切块。砂锅内放清水，下入羊肉，放当归、生姜，武火烧沸，去浮沫，文火炖至羊肉熟烂。

【功效】 养血填精，散寒止痛。

【应用】 适用于肺癌患者血虚人群。症见疲劳乏力，面色苍白，头晕眼花，心悸多梦，唇舌爪甲色淡，妇女月经量少、色淡、后期或经闭等。

13. 鲜藕粥

【选方】 新鲜嫩藕200g。

【制法】 鲜藕洗净，切成薄片。将藕捣烂如泥，用洁净纱布绞取鲜汁，每日1次。

【功效】 润肺，清肺热，生津。

【应用】 适合用于肺癌患者治疗期间食用。

14. 板栗瘦肉汤

【选方】 板栗250g，瘦猪肉500g，薏苡仁300g，党参15g，陈皮30g，豆豉30g，盐、姜各少许。

【制法】 将板栗去皮，猪肉切块，加水适量，煮烂即可，带汤食用。

【功效】 健脾养胃，扶正固本。

【应用】 适用于肺癌患者脾胃虚弱者。

15. 蜜枣甘草汤

【选方】 蜜枣8枚，生甘草6g。

【制法】 以上2味加清水2碗，文火煎至1碗，去渣饮汤。

【功效】 补中益气，解毒润肺，止咳化痰。

【应用】 适用于肺癌患者证属痰热蕴肺者。症见咳嗽，咽喉干痛等。

16. 薏米绿豆汤

【选方】 薏苡仁15g，赤小豆15g，绿豆15g，陈皮6g。

【制法】 加水适量入煲内，慢煲1h，带汤食用。

【功效】 行气除湿，和胃安中。

【应用】 适用于肺癌患者平素体质表现为脾虚者。

17. 薏米瘦肉汤

【选方】 薏苡仁20g，八角3个，小茴香2g，桂皮10g，瘦猪肉500g。

【制法】　瘦猪肉凉水入锅煮开，药材放入汤锅，加2L清水，小火慢煮后大火滚煮，再小火慢炖2h左右，加适量盐即可食用。

【功效】　健脾行气，化湿润肺。

【应用】　适用于肺癌患者平素体质表现为肺脾两虚者。

18.五红汤

【选方】　红枣30g，红小豆30g，红花生30g，枸杞20g，红糖30g。

【制法】　水煎服。

【功效】　补气养血。

【应用】　适用于肺癌患者防化疗副反应的防治。

19.虫草银耳汤

【选方】　冬虫夏草10g，白木耳15g，冰糖或白糖30g。

【制法】　白木耳水发去蒂，择去杂质，洗净；虫草洗净包好（纱布）。将虫草包与白木耳、冰糖一起倒入小砂锅内，小火慢炖2~3h，离火，取出虫草包。

【功效】　补虚损，益精气，止咳化痰。

【应用】　适用于肺癌患者证属肺阴亏损者。症见干咳少痰，或痰中带血等。

20.贝母秋梨汤

【选方】　川贝母10g，鸭梨1个，冰糖10g。

【制法】　将梨洗净，靠柄部横切断，挖去核，装入贝母末，再把梨上部拼对好，用木签（或竹签）固定，放入大碗中，加入冰糖和水少许，隔水蒸约40min，吃梨喝汤，每日2次。

【功效】　润燥化痰，清肺止咳。

【应用】　适用于肺癌患者证属肺阴虚者。症见干咳久咳不止，痰少黏滞，咽干口燥等。

21.陈皮杏瓜饮

【选方】　陈皮6g，杏仁3g，老丝瓜1段，白糖10g。

【制法】　将陈皮洗净，杏仁去皮尖，老丝瓜洗净，共入锅内，加水适量，置武火上烧沸，文火熬20min，滤渣取汁，再加白糖搅匀即成。

【功效】　宣肺止咳。

【应用】　适用于肺癌患者证属痰邪蕴肺者。症见咳嗽咳痰，呕吐痰涎，口干口渴，脘腹胀满等。

22.参麦汤

【选方】　人参10g，麦门冬15g，五味子6g。

【制法】　水煎服，每日2次。

【功效】　益气生津，敛阴止汗。

【应用】　适用于肺癌患者证属气阴两伤者。症见形体倦怠，气短懒言，多汗烦渴，咽喉干燥，干咳无痰等。

23.石斛生地绿豆汤

【选方】　石斛12g，生地黄15g，绿豆100g。

【制法】　石斛、生地黄用纱布包，加适量水煮至绿豆熟烂，取出药渣，加入适量冰糖，分次服用。

【功效】 清咽润喉，凉血生津。

【应用】 适用于肺癌患者证属邪热伤阴者。症见发热，咳嗽，口干，便秘等。

24. 茯苓包子

【选方】 茯苓粉5g，面粉100g，猪瘦肉50g。

【制法】 做成发面包子。

【功效】 健脾开胃，养心安神。

【应用】 适用于肺癌患者证属痰湿内阻者。症见困倦乏力，气短神疲，不思饮食，失眠多梦等。

25. 肺燥咳嗽方

【选方】 甜杏仁100粒，核桃肉200g，饴糖200g，蜂蜜200g，鲜梨汁400g，猪油200g，生姜汁200g。

【制法】 烹制而成的甜杏仁膏。

【功效】 清热生津，润肺化痰。

【应用】 适用于肺癌患者合并燥热咳嗽者。

26. 阴虚燥咳方

【选方】 罗汉果15g，无花果50g，猪肺1具，苦杏仁10g。

【制法】 煨制而成的二果猪肺汤。

【功效】 养阴清肺，止咳化痰。

【应用】 适用于肺癌患者合并阴虚燥咳者。

第二章　食管癌患者营养诊疗

第一节　概　述

食管癌是营养不良发病率最高的恶性肿瘤。营养不良会降低食管癌细胞对放化疗的敏感性，增加治疗不良反应，延长住院时间，延缓身体康复，增加医疗费用，降低患者治疗疗效和生活质量。因此，开展规范化的营养治疗对食管癌患者具有重要的意义。

一、背景资料

（一）流行病学

食管癌（esophageal cancer，EC）是起源于食管鳞状上皮和柱状上皮的恶性肿瘤，鳞癌约占90%、腺癌约占10%。全球癌症流行流学数据库研究显示，2018年全球有57.2万人新诊断为食管癌，同时又有50.9万人死于食管癌，在所有肿瘤中分别排在第七位和第六位。同时，在食管癌患者中还存在明显的地域差异，以东亚地区最为多见，欧美等发达国家相对较少，而我国是食管癌发病大国。我国食管癌的发病特点：食管癌新发患者和死亡患者都占全球的55%左右，位居世界第一。中部地区和东部地区是食管癌的高发地区，特别是河南、河北、山西三省交界的太行山南麓，食管癌发病率高达105.17/10万。食管癌农村人口病例数（17.4/10万）是城市人口（8.3/10万）的2倍。与欧美发病及生物学特性具有明显差别：我国食管癌以鳞癌多见，占90%以上，多发生在胸中段食管；而欧美以食管腺癌为最常见的病理类型，并且多发生在食管下段1/3段，并常累及胃食管交界处。

（二）病因病机

食管癌的确切病因不明，研究表明环境和某些致癌物质是重要的致病因素，如亚硝胺类化合物和真菌毒素（20%）含量与患病率呈正相关；食管损伤（20%）如腐蚀性食管灼伤和狭窄，食管的慢性炎症、溃疡，或慢性刺激；营养不良和微量元素缺乏（20%）；遗传因素（10%）等。

现代医学认为食管癌为典型的炎症依赖性肿瘤，"炎—癌转化"为主要癌病机制：慢性持续炎症贯穿了"食管上皮单纯增生—食管上皮内瘤变—浸润癌"的发展全过程。肿瘤相关性炎症以免疫细胞的集中及分子介质的释放为主要特征，形成动态变化中的、复杂的肿瘤炎症微环境、免疫微环境及乏氧微环境，共同引起细胞恶性转化、增殖、侵袭以及转移等生物学行为。食管癌是发生在食管上皮组织的恶性肿瘤，占所有恶性肿瘤的2%。现将主要的致病原因列举如下。

1.饮食习惯

饮食因素在本病的病因中较为重要。长期饮酒、吸烟、食物过热、过硬和进食过快等易致食管上皮损伤，长期反复刺激作用会进一步导致食管黏膜病变。

在我国高发区调查发现，当地某些粮食及食品中含有一定量的亚硝胺，其检出率比非高发区高。有些亚硝胺类化合物可以选择性诱发动物食管癌。此外也查出高发区居民食物常被真菌污染。用这种霉变食物能诱发大鼠前胃鳞状细胞癌。此外，也有认为患区地质土壤中缺钼等微量元素可能是引起食管癌的间接原因，其作用机制有待进一步研究。

2. 心理情志

现代医学中心理社会肿瘤学也认为心理疾病，尤其是抑郁症，是恶性肿瘤发生的重要原因之一，《柳叶刀·精神病学》研究显示抑郁症患者患癌率为4.5%～58%，高于普通人群的3～5倍。中医认为情志太过或不及均引起气机紊乱或损伤脏腑功能，从而参与食管癌的发生和发展。正如《订补明医指掌》所述："噎膈多起于忧郁，忧郁则气结，气结于胸，……而病成矣。"

3. 老龄因素

现代医学认为社会人口老龄化与肿瘤发病率升高密切相关。著名肿瘤专家郝希山院士主持的"恶性肿瘤流行趋势分析及预防研究"发现，65岁以上人群是肿瘤发病的高峰人群，占比约为55.36%，平均年龄每增加1岁，恶性肿瘤发病率上升11.44/10万。中医古籍《医贯·噎膈》曰："惟男子年高者有之，少无噎膈。"指出年高体弱与发病的关系。

4. 遗传因素

《自然遗传学》杂志大规模食管癌全基因组关联分析研究证实，不同民族和地区的食管癌均与基因PLCE1和C20，f54密切相关，首次发现食管癌的易感基因。此外，我国食管癌高发区有阳性家族史的食管癌患者占1/4～1/2。

（三）治疗原则

食管癌治疗根据患者的机体状况、肿瘤、细胞学、病理学类型、侵及范围和发展趋向，采取多学科综合治疗模式，强调个体化治疗。有计划、合理地应用手术、化疗、放疗、分子靶向治疗、免疫治疗及营养治疗及中医药治疗等治疗手段，以期达到根治或最大限度控制肿瘤、提高治愈率、改善患者生活质量、延长患者生存期目的。

（四）中医认识

食管癌属中医"噎膈""反胃"等范畴。从现代医学角度，患者出现"噎膈""反胃"时，肿瘤已经浸润，造成食管管腔狭窄，分期较晚，因而古人对食管癌由癌前疾病至癌的发展过程的病机认识尚不完善。现代中医文献对食管癌病机认识广泛，利用证素判断方法对近30年中医诊治食管癌相关文献进行回顾性分析发现：食管癌证素组合规律揭示出食管癌的发病机理存在痰瘀互结、毒火瘀互生的实性病变关系，中晚期多存在阴津亏虚与内燥互存、血虚与气滞互存的虚实夹杂病变关系。而近半个世纪在食管癌高发区开展的众多食管癌舌象相关研究亦证实了上述病机特点，并部分揭示了食管癌发生的病机演变规律。研究发现：正常人、食管上皮细胞轻度和重度增生及食管癌患者舌象中青紫舌百分比随病情进展而逐渐升高；且食管癌患者紫、红舌较多，健康对照者以淡红舌为主；晚期患者紫舌比例明显高于早期患者。贾立群等利用大数据分析方法对2万余例食管癌高危筛查人群的舌象特征分析进一步揭示了食管癌癌变过程中存在由热向瘀转化的病机演变规律，提示食管癌初期表现为"热"象，耗损阴津，日久化瘀，致使食道逐渐狭窄，瘀血阻滞于食道而成本病。

二、营养不良

（一）发病情况

恶性肿瘤特别是消化道肿瘤患者营养不良发生率高，而由于食管特殊的解剖和生理功能，食管癌患者营养不良发生率更高。研究报道，60%～85% 的食管癌患者存在不同程度的营养不良，居所有肿瘤第一位。

（二）原因病机

营养不良的发生原因及机制很复杂，主要包括肿瘤本身的因素以及治疗相关因素。

1.肿瘤本身

食管癌患者营养不良与肿瘤局部、全身的影响及治疗方式有关，了解这些原因有助于正确评估患者的营养需要并制订恰当的营养干预方案。

（1）肿瘤的局部影响：食管癌患者的吞咽困难与肿瘤的形态、部位有关。由于食管的可伸展性，吞咽困难症状出现较晚，多数患者在就诊前已存在数月吞咽困难、体重丢失，有些患者还有反流、吞咽痛、呛咳，因而害怕或不愿进食，使营养不良的发生率明显增高。

（2）肿瘤的全身影响：食管癌患者营养不良不仅是由于摄入不足，也包括肿瘤引起的厌食、早饱、基础代谢率增加以及抗肿瘤治疗并发症的影响。

2.代谢异常

肿瘤本身可诱导宿主分泌炎症因子（白介素、干扰素、肿瘤坏死因子等）及代谢因子引起代谢改变。葡萄糖转化增加，外周组织利用葡萄糖障碍；蛋白质代谢表现为低蛋白血症、骨骼肌萎缩、内脏蛋白消耗、蛋白转化率升高，机体呈现负氮平衡；脂肪代谢则表现为脂肪水解、脂肪酸氧化增强等。食管癌患者机体代谢率增高，自身组织进行性消耗，是导致恶病质的主要原因之一。

3.治疗因素

（1）手术治疗：食管癌手术创伤大，在切除癌变组织的同时，也改变了消化道的结构，造成易饱、反流，加之术后禁食时间长、手术应激引起的高分解代谢也会加重患者的营养不良。术后并发症，如吻合口瘘或狭窄也可影响进食和术后营养吸收。

（2）化疗药物：化疗药物主要影响细胞周期，不仅对肿瘤组织有影响，对全身正常组织也有影响，可出现明显的消化道反应、骨髓抑制、神经毒性等，影响患者的消化、吸收，营养不良的发生率也增高，但化疗引起的营养不良可在化疗结束后很快恢复，影响要比手术小。

（2）放射治疗：放疗虽然能缩小肿瘤组织，但同样可以损伤消化道，引起恶心、呕吐。放疗的损伤主要取决于肿瘤的部位、照射量、持续时间、是否合并化疗等。放疗还可以引起放射性食管炎、放射性肺炎、骨髓抑制、食管狭窄等，导致患者吞咽困难、吞咽痛、反流和狭窄，在一定程度上导致或加重营养不良发生。

（三）营养不良对食管癌治疗的影响

食管癌患者的食管切除情况、放化疗有效率、住院时间和生存期都与营养状况相关。营养不良会降低癌细胞对放化疗的敏感性，增加治疗不良反应，延长住院时间，延缓身体康复，增加医疗费用，降低患者治疗疗效和生活质量。营养不良患者免疫力降低，营养状况对术后患者的并发症发生率和病死率有重要的影响，生活质量和医疗负担也会相应增加。

（四）营养治疗的优势

合理的营养治疗可以为手术患者提供营养储备，增加机体抵抗力和手术耐受力，减少术后并发症，促进伤口愈合及患者早日康复。围放化疗期间的营养治疗可以预防食管癌患者的体重下降，保持骨骼肌质量和功能，提高放化疗敏感性，减轻放化疗不良反应，降低患者的治疗中断率，提高放化疗的完成率，进而提高治疗效果。

三、营养治疗原则

对于肿瘤营养干预的五阶梯治疗模式，食管癌也同样要遵循。但由于食管癌手术的自身特点，在营养干预的实施方面也有所不同。

食管癌营养治疗原则包括：

1.以纠正或改善患者营养状况、提高机体抗肿瘤治疗耐受力为目的。

2.消化道功能正常者，以胃肠道管饲补充为主，可选择大分子聚合物肠内营养制剂或消化肠内营养制剂；胃肠功能部分丧失者，用胃肠造口结合部分肠外营养。

3.胃肠功能丧失者，首选肠外营养；昏迷或不能进食者可用管饲或部分肠外营养。胃肠道功能恢复良好时，尽可能采用经肠道营养，并鼓励经口进食。

4.对每例肿瘤患者都应定期做营养评价，以便及早发现营养问题；对出现的营养问题及早处理远比出现营养不良后再行纠正更为有效。

5.抗肿瘤治疗的患者在治疗前、中、后必须强调营养评价和营养治疗。

第二节　营养不良诊疗

一、营养不良诊断

营养诊断是营养治疗的基础，而营养风险筛查则是营养诊断的第一步。食管癌患者营养不良发生风险高，建议对所有确诊的食管癌患者进行营养筛查。

（一）风险筛查

营养风险筛查工具2002操作简便，循证医学证据充分，被多项指南和专家共识推荐为包括食管癌在内的住院肿瘤患者最合适的营养风险筛查方法。

（二）营养评估

对于营养筛查有营养风险的肿瘤患者，应该进一步接受营养状况评价，以判断患者有无营养不良并评估其严重程度。营养状况评估的方法非常多，目前国际上较为常用的有主观整体评估（SGA）、患者主观整体评估（PG-SGA）、微型营养评估（MNA）等。SGA是ASPEN推荐的临床营养评估工具，其目的是发现营养不良，并对营养不良进行分级。MNA是专门为老年人开发的营养筛查与评估工具，包括两步，第一步为营养筛查，第二步为营养评估。PG-SGA是专门为肿瘤患者设计的肿瘤特异性营养评估工具，由患者自我评估和医务人员评估两部分组成，具体内容包括体重、进食情况、症状、活动和身体功能、疾病与营养需求的关系、代谢需求、体格检查等7个方面，评估结果包括定性评估及定量评估两种。PG-SGA是美国营养师协会和中国抗癌协会营养与支持治疗专业委员会推荐用于肿瘤患者营养状况评估的首选方法。

营养评估应该在抗肿瘤治疗过程中定期重复进行，以监测营养治疗疗效，必要时调整营养治疗方案。在食管癌患者中，营养评估的间隔时间在抗肿瘤治疗期间通常为1~2周，治疗结束后稳定期为1~3月。

（三）综合测定

在营养状况评估基础之上，为了进一步了解营养不良的类型及导致营养不良的原因、患者代谢水平、器官功能，需要对患者实施进一步的调查，从应激程度、能耗水平、炎症反应、代谢状况等进行多维度分析，这些措施统称为综合测定。综合测定的内容包括应激程度、炎症反应、能耗水平、代谢状况、器官功能、人体组成、心理状况等方面。综合测定的具体方法有病史采集（营养相关病史、膳食调查、KPS评分、生活质量评估、心理调查）、体格体能检查（体格检查、人体学测量和体能测定）、实验室检查（血液学、炎症反应、激素水平、肝肾功能、血清蛋白水平、代谢因子及产物）、器械检查（代谢车、人体成分分析、影像学）。由于医院的条件不同，患者的情况各异，对患者进行综合测定时，应该充分考虑医院条件、病情特点及患者社会经济能力，选择合适的个体化的综合测定方案。

二、营养素摄入

（一）能量

能量需求的准确预测是临床营养治疗的前提。能量需求的预测方法有测定法和估算法。测定法相对精准，但操作复杂，估算法操作方便，应用范围更广。Harris-Bendeict及其改良公式至今一直作为临床上计算机体静息能量消耗（REE）的经典公式，Mifflin-St Jeor公式为目前最佳计算REE的公式。有研究通过Harris-Benedict公式计算食管癌手术患者术前每日静息能量消耗（RDEE）为（97.5±8.8）kJ/(kg·d)，手术后第7d能量需求增加为（114±14.6）kJ/(kg·d)。目前尚无食管癌放疗患者每日能量需求量的确切数据。食管癌患者的能量需求随着肿瘤分期、患者一般状况、治疗方式和不良反应等而变化。当无法准确和个体化测量时，一般推荐能量需求量为104.6~125.52kJ/(kg·d)。

（二）营养素

1.荷瘤状态

肿瘤细胞糖酵解能力是正常细胞的20~30倍，其多达50%的ATP来源于糖酵解途径。糖酵解强度与肿瘤生长速度和侵袭性密切相关。减少葡萄糖供给对肿瘤有选择性抑制作用。荷瘤患者应该减少碳水化合物在总能量中的供能比例，提高蛋白质、脂肪的供能比例。

荷瘤状态推荐减少碳水化合物，适当提高脂肪在总能量中的供能比例。对于一般患者，蛋白质目标推荐量应大于1.0g/(kg·d)。对于食管癌手术、放化疗患者，蛋白质目标摄入量建议提高至1.5~2.0g/(kg·d)。

食管癌放疗患者建议蛋白质供给量1.5~2.0g/(kg·d)。有研究采用高蛋白、高脂肪、低碳水化合物的肠内营养配方辅助治疗同步放化疗的食管癌患者发现，相对于普通营养配方，更能减少患者体重下降，提高患者的治疗疗效和生活质量。

2.非荷瘤状态

非荷瘤状态下三大营养素的供能比例为：碳水化合物50%~55%、脂肪25%~30%、蛋白质15%~20%。

（三）免疫营养素

某些营养物质不仅能防治营养缺乏，还能改善免疫功能、调节机体炎性反应，被称为免疫营养素。免疫营养素主要包括谷氨酰胺、核苷酸、精氨酸、ω-3 PUFAs、支链氨基酸（BCAA）等。免疫营养在减轻有害或炎症反应、保护胃肠道免疫功能完整性、减少细菌移位方面有独特优势，所以对于食管癌患者添加免疫营养物包括氨基酸（精氨酸、谷氨酰胺）、多不饱和脂肪酸、核酸和具有抗氧化作用的微量营养素（维生素E、维生素C、β胡萝卜素、锌和硒等）具有非常重要的作用。

1.谷氨酸胺

谷氨酸胺是肠道黏膜的特殊能源，可以刺激肠道的固有黏膜免疫，对维护肠道的正常生理结构、维护肠道吸收和屏障功能、防止细菌和毒素移位具有重要意义，有助于提升肿瘤患者的机体免疫力和胃肠道黏膜屏障功能。

2.ω-3 PUFAs

ω-3 PUFAs是免疫营养的重要组成部分，能够减少T淋巴细胞受体和免疫粘连反应，降低抗原刺激的淋巴细胞的反应和辅助细胞的功能，延长超敏反应；还可以减少白三烯和前列腺素的形成。从而减少促炎因子的产生，控制炎症反应。

3.鱼油

鱼油的主要成分是EPA和DHA。EPA和DHA同属于ω-3 PUFAs，Faber等应用含高鱼油量的饮食干预肿瘤患者的一项随机双育对照试验结果显示，应用鱼油1周后，治疗组患者白细胞中EPA和DHA较对照组显著增高。血清前腺素E_2水平显著下降，该研究表明补充ω-3 PUFAs竞争性抑制环氧化酶对花生四烯酸等氧化作用，减少花生四烯酸产物的生成，从而调节机体的炎症反应和免疫功能，有利于降低感染并发症，促进患者的恢复。

三、制剂与配方

食管癌患者营养治疗的制剂和配方与其他肿瘤基本相同，分为肠内营养和肠外营养制剂。但是，由于食管癌手术创伤大，导致患者伴有不同程度的免疫功能抑制，增加术后死亡率及（或）染率的发生，增强免疫功能可以降低这些并发症。因此，免疫营养是食管癌手术患者的一个优先选择。

（一）肠内营养制剂

肠内营养制剂主要分为氨基酸型、短肽型肠内营养制剂（要素型）和整蛋白型肠内营养制剂（非要素型）。

1.氨基酸制剂

氨基酸制剂主要特点是无须消化即可直接吸收，成分明确，无残渣。用于肠功能严重障碍、不能耐受整蛋白和短肽类肠内营养制剂的患者。

2.短肽类制剂

短肽类制剂的氮源为乳清蛋白水解后形成的短肽，其主要特点是稍加消化即可吸收，适用于消化吸收有一定障碍或损伤的患者，由于食管癌手术的创伤性大，反流、腹胀等胃肠道并发症的发生率高，在早期肠内营养时会有更好的耐受性。

3.整蛋白型制剂

整蛋白型肠内营养剂以整蛋白或蛋白游离物为氮源，接近等渗。主要特点是蛋白质结构完整、低残渣、口感较好、渗透压较低、刺激肠功能。

（二）肠外营养制剂

肠外营养制剂是将各种营养素制成符合标准的静脉输注混合液，如脂肪乳制剂、氨基酸制剂、糖类制剂、维生素制剂、电解质单体、微量元素混合制剂等。早期肠内营养对于食管癌患者来说，尤其是术后24h之内是否能够获益目前还有争议，使得肠外营养制剂的选择在食管癌术后早期更为重要。

2009年ESPEN指出应重视肠外营养制剂中脂肪尤其是长链脂肪酸的不良影响，如损伤免疫功能，导致高脂血症、脂肪肝等。建议将肠外营养底物中脂肪比例下调，如糖脂比从50∶50调至60∶40或70∶30。大多数专家认为，应尽量避免甘油三酯≥5mmol/L，如≥5mmol/L应减量或停用脂肪乳，尤其是ω-6多不饱和脂肪酸（如大豆油脂肪乳）的用量。鉴于ω-6多不饱和脂肪酸具有促炎、影响免疫功能和肝功能等作用，临床上可用中长链脂肪乳、橄榄油脂肪乳部分代替ω-6多不饱和脂肪酸。

四、治疗途径

不论是手术患者还是非手术（放化疗）患者，只要患者存有或部分存有胃肠道消化吸收功能，就应尽可能考虑肠内营养。如果食管癌患者因部分或完全胃肠道功能衰竭、肠内营养禁忌证、肠内营养无法实施等原因而导致肠内营养不能提供足够的营养素和能量摄入，推荐行肠内营养联合部分肠外营养或全肠外营养。

有研究表明，肠内、肠外营养联合治疗可以控制血糖升高，避免单纯肠外营养引起的高血糖、胰岛素抵抗。

（一）肠内营养

肠内营养治疗是目前首选的营养方式。由于肠内营养治疗可以增加肠黏膜血流，有助于胃肠功能恢复，符合生理结构，预防细菌和内毒素的移位。早期肠内营养可以促进胃肠道功能的早期恢复，降低术后感染，缩短住院时间。

口服营养补充是食管癌患者肠内营养的首选途径。ESPEN指南建议，对存在中-重度吞咽困难、严重放化疗食管黏膜炎等高危因素影响经口进食的患者，可推荐管饲营养。

管饲分为两大类，一类是经鼻安置导管，导管远端可放置在胃、十二指肠或空肠中；二是经皮造瘘安置导管，包括微创（内镜协助）和外科手术下各类造瘘技术。

1.鼻饲管

经鼻置管是最常用的管饲途径，具有无创、简便、经济等优点。程国威等认为，对于存在高危因素的中晚期食管癌放疗患者使用鼻空肠营养管行营养治疗，有助于维持体重稳定，减轻不良反应，减少治疗的中断。长期经鼻管饲可能导致鼻咽部刺激、溃疡、出血、导管脱出或堵塞、反流致吸入性肺炎等并发症，故经鼻管饲仅适用于管饲时间短于4周的食管癌患者。

2.空肠造瘘

对于部分接受食管癌根治性手术患者，空肠造瘘可以实现早期和长期肠内营养的需求，是一种方便易行的方法。对非手术而需长期（≥4周）肠内营养的肿瘤患者，则要考虑使用非外科造瘘技术。

3.胃造瘘

由于皮内镜下胃造瘘术（PEG）操作简便、安全性好、设备要求低，在口咽和食管无完全性梗阻内镜可通过时，应优先考虑经PEG建立营养通路，即使严重食管狭窄的病例亦可以通过放射治疗、超细内镜或联合食管扩张、食管支架置入等手段为PEG创造条件。

然而，满足PEG适应证的患者亦可能无法接受PEG或经PEG置管失败。限制患者接受PEG的原因主要是胃壁无法获得穿刺点，在条件许可情况下，此类患者可使用时间、血管条件和护理环境等因素。

（二）肠外营养

如果食管癌患者肠内营养无法完全满足正常人体需要或存在禁忌证，推荐行肠内营养联合部分肠外营养或全肠外营养。

肠外营养应用于术后胃肠道尚未完全恢复的患者时，能够较快且足量补充所需的营养物质及能量。但是肠外营养属于有创性治疗，技术性、代谢性及感染性并发症较多。国内外营养相关指南推荐肠外营养采用"全合一"的模式，每天同步24h输注，不推荐单瓶脂肪乳或氨基酸的输注。食管癌术后患者应用全营养治疗，推荐联合营养模式，充分利用二者的优势，从而减少相应并发症。

肠外营养通路分为经外周静脉及经中心静脉途径。目前对食管癌患者的日常能量需求尚无确切的数据和准确计算方法，因此，当无法准确和个体化测量时，一般推荐能量需求量为105～126kJ/(kg·d)。

1.外周静脉

经外周静脉肠外营养被临床普遍认为是一种安全、有效、便捷的营养治疗通路。与中心静脉通路相比，经外周静脉通路具有操作简便、医疗花费低、并发症较少的优势。

2.中心静脉

当肠外营养超过2周或营养液渗透压高于1200mOsm/L H_2O 时，推荐经中心静脉进行肠外营养，包括经外周静脉穿刺置入中心静脉导管（PICC）、经锁骨下静脉、颈内静脉（IJV）、股静脉（FV）置管和输液港等。

五、营养治疗方案

肿瘤恶病质往往是食管癌患者营养不良的表现形式，包括厌食、虚弱、贫血、水肿、体重丢失及电解质紊乱等多种表现。60%～85%的食管癌患者都伴有营养不良。所有食管癌患者都是营养治疗的潜在对象。只是营养干预的方法不同。即使是体重稳定、摄食良好的患者，也建议每1～3个月到医院营养门诊复诊或电话营养咨询。摄入不足、体重丢失、抗肿瘤治疗（包括手术、放疗、化疗）是选择营养干预适应证的考虑因素。

（一）围手术期

营养治疗对于围手术期患者手术安全有重要作用。体重丢失、临床分期及手术完整切除率被列为影响患者5年无病生存期的三个重要影响因素。营养治疗方案因患者经口摄入能力及体重变化而制订。

1.术前

严重营养不良（体重丢失≥20%）且能从手术获益的患者。中度营养不良患者（体重丢失10%～19%）也可能获益于营养治疗。轻度营养不良患者不推荐营养治疗（体重丢失<10%，60%能量需求可经口摄入，如食管黏膜早期病变患者）。

欧洲肠内肠外营养学会（ESPEN）外科手术肠内营养指南指出，如果患者存在以下情况之一，即6个月内体重减轻≥10%，BMI<18.5kg/m²，以及SGA评分C级或无肝肾功能障碍情况下血清白蛋白含量低于30g/L，手术前应该进行7～14d的营养治疗，即便因此可能会造成手术时间的延迟，同样适用于食管癌患者。

2.术后

术后营养治疗推荐用于：所有术前接受营养治疗并有效的患者；所有营养不良的患者；术后无法经口摄食的患者或术后1周经口摄食小于60%能量需求的患者。食管癌术后胃及结肠功能恢复相对较慢，但小肠的蠕动及吸收功能于术后6h即已恢复，这为早期实施肠内营养提供了理论依据。研究证实，术后早期给予肠内营养，可逐步改善患者的营养相关指标，但如要恢复至术前水平，家庭营养是非常必要的。合理的家庭营养治疗能改善患者的营养状况和生活质量，提高抗肿瘤治疗的效果。

3.免疫营养治疗

围手术期间，免疫营养比标准饮食更加有效。具体推荐意见如下：

（1）不管患者营养状态如何，免疫营养可以缩短住院时间及降低医疗费用。

（2）对营养不良的患者（体重丢失≥10%），仅术前使用免疫营养没有围手术期使用免疫营养效果好，但均比标准营养有效。

（3）术前免疫营养降低了术后感染率，缩短住院时间。但是对术后死亡率无明显影响。

（4）对营养良好的患者（体重丢失<10%）。术前5～7d的免疫营养可以降低术后多染性并发症，缩短住院时间。

（二）放化疗期

没有证据显示营养治疗会影响肿瘤生长，因此，营养治疗不必考虑这个理论问题。营养治疗不常规推荐于所有放疗患者或化疗患者。

因摄入不足导致体重丢失的患者，肠内营养（经口或管饲）可改善和维持营养状态。接受放疗和（或）化疗的患者，可经鼻置管或造口建立喂养管道，经皮造口术似乎更合适。肠内营养使用标准配方。

1.放化疗前

食管癌患者放化疗前营养治疗的目的为改善患者治疗前营养状况，为放化疗的实施进行营养储备。PG-SGA评分是判断食管癌患者放化疗前是否需要进行营养治疗的重要指标。对于PG-SGA评分为0～1分（无营养不良）的患者，不需要营养治疗，直接进行放化疗；对于PG-SGA评分为2～3分（可疑营养不良）的患者，应该在营养教育的基础上行放化疗；对于PG-SGA评分为4～8分（中度营养不良）的患者，应该在营养治疗的同时行放化疗；对于PG-SGA评分≥9分（重度营养不良）的患者，需要先进行营养治疗1～2周，待营养状况好转后再开始放化疗。

2.放化疗中

放化疗副反应严重影响食管癌患者治疗过程中的营养状况。《恶性肿瘤放疗患者营养治疗专家共识》推荐，接受放化疗的食管癌患者在治疗过程中，需要在综合评估患者营养状况和急性放化疗副反应的基础上，选择营养治疗路径。

3.放化疗后

食管癌患者在完成放化疗后，如果肿瘤未完全消退或者出现严重的放射性食管炎、食管水肿、食管纤维化和狭窄等，仍可能导致经口摄入营养不足。因此，在食管癌患者放化疗结束后，仍然需要对PG-SGA评分和晚期放化疗副反应进行监测，以便早期识别营养不良，及时开展家庭饮食指导及营养治疗。

（三）家庭营养教育与饮食指导

食管癌的手术复杂，并发症发生率高，饮食与康复指导对于食管癌患者至关重要。

1.少食多餐

细嚼慢咽，每天分5~6次进食，避免过饥过饱。

2.合理膳食

给予高蛋白、高热量、高维生素、易消化的食物，荤素搭配，1/3荤食，2/3素食。禁食熏、煎、烤、霉变、发酵食物；禁食腌制品；增加水果蔬菜的摄入量。有研究通过病例对照研究发现，饮食结构中肉质食物丰富而缺乏维生素和纤维摄入会增加食管癌的发病风险。

3.适当活动

术后积极开始肩、臂的主动活动。餐后30min可到空气新鲜的地方散步，每次走15min以上，有利于胃肠蠕动，帮助消化。Singh S等人通过Meta分析显示积极运动会降低食管癌尤其是食管肿瘤的发病风险，这也许与减少肥胖的发生有关。

4.建立习惯

睡前2h不进食；术后不宜取平卧位，一般采用枕头或加高床垫使上半身抬高30°~45°的平卧或侧卧位，终身坚持，这些都是预防反流性食管炎、误吸的关键措施；注意清洁卫生，尤其是口腔卫生，禁食期间不可下咽唾液，以免感染造成吻合口瘘。

5.监测体重

每天清晨空腹测量体重，观察体重的增减，以调节饮食；高度重视躯体症状及体征的任何异常变化，尤其是非自主性体重丢失。

6.社会关怀

一旦出现食管反流或食管狭窄，患者极易出现紧张焦虑等负面情绪，给予心理疏导，指导患者自我调节，提升心理承受能力。让患者重拾信心，回归社会。

（四）疗效评价

在食管癌治疗过程中和治疗后，医师/营养师应该定期对营养治疗的疗效进行评价，以判断患者营养治疗的效果，为营养治疗方案的调整提供依据。营养疗效评价指标包括快速反应指标、中速反应指标和慢速反应指标。不同的评价指标对营养治疗的反应速度不一，因此其评价频率也不同。

1.快速反应指标

每1~2周测量1次，必要时每天测量1次。包括：体重、血常规、电解质、肝肾功能、炎症参数、白蛋白、前白蛋白、转铁蛋白、急性手术/放化疗不良反应等，建议每周测量1~2次。

2.中速反应指标

每1～3月测量1次。包括：人体测量参数、人体成分分析、生存质量评估、体能评估、肿瘤病灶评估等。

3.慢速反应指标

生存分析、晚期手术/放化疗不良反应等，建议每3个月至半年评价1次。每次疗效评价后，需要根据评价结果对患者的营养治疗方案进行实时、动态调整。

第三节 食疗药膳

一、食疗药膳原则

化痰开郁，活血解毒，益气养阴，健脾和胃。饮食细嚼缓咽，荤素相兼，少量多餐，多食新鲜蔬菜，补充维生素A及C，并应补充锌、钼、铜、锰等微量元素。

二、常用药材和食材

荜拔、莲房、人参、核桃、沙参、莱菔子、鲜芦根、竹沥、鸡内金、鹅血、陈皮、薏苡仁、牛奶、鸡蛋、甘蔗汁、梨汁、韭菜汁、荸荠汁、西瓜汁、藕汁、草莓汁、菱角等。

三、食疗药膳举例

（一）主食

1.虫草乌骨鸡

【配方】 冬虫夏草3g，乌骨鸡100g。

【制法】 加调料煮烂，然后打成匀浆，加适量淀粉或米汤，使之成薄糊状，煮沸，每天多次服。

【功效】 补虚强身，养阴退热，补益肝肾。

【适应证】 适用于气虚亏虚型食管癌患者。

2.参薏粥

【配方】 北沙参9g，莱菔子6g，旋覆花6g，生薏米20g。

【制法】 先将沙参、莱菔子、旋覆花煎汁去渣，倒入生薏米中煮烂打成匀浆，再煮沸，每天1剂，分早晚服。

【功效】 化痰开郁，降逆止呕。

【适应证】 适用于气滞痰阻型食管癌伴饮食不下、恶心呕吐患者。

【注意事项】 服地黄、首乌时忌食，体质虚弱者大忌。

3.豆蔻馒头

【配方】 白豆蔻15g，自发馒头粉1000g。

【制法】 将白豆蔻研为细末，加入馒头粉内，再加3碗清水，搅拌后放置10～15min，然后制成馒头，放入蒸笼内蒸约20min即成。

【功效】 补虚健胃，行气化滞。

【适应证】 适用于属胃寒者。症见脘腹饱胀、胃中冷痛、食欲不振、恶心呕吐、舌苔白腻。

4.生芦根粥

【配方】 鲜芦根30g，红米50g。

【制法】 用清水1500mL煎煮芦根，取汁1000mL，加米于汁中煮粥即成。

【功效】 清热，生津。

【适应证】 适用于属胃寒者。症见脘腹饱胀、胃中冷痛、食欲不振、恶心呕吐、舌苔白腻。

（二）菜品

1.刀豆梨

【配方】 大梨1个，刀豆50粒，红糖30g。

【制法】 将梨挖去核，放满刀豆，再封盖好，连同剩余的刀豆同放碗中。入笼蒸1h，去净刀豆后即成。

【功效】 利咽消肿。

【适应证】 适用于食管癌放疗后咽喉肿痛、阴虚燥热的患者。

（三）汤羹

1.三七桃仁猪瘦肉汤

【配方】 三七10g，桃仁15g，猪瘦肉50g。

【制法】 将三七洗净，切片；桃仁、猪瘦肉洗净。将全部用料一起放入炖盅内，加适量开水，文火隔水炖2h，食盐调味。随意饮用。

【功效】 活血祛瘀，通络止痛。

【适应证】 食管癌属于气滞血瘀者。症见进食梗阻感，胸痛固定，肌肤甲错；舌质暗红或边有瘀点瘀斑，脉细涩。

【注意事项】 使用本方以癌症属于气滞血瘀为主者，症见疼痛固定，肌肤甲错，舌有瘀点或瘀斑，脉细涩为主证；若癌症患者化疗或放疗后血小板减少明显者，则非本方所宜。

2.薏苡仁淮山龟肉汤

【配方】 乌龟1只（约200g），薏苡仁50g，淮山药30g，生姜3片。

【制法】 将乌龟杀死，去肠杂，洗净，切块备用；将薏苡仁、淮山药、生姜洗净。把全部用料一起放入瓦锅内，加清水适量，武火煮沸后，文火煮2h，调味即可。随意饮用。

【功效】 健脾祛湿。

【适应证】 食管癌属于脾虚痰湿阻滞者。症见神疲乏力，纳差，痰涎壅塞，胸闷不舒；舌淡胖，边有齿印，苔白腻，脉濡滑。

【注意事项】 使用本方以癌症属于脾虚痰湿型，以神疲乏力、面色萎黄、纳差，或下肢浮肿、舌淡胖、边有齿印、脉濡滑为要点；凡为腰膝酸软、五更泄泻、舌淡白、脉沉细属于肾阳虚寒者，则非本方所宜。若无乌龟，可用活鳖200g代之。

3.山药龙眼汤

【配方】 山药20g，龙眼肉20g。

【制法】 山药、龙眼肉分别洗净，置锅中，加清水500mL，急火煮开3min，改文火煮20min，分次食用。

【功效】 温肾补脾。

【适应证】 属气虚阳痿型食道癌饮食不下、面色苍白、形寒气短者。

（四）饮品

1.五汁饮

【配方】 藕汁、甘蔗汁、梨汁、山楂汁各等量。

【制法】 加清水适量煮沸，后用小火煮30min取汁，再加麦冬6g煎汁加入调匀，分多次服。

【功效】 生津止渴，清热解毒。

【适应证】 适用于热邪伤津型食管癌主要以津液不足型患者。

【注意事项】 脾胃虚寒者勿服。

2.牛奶鸡蛋汤

【配方】 牛奶、鸡蛋。

【制法】 牛奶煮开打入鸡蛋花煮沸可食。

【功效】 健脾益气，补虚生血。

【适应证】 适用于体虚型食管癌患者。

3.韭汁牛乳饮

【配方】 韭菜汁50mL，牛乳250mL。

【制法】 取韭菜汁、牛乳，二者混合为一日量，频频温服，连服10d。

【功效】 活血化瘀，降逆止呕。

【适应证】 适用于瘀血瘀滞型食管癌伴恶心呕吐、饮食不下患者。

第三章　胃癌患者营养诊疗

第一节　概　　述

一、背景资料

（一）流行病学

胃癌（gastric cancer）是原发于胃黏膜上皮的恶性肿瘤，绝大多数为腺癌。2020年全球胃癌新发病例约108.9万例，居恶性肿瘤发患者数的第5位，中国每年新增胃癌病例41万例，约占43.9%；2020年全球因胃癌死亡病例约76.9万例，居恶性肿瘤死亡人数的第4位，其中48.6%死亡病例发生在中国。我国胃癌发病率仅次于肺癌居第2位，5年总体生存率仅为35.1%。近年来随着胃镜检查的普及，早期胃癌比例逐年提高，胃癌在性别、年龄上，男性多于女性，55~70岁为高发年龄段。在发病地域方面，我国以青海、宁夏、甘肃等地最多，其次为江苏、浙江、福建、上海等沿海地区。由于常见、高发、治愈困难，胃癌已成为严重威胁人类健康和生命的重大疾病。不断提高胃癌的防治水平，努力攻克治疗上的难点，已成为医学领域面临的严峻课题。

（二）病因病机

1. 饮食因素

经常食用霉变食品、咸菜、腌制烟熏食品以及过多摄入食盐，可增加危险性。慢性萎缩性胃炎、胃部分切除等患者，因胃酸分泌不足，有利于胃内细菌繁殖。硝酸盐在胃内被细菌还原成亚硝酸盐，再与胺结合生成致癌物亚硝胺，长期作用于胃黏膜易诱发癌变。

2. 感染因素

幽门螺杆菌（Hp）感染与胃癌有共同的流行病学特点。1994年WHO的国际癌肿研究机构将Hp感染定为人类Ⅰ类（即肯定的）致癌原。

3. 遗传因素

10%的胃癌患者有家族史，具有胃癌家族史者，其发病率明显升高。浸润型胃癌的家族发病倾向更显著，提示该型胃癌与遗传因素关系更密切。

4. 癌前病变

肠上皮化生、萎缩性胃炎及异型增生、胃息肉、残胃炎、胃溃疡、Menetrier病等，均有报道与胃癌发生相关。胃癌的发生是一个多阶段、多步骤的过程：慢性浅表性胃炎→萎缩性胃炎→肠化生、异型增生→黏膜内癌（早期胃癌）→进展期胃癌，诸多癌基因和抑癌基因参与这一过程。

（三）中医认识

1. 正气不足

《医宗必读·积聚》曰："积之成者，正气不足，而后邪气踞之。"《景岳全书》指出："少年少见此证，而惟中衰耗伤者多有之。"中医认为肿瘤的形成必然与人体正气不足有关，这是肿瘤发病的重要内因。

2. 饮食不节（洁）

《内经》曰："饮食自倍，肠胃乃伤。"《彭祖摄生养性论》云："食过则癥块成疾，饮过则痰癖结聚气风。"因暴饮暴食，饥饱失常；或终日好饮，嗜酒无度；或进食盐腌熏烤、霉腐不洁之物；或恣啖肥甘厚味、腥臊刺激之品，皆可伤脾败胃，导致运化失常，生湿生痰，痰凝毒结。

3. 情志内伤

《类证治裁·郁证》言："七情内起之郁，始而伤气，继必及血，终乃成劳。"不良的情绪变化首先影响体内气机，气血逆乱而伤及脏腑。肝主疏泄，因心理失衡、情志不和，易致肝气郁结，"气结则血凝"，气滞血瘀是肿瘤的重要发病因素。

4. 感受外邪

六淫之邪侵袭人体稽留不去，脏腑受损，则气机升降失常；或因气候反常，经常寒温不摄，则脾胃受损，痰湿内生，瘀血留滞，久而生变，均可引起肿瘤的发生。正如《灵枢·五变》所曰："脾胃之间，寒温不次，邪气稍至，蓄积留止，大聚乃起。"

综上所述，人体正气不足、脾胃虚弱是胃癌发生的根本内因，气滞、血瘀、痰凝、毒结是胃癌发病的重要病理因素，两者互为因果。有"因虚致病，因病致虚，虚实夹杂"的病机特点。

另外，近年中医研究还认为，"癌毒"是导致人体癌变的特异性致病因子，是在脏腑、气血失调的基础上，受内外多种因素诱导而产生的核心致病因素，具有毒根深藏、流窜浸淫、治后复发、缠绵难愈等致病特点，这对胃癌病机的认识具有一定意义。

二、营养不良

（一）发病情况

恶性肿瘤会在不同程度上干扰营养素的摄入和（或）利用，从而造成营养不良。不同肿瘤营养不良的发生率不同，大体上说消化系统肿瘤高于非消化系统肿瘤，上消化道肿瘤高于下消化道肿瘤。1980年美国东部肿瘤协作组有研究等报道，胃癌患者中营养不良的比例占87%、恶病质的发病率高达65%～85%，超过了其他所有肿瘤，营养不良及恶病质发病率均占所有肿瘤的第1位。在所有肿瘤中，胃癌引起的厌食、早饱感发生率最高，是对营养影响最为严重的肿瘤。

（二）病因病机

营养不良是胃癌患者的常见问题。15%的患者在诊断初期即有体重减轻。胃癌患者发生营养不良的机制复杂，与肿瘤本身及抗肿瘤治疗对机体的影响有关。

1. 肿瘤本身

肿瘤引起进食调节中枢功能障碍导致厌食、抑郁相关性厌食使食物摄入减少。手术、放化疗等抗肿瘤治疗导致的疼痛、恶心呕吐、焦虑抑郁等，引起厌食和早饱，影响营养物质的摄入。

2. 治疗因素

化疗药物毒性引起的恶心、呕吐，腹胀腹泻便秘等一系列吸收和消化障碍。在所有胃肠道手术中，胃肠道切除及改道引起的代谢改变及吸收障碍原来没有引起人们应有的重视，如铁、钙、维生素A、维生素B_{12}、维生素D吸收障碍与缺乏，如胃液丢失引起的脂肪、蛋白质及碳水化合物消化吸收障碍。胃手术的并发症最多、对营养与代谢的影响最大、持续时间最长，胃手术后患者鲜见肥胖及糖尿病就是一个最好的证明。

3.供给障碍

肿瘤本身及治疗的毒副作用引起的吸收和消化障碍，还可能面临消化道梗阻、胃排空延迟、胃切除及消化道重建导致的消化吸收障碍等局部因素，导致营养摄入进一步减少。

4.其他原因

肿瘤细胞产生的炎症因子、促分解代谢因子及肿瘤微环境引起的机体炎症反应和免疫应答也加速了营养不良的进程。合并有分解代谢增加的因素，比如感染或手术治疗；同期放化疗具有吸烟饮酒嗜好的胃癌患者。

在这些因素的共同作用下，营养不良不断进展，骨骼肌蛋白减少，甚至发展为恶病质。早期胃癌因肿瘤对机体的全身、局部影响较小，营养不良发生率低。在进展期胃癌，营养治疗是改善机体营养状况或纠正营养不良，使机体能够承受手术、放化疗等抗肿瘤治疗的基础。合理的营养治疗是对伴有营养不良的胃癌手术患者实施有效治疗的突破口，了解患者的机体代谢变化特点及营养不良的发生机制，有利于对胃癌围手术期的营养不良进行针对性地预防和治疗。

（三）胃癌患者代谢特点

肿瘤患者的营养物质代谢特点不同于非肿瘤患者，碳水化合物代谢异常、蛋白质转化率增加、脂肪分解增加、脂肪储存减少、肌肉及内脏蛋白消耗、体重减少、水电解质平衡紊乱、能量消耗改变等，均会诱发和加重营养不良。

胃癌也是一种代谢相关性疾病，其营养代谢特点包括：

1.能量代谢

癌症患者能量代谢需要比正常代谢高10%。然而癌症患者的体重下降较明显，除摄入减少的原因外，消耗的增加亦是不能忽视的一个方面。

2.碳水化合物代谢

有氧糖酵解增强，葡萄糖摄取和消耗增加，主要表现为葡萄糖的氧化和利用降低，葡萄糖转化增加，胰岛素抵抗和胰岛素分泌相对不足。

3.脂肪代谢

癌症患者有大量蛋白质的丧失，应激和肿瘤本身释放脂溶因素可使脂肪分解作用增加，合成降低，血清脂蛋白脂酶活性降低，出现高脂血症，主要表现为血浆脂蛋白、甘油三酯和胆固醇升高，外源性脂肪利用下降，脂肪动员增加。

4.蛋白质代谢

癌症患者体内蛋白质的转换率增加。肝脏蛋白质合成增加，肌肉中的蛋白质合成降低。主要表现为骨骼肌不断降解，体重下降，内脏蛋白消耗和低蛋白血症，血浆支链氨基酸含量下降。

5.维生素代谢

患者血浆中可见到抗氧化营养素下降，如β-胡萝卜素、维生素C和E等。此外，其他维生素如维生素B_{12}在胃癌患者血浆中含量降低，叶酸亦有降低。

6.微量元素代谢

癌症患者大多都有血硒含量的降低和锌含量的降低，同时可见到抗氧化能力降低和细胞免疫功能的下降。胃癌患者还可见到血钴和血锰含量的下降。

（四）营养不良对胃癌疗效的影响

胃癌相关性营养不良带来的负面影响也体现在机体及功能两个层面。它削弱了放化疗的疗效，增加了药物不良反应风险、术后并发症和院内感染的机会以及各种并发症的发生率和病死率，降低了骨骼肌质量和功能以及患者的生活质量，延长了住院时间，增加了医疗费用。营养不良还限制了胃癌患者治疗方案的选择，使得他们不得不选择一些非最优或者不恰当的治疗方案。

总之，营养不良与预后不良密切相关。对于接受肿瘤手术切除的胃癌患者和接受姑息治疗的胃癌患者来说，充足的营养治疗是必不可少的。营养不良的胃癌患者面临着更大的风险，包括更高的并发症发生率和更低的生存率。因此，营养不良在胃癌的治疗中显得尤为重要。

第二节　营养不良诊疗

一、营养不良的诊断

胃癌患者确诊后，须尽早进行营养风险筛查，目的是发现存在营养风险者。营养风险与存活率、病死率、并发症、住院时间、住院所需费用、生活质量等临床结局密切相关。有营养风险的患者发生不良临床结局的可能性更大，从营养治疗中获益的机会也更大。因此，对有营养风险的患者进一步进行营养评估，并进行合理的营养治疗，能够改善患者的临床结局，是胃癌围手术期营养治疗的重要环节。

（一）营养风险筛查及评估工具

临床上目前常用的营养筛查与评估工具包括：营养风险筛查量表2002（NRS 2002）、主观整体评估量表（SGA）、患者主观整体评估量表（PG-SGA）、微型营养评估量表（MNA）、营养不良通用筛查工具（MUST）等。

（二）营养风险筛查及评估

恶性肿瘤营养风险筛查工具应用最广泛的为营养风险筛查量表2002（NRS 2002）及患者营养状况主观评估表（PG-SGA）。PG-SGA是肿瘤患者特异性的营养评估工具，可以快速识别营养不良的肿瘤患者，较为适用于胃癌患者的营养评估。

NRS 2002评分<3分者虽然没有营养风险，但应在其住院期间每周筛查1次。NRS 2002评分≥3分者具有营养风险，需要根据患者的临床情况，制订基于个体化的营养计划，给予营养干预。

PG-SGA评分0～1分时不需要干预措施，治疗期间保持常规随诊及评价。PG-SGA评分2～3分由营养师、护师或医师进行患者或患者家庭教育，并可根据患者存在的症状和实验室检查的结果进行药物干预。PG-SGA评分4～8分由营养师进行干预，并可根据症状的严重程度，与医师和护师联合进行营养干预。PG-SGA评分9分急需进行症状改善和（或）同时进行营养干预。

（三）营养综合评定

通过营养风险筛查，发现存在营养风险的患者，应进一步进行营养评估，结合临床检查、实验室检查、人体测量、人体组成测定等多种手段或指标判定机体营养状况，确定营养不良的类型和程度，监测营养治疗的疗效。

营养评估方法较多，但大都存在一定的局限性，最佳的指标或方法目前尚存在争议。国内外应用较多的营养评估指标有体重丢失量、体重指数、去脂肪体重指数、血浆白蛋白等。通过膳食调查、询问病史、体格检查及部分实验室检查有助于进一步了解胃癌患者营养不良发生的原因及严重程度，对患者进行综合营养评定。另外，营养风险筛查及综合营养评定与抗肿瘤治疗的影像学疗效评价同时进行，可以全面评估抗肿瘤治疗的受益。

二、临床诊断标准

胃癌患者营养不良的临床诊断，建议参考营养不良评定（诊断）标准全球领导人（GLIM）共识发布的最新标准。

2018年发布的GLIM共识指出，营养不良的诊断应首先采用有效的筛查工具（例如NRS 2002）进行营养风险筛查，明确患者存在营养风险；在此基础上，须至少符合一项表现型指标和一项病因型指标，即可诊断营养不良。

（一）表现型指标

1. 亚洲地区BMI<18.5kg/m² （<70岁）或BMI<20kg/m² （>70岁）。

2. 无意识的体重减轻：6个月内体重下降>5%，或6个月以上体重下降>10%。

3. 通过有效的人体成分检测技术确定的肌肉量降低（去脂肪体重指数、握力等）。

（二）病因型指标

1. 能量摄入量降低<50%（>1周），或任何比例的能量摄入降低（>2周），或导致患者吸收不足或吸收障碍的慢性胃肠道症状。

2. 急性疾病、损伤，或慢性疾病相关的炎症。

营养不良的诊断标准在发展中不断演进，GLIM共识在一定程度上统一了营养不良的评定（诊断）标准，未来有待开展前瞻性研究对临床有效性及其与临床结局的关联进行论证。

三、营养素需求

（一）能量和营养素需求

胃癌患者能量摄入应尽量接近实际消耗，保持能量平衡，避免能量不足或喂养过度。能量需求的准确预测是临床营养治疗的前提。

若条件允许，采用间接测热法对患者静息能量消耗进行测定。需要根据患者的年龄、活动量、应激水平、肝肾功能等情况进行校正和调整，理想的实际补充量应达到目标需要量的80%左右。

荷瘤患者应该减少碳水化合物在总能量中的供能比例，提高蛋白质、脂肪的供能比例。

非荷瘤状态下三大营养素的供能比例与健康人相同：碳水化合物50%～55%、脂肪25%～30%、蛋白质15%～20%；按照需要量100%补充矿物质及维生素，根据实际情况可调整其中部分微量营养素的用量。

对于长期营养不良的患者，营养治疗应循序渐进，监测电解质及血糖水平，警惕再喂养综合征的发生。

（一）能量

2012年Mariette C等建议胃癌围手术期患者的总能量消耗为：卧床患者126kJ/（kg·d），非卧床患者为146kJ/(kg·d)；如果摄入量少于需要量的60%，则需要人工营养（肠内营养和/或肠外营养）。

如果采用全静脉途径，应该下调能量供给为：卧床患者105kJ/(kg·d)，非卧床患者为126kJ/(kg·d)。

（二）碳水化合物

能量中50%～70%来源于糖类，糖类通常需要通过摄入3～4g/(kg·d)来满足需求，不低于2g/(kg·d)，总量以不少于100g为宜.

（三）脂类

能量中30%～50%由脂类提供，脂类为1.5～2g/(kg·d)，但不超过2g/(kg·d)。

（四）蛋白质

荷瘤状态胃癌患者蛋白质需要量1.0～1.2g/(kg·d)（0.15～0.2g氮）；非荷瘤胃癌患者蛋白质需要量1.2～1.8g/(kg·d)（0.2～0.3g氮）。

同时应每日摄入适量的矿物质（电解质及微量元素）、维生素。

（五）免疫营养素

某些营养物质不仅能防治营养缺乏，还能改善免疫功能、调节机体炎性反应，被称为免疫营养素。免疫营养素主要包括谷氨酰胺、核苷酸、精氨酸、ω-3 PUFAs、支链氨基酸等。免疫营养在减轻有害或过度炎症反应、保护胃肠道免疫功能完整性、减少细菌移位方面有独特优势，所以对于胃癌患者添加免疫营养物包括氨基酸（精氨酸、谷氨酰胺）、多不饱和脂肪酸、核酸和具有抗氧化作用的微量营养素（维生素E、维生素C、β胡萝卜素、锌和硒等）具有非常重要的作用。

四、制剂与配方

胃癌患者营养治疗的制剂和配方与其他肿瘤基本相同，分为肠内营养和肠外营养制剂。由于胃癌手术创伤大，导致患者伴有不同程度的免疫功能抑制，增加术后死亡率及或染率的发生，增强免疫功能可以降低这些并发症；因此，免疫营养是胃癌手术患者的一个优先选择。

（一）肠内营养制剂

肠内营养制剂主要分为氨基酸型、短肽型肠内营养制剂（要素型）和整蛋白型肠内营养制剂（非要素型）。

（二）肠外营养制剂

肠外营养制剂是将各种营养素制成符合标准的静脉输注混合液，如脂肪乳制剂、氨基酸制剂、糖类制剂、维生素制剂、电解质单体、微量元素混合制剂等。

五、治疗途径

胃癌患者营养治疗的途径同样包括肠内营养（口服、管饲）及肠外营养（静脉）。

（一）肠内营养

口服是生理的途径，是第一选择。胃癌患者围手术期、围放疗期、围化疗期等治疗期间乃至家居期间营养治疗首选口服营养补充，必要时辅以静脉途径补充口服（日常饮食+ONS）摄入的不足部分，如部分肠外营养或补充性肠外营养。任何情况下，只要肠内途径可用，应优先使用肠内营养。

围手术期胃癌患者，如果口服途径不足以提供需要量的50%超过连续5d时，或有中度、重度营养不良时，应该采用管饲。手术后应尽早（24h内）开始肠内营养，鼓励患者尽早恢复经口进食，对于能经口进食的患者推荐口服营养治疗；对不能早期进行口服营养治疗的患者，应用管饲喂养，胃癌患者推荐使用鼻空肠管行肠内营养。

（二）肠外营养

患者需要人工营养，但是存在肠内营养禁忌（胃肠道没有功能）或肠内营养无法实施、肠内营养不能满足患者需要量时，应使用肠外营养。

补充性肠外营养（SPN）给予时机：NRS 2002≤3分或NUTRIC Score≤5分的低营养风险患者，如果EN未能达到60%目标能量及蛋白质需要量超过7时，启动SPN支持治疗；NRS 2002≥5分或NUTRIC Score≥6分的高营养风险患者，如果EN在48～72h内无法达到60%目标能量及蛋白质需要量时，推荐早期实施SPN。当肠内营养的供给量达到目标需要量60%时，停止SPN。

中心静脉途径特别推荐完全植入式装置，可以长期留置，以备后用，不影响患者的形象，不妨碍患者的日常生活，如洗浴、社交，从而提高患者的生活质量。终末期胃癌患者常常合并消化道梗阻，如贲门、幽门、小肠、结肠梗阻，如果这些梗阻部位无法手术治疗，自动扩张支架为恢复消化道通畅提供了一种现实的可能，放置支架后患者的吞咽困难评分显著下降（$P<0.05$）。

对于胃癌以及其他所有肿瘤患者围治疗（放疗、化疗、手术）期以及家居康复期营养疗法途径的选择，中国抗癌协会肿瘤营养与支持治疗专业委员会推荐饮食、肠内营养、肠外营养的联合应用，即部分饮食+部分肠内营养+部分肠外营养。对胃癌患者来说，这种联合尤为重要。

饮食、肠内营养的优势与重要性世人皆知，也是围治疗期营养疗法的首要选择。但是，胃癌患者单纯依靠饮食、肠内营养往往不能满足患者的需要，不能达到目标需要量，通过肠外营养补充肠内营养的不足部分显得尤为重要。

六、营养治疗方案

胃癌患者的营养治疗是综合治疗的重要组成部分，应从疾病确诊开始，在多学科综合治疗协作组讨论时参与治疗方案的制订和调整，贯穿抗肿瘤治疗的全过程。

胃癌综合治疗方案的制订和优化依赖多学科协作，除手术、放化疗、靶向治疗等抗肿瘤治疗手段之外，营养治疗也是胃癌综合治疗的重要组成部分，是一线治疗。营养不良会严重影响患者对治疗的耐受性和疗效，增加不良反应和治疗并发症，影响抗肿瘤治疗方案的顺利实施。

营养治疗包括饮食指导、改善摄食、经口营养补充和肠外营养治疗，为机体提供充足的营养底物，防止营养状况的进一步恶化，帮助患者更加安全地接受抗肿瘤治疗。

（一）营养治疗流程图

见图2-1-2。

1.围手术期能量的目标

胃癌患者营养不良的发生率可高达70%～80%，或按照105～126kJ/(kg·d)来计算，蛋白质的目标需要量推荐按照1.2～1.5g/(kg·d)计算，根据患者实际情况适当调整。手术治疗又使患者的分解代谢加剧，更加促使营养不良的发生。

胃肠手术后早期受手术创伤、炎症等刺激，处于应激状态，允许相对低热量供能63～105kJ/(kg·d)利于降低感染相关并发症的发生率。

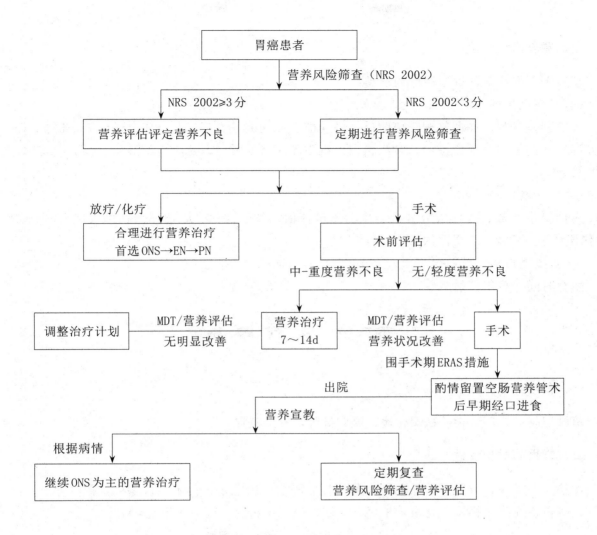

图 2-1-2　胃癌患者营养治疗流程图

手术创伤可降低胃动力和胃肠激素分泌，造成消化液减少，胃肠功能障碍，无法耐受整蛋白制剂，建议术后使用短肽制剂。

2.蛋白质推荐的目标量

蛋白质充足的供应对胃癌患者十分重要，充足的能量和蛋白质摄入可明显降低危重患者的死亡风险。ESPEN推荐对恶性肿瘤患者按照1.0～2.0g/(kg·d)补充蛋白质。围手术期推荐按照1.2～1.5g/(kg·d)计算蛋白质需要量。大型手术的患者或处于重度应激反应的患者对蛋白质的需求量更高，围手术期按照1.5～2.0g/(kg·d)补充蛋白质，并根据患者实际情况适当调整。

胃肠道手术患者经空肠途径进行EEN的研究表明，EEN降低手术后的感染率，促进伤口愈合。但在EEN的实施过程中，患者出现胃残余量增多、腹胀、腹泻、呕吐、反流、便秘等各种喂养不耐受的现象。喂养不耐受是制约其广泛应用的关键。

（二）五阶梯治疗模式

营养不良的规范治疗应该遵循五阶梯治疗原则：首先选择营养教育，然后依次向上晋级选择口服营养补充、全肠内营养、部分肠外营养、全肠外营养。参照ESPEN指南建议，当下一阶梯不能满足60%目标能量需求3～5d时，应该选择上一阶梯。

七、营养治疗评价

营养干预的疗效评价指标分为三类：

（一）快速指标

为实验室参数，如血常规、电解质、肝功能、肾功能、炎症参数（IL-1、IL-6、TNF、CRP）、营养套餐（白蛋白、前白蛋白、转铁蛋白、维生素A结合蛋白、游离脂肪酸）、血乳酸等，每周检测1～2次。

（二）中速指标

人体测量参数、人体成分分析、生活质量评估、体能评估、肿瘤病灶评估（双径法）、PET-CT代谢活性，每4～12周评估1次。

（三）慢速指标

生存时间，每年评估1次。

第三节 食 疗 药 膳

一、食疗药膳原则

疏肝理气，化瘀解毒，祛湿化痰，温中健脾，补益气血。

二、常用药材和食材

人参、西洋参、玫瑰花、茉莉花、薏苡仁、陈皮、田七末、白术、茯苓、黄芪、党参、熟地、阿胶、鲫鱼、莼菜、鹌鹑、鸡蛋、牛奶、慈姑、鸭、藕粉、山药、大枣等。

三、食疗药膳举例

（一）主食

1.陈皮瘦肉末粥

【配方】 陈皮5g，猪瘦肉25g，粳米50g。

【制法】 先将陈皮与粳米煮粥至熟，去陈皮，加入瘦肉末，再煮至熟烂。

【功效】 行气健脾，降逆止呕。

【适应证】 适用于脘腹胀疼、嗳气呕吐者。

【注意事项】 气虚及阴虚燥咳者不宜食。

2.山药扁豆糕

【配方】 新鲜山药500g，白（干）扁豆100g，糯米粉150g，藕粉100g，白砂糖300g，清水适量。

【制法】 山药洗净上笼蒸酥，取出去皮，研成泥状待用。白扁豆洗净放入碗中加水蒸酥，取出待用。把糯米粉、藕粉加入适量的糖水调匀，再把山药泥、扁豆末一起倒入刷过油的盘内，用旺火蒸30min取出，待稍冷后切成菱形状即成。可冷食也可煎食。

【功效】 健脾，和胃，益气。

【适应证】　胃癌腹胀少食、食后不化、便溏泄泻者。

3.茯苓包子

【配方】　茯苓粉5g，面粉100g，猪瘦肉50g。

【制法】　做成发面包子。

【功效】　健脾开胃，除湿化痰，养心安神。

【适应证】　适用于心脾两虚胃癌患者。

4.花生芝麻粥

【配方】　花生、黑芝麻、黄豆各25g，糯米50g。

【制法】　将上料洗净，黄豆研粗末。锅内加水适量，下入花生、芝麻、黄豆煮熟软，加入糯米煮粥，即可随意服食，或当点心服食。

【功效】　益气养血。

【适应证】　适用于气血两虚胃癌患者食用。

5.参归白鸽

【配方】　党参8g，当归5g，鸽子1只。

【制法】　党参、当归用纱布扎好与鸽同煮至熟烂。

【功效】　气血双补，益气养脾。

【适应证】　适用于脾胃虚寒型胃癌患者食用。

【注意事项】　胃癌患者须禁止饮酒、吸烟、高钠盐及腌制食物，母猪肉，辛辣刺激食物，过硬、过冷、过酸、过热的食物，以及油煎炸的食物等。

6.薏米莲子粥

【配方】　薏米、莲子各25g，大枣10枚，糯米100g，红糖适量。

【制法】　薏米、莲子洗净，大枣洗净去核，糯米淘洗干净。锅内置旺火上，加水适量煮沸，下薏米、莲子煮熟软，再加入糯米煮粥，撒入红糖和匀即可服用。

【功效】　益气养血，健脾利湿，强体抗癌。

【适应证】　适用于脾胃虚弱型胃癌面色少华、纳呆食少、神疲乏力、便溏者食用。

（二）菜品

常用猴头菇鱼肚鸡汤。

【配方】　猴头菇50g，鲜山药150g，鱼肚150g，鲜姜10g，乌骨鸡半只。

【制法】　猴头菇洗净泡发，撕成小块，鱼肚用水余烫至软烂，切成小块，把以上材料放入汤锅，注入适量清水，大火烧开，转小火煲2h，山药去皮切小块，放入汤锅继续煲30min，用隔油勺把肥油撇掉，放盐调味。

【功效】　健脾养胃，益气养血。

【适应证】　适用于脾胃虚寒胃癌患者食用。

（三）汤羹

1.砂仁猪肚汤

【配方】　砂仁10g，三七9g，猪肚100g。

【制法】　将猪肚用沸水洗净，刮去内膜，去除气味，与砂仁、三七一起放入锅中，加水适量，烧沸后文火煮约2h，调味。

【功效】 行气醒胃，祛瘀止痛。

【适应证】 适用于虚寒性气滞血瘀所致的胃癌患者。

2.归芪猪蹄汤

【配方】 当归6g，黄芪30g，甲鱼500g，猪前爪1只。

【制法】 甲鱼杀后切为方块，猪蹄洗净，与当归、黄芪一起放入锅中，加适量冷水，文火煮熟，食盐调味后即可食用

【功效】 补气养血，健脾益肾，固本培元。

【适应证】 适用于胃癌化疗后血细胞减少、免疫力低下患者。

（四）饮品

1.玫瑰花茶

【配方】 玫瑰花瓣5g，茉莉花3g，山楂3g。

【制法】 同放于茶缸中沸水冲泡后，代茶饮。

【功效】 理气解郁，疏肝健脾，散瘀止痛。

【注意事项】 消化道出血时不可饮。

2.西洋参红枣薏仁羹

【配方】 西洋参2g，红枣5枚，生薏仁20g。

【制法】 红枣先去核，后用温水浸泡，将西洋参与薏仁同煮至六成熟，加入红枣同煮至熟烂，加少量勾芡，或打成匀浆服。

【功效】 益气生津，健脾利湿，补脾营卫。

3.半枝莲蛇舌草蜜饮

【配方】 半枝莲30g，白花蛇舌草60g，蜂蜜20g。

【制法】 将前两味混合入锅，加水1500mL，用大火煎煮1h后，去渣取汁；待药转温后兑入蜂蜜调匀即成。

【功效】 清热解毒，活血化瘀，抗癌。

【适应证】 适用于湿热瘀滞型胃癌患者。

第四章　肝癌患者营养诊疗

我国肝癌的高危人群主要包括乙型肝炎病毒（HBV）或丙型肺炎病毒（HCV）感染者、有过度饮酒习惯者、非酒精性脂肪性肝炎患者、肝硬化患者，以及有肝癌家庭史的人群。每年有3%～6%的慢性HBV相关性肝硬化患者发生肝癌。癌症与营养膳食的关系密切，我国人群饮食结构变化带来的非酒精性脂肪性肝病（NAFLD）包括非酒精性脂肪性肝炎（NASH）所引发的肝癌增加。越来越多的证据表明。NAFLD带来的肝癌负担正在上升，NASH引发的肝癌年发病率在1%～2%之间，几乎与病毒性肝炎引发的肝癌相当。同时，黄曲霉素暴露、吸烟、饮酒、肥胖和糖尿病等因素也可能增加肝癌的发病风险。所以，营养膳食因素在肝癌的发生、发展及预防中发挥着重要的作用。

第一节　概　　述

一、背景资料

（一）流行病学

原发性肝癌（primary liver cancer，PLC，以下简称肝癌）是一种恶性程度高、进展快、预后差的癌症，是第6大常见癌症和第3位癌症死亡原因。2020年GLOBOCAN统计报告显示，全球肝癌新发病例数约为90.57万，居新发恶性肿瘤第6位；死亡病例数约为83.02万，居恶性肿瘤死亡第3位。而我国肝癌的疾病负担尤为严重，据报道，我国肝癌的新发病例数约为41.00万，居新发恶性肿瘤第5位；死亡病例数约为39.12万，居恶性肿瘤死亡第2位。肝癌发病率随年龄增长而增加，男性肝癌发病率和死亡率为女性的2～3倍。

2020年，肝癌新发病例905 677例，死亡病例830 180例，在全球大部分地区，男性肝癌的发病率是女性的2～3倍。在男性中，东亚肝癌发病率最高（26.9/10万），其次是东南亚（21.2/10万）、北非（20.2/10万）、波利尼西亚（17.1/10万）和美拉尼西亚（13.8/10万）。在女性中，北非地区的肝癌发病率最高（10.5/10万），其次是美拉尼西亚（9.0/10万）和东亚（8.9/10万）。

原发性肝癌在我国尤其高发，是第4位的常见恶性肿瘤和第2位的肿瘤致死病因。我国人口仅占全球的18.4%，可是肝癌年新发病例达到46.6万人，死亡42.2万人，分别达到全球的55.4%和53.9%。总体上讲，肝癌的预后很差，发病率与死亡率之比达到1∶0.9；在北美国家和地区5年生存率15%～19%，而在我国仅为12.1%；肝癌严重威胁我国人民的生命和健康。

（二）病因病机

PLC的发生被认为是多因素、多步骤的复杂过程，乙型和丙型肝炎病毒感染、黄曲霉毒素、饮水污染、酒精滥用、肝硬化以及亚硝胺类物质等都与PLC的发病有关。在我国，乙型肝炎病毒的感染是导致PLC发生的主要因素，而黄曲霉毒素和饮水污染可能是最重要的促癌因素。

（三）治疗原则

肝癌的治疗根据患者的具体情况制订个体化治疗方案。全身治疗需掌握疗效与不良反应的平衡，局部治疗则要掌握降低肿瘤负荷与保护剩余肝脏功能的平衡，同时注重肝脏基础疾病的治疗，如乙型肝炎、丙型肝炎患者的抗病毒治疗，注意患者的营养状态，及时进行营养干预，对于终末期肿瘤患者，适时地过渡至舒缓医疗，对患者及家属进行心理干预，提高肿瘤治疗效果及生活质量。临床实践中，常常以全身治疗联合局部治疗的综合治疗模式。这一模式的实现由MDT团队对患者进行全程管理。

（四）中医认识

原发性肝癌，据其发病常见的临床表现，可归属于中医学"肝积""肥气""黄疸""瘀黄""臌胀""癌"等范畴。中医文献对此有较多记载，如《灵枢·邪气脏腑病形》曰："肝脉微急为肥气，在胁下。若覆杯，微缓为水瘕痹。"《济生方·总论》曰："肥气之状，在左胁下，覆大如杯，肥大而似有头足，是为肝积。"从中医古籍中可以看出肝癌的病位在胁下，可发展为胁下巨大的包块。《素问·大奇论》曰："肝壅，两胁满，卧则凉，不得小便。"《素问·腹中论》曰："病胸胁支满者，妨于食，病至则先闻腥臊臭，出清液，先唾血，四肢清、目眩，时时前后下血……病名血枯……乃肝伤也。"《诸病源候论·积聚候》曰："诊得肝积，脉弦而细，两胁下痛，邪走心下，足肿寒，胁下痛引小腹……"《金匮要略·黄疸》曰："黄疸之病，当以十八日为期，治之十日以上瘥，反剧为难治。"《张氏医通·膈症》曰："瘀血发黄，大便必黑，腹胁有块或胀，脉沉或弦，大便不利，脉稍实而不甚弱者，桃核承气汤，下尽黑物而退。"《丹溪心法·鼓胀》曰："中满鼓胀，内有积块，坚硬如石，令人坐卧不安，大小便涩滞，上气喘促，遍身虚肿。"《医学衷中参西录·论肝病治法》曰："肝体木硬，肝气郁结，肝中血管闭塞及肝木横侮克脾土，其现病或胁下胀痛，或肢体串痛，或饮食减少，呕哕，吞酸，或噫气不除，或呃逆连连，或头痛目胀、眩晕、痉痫种种诸证。"《医林改错·膈下逐瘀汤》曰："肚大坚硬成块，皆血瘀凝结而成，用膈下逐瘀汤，消化积块。"

中医学认为，肝癌是由于正气虚损，邪气乘袭，蕴结于肝，肝气郁结，气机受阻，血行不畅，痰瘀互结，形成痞块。其与感受湿热邪毒、长期饮食不节、嗜酒过度以及七情内伤等因素引起机体阴阳失衡有关。

但肿瘤病的发生常常是由于机体防御功能不足所致，如《医宗必读·积聚》指出："积之成也，正气不足，而后邪气踞之。"说明机体正气虚损，邪气乘袭，结聚于肝，肝气郁结，气机受阻，血行不畅，痰瘀毒互结，形成痞块，乃至肝癌。

二、营养不良

（一）发病情况

肝癌患者因多种原因导致营养物质摄入不足、消化吸收障碍、代谢异常、消耗和需求增加而易出现营养不良，其发生率高达73%。肝癌本身和肝癌治疗都会恶化患者的营养状况，此外部分肝癌患者合并有慢性肝炎或肝硬化等基础肝病，患者极易出现营养不良。

营养不良是肝癌预后的独立危险因素，不仅降低肝癌患者对手术及放化疗的耐受性和治疗效果、降低患者的生活质量，而且增加手术患者术后并发症和放化疗不良反应的发生率、延长住院时间、增加死亡风险。而良好的营养治疗能够改善肝癌患者的肝功能、降低营养不良发生率、提高生活质量和延长生存期。因此，科学合理的营养治疗是肝癌治疗必不可少的组成部分。

（二）病因病机

1.细胞受损

肝癌患者多合并有慢性肝炎或肝硬化，肝细胞大量受损，肝脏储备功能低下。而肝脏储备功能低下可造成糖代谢、脂代谢、蛋白质和氨基酸代谢等异常，导致胆汁分泌减少、肝脏解毒功能低下、凝血功能异常和免疫功能低下等。

2.肿瘤治疗

肝切除和肝移植手术创伤大、术中失血多，患者术后应激反应引起机体分解代谢增加，加重肝脏负担，引起不同程度的营养不良。放化疗在杀伤肿瘤细胞的同时也会损伤机体正常的细胞，而修复组织细胞需要大量的营养物质，增加机体代谢负担；此外，放化疗还会导致一系列消化道副反应，如厌食、恶心、呕吐、饱胀、口腔炎、肠麻痹、消化道糜烂等，影响营养物质的摄入、消化和吸收。

3.代谢异常

肝癌患者的能量消耗和代谢率显著增高。肿瘤生长需要消耗大量的葡萄糖、脂肪酸和氨基酸等营养物质，引起机体各方面代谢的大幅改变。

4.食欲减退

恶心、厌食、巨块型肝癌或胸腹水压迫消化道、长期卧床、缺乏锻炼、压抑、焦虑、癌痛等因素都会影响肝癌患者的食欲和进食习惯。

（三）营养代谢特点

肝脏是人体营养物质代谢的中枢器官。当肝脏癌变时，营养物质的代谢将会出现异常。

1.糖代谢

肝癌患者肝脏合成和储存肝糖原的能力减弱，出现葡萄糖耐量降低，甚至低血糖现象。糖酵解增加，产生大量乳酸，再通过糖异生作用生成葡萄糖，为肝癌细胞供能。此外，肝脏分解胰岛素的能力下降，不能及时将摄入的葡萄糖合成为肝糖原，进食大量碳水化合物后，可发生持续性高血糖，出现肝源性糖尿病。

2.蛋白质代谢

肝癌患者脱氨基和转氨基作用受到抑制，白蛋白、纤维蛋白原、凝血酶原及多种其他血浆蛋白质的合成和转化发生障碍，出现低蛋白血症、水肿、腹水、凝血功能异常等。此外，患者的血浆支链氨基酸水平下降，芳香族氨基酸水平升高，可引发肝性脑病。肝癌细胞还会分解机体蛋白并在肝脏中合成肿瘤相关蛋白和急性反应蛋白，骨骼肌蛋白分解增加，机体呈负氮平衡状态，引起骨骼肌萎缩。

3.脂代谢

肝功能异常时，肝细胞无法正常合成甘油三酯、胆固醇及载脂蛋白，脂蛋白无法正常的代谢和转运，造成脂代谢异常。肝癌患者的内源性脂肪水解增强，外源性甘油三酯水解减弱，甘油三酯转化率增加，血浆游离脂肪酸浓度升高，脂肪分解导致体脂储存下降、体重丢失。

4.维生素和微量元素代谢

肝癌患者合并肝功能异常会导致多种维生素和微量元素的缺乏。胆汁淤积和胆汁酸分泌减少会导致脂肪吸收障碍，从而影响到维生素 A、D、E、K 等脂溶性维生素的吸收。而维生素和微量元素缺乏，会造成机体能量和物质代谢途径中关键酶的数量和活性下降。

第二节　营养不良诊疗

一、营养风险筛查及评估

在治疗前常规进行营养筛查，对有营养不良或营养风险的患者进行营养评定，以判断营养不良的类型及程度。有营养不良的患者应给予营养治疗、动态监测及疗效评价。

（一）风险筛查

营养风险筛查工具 2002 适用于肝癌患者的营养筛查，具有较高的敏感性，但因包含体重指数，不适宜无法站立、合并肝性脑病或腹水的肝癌患者。BMI 是最直接、最简单的营养筛查指标，因易受水钠潴留影响不宜作为独立筛查手段用于肝癌患者。

（二）营养评估

患者主观整体评估是肝癌患者营养不良的敏感评估工具，能够快速识别营养不良的程度。

（三）综合测定

肝癌患者上臂肌围、肱三头肌皮褶厚度、手握力是反应患者肌肉及脂肪储备的敏感指标，不受水钠潴留的影响，但合并意识障碍或肝性脑病的患者不宜测量手握力。肌酐-身高指数（24h 尿肌酐与身高的比值）可准确反映蛋白质的摄入量能否满足机体的需要以及体内蛋白合成和分解代谢状态，且不受水钠潴留的影响，在肾功能正常且无特殊感染情况下，是肝癌患者营养评价的敏感指标。

综上所述，NRS 2002、PG-SGA 是肝癌患者首选的营养筛查手段和评价工具，结合上臂肌围、肱三头肌皮褶厚度、手握力、生物电阻抗分析等指标综合测定，可以准确评定肝癌患者的营养状态。

二、营养素摄入

（一）能量

营养治疗的首要目的和基本目标仍然是摄入目标量的能量和蛋白质等营养素。欧洲肠外肠内营养学会推荐肝硬化基础患者能量摄入标准 147～167kJ/(kg·d)。另外，若有急性疾病发作或潜在慢性肝病急性发作，建议增加蛋白摄入及能量摄入，以改善患者的蛋白、能量不良。

稳定期肝癌患者建议能量摄入 126～147kJ/(kg·d) 或 1.3 倍静息能量消耗，蛋白质摄入 1.2～1.5g/(kg·d) 以满足代谢需求。进展期肝癌患者酌情调整。

（二）蛋白质

肝功能障碍时，蛋白质摄取和合成均不足，因此，氨基酸或蛋白质供给对无营养不良的代偿性肝硬化患者为 1.2g/(kg·d)，有严重营养不良的失代偿性肝硬化则为 1.5g/(kg·d)；轻度肝性脑病患者可使用标准氨基酸制剂，重度肝性脑病患者应使用含较多支链氨基酸和较低芳香族氨基酸、甲硫氨酸、色氨酸的制剂。支链氨基酸主要在肌组织中代谢，适当予以补充可减少肌蛋白和肝等内脏蛋白的分解，促进蛋白合成。研究发现肝硬化患者长期进食富含支链氨基酸的食物比普通食物更能提高血清白蛋白水平，减少并发症发生率，提高营养状态。

（三）碳水化合物

合并肝硬化患者对碳水化合物的利用能力有限，仅为正常人的35%；15%～30%的患者可发生肝源性糖尿病，葡萄糖供给量宜小于150～180g/d，以免过多葡萄糖转化为脂肪沉积于肝脏。

（四）脂肪

肝硬化时，由于脂肪代谢严重紊乱，正常甘油三酯合成和分泌的平衡被破坏，血浆游离脂肪酸及甘油三酯增高，此时脂肪的供给量应控制在1g/(kg·d)左右（肠外营养时占非蛋白能量的30%～50%）。中链甘油三酯可直接进入肝脏线粒体代谢，不需要肉毒碱转运，半衰期约为大豆油长链甘油三酯的1/2；橄榄油中富含单不饱和脂肪酸和α-生育酚，有益于减少脂质过氧化，保护线粒体和细胞膜；鱼油中的ω-3 PUFAs具有减轻炎性反应和免疫抑制的作用；根据肝功能状态，采用优化脂肪酸配方，可较好地保护肝功能和改善临床结局。

（五）微营养素

肝癌患者合并的肝功能异常会导致多种微量元素和维生素的缺乏。胆汁淤积和胆汁酸分泌的减少导致脂肪吸收障碍，由此会影响到维生素A、D、K等一些脂溶性维生素的吸收。维生素和微量元素的代谢异常，会造成机体能量代谢途径中关键酶的数量和活性下降，既影响肝脏的生理功能，又进一步加重了营养不良。脂溶性维生素的缺乏在肝硬化患者中很常见，研究发现血清维生素A的水平与血清白蛋白和肝功能评分有直接关系，血清维生素A浓度可作为评估肝硬化治疗的一个指标。合并肝硬化的肝癌患者建议补充维生素A、D、E、K、B、C，并增加锌、镁、硒、钙等的供给，其他如脂类、生长激素、IGF、相关电解质等的补充，均有助于维持肝功能。以乳果糖为代表的益生元和益生菌的应用对维护肝脏功能和预防肝性脑病有积极作用。

摄入适量的膳食纤维、单不饱和脂肪酸、ω-3 PUFAs（EPA、DPA、DHA等）、维生素A和E、镁、锰能够降低肝癌的发病风险；而摄入过量的饱和脂肪酸、ω-6多不饱和脂肪酸、胆固醇、钠则会增加肝癌的发病风险。

三、制剂与配方

肝癌患者在制剂与配方选择上具有自己的特点：

（一）糖类制剂

ESPEN指南肝病肠外营养建议：对于酒精性脂肪肝和肝硬化的患者，暂时不能进食（包括夜间禁食超过12h），就应该给予葡萄糖2～3g/(kg·d)静脉营养。当禁食超过72h，需要给予全肠外营养。其原因是经过夜间禁食，肝硬化患者的葡萄糖储备耗竭，代谢状态与健康个体的延长饥饿相似，在这种情况下，推荐按照内源性肝糖原产生率给予葡萄糖。对于肝癌合并脂肪肝或肝硬化的患者可参照上述推荐给予营养能量补充。

（二）氨基酸制剂

如果无蛋白不耐受，每日给予1.0～1.5g/(kg·d)（包括口服支链氨基酸），如果存在蛋白不耐受，可减量至每日0.5～0.7g/(kg·d)（联合富含支链氨基酸的肠内营养混合剂）；在超急性肝衰竭时，氨基酸的给予并非强制性的，在急性或亚急性肝衰竭时，应给予氨基酸或蛋白以支持蛋白合成，肠外氨基酸0.8～1.2g/（kg·d）或肠内蛋白0.8～1.2g/（kg·d）。Ⅲ度或Ⅳ度肝性脑病患者中，应考虑给予富含支链氨基酸和低芳香氨基酸蛋氨酸和色氨酸。

（三）脂肪制剂

脂肪制剂不是肝癌或严重肝病患者的禁忌证。ESPEN肝病营养指南推荐，在肝衰竭时可同时给予葡萄糖和脂肪 [0.8～1.2g/（kg·d）]，在出现胰岛素抵抗时给予脂肪更有优势。

（四）电解质

根据情况限制钠的摄入。无腹水和（或）水肿时可每日给予氯化钠≤6g，如果存在腹水和（或）水肿时则每日<5g。

（五）水溶性维生素及脂溶性维生素

给予肠外营养时，在开始给予TPN的第1d就需要补充水溶性维生素和脂溶性维生素。合并酒精性脂肪肝的患者在给予葡萄糖前必须同时给予维生素B_1。其原因是：长期大量饮酒后，酒精抑制维生素B_1、B_2、烟酸、叶酸等营养物质吸收，造成体内营养障碍及多种维生素缺乏。其中以参与糖代谢的维生素B_1缺乏为主。维生素B_1缺乏时糖代谢受阻，导致神经组织的能量供应不足，而且伴有丙酮酸及乳酸等代谢产物在神经组织中堆积，造成脑和脊髓充血水肿及变性。维生素B_1缺乏还可影响脂质的合成与更新，导致神经纤维的脱髓鞘和轴突变性。因此推荐开始葡萄糖输注前给予维生素B_1。

（六）微量元素

如果血清铁水平超过参考值上限，建议每天铁摄入量≤7mg。补充铁、锌、多种维生素、纤维素（如蔬菜、水果），推荐每天给予需要量的锌10mg。对于肝功能明显异常合并出凝血功能异常时，需补充维生素K。

四、营养治疗方案

肝癌进展及肝癌治疗常导致肝功能进一步恶化，进而出现或加重营养不良，营养不良进一步影响肝癌患者预后，从而形成恶性循环。不同肝癌患者接受营养治疗有各自的特点。通过恰当有效的营养治疗，改善患者营养状态和肝功能，增强对手术或其他治疗的耐受能力，减少治疗过程中的并发症，提高生活质量，延长存活时间。

（一）肠内营养

EN符合生理，促进胆肠循环，减少胆汁淤积；增加门静脉系统血流，有利于肝功能的恢复；维持肠黏膜细胞结构和功能的完整，防止肠道细菌和毒素易位，减少肠源性感染对肝脏的损害。研究发现接受肝手术患者给予早期肠内营养，可明显降低并发症发生率，改善患者氮平衡，改善临床结局指标。

肠内营养应用方法包括口服营养补充和管饲。多数肝癌患者的胃肠道功能基本正常，加上有食管胃底静脉曲张导致消化道出血的风险，管饲EN较少应用。ONS符合生理，是存在营养风险或营养不足，常规饮食不能满足机体需求（少于目标量的60%）的肝癌患者首选的营养干预方式。

多数情况下，ONS建议使用全营养制剂，包括EN制剂或特殊医学用途配方食品。ONS既可以在饮食中代替部分食物，也可作为加餐以增加摄入，而每日提供1674～2511kJ，餐间分次口服被认为是ONS标准的营养干预疗法。对于严重营养不良的肝癌术前患者，ONS可作为预康复措施中营养干预主要方法，但时间应维持2～4周，适度配合运动。肝癌术后24h可以进行ONS，虽然不需要有肠道恢复蠕动的直接证据，但需要控制好剂量，减少胃肠道不适症状。单独ONS达到目标量较为困难，少于60%时持续3~5d可给予补充性肠外营养。接受放化疗或靶向治疗的肝癌患者，ONS是更为适宜的营养干预方法。对于胃肠道恶性肿瘤术后患者，出院时即刻开始ONS（2092kJ/d），坚持90d，与一般饮食指导比较，显著减少了体重丢失和维持了营养状态。

（二）肠外营养

目前肠外营养的通用适应证包括：①胃肠道功能严重障碍或不能使用；②合并中等或严重的营养不良患者，入院后72h内无法进行口服或肠内摄入，或提取不能充分满足患者营养需要；③原先营养良好的患者，经过7d的EN后，仍无法满足其营养需要（<60%）。前者多需全肠外营养，而后两者多为SPN。对于肝癌患者，如果存在营养风险或营养不良，当EN不能满足其能量需求时，应及时给予SPN。

肠外营养使用应遵循以下原则：酌情减少能量供给，双能源供能（葡萄糖和脂肪乳）、增加支链氨基酸比例、"全合一"应用模式、不少于12~16h连续输注、密切监测代谢并发症等。一旦患者进食或EN能到达其60%以上营养需求时，应及时停止PN。

需要营养治疗的患者，如果EN提供的能量和蛋白质低于机体目标需要量的60%时，可给予SPN；术前低营养风险（NRS 2002<3分或Nutric评分<5分或Nutric评分<6分），术后48~72h EN未达到目标量时。

（三）围手术期

肝癌患者通常肝功能和免疫功能低下，手术对肝脏的损伤及应激反应将进一步加重患者的肝脏负担。术前存在营养不良或肌肉减少症将增加肝癌切除手术患者的病死率。

对于接受手术治疗的肝癌患者，术前及术后常规评定营养状态，并遵循快速康复外科方案，包括避免术前长时间禁食、术后尽早进食进水等措施。首选经口进食，术后早期经口摄入营养素不足时，可酌情给予管饲肠内营养治疗。肠内营养不适宜或肠内营养不能满足需求时可通过肠外营养补充，选择不过度加重肝脏负担、促进蛋白合成、纠正蛋白质-能量营养不良的营养物质。脂肪乳剂应采用中长链脂肪乳剂，氨基酸应选择高支链氨基酸。在补充能量的同时也需注意补充维生素和微量元素。

存在营养不良或因营养不良而影响栓塞术或消融治疗时，应该积极进行营养治疗，营养治疗的方案、途径可以参照上述围手术期营养治疗。此外，夜间加餐或长期应用富含BCAA营养制剂，可以促进射频消融治疗或TACE治疗后患者肝功能恢复。

（四）药物治疗

对准备或正在应用化疗药物或靶向药物治疗的肝癌患者密切监测营养状态，有营养不良的患者或胃肠道反应明显、饮食摄入减少的患者，应给予营养治疗。肠内营养是首选的营养治疗方式，对于消化道梗阻患者、出现胃肠道黏膜损伤、严重呕吐或者有严重放射性肠炎不能耐受肠内营养的患者，推荐使用肠外营养。

（五）维持治疗

肝癌终末期，尤其是临终前患者，常处于极度低迷代谢状态。正常能量和液体等物质的输入有可能进一步加重代谢负担，患者在生活质量和疾病转归获益均非常有限。因此，营养治疗的目标是在充分考虑患者疾病状态、治疗意愿及家属理解情况下，选择患者在生理和心理上最为舒适的进食或干预方式。

（六）随访管理

出院后门诊随访期间，建议定期筛查营养风险。根据营养状态、肝癌进展情况、肝功能、下一步治疗计划等综合因素制订包括营养治疗在内的治疗方案。

五、家庭营养教育与饮食指导

（一）体重管理

肝癌患者的体重应遵循个体化原则。脂肪性肝病导致的肝癌患者应限制体重；而长期慢性消耗的终末期肝病或酒精性肝病患者，则以避免肌肉丢失、增加BMI为宜。

（二）膳食管理

参照肝癌发病的高危因素及患者自身合并疾病；对肝癌患者的饮食和营养建议如下：

1.尽量避免与肝癌发病相关的因素，如：乙醇、黄曲霉毒素、微囊藻毒素。

2.减少红色肉类摄入，这是肝癌发病的高危因素之一，考虑可能与反应氧及饮食中的铁经烹饪后产生杂环胺有关。

3.适当增加肝癌发病保护性食物摄入，如：鱼类（含有ω-3 PUFAs）、咖啡、膳食纤维、番茄（含有番茄红素）、不饱和脂肪酸、绿茶和红茶（富含儿茶酚）、山莓、十字花科蔬菜（富含苯乙基异硫氰酸酯）、葡萄和红酒（富含白藜芦醇）、发酵的糙米及米糠、姜黄素、维生素E等。

4.增加口服支链氨基酸，剂量为12g/d，服用时间至少3个月以上，部分文献报道可服用2年以上。

5.监测饮食中的糖分摄入，特别是糖尿病患者：二甲双胍、吡格列酮等药物具有潜在的降低肝癌发病风险的作用，在合并糖尿病的肝癌患者中可作为首选的口服降糖药物。

6.保持大便通畅，特别是肝性脑病时期。

第三节 食 疗 药 膳

一、食疗药膳原则

疏肝理气，健脾化湿，滋养肝肾，少量多餐，减少脂肪和饮食纤维，选择细软易消化的食物。

二、常用药材和食材

冬虫夏草、田七、八月扎、党参、玫瑰花、薏苡仁、陈皮、茯苓、甲鱼、猕猴桃、番茄、香菇、胡萝卜、鸡肝、牛奶、西瓜、桂圆、冬瓜等。

三、食疗药膳举例

（一）主食

1.山药扁豆粥

【配方】 淮山药30g，扁豆10g，粳米100g。

【制法】 将山药洗净去皮切片，扁豆煮半熟加粳米，山药煮成粥。每日2次，早、晚餐食用。

【功效】 健脾化湿。

【适应证】　用于晚期肝癌患者脾虚、泄泻等症。

2.败酱卤鸡蛋

【配方】　败酱草50g，鲜鸡蛋2枚。

【制法】　用败酱草煮鸡蛋，吃鸡蛋，喝汤，每日1次。

【功效】　清热解毒，破瘀散结，抗癌。

【适应证】　主治热毒内蕴型原发性肝癌。

3.山楂粥

【配方】　山楂15g，粳米50g，砂糖适量。

【制法】　将山楂炒至棕黄色，同粳米置锅内，加水适量煮成稠粥，食时加入砂糖调味即可食用。

【功效】　化滞消食，散瘀化积，健脾抗癌。

【主治】　主治气滞血瘀型肝癌等癌症。

4.黑芝麻豆粉

【配方】　黑芝麻30g，黄豆粉40g。

【制法】　将黑芝麻去除杂质，淘洗干净，晾干或晒干，入锅，用微火翻炒至熟，离火，趁热研成细末，备用。将黄豆粉放入锅中，加清水适量，调拌成稀糊状，浸泡30min，小火煨煮至沸，调入黑芝麻细末，拌和均匀，即成。

【功效】　滋养肝血，益气补虚。

【适应证】　主治气血两虚型癌症，对肝癌术后气血两虚、肝血不足者尤为适宜。

【注意事项】　勿在制作中加糖，也不宜加糖后放置过久，当日吃完。

（二）菜品

1.茯苓清蒸鳜鱼

【配方】　茯苓15g，鳜鱼150g。

【制法】　加水及调料同蒸至熟烂，吃鱼喝汤。

【功效】　健脾利湿，益气补血。

2.虫草甲鱼

【配方】　冬虫夏草3g，甲鱼150g。

【制法】　蒸至熟烂即可食用，虫草及甲鱼汤均可食。

【功效】　滋阴，清热，散结，凉血。

3.黑木耳炒猪肝

【配方】　黑木耳25g，猪肝250g。

【制法】　先将黑木耳用冷水泡发，拣净撕成朵状，洗净，备用。将猪肝洗净，用快刀斜刨成薄片，放入碗中，加入湿淀粉少许，抓揉均匀，上浆，待用。烧锅置火上，加植物油烧至六成热，放入葱花、姜末煸炒炝锅，出香后随即投入在热水中的猪肝片，滑炒片刻，烹入料酒，待煸炒至猪肝熟透，倒入漏勺，控油。锅留底油，用大火翻炒黑木耳，待炒至木耳亮滑透香时，把猪肝片倒回炒锅，随即加精盐、味精、香油适量，翻炒，拌和均匀即成。

【功效】　补益肝肾，强体抗癌。

【适应证】　原发性肝癌及其他消化道症状。

（三）汤羹

1.蓟菜鲫鱼汤

【配方】 小蓟菜30g，鲫鱼1条。

【制法】 煮汤喝，鱼肉亦可食。

【功效】 消瘀血，生新血，止吐血。

【注意事项】 脾胃虚寒、无瘀滞者忌服。

2.翠衣番茄豆腐汤

【配方】 西瓜翠衣30g，番茄50g，豆腐150g。

【制法】 切成细丝做汤食。

【功效】 清热利湿，利尿，健脾消食，清热解毒。

【注意事项】 虚寒体弱者不宜多食。

（四）饮品

1.玫瑰花茶

【配方】 玫瑰花5g，茉莉花3g，山楂5g。

【制法】 放入大茶缸中用沸水泡后代茶饮。

【功效】 理气解郁，疏肝健脾。

2.苦菜汁

【配方】 苦菜、白糖各适量。

【制法】 苦菜洗净捣汁加白糖后即成，每周3次。

【功效】 清热解毒。

【适应证】 适用于肝癌口干厌食等症。

3.佛手青皮蜜饮

【配方】 佛手20g，青皮15g，郁金10g，蜂蜜适量。

【制法】 将佛手、青皮、郁金入锅，加水适量，煎煮2次，每次20min，合并滤汁，待药汁转温调入蜂蜜即成。

【功效】 疏肝行气，活血止痛。

【适应证】 适用于肝气郁结型肝癌。

第五章 胆道肿瘤患者营养诊疗

第一节 概 述

一、背景资料

（一）流行病学

胆道系统恶性肿瘤（Biliary tract tumor）是指发生于肝内胆管、左肝管、右肝管、肝总管和胆总管的恶性肿瘤的总称，包括肝内胆管细胞癌、肝外胆管细胞癌、胆囊癌及壶腹癌。其中，肝外胆管细胞癌亦称胆管癌。

胆道系统恶性肿瘤在世界范围内虽然不常见，但其发病率逐年上升，且恶性程度较高。目前，胆管癌的发病率居全球消化系统恶性肿瘤的第6位、肝胆系统恶性肿瘤的第2位，占全部消化系统恶性肿瘤的3%。胆道系统恶性肿瘤80%以上为腺癌，80%～95%为胆囊癌，发病高峰年龄为70岁。胆道系统恶性肿瘤发病率在地理和种族上有很大的差异：在东南亚和美洲人中发病率非常高，而美国及其他国家发病率相当低。我国胆道系统恶性肿瘤的发病率有逐年上升的趋势，据中国国家癌症中心2022年报道，2016年我国胆囊癌发病率为4.03/10万，死亡率为1.73/10万。

（二）病因病机

胆道系统肿瘤起病隐匿，缺乏特异性的症状和有效的早期诊断手段，仅有25%的患者有机会接受手术切除。患者大多因上腹疼痛、右上腹肿块和黄疸而就诊，而当此三联征出现时疾病多属晚期，常常合并梗阻性黄疸、肝功能衰竭和胆系感染，体力状态和生活质量均较差。无论能否接受手术切除，胆管癌患者的预后均很差，总体5年生存率仅5%～10%，且30年来无显著提高。因此，胆道系统恶性肿瘤的姑息和支持治疗尤为重要，其主要目的是尽可能地提高生活质量、延长生存时间。

胆道恶性肿瘤的发病分子机制十分复杂，研究发现不同的解剖亚型和临床亚型中存在不同的驱动基因异常，众多候选分子让科研人员进一步了解胆道肿瘤的生物学特性，寻找更具特异性及敏感性的分子或分子组合并验证它们在胆道肿瘤诊断、治疗及预后中的潜在用途。

（三）治疗原则

根治性切除是原发性胆囊癌治愈的唯一方法。Tis和T1a行单纯胆囊切除术即可，患者5年生存率超过90%。目前T1b和T2a期患者的肝脏切除范围尚有争议，对于T1b期患者，胆囊切除联合区域淋巴结清扫的疗效明显优于单纯胆囊切除，考虑到肝脏楔形切除并不会显著提高手术难度，建议T1b期患者行肝脏楔形切除联合区域淋巴结清扫。对于T2a期患者，尚无研究证明肝脏Ⅳb及

Ⅴ肝段切除优于胆囊床楔形切除，因此T2a患者建议行胆囊床3cm楔形切除联合区域淋巴结清扫。而T2b期患者发生血运转移和肝脏微浸润的时间较早，目前大多数指南建议行肝脏Ⅳb+Ⅴ段切除联合区域淋巴结清扫。T3期患者对于肝脏受累<2cm且无肝十二指肠韧带淋巴结转移者，肝脏Ⅳb及Ⅴ肝段切除可达到R0切除，胆囊床受累>3cm或出现大血管受累，需结合患者全身状况进行评估，推荐行半肝或右三叶切除。无远处转移的T4期患者，笔者认为对于有望达到R0切除的患者，仍应积极寻求手术治疗，可选择胆囊癌根治联合受累器官的切除或肝胰十二指肠联合切除等术式。对于伴有动脉侵犯的患者，联合器官切除的生存获益有限，需依据医疗中心经验谨慎选择，对于不能达到R0切除的患者，姑息性手术切除并不推荐，可选择肿瘤活检，同时采用胆道引流、疼痛控制等。

胆管切除并非胆囊癌根治的标准术式，常规行肝外胆管切除并不能提高患者总体生存率，故应在术中行快速病理确定胆管切缘是否阳性，进而决定是否切除胆管。胆囊癌累及肝外胆管伴有梗阻性黄疸者，可以联合肝外胆管切除术，术中保证胆管切缘阴性，行肝门胆管空肠吻合术。

胆囊癌早期即可发生淋巴转移，建议根据目前NCCN指南，对T1b及以上分期胆囊癌均进行淋巴结清扫，且至少清扫6枚以明确分期，清扫范围包括7、8、12、13组淋巴结。腹主动脉旁（16组）淋巴结阳性被视为远处转移的指征，术中冰冻阳性应放弃根治性切除。因胆石症或胆囊炎等良性病变行胆囊切除术后，0.41%～0.91%的患者术后病理显示为胆囊恶性肿瘤，称为意外胆囊癌（IGBC），据报道，在T1b、T2和T3期患者中，胆囊切除术后发现残留癌灶的可能性分别为38%、57%和77%，因此指南建议对T1b、T2和T3期意外胆囊癌行二次手术。二次手术切除范围同前，T3期IGBC患者较少，其淋巴结转移率更高，术中胆囊破损率高且绝大部分为R1切除，T3期（残留癌灶）合并淋巴结阳性患者二次手术后预后极差，可考虑放弃二次手术，转为辅助放化疗。T4期IGBC考虑姑息性治疗。

2010年Valle的一项Ⅲ期临床试验结果显示顺铂联合吉西他滨疗效明显优于吉西他滨单药化疗（11.7m VS 8.1m，$P<0.001$）。自此，顺铂联合吉西他滨成为晚期胆囊癌的一线化疗方案并广泛应用于临床。以5-氟尿嘧啶为基础的二线化疗方案目前也已应用于临床。奥沙利铂联合5-氟尿嘧啶（FOLFOX）最近被确定为一种新的二线化疗方案。其他通过Ⅱ期临床试验的二线化疗方案包括：吉西他滨/奥沙利铂或卡培他滨；卡培他滨/顺铂或奥沙利铂；氟尿嘧啶/顺铂或奥沙利铂；以及单药氟尿嘧啶、卡培他滨和吉西他滨等。

三联化疗方案也被证明对部分晚期胆道肿瘤患者有效，2019年的Ⅱ期临床试验显示，吉西他滨联合紫杉醇方案较吉西他滨可延长患者中位无进展生存期及总体生存期，其结果仍需通过Ⅲ期临床试验验证。

淋巴结阳性或R1切除的患者均应接受后续辅助治疗。临床上广泛应用吉西他滨联合奥沙利铂的术后化疗方案，但2019年的Ⅲ期临床试验PRODIGE12-ACCORD18结果显示，GEMOX方案并不能改善患者的预后。另一项Ⅲ期临床试验（BILCAP）公布了卡培他滨作为胆道系统肿瘤术后辅助化疗用药的结果，卡培他滨组较观察组的中位生存期（OS）有统计学差异（51.1m VS 36.4m，$P=0.01$）。基于NCCN指南确立了以卡培他滨单药为首选的一线化疗方案，二线方案包括5-Fu/奥沙利铂、卡培他滨/奥沙利铂、吉西他滨/卡培他滨、5-Fu及吉西他滨单药化疗等。

目前基于氟尿嘧啶的同步放化疗方案也已在胆囊癌中应用。Ⅱ期临床试验SWOG S0809提供了关于辅助放化疗的前瞻性研究结果（卡培他滨/吉西他滨随后同时接受卡培他滨和放疗），79例患者2年总体生存率65%（R0切除67%，R1切除60%），中位生存时间35个月，仅有14例患者局部复发，证明了化疗后辅以同步放化疗治疗胆囊癌的可行性。建议同步放化疗在术后8周开始，或术后化疗2～4周后行同步放化疗。

新辅助化疗可以帮助临床医生重新评估肿瘤性质并确定有可能从手术中受益的部分患者。在2016年的一项前瞻性研究中，晚期胆囊癌患者接受了新辅助放化疗（n=25）或新辅助化疗（n=15）。2名放化疗患者和4名化疗患者在新辅助治疗后接受了扩大根治术。其中4名患者（66.7%）在18个月的随访中存活。另一项纳入了28名局部进展期胆囊癌患者的前瞻性研究显示，14名患者在接受吉西他滨同步放疗后实现了R0切除，局部控制率良好（93%），5年生存率47%。因此对于存在手术机会的局部进展期及淋巴结阳性患者可考虑行新辅助化疗降期后手术。

分子靶向治疗具有特异性强、副作用小的特点，在多种实体瘤的治疗中发挥了巨大作用。2019年Harding et al.的一项全球多中心开放性Ⅱ期临床研究中，19名体细胞Her2突变的晚期胆道肿瘤患者接受来那替尼治疗，客观有效率（ORR）10.5%，提示Her2靶向治疗在部分晚期胆道肿瘤患者中的治疗作用。多项Ⅱ期临床研究也证实了VEGF靶向治疗药物贝伐单抗在晚期胆道恶性肿瘤中的作用。除此之外，针对DNA损伤修复途径（DDR）、MAPK通路、PI3K通路、BAP1和BRAF等靶点的临床试验也在进行中。有学者认为虽然部分靶向药可以延长晚期胆囊癌患者的无进展生存期，但对于延长总体生存期并无作用。归根结底，目前胆囊癌缺乏特异性分子标志物，对于潜在的靶向药物敏感度较低。因此特异性肿瘤标志物的寻找将为胆囊癌的靶向治疗提供新的方向。2019年，该中心对157对胆囊癌样本进行全外显子组测序，发现了ERBB2/ERBB3基因发生高频突变，并通过上调PD-L1表达，抑制正常T细胞介导的细胞毒性作用，促进肿瘤细胞免疫逃逸，从而影响患者预后。

以免疫检查点抑制剂为代表的免疫治疗也已在胆道恶性肿瘤中进行应用，肿瘤疫苗、过继细胞疗法也有初步尝试。Makoto等进行的Ⅰ期临床试验中，纳武单抗联合一线化疗方案在胆囊癌患者中具有可控的安全性及一定的客观疗效。Junho等的前瞻性研究中纳入12例经过一线化疗（吉西他滨联合顺铂）后肿瘤发生进展的胆囊癌患者，PD-1抑制剂派姆单抗作为二线治疗，其客观有效率为16.7%。2015年的KEYNOTE-028研究显示帕博利珠单抗在PD-L1高表达的晚期胆道肿瘤患者中具有一定的抗肿瘤活性，24名PD-L1阳性的晚期胆道肿瘤患者客观缓解率为17%，在随后的KEY-NOTE-158研究中，104名晚期胆道肿瘤患者客观缓解率为5.8%，其中PD-L1阳性和阴性患者的客观缓解率分别为6.6%和2.9%。目前多种ErbB靶向药物和针对PD-1/PD-L1的免疫治疗药物已进入临床试验或临床使用阶段，有望成为难治性胆囊癌新的治疗途径。

（四）中医认识

中医虽无胆囊癌的名称，但类似本病的症候记载，散见于"胁痛""肝胃气痛""黄疸"等门类之中。早在2000多年前的《灵枢·胀论》篇中就有"胆胀者，胁下胀痛"，"肝胀者，胁下满而痛引少腹"的记载。汉代《伤寒论》太阳病描述"结胸症"的症状是："膈内疼痛、拒按，气短，心下部坚硬胀满，身发黄。"与胆囊癌颇为相似。

胆是"中清之腑"，储胆汁，传化水谷与糟粕，它的功能以通降下行为顺。胆附于肝，肝胆有经脉络属而互为表里。胆囊癌的病机为肝胆瘀滞，湿热蕴结，病位在胆，涉及肝、胆、脾胃等脏腑。本病的病机演变与正气有关，一般初病多实，久则多虚实夹杂，后期则正虚邪实。正如《素问·六元正纪大论篇》所言："大积大聚，其可犯也，衰其大半而止。"肝气郁结，胆失通降，疏泄不利，症见：右胁隐痛、胀痛或闷痛，低热或发热；湿浊内生，郁而化热，熏蒸肝胆，胆汁不循常道，湿热蕴结，症见：右上腹部可有持续性胀痛，多向右肩背部放射，右上腹或见包块疼痛拒按，身目黄染，高热寒战，或往来寒热，口苦咽干，口渴，恶心呕吐，大便秘结，小便短赤。后期脾气虚弱，水湿不化，致痰湿互结，湿热交蒸，瘀毒内阻，逐渐化为癥块。

二、营养不良

（一）发病情况

胆道系统恶性肿瘤因为发病率较低且肿瘤类型较多，未见大规模流行病学调查报道其营养不良的发生率，仅有少量病例研究。一项病例对照研究对比了153例胆囊癌与153例胆囊结石患者的营养相关指标，发现胆囊癌对患者营养状态的影响较胆囊结石更大，伴随厌食和体重丢失的患者更多，其BMI、血清白蛋白水平及血红蛋白水平均低于胆囊结石患者。肝门部胆管癌是胆管癌中最常见的一种类型，手术难度较大，并发症发生率较高。郭剑等分析了53例肝门部胆管癌患者资料，发现术前发生营养不良的比例高达52.4%。Miyata M等评估了71例接受肝切除术的肝内胆管细胞癌患者的营养状态，发现术前营养不良发生率为43%，术前控制营养状态评分高是总生存预后不良的独立预测因子，但未发现其与术后并发症相关。

（二）病因病机

胆道系统承担胆汁收集、浓缩并输送到肠道的重要功能，也是机体输送胆汁的唯一通路，胆道某部位一旦发生肿瘤，可导致胆汁引流不畅和梗阻性黄疸。此时机体的营养代谢状态主要受到以下几个方面影响。

1.摄入减少：肠道内胆汁缺乏使胆汁对胆囊收缩素分泌的反馈抑制降低，胆囊收缩素过度分泌，而胆囊收缩素是一种可以在中枢神经产生过饱反应的神经多肽，具有抑制食欲和减慢胃排空的作用。另外，胆汁是排泄肝脏各种代谢产物的主要途径，梗阻性黄疸也会导致肝功能异常，从而引起腹胀、食欲下降、进食减少等症状。

2.吸收障碍：胆汁在脂类的吸收中有重要作用，可以乳化脂肪、水解吸收食物中的脂类，而梗阻性黄疸使肠道内的胆汁缺乏，从而影响脂类的吸收，导致必需脂肪酸缺乏。

3.代谢异常：胆道肿瘤还可通过各种机制引起糖类、氨基酸和脂肪代谢的异常。

4.治疗因素：包括外科手术、梗阻性黄疸的引流、放疗和化疗等在内的抗肿瘤综合治疗手段也会对患者的营养状态产生不良影响。

（1）手术治疗：胆道外科手术属于消化道肿瘤手术中较为复杂的手术，患者术前普遍存在营养状态不佳，术后又常存在应激和感染问题，这些会使分解激素分泌增加，氨基酸的糖异生加快而机体对外源性氨基酸和葡萄糖的代谢功能受限，会显著影响机体的营养代谢和内环境。故与接受其他外科治疗的患者相比，胆道肿瘤患者的营养不良、术后恢复慢、免疫功能抑制更明显，而以上都是影响疾病预后的不良因素。因此，营养治疗对接受外科治疗的胆道肿瘤患者尤为必要。

（2）介入治疗：对于无法施行根治性外科手术或不愿意接受传统外科内引流或外引流术的病例，可进行经皮经肝穿刺内外引流术或内镜下胆管支架引流术。此类微创治疗对机体影响小，但是由于接受此类治疗的胆道肿瘤患者都是晚期，故其发生胆瘘、感染、出血等并发症后，同样可以导致机体处于应激状态，影响糖异生。同时，胆汁外引流、胆汁缺乏，同样导致代谢异常。

（3）放化疗：射线及化疗药物的不良反应会导致营养不良风险进一步增大。放化疗引起的胃肠道毒性、肝功能损伤是许多细胞毒性药物和射线使用剂量的主要限制因素，而恶心、呕吐、食欲减退、药物性肝损伤等并发症同样会加重患者营养不良及恶病质状态，并影响预后。

（三）营养代谢特点

胆道系统承担将肝细胞分泌的胆汁收集、浓缩并输送到肠道的重要功能，也是机体输送胆汁的唯一通路，胆道某一部位一旦发生肿瘤，即可导致胆汁引流不畅、梗阻性黄疸，机体的营养代谢特点如下。

1.糖代谢

梗阻性黄疸常合并胆道感染，导致的应激反应引起外周胰岛素抵抗，胰岛素分泌减少，从而使葡萄糖的利用率降低、糖耐量下降、血糖升高。

2.氨基酸代谢

胆道梗阻时，肝功能损伤使主要在肝脏代谢的芳香族和含硫氨基酸的代谢减少，血浓度升高；而无须肝脏代谢的支链氨基酸在外周组织中被大量利用，血浓度降低，引起氨基酸代谢不平衡。

3.脂代谢

胆道梗阻时，因胆汁酸反流入血，导致参与胆固醇和磷脂代谢的酶类活性降低，使其在肝脏的降解减少，引起胆固醇在血中的堆积。同时增多的磷脂与甘油三酯竞争代谢酯酶，甘油三酯的水解减少，导致甘油三酯水平的升高。

（四）营养不良对胆道肿瘤疗效的影响

胆道肿瘤相关性营养不良带来的负面影响也体现在机体及功能两个层面。它削弱了放化疗的疗效，增加了药物不良反应风险、术后并发症和院内感染的机会以及各种并发症的发生率和病死率，降低了骨骼肌质量和功能以及患者的生活质量，延长了住院时间，增加了医疗费用。营养不良还限制了胆道肿瘤患者治疗方案的选择，使得他们不得不选择一些非最优或者不恰当的治疗方案。

总之，营养不良与预后不良密切相关。对于接受肿瘤手术切除的胆道肿瘤患者和接受姑息治疗的胆道肿瘤患者来说，充足的营养治疗是必不可少的。营养不良的胆道肿瘤患者面临着更大的风险，包括更高的并发症发生率和更低的生存率。因此，营养不良的治疗在胆道肿瘤的治疗中显得尤为重要。

肝门部胆管癌患者术后早期进食能够有效减少感染、腹胀和尿潴留等并发症的发生，加快患者术后康复。有队列研究显示，胆道恶性肿瘤患者术后早期接受营养治疗和饮食指导可以提高胃肠功能，改善营养状态，减少胃肠道并发症的发生，缩短切口愈合时间、住院天数，降低术后病死率。早期进食还可改善血浆前白蛋白、白蛋白水平，是可行的饮食管理策略。除了饮食指导外，术后早期（术后2h）开始肠内营养的胆道系统恶性肿瘤患者，肠道功能恢复早、胆瘘发生率低、术后体温恢复快、住院费用低。

第二节　营养不良诊疗

一、营养不良的诊断

中国抗癌协会肿瘤营养与支持治疗专业委员会推荐NRS 2002用于营养风险筛查，PG-SGA用于恶性肿瘤的营养评估。营养不良是肿瘤患者并发症增加和病死率升高的危险因素，因此，对肝门部胆管癌患者进行营养评估、对营养不良患者进行营养治疗已成为完善术前准备的关键环节之一。

二、营养素需求

围术期患者的每日总能量消耗为卧床患者126kJ/(kg·d)，非卧床患者146kJ/(kg·d)；如果摄入量少于目标需要量的60%，则需要肠内营养和（或）肠外营养。

总能量的50%～70%来源于糖类，30%～50%由脂类提供；蛋白质需要量从术前1.0～1.2g/(kg·d)（0.15～0.2g氮）增加到术后1.2～1.8g/(kg·d)（0.2～0.3g氮）；糖类通常需要摄入3～4g/(kg·d)来满足需求，以不低于2g/(kg·d)，总量不少于100g为宜；脂类为1.5～2.0g/(kg·d)，但不超过2g/(kg·d)；同时确保每日摄入适量的矿物质和维生素。

如果采用全肠外营养，卧床患者能量供给应下调为105kJ/(kg·d)，非卧床患者下调为126kJ/(kg·d)。

三、营养治疗适应证

（一）围术期患者营养治疗

胆道肿瘤患者往往术前即存在营养风险或有营养不良，且手术难度大、范围广、时间长，合并感染多见。术前营养状态不佳（PG-SGA≥4分）的肝门部胆管癌患者，术后并发症发生率高于营养良好的患者，术前给予营养治疗，可降低并发症的发生。因此，合并以下状况的围术期患者需要进行营养治疗。

1. 接受复杂胆道手术并存在营养风险（NRS 2002评分≥3分）。

2. 反复胆道感染接受再次手术。

3. 术前存在营养不良（6个月内体重丢失10%以上；BMI<18.5kg/m²；血清白蛋白<3g/dL）。

4. 术后短期内不能经口进食。

5. 术后存在吻合口瘘、胃肠功能障碍、严重感染。

（二）放化疗患者营养治疗

接受放化疗、无法进食、摄入减少；存在营养不良或预期长时间不能消化或吸收营养物质。

（三）终末期患者营养治疗

此阶段保持患者营养状态不再重要，应结合伦理、人文、家属意愿等层面内容，在充分尊重患者权利、兼顾合理使用医疗资源的条件下，以舒适为前提，决定营养治疗方案。

四、营养治疗途径

营养治疗途径包括经静脉和经肠（经口、管饲）途径。胆道恶性肿瘤营养治疗途径的选择原则与其他恶性肿瘤基本一致，但也有其特点。

胆道手术多限于上消化道，空肠以下肠管受影响较小。因此，对于需要进行术后营养治疗的患者，建议在术中加做经T形管空肠置管或空肠造口，术后早期在肠道功能恢复后即可开始肠内营养。

对于术前存在营养不良，特别是合并中度以上梗阻性黄疸（总胆红素>171μmol/L）的患者，建议经口或经鼻空肠置管或者经T形管空肠置管途径肠内营养。

对于肝功能储备较差、行较大范围肝切除或严重梗阻性黄疸的患者，应积极行胆道内支架引流或行经皮肝穿刺胆道引流术（PTCD）进行胆道减压，尽快改善肝功能，促进营养物质代谢吸收。

PTCD是临床广泛应用的治疗恶性胆道梗阻的方法。PTCD后胆汁大量丢失，严重影响患者的消化功能和体液平衡，如何进行胆汁再利用、恢复胆汁的肠肝循环、再联合肠内营养以改善患者的营养状况备受关注。多项随机病例对照研究或回顾性分析显示，恶性梗阻性黄疸患者行经皮肝穿刺胆道引流术后，接受胆汁回输联合肠内营养较未行胆汁回输者胃肠功能明显改善，包括腹泻减轻、胃排空延迟的发生率降低、肠内营养耐受性提高等；营养状况（BMI、肱三头肌皮褶厚度、上臂围）、生化指标（血清前白蛋白、维生素A结合蛋白、转铁蛋白）好转，且机体炎性细胞因子水平更低，住院时间和中心静脉导管拔管时间缩短。在胆汁回输的途径选择方面，经鼻空肠管、空肠造瘘管或直接口服对改善患者营养状态或降低并发症无差异，但直接口服常常合并较为严重的消化道反应，不推荐常规使用。

五、制剂与配方

（一）糖类制剂

胆道肿瘤存在梗阻性黄疸，或应激状态下，受胰岛素分泌减少和外周胰岛素抵抗的影响，血糖易增高，建议将葡萄糖的用量控制在$3\sim4g/(kg\cdot d)$，并注意外源性胰岛素的补充。过多的输注高浓度葡萄糖很容易导致血糖增高，而过高的血糖使感染性并发症的发生率明显增高。

（二）脂肪制剂

胆道梗阻患者存在脂代谢紊乱，中链脂肪酸具有代谢快、对肝功能和胆红素代谢以及免疫功能影响较小的优点，是较为理想的能源物质。由于中链脂肪酸不含必需脂肪酸，因此按1∶1的物理混合中长链脂肪乳对于胆道肿瘤患者是理想配方。

同时，建议根据肝功能和血脂情况调整脂肪乳剂的用量：轻度黄疸且肝功能正常者，脂肪乳剂可增加至$1.5g/(kg\cdot d)$；在总胆红素$>51\mu moL/L$的情况下，脂肪乳剂不宜超过$1.0g/(kg\cdot d)$。

另外，梗阻性黄疸患者在围手术期应用添加了$\omega-3$ PUFAs的免疫增强型肠内营养制剂，可改善免疫功能，明显减低术后并发症。

（三）氨基酸制剂

胆道肿瘤术后或者存在肝功不全者，可使用支链氨基酸含量较高的复方氨基酸制剂。支链氨基酸可以在不增加肝脏负担的情况下起到供能、改善负氮平衡的作用。外源性支链氨基酸补充可以减少手术或肝功能异常时骨骼肌的大量消耗，可有效促进蛋白合成，有利于肝细胞的再生和修复，改善低蛋白血症。支链氨基酸含量在18%～23%，基本上可以满足梗阻性黄疸患者的术后需要。而当使用支链氨基酸高达35%～45%的肝病患者用肠内营养制剂时，对肝功不全患者的蛋白合成和负氮平衡有较好的纠正作用。

（四）微量元素补充

对于术后经口摄食或者应用肠内营养的无营养不良患者，静脉补充维生素和微量元素的证据不充分，而对于术后无法肠内营养而需要肠外营养的患者，必须每天补充维生素和微量元素。

（五）围术期补充益生菌

围术期补充肠道益生菌可有效降低术后并发症的发生，并缩短住院时间。一项针对54例因胆道癌接受肝切除患者的随机研究发现，接受肠内营养和益生菌组感染性并发症的发生率为19%，明显低于只接受肠内营养组患者的52%。另一项前瞻性随机双盲研究发现，益生菌组术后感染发生率（26.1%）显著低于安慰剂组（69.6%），益生菌组抗生素治疗时间平均缩短6d，且益生菌组无死亡，而对照组6例死亡。

六、家庭营养教育与饮食指导

（一）体重管理

肥胖很可能是胆道肿瘤发生的危险因素，胆道肿瘤患者需要维持理想体重，避免肥胖。对身体肥胖度（测定BMI）进行5项队列研究、7项病例对照研究和2项横断面研究结果显示，高BMI会增加患胆道肿瘤的风险。另有Meta分析显示，BMI每增加$5kg/m^2$可使胆囊癌的危险性增加19%。所以，体重增加是影响胆道肿瘤发生的原因之一，可直接或间接通过胆结石的形成来发挥作用。对于已经罹患胆道肿瘤的患者，控制体重、避免肥胖同样有可能降低肿瘤复发的风险。

（二）膳食管理

在胆道肿瘤的膳食影响因素上，目前没有高级别循证医学的证据。辣椒、茶、咖啡、鱼、乙醇等饮食因素对胆道肿瘤的发生可能有一定影响。

胆道肿瘤患者更容易发生脂类代谢障碍。术后早期尽量减少脂肪及胆固醇的摄入，不吃或少吃肥肉、油炸食品、动物内脏等，如果因口感需要可适当使用橄榄油来烹制食品。要增加富含蛋白质的食物，以满足人体新陈代谢的需要，如瘦肉、水产品、豆制品等。多吃富含膳食纤维、维生素的食物，如新鲜水果、蔬菜等。养成规律进食的习惯，并且要做到少量多餐，以适应术后的生理改变。消化不良的症状会持续半年左右，随着时间的推移，胆总管逐渐扩张，会部分替代胆囊的作用，消化不良的症状也就会慢慢缓解，这时饮食也就能逐步过渡到正常了。恢复正常饮食，宜保持低脂肪、低胆固醇、高蛋白质的膳食结构。

第三节　食疗药膳

食疗药膳是以中医药学传统理论为指导，并在此基础上形成了自己独特的理论体系，强调整体观念、辨证施膳、药食同源，重视药食性味功能的统一和药食宜忌，同时吸取现代营养学观点以增进药食的吸收和利用，保护脾胃之气，为机体提供比较全面的营养。

胆道肿瘤多因情志不遂、瘀血阻络、湿热蕴结、脉络痹阻发为癌肿，病位主要在于胆；肝胆郁滞、疏泄失调、枢机不利、脉络痹阻或失养是病机关键。

一、治则治法

中医食疗药膳的理论核心是"辨证施膳"，具体应用时当结合患者的藏象、经络、诊法和治则的内容，选择相应的食材和药材进行防治。通过辨证，全面掌握患者的整体情况，合以天时气象、地理环境、生活习惯等因素，结合食材和药材的四气五味之特点，制订相应的配方及制作方法，指导患者合理应用。在胆道肿瘤食疗药膳中，疏肝理气、活血化瘀、温中健脾、清热退黄应用较多。现将常见的几种治法介绍如下。

（一）疏肝理气法

疏肝理气法是以疏肝理气、理顺肝胆气机为目的的一种治法。以具有疏肝理气作用的中药和食物为原料，经烹调制成的食疗药膳食品。

【选方】 梅花茶、糖渍金橘等。

【功效】 疏肝理气。

【应用】 适用于胆道肿瘤患者肝气郁结、肝胆气郁。症见胁肋胀痛，走窜不定，舌边紫，舌苔薄白，脉弦涩者。

【常用药材】 山楂、半夏、陈皮、瓜蒌、鱼腥草、玫瑰花等。

（二）活血化瘀法

活血化瘀法是以具有活血化瘀功能的食物和药物，以通经止痛的一种治法。以具有活血化瘀作用的中药和食物为原料，经烹调制成的食疗药膳食品。

【选方】 瓜子茴香散、山楂散、山楂麦芽饮，玫瑰炖冰糖等。

【功效】 活血化瘀。

【应用】 适用于瘀血阻络的胆道肿瘤患者。症见胁肋刺痛，痛有定处，舌紫苔白，脉细涩者。

【常用药材】 山楂、麦芽、玫瑰花、小茴香、生姜等。

（三）温中健脾法

温中健脾法是以温补食物和药物以温中健脾的一种治法。以具有温中健脾类作用的中药和食物为原料，经烹调制成的食疗药膳食品。

【选方】 芝麻蜂蜜饮、鳝鱼饭、黄花菜蒸肉饼、赤小豆牛肉汤等。

【功效】 温中健脾。

【应用】 适用于胆道肿瘤患者中气不足、脾虚失用者。症见脾虚纳差，自汗少食，胸胁苦满，舌胖苔白，脉滑者。

【常用药材】 山药、黄芪、党参、茯苓、莲子、薏苡仁、白术、芡实、赤小豆等。

（四）清热退黄法

清热退黄法是以清热利湿退黄药物和食物以清热利湿退黄的一种治疗方法。以具有清热利湿退黄作用的中药和食物为原料，经烹调制成的食疗药膳食品。

【选方】 泥鳅炖豆腐、蟹丸、田螺蚌肉汤、蛏肉刺瓜汤等。

【功效】 清热利湿退黄。

【应用】 适用于胆道肿瘤患者湿热聚集，发为黄疸。症见面目俱黄，自汗烦热，胸胁苦满，舌红苔腻，脉滑数者。

【常用药材】 赤小豆、紫苏、白扁豆、山楂、薏米、冬瓜皮等。

二、常用食材及配方

传统的中医药理论中有"药食同源"之说。药食同源，指许多食物即药物，它们之间并无绝对的分界线，古代医家将中药四气五味理论运用到食物之中，认为每种食物也具备四气五味。隋代杨上善《黄帝内经太素》云："空腹食之为食物，患者食之为药物。"反映出药食同源的思想。历代医学家多有发挥，并形成了独具特色的中医食疗药膳理论及方法。兹结合临床，将用于胆道肿瘤防治常用的食材归纳总结如下。

（一）常用食材

1.黄芪

【性味归经】 味甘，性温。归肺、脾经。

【功效】 补气健脾。

【应用】 适用于胆道肿瘤患者脾虚不固，症见乏力、食少便溏、胸胁胀满等。

2.山药

【性味归经】 味甘，性平。归脾、肺、肾经。

【功效】 补脾养胃。

【应用】 适用于胆道肿瘤患者脾气虚者，症见乏力、面色萎黄、食少纳差等。

3.鹿肉

【性味归经】 味甘，性温。归脾、肾经。

【功效】 益气助阳，养血祛风。

【应用】 适用于胆道肿瘤患者气血虚者，症见面色萎黄、形体消瘦等。

4.丝瓜

【性味归经】 味甘，性凉。归肺、胃、肝、大肠经。

【功效】 清热化痰，凉血解毒。

【应用】 适用于胆道肿瘤患者湿热亢盛者，症见一身面目皆黄、纳差、自汗、发热等。

5.羊肉

【性味归经】 味甘，性温。归脾、胃、肾经。

【功效】 温中健脾，补肾壮阳，益气养血。

【应用】 适用于胆道肿瘤患者肾气虚者，症见腰膝酸软、小便不利等。

6.苜蓿

【性味归经】 味苦、微涩，性平。归肝、大肠、膀胱经。

【功效】 利湿退黄，通淋排石。

【应用】 适用于胆道肿瘤患者湿热黄疸者，症见乏力、黄疸等。

7.核桃仁

【性味归经】 味甘、涩，性温。归肺、肝、肾经。

【功效】 补肝肾，益气血，润肠通便。

【应用】 适用于胆道肿瘤患者肝肾亏虚者，症见乏力、面色萎黄等。

8.龙眼肉

【性味归经】 味甘，性温。归心、脾、肝、肾经。

【功效】 补心脾，益气血，安心神。

【应用】 适用于胆道肿瘤患者脾虚者，症见倦怠乏力、面色萎黄等。

9.山楂

【性味归经】 味酸、甘，性微温。归脾、肝、胃经。

【功效】 消食积，散瘀滞。

【应用】 适用于胆道肿瘤患者脾虚气滞者，症见胁肋刺痛、食少纳呆等。

10.橙

【性味归经】 味酸，性凉。归肺、肝、胃经。

【功效】 和胃降逆，理气宽胸。

【应用】 适用于胆道肿瘤患者脾肾虚者，症见乏力、纳差、自汗等。

11.桑椹

【性味归经】　味甘、酸，性寒。归肝、肾经。

【功效】　滋阴养血，生津润肠。

【应用】　适用于胆道肿瘤患者气血虚者，症见脾虚便秘、热盛伤津等。

12.木耳

【性味归经】　味甘，性平。归肺、肝、脾、大肠经。

【功效】　补气养血，抗癌。

【应用】　适用于胆道肿瘤患者气血虚者，症见乏力、面色萎黄等。

13.冬瓜

【性味归经】　味甘、淡，性微寒。归肺、大肠、小肠、膀胱经。

【功效】　利尿清热，生津解毒。

【应用】　适用于胆道肿瘤患者湿热阻滞者，症见下肢水肿、面色㿠白等。

14.薏苡仁

【性味归经】　味甘、淡，性微寒。归肺、脾、胃经。

【功效】　利湿健脾，舒筋除痹。

【应用】　适用于胆道肿瘤患者湿热壅盛者，症见食少、纳差、面黄、浮肿等。

15.蚬肉

【性味归经】　味甘、咸，性寒。归肝、脾经。

【功效】　清热，利湿，解毒。

【应用】　适用于胆道肿瘤患者湿热较重者，症见面目皆黄、纳差、发热、胸胁苦满等。

16.蛏肉

【性味归经】　味咸，性寒。归心、肝、肾经。

【功效】　补阴，清热，除烦。

【应用】　适用于胆道肿瘤患者湿热阴虚者，症见面目皆黄、纳差、盗汗、胸胁苦满等。

（二）常用茶饮配方

我们结合胆道肿瘤的疾病特点，针对不同人群、不同体质状况、不同病期等拟定了相关茶饮，以达到防癌抗癌之目的。

1.桂花茶

【选方】　桂花200g，干姜10g，甘草10g。

【功效】　理气温中，散寒止痛。

【应用】　适用于胆道肿瘤患者胁肋胀痛、形寒肢冷者。

2.健脾和胃茶

【选方】　山楂3g，山药3g，陈皮3g，白茶3g，厚朴花3g。

【功效】　健脾和胃，消食化滞。

【应用】　适用于胆道肿瘤患者食欲不振、消化不良、嗳气吞酸、恶心呕吐、脘腹痞满者。

3.梅花茶

【选方】　绿萼梅6g，蜂蜜适量。

【功效】　疏肝理气，和胃止痛。

【应用】 适用于胆道肿瘤患者食欲不振、胁肋胀痛、咽干口苦、脘腹痞满者。

4.山楂麦芽饮

【选方】 生山楂10g，炒麦芽10g。

【功效】 疏肝解郁，活血化瘀。

【应用】 适用于胆道肿瘤患者食欲不振、胁肋胀满刺痛、咽干口苦、脘腹痞满者。

（三）常用药膳配方

针对胆道肿瘤患者，中医食疗药膳作为辅助治疗手段，能够保证患者的足够营养补充，调整阴阳平衡，有利于缓解症状，提高机体抗病能力，为手术治疗以及放化疗做好基础，促进康复、提高生活质量、延长生命。兹将临床常用的胆道肿瘤食疗药膳配方归纳总结如下。

1.糖渍金橘

【选方】 金橘500g，白糖适量。

【制法】 金橘洗净，放在锅内，用勺将每个金橘压扁，去核，加白糖腌渍1d，待金橘浸透糖后，再用文火煨熬至汁干，停火待冷，拌入白糖，放盘中风干数日，装瓶备用。作零食，适量食用。

【功效】 疏肝理气，化痰解郁。

【应用】 适用于胆道肿瘤患者肝气郁结胁痛、食少纳差。本方是疏肝理气、化痰解郁的良好食品。

2.瓜子茴香散

【选方】 甜瓜子200g，小茴香50g。

【制法】 将甜瓜子、小茴香微炒，研为细末，装瓶，收储。每次6g，黄酒送服，每日2次。

【功效】 活血化瘀，通络止痛。

【应用】 适用于胆道肿瘤患者瘀血阻络之胁痛。本方是活血祛瘀止痛的良好食品。

3.山楂散

【选方】 干山楂100g，向日葵50g，红糖适量。

【制法】 将干山楂和向日葵焙干研末，加入红糖拌匀即成。每次6g，以沸水冲调，饮服，每日2次。

【功效】 活血化瘀，通络止痛。

【应用】 适用于胆道肿瘤患者血瘀腹痛、胁肋胀痛。本方是活血化瘀、安脾胃、止冷痛、通血脉佳品。

4.田螺蚌肉汤

【选方】 田螺300g，蚌肉150g，食盐适量。

【制法】 先用清水养田螺1～2d，并勤换水，除去泥污后，用水略煮，挑取田螺肉，与蚌肉一起加水煮汤，以食盐调味即成。佐餐食用。

【功效】 清热利湿，退黄止痛。

【应用】 适用于胆道肿瘤患者肝胆湿热兼有黄疸者。本方是清湿热、退黄疸佳品。

5.蛏肉刺瓜汤

【选方】 蛏肉150g，刺瓜150g，生姜、食盐各适量。

【制法】 将鲜蛏肉冲洗干净，切段备用；刺瓜冲洗干净，切片一同放入锅内，加清水、生姜、食盐，武火煮沸后再略煮即成。佐餐食用。

【功效】　益血活血，通经止痛。

【应用】　适用于胆道肿瘤患者湿热兼有黄疸者。本方是清湿热、退黄疸佳品。

6.泥鳅炖豆腐

【选方】　泥鳅250g，豆腐250g，食盐适量。

【制法】　泥鳅去腮及内脏，冲洗干净，放入锅中，加清水，煮至半熟，再加豆腐、食盐，炖至熟烂即可佐餐即可。

【功效】　清热解毒，利湿退黄。

【应用】　适用于胆道肿瘤患者湿热较重者。本方是清热解毒、利湿退黄佳品。

7.蟹丸

【选方】　螃蟹5只，白酒适量。

【制法】　将螃蟹烧熟，存性研末，用白酒和丸如梧桐子大即成。每次20丸，每日2次。

【功效】　清热，利湿，退黄。

【应用】　适用于胆道肿瘤患者湿热较重、发为阳黄者。本方可用于阳黄的辅助治疗。

8.赤小豆牛肉汤

【选方】　牛肉150g，赤小豆100g，花生20g，大蒜、食盐各适量。

【制法】　将赤小豆、花生洗净；大蒜去皮，洗净；牛肉洗净切块。将上述诸料一起放入锅内，加清水适量，武火煮沸后，改文火煮1～2h，调味即可。佐餐食用。

【功效】　温中补虚，健脾利水。

【应用】　适用于胆道肿瘤患者寒湿黄疸者。本方具有温中补虚、健脾利水之效。

9.鳝鱼饭

【选方】　鳝鱼100g，冬菇30g，粳米200g，生姜、黄酒、食盐各适量。

【制法】　将鳝鱼活宰，去肠脏，用盐腌洗干净，放入开水中焯去血水、黏液，切段，用生姜、酒、盐等腌制；冬菇浸软，去蒂、切丝；将粳米洗净，放入锅内，加清水适量，煮至饭初熟，放入上料，小火焗透即可。作主食，适量食用。

【功效】　补益气血，除湿祛黄。

【应用】　适用于胆道肿瘤患者气血两虚之黄疸、面色萎黄、神疲乏力者。本方具有补气血、退黄疸之效。

10.玫瑰炖冰糖

【选方】　玫瑰花20g，冰糖适量。

【制法】　将玫瑰花放入锅内，加清水煮汤，煮沸后放入冰糖即成。空腹饮用，每日2次。

【功效】　活血化瘀，疏肝解郁。

【应用】　适用于胆道肿瘤患者血瘀肝郁黄疸者。本方具有活血化瘀、疏肝解郁之效。

第六章 胰腺癌患者营养诊疗

胰腺癌（pancreatic cancer，PC）是常见的胰腺肿瘤，恶性程度极高，80%～90%的胰腺癌患者在疾病初期即有消瘦、乏力、体重丢失。早期无特异性血生化改变，肿瘤累及肝脏、阻塞胆管时可引起谷丙转氨酶、谷草转氨酶、胆汁酸、胆红素等升高。如果出现胃流出道梗阻则会影响进食。肿瘤晚期，伴随恶病质，可出现电解质紊乱以及低蛋白血症。另外，血糖变化也与胰腺癌进展有关，需注意患者的血糖变化情况。

第一节 概　　述

对胰腺癌患者进行常规营养筛查及评估，积极给予营养治疗，以预防或延缓肿瘤恶病质的发生、发展。常用的营养治疗手段包括营养教育、肠内营养、肠外营养。推荐遵循营养不良五阶梯原则进行营养治疗。

高脂饮食与胰腺癌密切相关，大量高脂、高胆固醇饮食导致的过度肥胖可能增加胰腺癌发病的危险。减少高脂、高胆固醇饮食，避免肥胖对于减少胰腺癌高发风险。多食用十字花科蔬菜如卷心菜、菜花等也与胰腺癌的发病呈负相关。通过摄入富含蔬菜、水果的饮食，避免不良的生活习惯如吸烟、饮酒等，可预防33%～50%的胰腺癌病例。

营养风险或营养不良可能伴随胰腺癌患者终身，定期进行营养风险筛查、营养评估以及必要的营养治疗应贯穿于抗肿瘤综合治疗的全过程。

一、背景资料

（一）流行病学

胰腺癌是致死性较高的胃肠道恶性肿瘤之一，发病率逐年上升。世界卫生组织国际癌症研究机构（IARC）2018年发布的报告显示，死亡病例数量（432 000）与新发病例数量（459 000）几乎相同，平均5年生存率仅为7%左右，80%～85%的患者初诊时所处疾病已发生局部进展或远处转移，即便是可手术切除的患者，其5年生存率也仅为20%。胰体尾癌占胰腺癌的20%～30%，与胰头癌相比，胰体尾癌起病更加隐匿并且早期缺乏有效的诊断方法，极易发生远处转移，是男性和女性癌症死亡的第7大主要原因。作为预后极差的消化道肿瘤，胰腺癌具有侵袭性强、发病隐匿、早期诊断困难、手术切除率低、术后易复发转移等临床特点，临床诊治极具挑战性。

2021年统计数据显示，在美国所有恶性肿瘤中，胰腺癌新发病例男性居第10位、女性居第9位，占恶性肿瘤相关病死率的第4位，每年因胰腺癌而死亡的人数超过3.31万，预计在未来的

20～30年内，胰腺癌将成为美国癌症死亡的第二大原因。

中国国家癌症中心2017年统计数据显示，胰腺癌位列我国男性恶性肿瘤发病率的第7位，女性第11位，占恶性肿瘤相关病死率的第6位。中国胰腺癌导致的死亡在癌症相关死亡中占比在过去10年中增加了9%，并且随着中国居民生活方式和饮食习惯的改变以及人口老龄化的加速，这一比例急剧增长。

胰腺癌患者早期无特殊临床症状，当出现明显症状时，多已属晚期。临床症状多样，包括上腹或背部疼痛、食欲不振、消化不良、恶心、腹胀、黄疸、新发糖尿病、体重减轻及大便性状改变等消化道症状；消瘦、乏力、体重下降，晚期可以出现恶病质。实验室检查：常伴有梗阻性黄疸时会出现血清总胆红素和直接胆红素升高，碱性磷酸酶和转氨酶升高；CA19-9、CEA、CA242等血清学肿瘤标志物可能会增高。

手术治疗是胰腺癌最重要的治疗手段，但在初次诊断时只有15%～20%的患者能够立即进行手术。但即使在肿瘤切除术后，患者长期生存率仍然有限，手术切除加辅助化疗是目前主要的治疗手段。在过去10年中，外科手术的安全性和有效性取得了显著进展，手术切除和辅助化疗后，围手术期死亡率约3%，5年生存率接近30%。

（二）病因病机

胰腺癌的具体病因和发病机制尚未完全阐明，可能与长期吸烟、饮酒、高脂低膳食纤维饮食、遗传等因素有关。此外，慢性胰腺炎、成人体质肥胖（BMI>25kg/m²）增加胰腺癌的发病风险。糖尿病作为胰腺癌的独立风险因素之一，其发病持续时间越长，胰腺癌的发病风险越大。

1.吸烟

吸烟已明确与胰腺癌有关。吸烟的人群中胰腺癌发病机会比不吸烟者高2～3倍，且与每日吸烟量成正比。尼古丁可能是主要诱发因素。胰腺癌是除肺外与吸烟有关的第2种最常见的恶性肿瘤，而摄入足够的叶酸和维生素B_6可以减少胰腺癌的发生。

2.饮食

胰腺癌的发病率与饮食习惯有关。在动物模型中，脂肪和蛋白质的摄入可促进胰腺癌的发病。在一些以非肉食为主食的国家和地区，胰腺癌的发病率低于欧美国家。饮食中脂肪、油脂、糖、动物蛋白含量高的人群中胰腺癌的发生率较高，而与新鲜水果、蔬菜、橄榄油的消费成反比。肥胖与胰腺癌有关，特别是在美国人女性肥胖人群中，提示胰腺癌潜在危险因素，大量饮用咖啡有可能增加胰腺癌的发病率，但近来的研究尚有争议。

3.环境因素

长期接触化学品的人易患胰腺癌，如苯化合物、染色剂和相关汽油产品等。

4.慢性胰腺炎

慢性胰腺炎与胰腺癌的关系，目前意见虽尚不一致。但多数人认为，慢性胰腺炎是胰腺癌的致病因素，因慢性胰腺炎治疗困难且有癌变危险等，甚至建议对50岁以上慢性胰腺炎患者进行预防性胰切除术。

5.糖尿病

近年来人群调查认为血糖代谢异常是胰腺癌的重要病因。尤其是老人出现胰岛素依赖型糖尿病须警惕胰腺癌的发生。

6.胆石症、胆囊切除术

人群调查及大样本对照研究认为胆石症、胆囊切除术与胰腺癌无关。

7.遗传因素

遗传性胰腺癌（或称家族性胰腺癌）约占胰腺癌总数的10%。有些家族性癌症综合征可能并发胰腺癌，如遗传性非息肉性肠癌（HNPCC）、遗传性乳房卵巢肿瘤综合征（BRCA2）、遗传性胰腺炎。

8.幽门螺旋杆菌

幽门螺旋杆菌携带者与胰腺癌的发生有关。

9.雌激素

对女性胰腺癌患者的研究认为雌激素可能与胰腺癌有关。

（三）治疗原则

随着基础及临床研究的发展，针对局部进展期或转移性的晚期胰腺癌，出现了越来越多的新的治疗手段，如靶向治疗、免疫治疗等，然而胰腺癌的预后并无明显改善。以单纯化疗为主的治疗理念需要逐步被个体化、系统化的治疗策略所取代。对于癌症，传统的多学科协作诊疗模式能够发挥多学科优势，由多学科专家根据肿瘤临床及分子生物学特征，结合患者体能状况制订出个体化治疗方案和为晚期肿瘤患者制订个体化治疗方案贯穿诊疗全程。高通量测序技术联合系统生物学分析对胰腺癌进行分子分型，同时结合皮下或原位移植瘤动物模型开展药物敏感性的临床前研究，为胰腺癌"个体化诊疗"提供思路。

（四）中医认识

胰腺癌可归为中医学中"黄疸""癥瘕积聚""胁痛""腹痛""鼓胀"等范畴，而这些疾病均可归属为肝胆系统疾病。从五行学说而言，肝属木，脾属土。在五行生克上，木克土，即肝制约脾。在生理上，肝主疏泄，调畅气机，疏利胆汁，泄于肠道，使脾胃的升降协调，纳运如常，并可得胆汁或胰液之助以消化饮食，从而脾气健运，水谷精微充足，气血生化有源。而在病理上，若相克太过，谓之相乘，中医病机上称之为"肝郁乘脾""肝脾不和"。即肝失疏泄，气机不畅，胆汁或胰液不能正常分泌和排泄，从而影响脾的运化功能。反之，反克为病，谓之相侮。即脾失健运，水湿内停，蕴而化热，熏蒸肝胆，从而影响肝的疏泄功能，即所谓"土壅木郁"。由此可见，胰腺癌虽可表现为肝胆系统疾病的症状，但其与脾胃的运化密切相关。因此，胰腺癌又是脾失健运、肝失疏泄所最终导致的病理结果。故胰腺癌在治疗上，可运用益气健脾的治疗方法。

二、营养不良

（一）发病情况

胰腺癌是恶性程度很高的消耗性疾病，80%～90%胰腺癌患者在疾病初期即有消瘦、乏力、体重丢失。胰腺癌患者的静息能量消耗显著增加，导致营养状况低下。机体的能量消耗主要有REE（70%）、自主能量消耗（25%）和食物特殊动力消耗（5%）3种形式。

胰腺癌患者营养不良发生率高达91.1%，80%的胰腺癌患者在确诊时出现体重减轻，高于其他消化系统肿瘤及非胰腺肿瘤患者。并且随着时间的推移会出现严重的恶病质。

营养不良会延长胰腺癌患者住院时间，增加并发症风险，缩短患者生存时间。

（二）病因病机

胰腺癌患者常伴有食欲不振、进食不佳等症状，又因疾病带来的疼痛感易出现忧郁、焦虑等精神和心理问题，同时伴有免疫力大幅度下降、脏器功能受损、机体损伤、修复机制受阻等改变，这些问题终将导致患者出现营养摄入不足。且随着时间的推移往往会发展成严重的全身性消耗。胰腺同时具有内分泌功能和外分泌功能，通过其产生和分泌酶、激素而密切参与食物和营养素的代谢。内分泌功能通过胰岛素和胰高血糖素调节代谢，而外分泌功能主要通过产生消化所必需的酶来实现。通常，胰腺癌患者内分泌功能和外分泌功能都会受到影响，营养物质消化、吸收不良造成患者厌食，此外，由于肿瘤患者处于分解代谢状态，更加重了胰腺癌患者营养不良，甚至发展为恶病质。其常见的原因如下。

1. 厌食

胰腺癌患者出现食欲不足或不振，是导致胰腺癌患者恶病质减轻体重的重要症状，与化疗副作用无关，是一个独立且不可逆的过程，即使患者摄入充足食物也很难获得较好的效果。厌食的主要原因是大脑进食调节中枢功能障碍所致，宿主细胞因子和肿瘤衍生因子驱动的全身性炎症是癌症恶病质病理的关键基础机制。此外，癌症的侵袭导致疼痛、恶心和胃肠功能受损，化疗、放疗或手术治疗，味觉、嗅觉异常，心理因素（压抑、焦虑）等也会导致患者厌食。

2. 恶病质

90% 的胰腺癌患者有明显的体重减轻，晚期常呈恶病质状态。超过 1/3 的胰腺癌患者在诊断胰腺癌之前，体重显著减轻超过初始体重的 10%。早期体重下降主要是由于脂肪减少引起的，而进展期则会出现身体瘦组织减少，通常此类患者更容易出现恶病质。其原因包括新陈代谢的增加和能量摄入的减少，以及肿瘤的消耗、食欲不振、焦虑、失眠、糖尿病或消化吸收不良。临床表现为厌食、恶心、呕吐、体重下降、骨骼肌与脂肪丢失、贫血、抗肿瘤药物抵抗等，终末表现包括疼痛、呼吸困难或器官功能衰竭。

3. 腹泻

胰腺癌破坏胰腺组织，胰腺所分泌的胰酶量减少，胰腺外分泌功能不全，导致脂肪消化不良，造成大量的脂肪类物质从大便中排出，主要表现为脂肪泻。

4. 胰源性糖尿病

胰腺癌破坏胰岛细胞并阻塞胰管，引起胰岛纤维化，造成胰岛素分泌减少；胰腺癌分泌肿瘤相关致糖尿病因子，引起胰岛素抵抗；胰腺癌术后胰腺组织切除会引发胰腺内分泌功能不全，出现胰源性糖尿病或原有糖尿病加重。

（三）治疗原则

胰腺癌患者营养不良甚至恶病质发病率相当高，营养不良是胰腺癌患者术后预后不良以及放化疗后副作用增加的主要危险因素。为了预防或减轻恶病质，必须对胰腺癌患者进行营养干预。专家共识建议营养干预或营养治疗应在患者已存在营养风险，还没达到营养不良时尽早开始。

营养不良是胰腺癌患者术后预后不良以及放化疗后副作用增加的主要危险因素。对存在营养风险的胰腺癌患者尽早开始进行营养治疗，可以预防或减轻恶病质。胰腺癌患者营养治疗首先选择营养教育，然后依次向上选择口服营养补充、完全肠内营养、部分肠外营养、全肠外营养。

1.治疗膳食

由于胰腺外分泌功能不全、厌食症、放化疗副反应、饮食误区等导致进食不足，出现营养不良。处于治疗期的胰腺癌患者，通过饮食调养增加食物摄入量，减少体重丢失，进而提高患者生活质量，甚至延长患者生存期。建议胰腺癌患者选择低脂、细软饮食，避免油炸、辛辣等刺激性食物。采用少食多餐，定时定量，每天6～8餐，避免过度饱胀或空腹太久。同时，避免食用产气、粗糙多纤维的食物，如豆类、洋葱、马铃薯、牛奶及碳酸饮料等。补充外源性胰酶可以缓解胰腺外分泌功能不全引起的腹泻和消化不良；厌食症的治疗包括给予患者孕激素、ω-3 PUFAs、维生素 B_1 等；此外，给予消化酶、促胃肠动力药、止吐药等改善消化不良，同时，给予止疼药缓解疼痛，给予抗焦虑药缓解焦虑等。

对于胰腺癌高风险人群，营养预防措施主要包括：减少高脂、高胆固醇饮食，避免肥胖。有研究表明，高脂饮食与胰腺癌密切相关，大量高脂、高胆固醇饮食导致的过度肥胖可能增加胰腺癌发病的危险。多食用十字花科蔬菜如卷心菜、菜花等与胰腺癌呈负相关。通过摄入富含蔬菜、水果的饮食可预防33%～50%的胰腺癌病例。避免不良的生活习惯，如吸烟、饮酒等。

2.肠内营养

当患者通过饮食不能满足60%目标能量摄入需求持续3～5d时，应考虑给予肠内营养。口服营养补充是肠内营养的首选，是符合生理的肠内营养治疗方式，可以防止肠黏膜萎缩和细菌移位，为胰腺癌患者的一线营养治疗方法。如ONS补充不能或持续不足，则应考虑进行管饲营养治疗。整蛋白型营养制剂适用于多数胰腺癌患者，短肽和氨基酸型制剂虽利于吸收，但是因其渗透压较高，腹泻严重者应慎用。肠内营养可增加患者能量摄入，改善营养状况，同时还能减少并发症、住院时间和化疗副反应。

3.肠外营养

胰腺癌患者如出现如严重恶心、呕吐、顽固性腹泻、肠梗阻、消化道活动性大出血等肠内营养禁忌证；围手术期，不能耐受全肠内营养、胃肠功能不全的胰腺癌患者可给予肠外营养。

肠外营养非蛋白质能量推荐84～105kJ/(kg·d)，对于非荷瘤患者碳水化合物：脂肪供能比为70：30，对于荷瘤患者碳水化合物：脂肪供能比为（40～60）：（60～40）。胰腺癌患者本身或由于肿瘤治疗引起的机体炎症状态导致机体代谢改变和免疫力下降。含有多种免疫营养素（ω-3 PUFAs、核苷酸、精氨酸、谷氨酰胺、维生素C和E等）的营养制剂不仅可以改善肿瘤患者的食欲，增加口服摄入量，还可以减少术后围手术期并发症，缩短住院时间。

第二节　营养不良诊疗

一、营养风险筛查及评估

目前欧洲临床营养与代谢学会和中华医学会肠外肠内营养学分会推荐对住院患者应用营养风险筛查2002进行营养风险筛查，对评分≥3分的患者，需制订营养治疗计划。NRS 2002也适合围手术期胰腺癌患者的营养风险筛查。患者主观整体评估是专门为肿瘤患者研制的营养评估工具，其敏感性和特异性均已得到验证，是美国糖尿病协会推荐的肿瘤患者营养评估首选工具，也得到了中国抗癌协会肿瘤营养与支持治疗专业委员会的推荐与应用。

二、营养素摄入

对于合并营养风险的多数胰腺癌患者，术前通过膳食指导及口服营养补充多可满足营养需求。对存在高营养风险或营养不良的患者，如经口进食不能满足目标量，可进行肠内营养（管饲）、补充性肠外营养或全肠外营养。术前营养治疗的时间>7d，强调蛋白质补给量应>1.2g/(kg·d)，热量达到生理需求量的70%即可。

（一）能量

胰腺癌患者静息能量消耗较普通人高，但是患者一般活动水平下降，所以总能量消耗并没有明显增加，建议卧床患者能量摄入为84～105kJ/(kg·d)、活动患者能量摄入为105～126kJ/(kg·d)，作为目标推荐量。

（二）蛋白质

肿瘤患者对于蛋白质的需要量是增加的，《中国肿瘤营养治疗指南》推荐蛋白质供给量最少为1g/(kg·d)，轻、中度营养不良肿瘤患者蛋白质应增加至1.5g/(kg·d)，重度营养不良、恶病质肿瘤患者短期内应该达到1.8～2g/(kg·d)。

三、营养治疗适应证

（一）围手术期

在加速康复外科的模式下，术前早期肠内营养治疗对胰腺癌患者是安全有效的治疗方法。开展术后早期营养治疗，有助于补充营养物质而降低营养不良风险，还具有增加肠道血流量、刺激肠道蠕动、抑制肠道菌群移位等作用，有利于促进机体正氮平衡。对伴有高营养风险的胰腺癌患者，应在ERAS模式的指引下早期进行术前营养治疗及新辅助化疗，定期监测术后营养状态，尽早发现并诊治胰腺癌的并发症，提高患者接受辅助治疗的及时性，从而改善预后。

1.术前营养治疗

传统临床实践中遵循的是术前禁饮禁食原则，为避免麻醉状态下胃内容物反流导致误吸，一般至少禁食12h、禁饮4h。最新研究认为清流质饮食胃排空时间在60～90min，适当缩短术前禁饮禁食既没有增加患者误吸风险，反而可以降低胰岛素抵抗，预防低血糖，减少肌肉和蛋白分解，减轻患者不适感及压力，缓解压力引起的炎性反应，并提高患者的免疫应答能力。

同时多项Meta分析显示，术前饮用碳水化合物较传统方式更能降低患者住院时间，减少术后并发症，符合ERAS理念，逐渐被多项指南推荐。若无特殊危险因素（如胃肠道梗阻、糖尿病伴严重神经病变等），术前禁食时间可缩短至6h，禁饮可缩短至2h。

2.术后营养治疗

胰腺癌术后的患者机体的生理功能和正常解剖结构的改变以及手术伴随的创伤和应激反应导致大部分出现营养不良，会导致患者出现工作状态低下、生活质量受损、生存率下降等问题，以及影响抗肿瘤治疗的疗效。术后胰腺癌患者的能量代谢发生变化，又因长时间禁食增加了营养不良的风险。

3.新辅助治疗患者的术前营养治疗

新辅助治疗（NAT）造成肿瘤持续消耗和对患者营养状态、机体成分的影响。与正常手术患者的营养指标对比，维生素A结合蛋白、前白蛋白、中性粒细胞与淋巴细胞比值、血小板与淋巴细胞比值、PNI均显著下降，术后第5d快速转化蛋白的恢复明显较差，但术后并发症发生率、住院时间及术后辅助治疗时间无显著差异。胰腺癌NAT治疗降低了脂肪组织含量，对去脂体重并没有明显影响，同时发现NAT期间肌肉质量增加可能会提高可切除率。鉴于NAT期间可能诱发的营养风险，应密切监测患者营养状况，必要时多次进行营养评估并适时给予营养治疗。治疗指征：6个月内体质量丢失>15%；BMI<18.5kg/m²；SGA为C级或NRS 2002>5；无肝/肾功能异常情况下血清白蛋白<30g/L。

4.治疗时机

术后早期肠内营养可显著减少总并发症，对死亡率、吻合口裂开、肠功能恢复或住院时间等临床结局产生有利影响。EEN是ERAS的关键组成部分，胰腺癌手术后EEN既可行又安全，显著降低胃排空障碍，对术后胰瘘的发生率、死亡率和30d再入院率不受ERAS的影响；显著缩短了肠功能恢复时间及进软质饮食时间，而且患者体质量恢复时间也大大缩短；有研究者对LDLT患者进行回顾性研究发现，降低术后5～6d感染指标和住院时间，6个月生存率也明显提高。而一项前瞻性试点研究也显示，术后12h内管饲细菌感染发生率明显减低。

5.能量及蛋白质的目标量

围手术期患者能量推荐为105～126kJ/(kg·d)，术后早期可以适当降低每日能量需求量，营养供给以不增加机体代谢负担为原则。胰腺癌患者术后往往不能耐受目标需要量，多主张低热量营养治疗，适量降低摄入量。另外，患者常合并梗阻性黄疸，出现能量代谢异常，表现为胰岛素抵抗、脂肪氧化增加、蛋白质分解代谢提高、营养要素缺乏，因此，应控制葡萄糖供能，不超过150～200g/d，占非蛋白总供能的50%～60%为宜，并补充外源性胰岛素，糖和胰岛素比例为（4～6g）：1U，其余能量由脂肪乳剂提供。

蛋白质的目标需要量在1.2～1.5g/(kg·d)，无肝衰竭及肝性脑病的情况下，术后应积极高蛋白ONS，包括口服富含支链氨基酸的营养素。BCAA有助于蛋白合成，改善肝功能，提高肝切除术后患者生存质量。另外，术后易发生低白蛋白血症，影响预后，当血浆白蛋白水平<30g/L时，应静脉补充白蛋白。

6.治疗方式及途径

胰腺癌手术患者手术创伤较大，往往早期经口摄入能量不足，需要PN联合EN支持的模式，逐步过渡到EN支持。EN途径仍然是以经口、鼻空肠营养管和空肠造瘘管留置为主。胰腺癌手术中实施针刺导管空肠造口术（NCJ）或放置鼻空肠管的益处和可行性，有助于缩短经口进食时间，促进胃肠功能的早期恢复以及缩短术后住院时间。对于有较高营养风险的患者，NCJ可能更优于鼻空肠管。而对于NCJ患者，也可以带管进行家庭肠内营养，能减少出院后并发症发生率，改善患者营养状况。对于胃肠功能受损的患者，管饲的耐受性也需要重视，一般原则是从少到多、从慢到快，保持适宜温度，从初始20mL/h逐渐增加输注速度及输注量，可能需要5～7d才能通过肠内途径达到充足的营养需求。

（二）化疗期间

化疗是胰腺癌患者的主要辅助治疗方法之一，其适用于有化疗指征且预估生存期超过3个月的癌症患者。化疗药可导致一系列消化道症状，如食欲不振、恶心、呕吐。其次，化疗也可影响患者的免疫功能，致使营养消耗增加、患者无法耐受化疗。对此，建议如下：

1.患者因口服摄入不足而出现营养不良或营养不良的风险，应仔细考虑及时的营养治疗。

2.如口服摄入不足，则应补充肠内营养，如口服不够或不可行，则应考虑肠外营养。

因此，选择合适的营养评估和营养风险筛查工具，尽早对术后营养不良和有营养风险的患者提供营养治疗，可改善出现的消化道反应，并有助于抗肿瘤治疗的顺利完成；对于手术治疗的患者，营养治疗主要起到改善生活质量的作用。

四、家庭营养教育与饮食指导

要避免暴饮、暴食、酗酒和高脂肪饮食。胰腺是分泌消化酶的主要器官之一，特别是脂肪酶。胰腺一旦发生病变，首先就使脂肪的消化受到严重影响。要少吃或限制摄入肉、鱼子、脑髓和油腻、煎炸等不易消化食品，忌食葱、姜、蒜、辣椒等辛辣刺激品，忌烟酒。应少量多餐，逐渐加量并减少进餐次数。进食仍然以容易消化的食物为主。在保证营养充足的基础上，适当控制动物性脂类和蛋白质的摄入，植物性油脂可提供必需脂肪酸及帮助脂溶性维生素吸收，是用油时较理想的选择，橄榄油、花生油、葵花籽油等含较多的单不饱和脂肪，可天天适量使用。如果血糖正常或控制稳定，可以不刻意控制淀粉类食物的摄入。谷物根茎淀粉类，如米饭、面食、燕麦片、薏苡仁、红豆、马铃薯、红薯、玉米等，以未精制或加工的自然食材为较佳选择，可提供多种糖类、维生素E及B族等营养素。鱼、海鲜及黄豆制品，其所含脂肪量较低，建议饮食中可较多选择。按照以上的饮食调节方法，多数患者能在术后3年可以恢复正常的饮食。但是在恢复过程中出现腹胀、消化不良、腹泻、恶心、呕吐等症状时应尽快到医院咨询治疗。

第三节 食疗药膳

食疗药膳是以中医药学传统理论为指导，并在此基础上形成了自己独特的理论体系，强调整体观念、辨证施膳、药食同源，重视药食性味功能的统一和药食宜忌，同时吸取现代营养学观点以增进药食的吸收和利用，保护脾胃之气，为机体提供比较全面的营养。宜选择和胃通腑、健脾益气、清肝消痞的药物和食物。

一、治则治法

中医食疗药膳的理论核心是"辨证施膳"，具体应用时当结合患者的藏象、经络、诊法和治则的内容，选择相应的食材和药材进行防治。通过辨证，全面掌握患者的整体情况，合以天时气象、地理环境、生活习惯等因素，结合食材和药材的四气五味之特点，制订相应的配方及制作方法，指导患者合理应用。在胰腺肿瘤食疗药膳中，和胃通腑、活血化瘀、健脾益气、清肝消痞应用较多。现将常见的几种治法介绍如下。

（一）和胃通腑法

和胃通腑法是以疏肝和胃、通达脏腑气机为目的的一种治法。以具有疏肝理气作用的中药和食物为原料，经烹调制成的食疗药膳食品。

【选方】 栗子糕、消胀粥、山楂香蕉饮等。

【功效】 和胃通腑。

【应用】 适用于胰腺肿瘤患者肝气郁结、胃失和降。症见胁肋胀痛，胃胀胃酸，嗳气呃逆，舌胖边紫，舌苔薄白，脉弦涩者。

【常用药材】 山楂、薏苡仁、苍术、麦芽、莱菔子、玫瑰花等。

（二）活血化瘀法

活血化瘀法是以具有活血化瘀功能的食物和药物，以活血止痛的一种治法。以具有活血化瘀作用的中药和食物为原料，经烹调制成的食疗药膳食品。

【选方】 赤豆鲤鱼、栀子仁枸杞粥、淡豆豉瘦肉红枣汤等。

【功效】 活血化瘀。

【应用】 适用于瘀血阻络的胰腺肿瘤患者。症见胁肋刺痛，痛有定处，舌紫苔白，脉细涩者。

【常用药材】 淡豆豉、红枣、玫瑰花、赤小豆、陈皮、栀子、白茅根、枸杞等。

（三）健脾益气法

健脾益气法是以补益气血食物和药物以健脾益气的一种治法。以具有健脾益气类作用的中药和食物为原料，经烹调制成的食疗药膳食品。

【选方】 大蒜田七炖鳝鱼、猪胰海带汤、苦瓜鸡汤等。

【功效】 健脾益气。

【应用】 适用于胰腺肿瘤患者中气不足、脾虚失用者。症见脾虚纳差，自汗少食，胸胁苦满，舌胖苔白，脉弦滑者。

【常用药材】 山药、黄芪、党参、田七、莲子、薏苡仁、白术、芡实、赤小豆等。

（四）清肝消痞法

清肝消痞法是以清热利湿、散结消痞药物和食物以清热利湿、散结消肿的一种治疗方法。以具有清热利湿、散结消痞作用的中药和食物为原料，经烹调制成的食疗药膳食品。

【选方】 桑菊枸杞饮、荸荠猪肚羹等。

【功效】 清肝消痞。

【应用】 适用于胰腺肿瘤患者湿热聚集，发为黄疸，胁下痞满。症见面目俱黄，胸胁苦满，舌红苔腻，脉滑数者。

【常用药材】 桑叶、菊花、枸杞、薏米、冬瓜皮等。

二、常用食材及配方

传统的中医药理论中有"药食同源"之说。药食同源，指许多食物即药物，它们之间并无绝对的分界线，古代医家将中药四气五味理论运用到食物之中，认为每种食物也具备四气五味。隋代杨上善《黄帝内经太素》云："空腹食之为食物，患者食之为药物。"反映出药食同源的思想。历代医学家多有发挥，并形成了独具特色的中医食疗药膳理论及方法。兹结合临床，用于胰腺肿瘤防治常用的食材归纳总结如下。

（一）常用食材药材

1.黄芪

【性味归经】 味甘，性温。归肺、脾经。

【功效】 补气健脾。

【应用】 适用于胰腺肿瘤患者脾虚不固，症见乏力、食少便溏、胸胁胀满等。

2.鸡蛋

【性味归经】 味甘，性平。归脾、肺、胃经。

【功效】 滋阴润燥。

【应用】 适用于胰腺肿瘤阴虚者，症见阴虚盗汗、泄泻等。

3.牛奶

【性味归经】 味甘，性平。归心、肺、胃经。

【功效】 补脾养胃，生津润燥。

【应用】 适用于胰腺肿瘤脾气虚者，症见气虚上逆、噫嗝等。

4.香菇

【性味归经】 味甘，性平。归肝、胃经。

【功效】 扶正补虚，健脾开胃，抗癌。

【应用】 适用于胰腺肿瘤脾虚胃弱者，症见食少、纳差、面黄、浮肿等。

5.鸭

【性味归经】 味甘、微咸。归脾、肺、肾经。

【功效】 补益气阴，利水消肿。

【应用】 适用于胰腺肿瘤气阴两虚者，症见阴虚劳热、食少纳差等。

6.山药

【性味归经】 味甘，性平。归脾、肺、肾经。

【功效】 补脾养胃。

【应用】 适用于胰腺肿瘤脾气虚者，症见乏力、面色萎黄、食少纳差等。

7.鹿肉

【性味归经】 味甘，性温。归脾、肾经。

【功效】 益气助阳，养血祛风。

【应用】 适用于胰腺肿瘤气血虚者，症见面色萎黄、形体消瘦等。

8.丝瓜

【性味归经】 味甘，性凉。归肺、胃、肝、大肠经。

【功效】 清热化痰，凉血解毒。

【应用】 适用于胰腺肿瘤湿热亢盛者，症见一身面目皆黄、纳差、自汗、发热等。

9.羊肉

【性味归经】 味甘，性温。归脾、胃、肾经。

【功效】 温中健脾，补肾壮阳，益气养血。

【应用】 适用于胰腺肿瘤肾气虚者，症见腰膝酸软、小便不利等。

10.苘蓣

【性味归经】 味苦、微涩，性平。归肝、大肠、膀胱经。

【功效】 利湿退黄，通淋排石。

【应用】 适用于胰腺肿瘤湿热黄疸者，症见乏力、黄疸等。

11.核桃仁

【性味归经】 味甘、涩，性温。归肺、肝、肾经。

【功效】 补肝肾，益气血，润肠通便。

【应用】 适用于胆道胰腺肝肾亏虚者，症见乏力、面色萎黄等。

12.龙眼肉

【性味归经】 味甘，性温。归心、脾、肝、肾经。

【功效】 补心脾，益气血，安心神。

【应用】 适用于胰腺肿瘤脾虚者，症见倦怠乏力、面色萎黄等。

13.山楂

【性味归经】 味酸、甘，性微温。归脾、肝、胃经。

【功效】 消食积，散瘀滞。

【应用】 适用于胰腺肿瘤脾虚气滞者，症见胁肋刺痛，食少纳呆等。

14.木耳

【性味归经】 味甘，性平。归肺、肝、脾、大肠经。

【功效】 补气养血，抗癌。

【应用】 适用于胰腺肿瘤气血虚者，症见乏力、面色萎黄等。

15.薏苡仁

【性味归经】 味甘、淡，性微寒。归肺、脾、胃经。

【功效】 利湿健脾，舒筋除痹。

【应用】 适用于胰腺肿瘤湿热壅盛者，症见食少、纳差、面黄、浮肿等。

（二）常用药膳举例

1.栗子糕

【配方】 生板栗500g，白糖250g。

【制法】 板栗放锅内水煮30min，冷却后去皮放入碗内再蒸30min，趁热加入白糖后压拌均匀成泥状。再以塑料盖为模具，把栗子泥填压成泥饼状即成。

【功效】 益胃，补肾。

【适应证】 用于脾胃虚弱、肾虚型胰腺癌患者。

2.栀子仁枸杞粥

【配方】 栀子仁5～10g，鲜藕6g（或藕节10～15节），白茅根30g，枸杞40g，粳米130g。

【制法】 将栀子仁、藕节、白茅根、枸杞装入纱布袋内扎紧，加水煮煎药汁。粳米下锅，下入药汁、清水，烧沸，小火煮烂成稀粥，可加蜂蜜过量调味，即可。

【功效】 清热利湿，凉血止血，除烦止渴。

【适应证】　用于胰腺癌胁肋部胀满、腹痛、腹部有块、胃口差、面色少华、厌倦无力、低热、衄血、出血者。

3.赤豆鲤鱼

【配方】　大鲤鱼1尾（约1000g），赤豆50g，陈皮6g，玫瑰花15g，姜、盐、绿叶蔬菜、鸡汤各过量。

【制法】　鲤鱼洗净，赤豆煮之开裂与陈皮放入鱼腹内。鱼放盆内，加姜、盐、赤豆汤、鸡汤、玫瑰花、蒸60～90min，出笼放绿叶蔬菜入鱼汤即可。

【功效】　活血化瘀，理气散结，利水消肿。

【适应证】　用于胰腺癌气滞血瘀证，腹胀有块、胃口不振者。

4.大蒜田七炖鳝鱼

【配方】　大蒜20g拍碎，田七15g打碎，鳝鱼300g活杀后切成鳝段。

【制法】　先用少量油煸炒鳝鱼段及大蒜，然后加田七及清水适量，小火炖1～2h，加食盐等调料，可分2次，作菜肴食用。

【功效】　补虚健脾，祛瘀止痛。

【适应证】　适用于晚期胰腺癌腹胀、腹痛、食欲减退者。

5.淡豆豉瘦肉红枣汤

【配方】　淡豆豉、瘦肉各50g，红枣7枚，清水9碗。

【制法】　将淡豆豉、瘦肉、红枣放入水中煎6h后，剩1碗时即成。每日1次，每次1剂，可连服3个月。

【功效】　清热解毒，活血。

【适应证】　适用于胰腺癌食欲减退、脾胃虚脱型患者。

6.消胀粥

【配方】　生薏苡仁100g，苍术20g，炒山楂30g，谷麦芽（炒焦）50g，莱菔子50g。

【制法】　将以上几味捣碎后置锅中，放水小火焖煮成粥。每次食用1小碗，每日2～3次。

【功效】　理气健脾，消食除胀。

【适应证】　适用于胰腺癌伴腹胀、纳呆、便秘的患者。

7.猪胰海带汤

【配方】　猪胰1条（约100g），淡菜30g，海带20g，肿节风15g，姜汁3g，调料过量。

【制法】　肿节风切段，装入纱布袋，加水煎煮药汁。猪胰洗净，沸水内汆一下。淡菜去毛，海带温水泡发后洗净。锅热倒入花生油，猪胰片煸炒，下入姜汁，参加鸡清汤、药汁、淡菜、海带、料酒、盐、酱油，烧沸，小火烧熟透，味精调味，即可。

【功效】　益脾补虚，清热解毒，软坚散结。

【适应证】　用于胰腺癌，食欲不振、腹痛、发热、消瘦、腹内肿块者。

8.苦瓜鸡汤

【配方】　苦瓜30g，加鸡肉适量。

【制法】　煮汤。

【功效】　养血滋肝，润脾补肾。

【适应证】 适用于胰腺癌肝肾亏虚型患者。

（三）常用茶饮配方

1.桑菊枸杞饮

【配方】 桑叶、菊花、枸杞子各9g，决明子6g。

【制法】 将上述四味药用水煎熟即可。代茶饮，可连续服用。

【功效】 清肝泻火。

【适应证】 适用于胰腺癌热象较重患者。

2.山楂香蕉饮

【配方】 山楂20g，香蕉20g，红枣50g，红糖15g。

【制法】 共置锅中加水1000mL，熬汁至200mL，分2次服完。

【功效】 理气消食，利膈化瘀。

【适应证】 适用于胰腺癌胃脘痛、腹痛、消化不良等患者。

【注意事项】 在胰腺癌食欲减退，并有腹痛、呕吐时更为适用。有消化道溃疡病患者不宜饮用。

第七章　结直肠癌患者营养诊疗

第一节　概　　述

一、背景资料

（一）流行病学

结直肠癌（colorectal cancer，CRC）是位居全球癌症发病率第3位和死亡率第2位的恶性肿瘤。据2020年全球癌症统计报告显示，每年全球新发结直肠癌超过193万例，占所有癌症新发病例的10.0%；93.5万人死于结直肠癌，占所有癌症死亡病例的9.4%。在全球范围内，结肠癌的发病率差异较大，欧洲、澳大利亚、新西兰以及北美洲的结肠癌发病率最高，最高地区的结肠癌发病率是最低地区的9倍。直肠癌发病率分布与结肠癌相似。非洲和中南亚的大部分地区结直肠癌的发病率均较低。我国每年发病约37万例，结直肠癌位居全球癌症发病率第3位、死亡率第2位。

就世界范围来看，其分布在不同国家有明显差异：欧美等发达国家发病率较高，而非洲、中南亚地区发病率较低。中国许多地区，尤其是经济发达的城市，由于生活水平提高，生活和饮食习惯西化，结直肠癌发病率有明显上升趋势。在中国，结直肠癌症居癌发病率第3位，癌死亡原因分别位居男性第5位及女性第2位。随着工业的飞速发展，结直肠癌作为工业化进程密切相关的恶性肿瘤，已经成为威胁我国人民健康、妨碍健康中国实现的"拦路虎"之一。

（二）病因病机

结直肠癌的发生是与饮食、环境、生活方式和遗传因素相关，超重/肥胖、膳食结构不合理（缺乏水果蔬菜、经常食用红肉和加工肉）、过量饮酒、缺少体育锻炼、久坐生活方式、吸烟以及遗传因素等均为结直肠癌发病的高风险因素。

结直肠癌是由多种致癌因素作用于机体而发生的恶性病变，其发生发展受多种因素的影响和调控。虽然目前尚未完全明确结直肠癌的发病机制，但研究显示结直肠癌的发病与人们生活习惯及饮食结构的改变、家族史、肥胖、炎性肠病、遗传和情志等致病因素密切相关。

1.饮食因素

饮食因素是至关重要的危险因素，通过改变饮食和生活习惯，能有效降低结直肠癌的发生风险，如美国结直肠癌的发病率已从1976年的60.5/10万人下降到2005年的46.4/10万。

2.营养问题

结直肠癌患者往往早期缺乏特异性症状，部分早期癌和几乎所有中、晚期结直肠癌患者可出现便血、排便习惯改变、腹痛、体重下降、贫血，甚至发生肠梗阻。在临床手术和放化疗治疗过程中，往往出现以下营养问题：

（1）腹痛或排便习惯改变。超过90%的腹腔手术患者都会发生一定程度的腹腔粘连，主要表现为腹痛或腹部不适，便秘或腹泻等排便习惯的改变。化疗或腹部放疗的胃肠道毒副作用也可导致患者出现痉挛性腹痛、腹泻等，严重影响营养素的摄入、消化及吸收。部分患者会出现慢性放射性肠炎，甚至发生慢性肠梗阻或肠瘘等并发症，而这一系列并发症又促进和加重了营养不良的发生和发展。

（2）恶心、呕吐。临床上治疗结直肠癌主要采用以手术为主的综合治疗，胃肠手术后恶心、呕吐的发生率高达70%～80%。化疗常见的不良反应为胃肠道的毒性，可导致黏膜炎、口腔干燥、恶心呕吐等。腹部放疗可通过直接和间接的方式损伤肠道黏膜屏障功能，导致恶心、呕吐等症状。

（3）营养不良。结直肠癌患者易出现营养不良。大多患者早期症状不明显，发现时已属中晚期，因此。营养不良的发生率较高，增加了术后的并发症和病死率。有研究报道，50%结直肠癌患者可出现体重丢失，20%结直肠癌患者出现营养不良。2015年美国外科医师协会与国家外科质量改善项目（ACS-NSQIP）报道，结直肠癌患者术后病死率与术前低白蛋白血症、低体重指数（<18.5kg/m²）显著相关。

（三）治疗原则

目前的西医治疗结直肠癌的治疗主要有手术治疗、放化疗、免疫治疗、靶向治疗等。根据肿瘤病理学类型及临床分期，结合患者一般状况和器官功能状态，采取多学科综合治疗模式，强调个体化治疗。结直肠癌各分期5年生存期分别为：Ⅰ期93.2%，Ⅱ期72.2%～84.7%，Ⅲ期44.3%～83.4%，Ⅳ期8.1%。早中期结直肠癌患者主要以根治性手术治疗为主，高危Ⅱ期及Ⅲ期患者20%～50%会出现复发转移。化疗作为早中期手术后的预防性治疗以及晚期结直肠癌的姑息性治疗主要手段，也是治疗术后结直肠癌预防其复发及转移的有效治疗方法。

（四）中医认识

中医认为，结直肠癌病位在肠，与脾、肝、肾密切相关。大肠为六腑之一，以通为用、以降为顺，"泻而不藏"；脾为后天之本，气血生化之源，肾为先天之本，脾虚失运致痰湿内生，积于肠道，肾虚温化无力，久而久之痰湿瘀阻脉络，形成瘀血、湿热致癌毒。结直肠癌在起病、进展及转归过程中始终处于正邪相争的矛盾体中，起病初期，正气尚盛，邪气尚弱，患者临床症状不明显，往往容易被忽视，然而随着疾病进展，正气逐渐亏虚，邪气强盛，患者临床症状明显，一般已属疾病中晚期，也是临床最常见的疾病状态。

二、营养不良

（一）发病情况

结直肠癌术前营养状况调查发现，有50%的患者术前即出现体重丢失，约20%患者术前已存在营养不良。而体重明显丢失（>3kg）患者病死率较体重丢失不明显组上升2倍。良好的营养治疗可以提高患者对手术的耐受度、降低手术并发症发生率、节约住院花费、缩短住院时间，因此，对于营养不良的结直肠癌患者需要给予科学规范的营养治疗。

（二）病因病机

肿瘤患者的营养不良发生率高，约有一半患者会出现恶病质，其营养不良或恶病质的发生主要与疾病本身影响、进食障碍、消化吸收功能减退、代谢异常、肿瘤治疗等因素相关。与其他部位恶性肿瘤相比，CRC患者消化道受累、进食减少及消化吸收功能下降对营养不良的影响更加显著。

1.进食障碍

CRC患者消化道受累，食欲下降、进食后腹部胀痛不适、排便次数增多、排便困难等症状非常常见，肿瘤所致消化道梗阻也常有发生，以上均能导致进食减少，食物及各种营养物质的摄入量显著下降。同时，患者抑郁、焦虑以及排便习惯改变导致对进食抵触感等心理因素也对患者的进食和消化、吸收功能产生不良影响。

2.消化、吸收功能减退

肠道正常菌群能够合成维生素、维护肠道屏障功能、抑制病原体增殖、促进物质代谢与吸收、降解胆固醇等，而CRC患者肠道菌群失调，致病菌定殖和繁殖，引起肠道微环境变化，损伤肠黏膜细胞；肿瘤生长过程中释放各种炎症因子、肿瘤破溃出血、继发感染伴有毒素吸收、肿块影响肠蠕动，这些均能影响患者的消化吸收功能。转移的癌肿引起肝功能破坏、弥漫或局限性腹膜炎等，进一步导致消化吸收功能的下降。

3.代谢异常

恶性肿瘤是一种慢性消耗性疾病，随着病情的发展，营养消耗增加，能量及糖、脂肪、蛋白质、维生素及微量元素等代谢紊乱，CRC患者长期慢性消化道出血、贫血，加重营养不良的发生。

4.治疗因素

（1）对手术治疗的影响：对于早期及耐受性较好的CRC患者来说手术是主要治疗方式。而手术是一种有创性的治疗措施，使患者营养消耗增加，术后禁食状态以及肠道机械屏障、生物屏障及免疫屏障破坏亦加重营养物质的缺乏，极易存在营养风险及出现营养不良。而中晚期患者常常术前已存在营养风险，术后应激出现胰岛素抵抗及高分解代谢状态，术后感染的发生进一步加重了机体营养代谢失衡和内环境紊乱。以上对于患者转归和疾病预后都会产生不利影响。因此，对于接受外科手术治疗的CRC患者来说合理的营养疗法是非常重要的。

（2）对放化疗的影响：对于中晚期或转移性CRC常选择辅助放化疗或联合放化疗作为治疗手段。化疗药物的不良反应可导致全身性不良反应发生，其中恶心、呕吐、厌食、味觉异常等症状及消化道黏膜损伤十分常见。放疗在CRC中主要作为辅助治疗手段，放射性肠炎是常见的并发症。上述因素均可能导致患者营养不良的出现和加重。

（3）分子靶向治疗的影响：CRC的分子靶向治疗是国内外研究及临床应用的热点。对于转移性CRC患者，靶向治疗可以明显改善生存率、降低死亡率。常用的靶向药物包括西妥昔单抗和贝伐珠单抗。可能产生的不良反应有食欲下降、腹泻、恶心、呕吐、黏膜炎及胃肠道穿孔等，均能影响患者对营养物质的摄入，从而加重营养不良，影响预后。

（三）营养不良对结直肠癌患者治疗的影响

1.降低结直肠癌患者对手术的耐受力

营养不良会使患者对手术的耐受力降低，这可能会限制患者接受创伤较大的根治术；营养不良导致创伤愈合缓慢，会延长患者术后恢复时间、增加花费、增加并发症和病死率。围术期出现营养不良不仅降低患者对手术的耐受力、增加手术风险、增加住院花费和住院时间，而且会引起手术并发症和增加病死率。

直肠癌手术患者手术后应该早期进食。结直肠癌患者手术后早期进食的主要障碍之一是传统的留置鼻胃管。

2.对结直肠癌化疗和放疗的影响

营养不良和放化疗引起患者厌食、恶心、呕吐，不仅影响患者的生活质量，而且使患者不易接受放化疗和降低放化疗的疗效、增加放化疗的不良反应。营养不良还可以导致结直肠癌患者生活质量降低。营养不良可以影响结直肠癌患者对化疗的有效性且营养治疗可以延长患者寿命。营养不良还可以导致结直肠癌患者生活质量降低。

三、治疗原则

结直肠癌高风险人群应改善生活和饮食习惯，控制总能量摄入，维持标准体重，避免超重或肥胖。提倡科学的饮食结构，适当增加富含膳食纤维和维生素的蔬菜和水果的摄入。同时，高风险人群应减少高脂食物的摄入，适当增加饮水量，避免吸烟、过量饮酒、久坐等不良生活习惯。对于有营养不良的结直肠癌患者，需要制订营养治疗计划和进行营养治疗。结直肠癌患者，在围手术期出现营养不良应给予合适的营养治疗，肠外营养花费更高。结直肠癌患者，在放化疗期间出现营养不良应给予营养治疗，优先选择肠内营养。结直肠癌围术期处理措施影响患者营养状况。早期进食、微创手术可以改善患者营养状况。

第二节 营养不良诊疗

营养不良在结直肠癌患者中普遍存，且营养不良持续时间久，其导致患者对化疗耐受性降低、并发症及不良反应增加，影响治疗效果及生存结局。因此，营养治疗在结直肠癌患者治疗期间尤为重要，其主要目的不是治疗肿瘤，而是治疗肿瘤营养不良。随着多学科的发展，多学科协作、个体化营养治疗有效地改善了结直肠癌患者治疗期间营养不良情况，尽管有大量研究表明营养不良可危及生命，但临床上针对营养治疗仍欠缺足够的认识。

一、营养风险筛查及评估

营养不良通用筛查工具、营养风险筛查2002、微型营养评定、控制营养状况评分、预后营养指数等多种营养评估量表是评估患者营养不良及营养风险常用方法。

二、营养素摄入

基于国内外最新的指南推荐，建议NRS 2002营养风险评分≥3分，或者存在营养不良患者；或者依据临床实际食物摄入情况，例如患者1周未进食，或1～2周内的能量摄入<60%总需求量，对于这些CRC患者均应立即启动营养治疗。

（一）能量

对于进食情况、营养状况良好的超重或肥胖结直肠癌患者，应注意控制体重和减肥，减少能量摄入。对于进食情况较差、具有营养风险或者营养不良患者，则应尽早开始肠内营养或肠外营养治疗。按照间接测热法实际测量机体静息能量消耗值提供CRC患者的能量目标需要量，无条件测定时可按照105～126kJ/(kg·d)提供。

（二）蛋白质

没有营养性贫血的患者以禽、鱼虾、蛋、乳和豆类为蛋白质主要来源，减少红肉摄入，尤其是加工红肉，例如热狗、腊肠、香肠、熏肉、火腿及午餐肉等。CRC患者蛋白质目标需要量为$1.0\sim1.5g/(kg\cdot d)$。

（三）脂肪

脂肪摄入量应控制在总能量的30%以下，其中不饱和脂肪酸和饱和脂肪酸的比例为2：1，尤其注意补充深海鱼等富含$\omega-3$ PUFAs的食物。对于营养不良的CRC患者，提高CRC患者膳食和营养治疗配方中脂肪供能的比例，增加膳食能量密度。

（四）膳食纤维

术后早期患者可选用富含可溶性膳食纤维的食物或医用食品。膳食恢复正常后，可适当增加膳食纤维摄入量，少选用精制食物。一般来说，每100g的食物中膳食纤维含量高于2g的都是高纤维食物，植物性食物是纤维素的主要来源，在蔬菜、水果、豆类、粗粮、菌藻、坚果类的食物中含量较多。

（五）维生素

大量临床研究、动物研究及分子生物水平研究均证实，维生素D是结直肠癌的保护因素，可抑制结直肠癌的发生发展，因此，结直肠癌患者应多晒太阳，并有意识补充富含维生素D的食物，如肝脏、乳制品等。充足的维生素摄入是保障肠道健康的重要因素，维生素缺乏的结直肠癌患者应注意适当补充。

（六）益生菌和益生元

肠道菌群失调导致局部环境内稳态失衡，从而引起肠道对于有毒化学物吸收增加被认为是结直肠癌的重要发病机制。双歧杆菌、乳酸杆菌等肠道有益菌能够与肠道黏膜结合形成生物学屏障，保护肠道不受生物、化学因素的侵袭，同时还可以调节机体免疫因子，从而达到防癌作用。益生元作为益生菌的消化底物，可以在体内促进肠道有益菌的生长和繁殖，改善肠道微生态，进而提高免疫力。

（七）水

足量饮水可以减少肠道疾病。一项病例对照研究发现水的摄入量与结直肠癌发病之间有着较强的负剂量-反应关系，即水摄入量越多，结直肠癌的发病风险越小。

（八）特殊营养制剂对CRC患者临床应用价值

1.$\omega-3$ PUFAs

目前关于$\omega-3$ PUFAs能否显著改善CRC患者术后免疫功能、营养状态、生活质量和远期预后尚无一致结论。关于$\omega-3$ PUFAs对放化疗和PN治疗患者短期结局的影响，也无一致结论。CRC患者的围手术期营养治疗不推荐常规补充$\omega-3$ PUFAs。

2.谷氨酰胺（Gln）

目前关于Gln对CRC患者围手术期、放化疗、抗肿瘤和预后的影响，相关研究较少，无一致结论。CRC患者围手术期营养治疗不推荐常规补充Gln。

三、制剂与配方

CRC患者在遵循常规恶性肿瘤营养治疗的制剂配方选择原则的基础上，还具有以下特点：

（一）肠内营养制剂

肠内营养的标准配方，营养素分布与正常饮食相同，营养素供给全面，比例适宜，可以作为全部营养来源或者营养补充剂。

（二）氨基酸

选用氨基酸种类较齐全的制剂。补充外源性支链氨基酸可以达到抑制蛋白质分解、促进蛋白质合成的作用，对于肿瘤恶病质的改善有显著效果，推荐选择富含支链氨基酸的氨基酸制剂。谷氨酰胺等条件必需氨基酸有助于促进胃肠道黏膜功能恢复、改善临床结局，应予以补充。

（三）脂肪乳

脂肪乳制剂有多种，推荐根据患者能量需求以及必需脂肪酸的需求量计算脂肪乳输入量，考虑长期 PN 中 ω-6 PUFAs 的促炎作用及脂代谢紊乱对患者的不利影响，以及 ω-3 PUFAs 的免疫增强作用，推荐选择 ω-3 PUFAs 与 ω-6PUFAs 比例合适的混合脂肪乳制剂。

（四）维生素及微量元素

根据患者生理需要量及疾病状态适量补充微量元素，如含有铜、铁、锌、硒、镁、钙等微量元素的复合制剂，以及水溶性、脂溶性维生素制剂，对于维生素 B_1 等较易缺乏的维生素可在复合维生素制剂基础上予以单独补充。

（五）围术期补充益生菌

围术期补充肠道益生菌可有效降低术后并发症的发生，并缩短住院时间。

四、营养治疗方案

对于营养状况良好的结直肠癌患者，可在营养师的指导下选择科学合理的治疗膳食。如 NRS 2002 营养风险评分≥3 分或营养不良患者，应立即启动肠内或肠外营养。

（一）治疗膳食

对于结直肠癌保肛术后营养状况良好的稳定期患者，应减少富含饱和脂肪酸和胆固醇的食物摄入，适当增加膳食纤维摄入，防止体重超重和肥胖。食物多样化，适当增加大豆制品、新鲜的深色蔬菜、新鲜水果、酸奶等健康食物。足量饮水，可以选择白开水或淡茶等。避免食用肥腻、辛辣、刺激性、腌制、烟熏和油炸食物。对于肠造口患者应尽量减少易产气食物的摄入，如黄豆、牛奶、白萝卜、洋葱、韭菜、大蒜等。

对于中重度营养不良同时伴有便血的结直肠癌患者，应注意给予少渣、高蛋白半流质饮食，每天能量目标需要量可高达 167～209kJ/(kg·d) 供给，蛋白质为 1.5～2.0g/(kg·d)，以增加营养，提高机体的免疫功能。

（二）肠内营养

当治疗膳食不能达到营养目标量 60% 持续 3～5d 时，有消化道功能的结直肠癌患者首先选用肠内营养。依据胃肠道的功能，可以选择口服营养补充剂和（或）管饲，结直肠癌患者总能量按照 105～126kJ/(kg·d) 提供，蛋白质目标需要量为 1.0～1.5g/(kg·d)。对于中重度营养不良的结直肠癌患者，可适当提高营养治疗配方中脂肪供能的比例，增加膳食能量密度。补充生理需要量的维生素及微量元素。

（三）肠外营养

如果肠内营养不能满足营养目标量 60% 持续 3～5d 时，则建议加用补充性肠外营养。如患者出现完全性肠梗阻、严重吻合口漏、肠功能衰竭等EN绝对禁忌证，则由临床医生、营养师和护师共同组成的营养治疗小组根据患者的具体病情和病程，制订个体化全肠外营养方案，启动全肠外营养治疗。而完全肠外营养（TPN）治疗仅适用于完全性肠梗阻、严重吻合口漏、肠功能衰竭等具有EN绝对禁忌证的患者。

（四）围手术期营养治疗

基于加速康复外科在结直肠外科临床实践中的成功应用，实施ERAS有助于提高CRC患者围手术期的安全性及满意度，可减少30%的术后住院时间，从而减少医疗支出，并不增加术后并发症发生率及再住院率。对于CRC患者，NRS 2002营养风险评分≥3分或者存在PG-SGA营养不良评分≥4分，须进行营养治疗。

CRC患者无论接受根治手术还是姑息手术，均应按照ERAS原则和流程实施围手术期的营养管理。

对于术前存在高营养风险或营养不良患者，应给予10～14d或更长时间营养治疗，首选EN。如果EN不能满足患者的能量需求，建议术前给予PN治疗。

早期启动术前营养治疗能带给患者诸多的益处，EN治疗可以减少手术治疗的各种并发症，包括降低吻合口漏的发生率、减少切口部位感染、减少住院时间、促进吻合口愈合、提高患者生活质量和及早适应进一步的放化疗。术前推荐口服含碳水化合物的饮品，通常是在术前10h给予患者800mL，直至术前2h。术前总蛋白/氨基酸摄入达标比总能量摄入达标更重要，建议蛋白/氨基酸摄入达到1.0～1.5g/(kg·d)。

术后早期启动EN治疗可以减少手术治疗的各种并发症。术后早期进食EN制剂可以根据患者的肠功能恢复情况，从低浓度、小剂量逐渐增加，以提升患者的耐受性。对于大多数患者，术后早期使用整蛋白的标准EN制剂是合适的，但仍应考虑患者的肠功能恢复情况，必要时从1/3～1/2标准的低浓度、每日300～500mL的小剂量开始，然后逐渐增加，使患者能够更好地耐受。CRC患者术后的营养治疗首选ONS，建议于手术当日即可配合流食开始ONS营养治疗。对于并发肠梗阻或吻合口漏患者，推荐给予PN治疗。对于CRC患者术后存在营养不良者，建议出院后继续接受4～8周营养治疗，推荐使用标准配方的ONS。建议：对于术后中、重度营养不良患者、较长ICU滞留时间的患者，以及术后进行辅助放化疗的患者，建议出院后继续给予以ONS为主营养治疗，时间可达3～6个月或更长。

（五）放化疗的营养治疗

1.CRC患者化疗

化疗常见的不良反应为胃肠道的毒性，导致黏膜炎、口腔干燥、恶心呕吐、腹泻和营养不良。不仅影响患者的生活质量，而且使患者不易接受放化疗和降低放化疗的疗效。胃肠道的不良反应导致患者营养状态恶化、生活质量下降以及免疫功能受损。严重毒性反应常导致化疗中断，或化疗延迟，或减少总体化疗时间。化疗前营养不良与剂量有关的化疗毒性增加相关，与患者整体情况恶化、生活质量受损、生存期缩短相关，影响患者对化疗的耐受性。化疗期间给予营养治疗，能够改善患者的营养状态，提高患者对化疗的耐受性，减轻化疗的毒性反应，延长患者的无进展生存期PFS和总生存期OS。对于实施术前新辅助化疗，或术后辅助化疗的CRC患者，需要制订营养治疗计划和进行营养治疗。化疗前进行营养治疗有助于CRC患者维持体重和减轻化疗导致恶心、呕吐等消化道副反应，早期营养补充建议在化疗开始2周内给予。

2.CRC患者放疗

腹部放疗可通过直接和间接的方式损伤肠道黏膜屏障功能，导致恶心、呕吐、痉挛性腹痛、发热和腹泻等症状，影响营养素的摄入、消化及吸收，部分患者产生慢性放射性肠炎，发生慢性肠梗阻或肠瘘等并发症。EN治疗对CRC患者放疗具有增效减毒作用。EN可加速因放疗受损的胃肠道黏膜的修复，有助于维护肠黏膜屏障、防止肠道细菌易位和肠源性感染。放疗患者的营养治疗首选EN。在放疗期间口服营养补充有助于放疗前维持体重和减轻放疗导致的肠黏膜损伤，也有助于保证放疗中患者达到足够营养摄入量和放疗后患者营养状况的维持。对于实施术前新辅助放疗，或术后辅助放疗的CRC患者，需要制订营养治疗计划和进行营养治疗。放疗前进行营养治疗有助于患者维持体重和减轻放疗导致黏膜损伤。早期营养补充在放疗前或放疗开始的2周内给予。

（六）肠梗阻的营养治疗

对于CRC合并肠梗阻患者，应尽快恢复酸碱平衡和纠正水电解质紊乱，补充血容量，消除贫血和低蛋白血症，积极预防休克。给予胃肠减压和抗生素治疗。患者未进食8～12h之后，体内糖原将耗尽，应适当输注含糖晶体液（50～100g/d），以减少饥饿性酮症，争取在48h内使体液状态达到平衡和稳定。有条件者可以使用自膨性金属支架（SEMS），暂时疏通肠道，缓解梗阻症状，并为术前实施EN治疗及安全 I 期切除吻合创造条件。

对紧急手术或预定48h内手术的肠梗阻患者，不推荐术前营养治疗。对非手术治疗和拟实施一段术前准备的患者，一般在补液后48h开始实施PN治疗，以改善患者的营养状态。未经补液即行PN治疗者，易出现低钾血症。对于长期非手术治疗患者，要询问其补液或PN史、检测其血电解质、磷和维生素水平，以防发生再喂食综合征。

五、家庭营养教育与饮食指导

（一）体重管理

身体肥胖度及腹型肥胖很可能是CRC发生的危险因素，而增加身体活动能够降低CRC的危险性。持续适度的身体活动可提高代谢率和增加最大氧摄取、增加机体的代谢效率和能量、降低血压和胰岛素耐受。而且身体活动可增加胃肠道活动。对于已经罹患CRC的患者，控制体重和避免肥胖有可能降低肿瘤复发和转移的风险。

（二）膳食管理

对于结直肠癌，有较为充分的证据表明，高脂肪膳食、红肉、加工肉类、男性饮酒可以增加CRC的危险性，而女性大量饮酒很可能是CRC发生的原因之一。含有膳食纤维、大蒜、牛乳、钙的食物很有可能对CRC有预防作用。因此，对于结直肠癌患者，适度增加膳食纤维、大蒜、牛乳等食物的摄入和增加富含钙质食物的摄入有可能降低肿瘤的发生及复发的风险。CRC患者应严格戒酒，减少脂肪、红肉及加工肉类的摄入。近年来，肠道菌群与CRC发病的关系日益受到关注，许多研究表明肠道菌群在CRC的发病机制中起到了重要作用，微生态制剂在CRC治疗中也得到广泛应用。CRC患者适当补充益生菌、益生元、合生元等可有效纠正肠道菌群失调、预防肿瘤发生及复发、改善预后。饮食中亦可适当摄入酸奶等调节肠道菌群。

第三节 食疗药膳

一、食疗药膳原则

解毒化瘀，清热利湿，理气化滞，补虚扶正。

二、常用药材和食材

荜拔、鲜生地、党参、谷麦芽、守宫、黄芪、红藤、鲜荷蒂、大枣、丝瓜、香蕉、胡萝卜、马齿苋、鲫鱼、乌鸡、芦笋、甲鱼等。

三、食疗药膳举例

（一）主食

1.草果焖鹌鹑

【配方】 草果1g，鹌鹑1～2只。

【制法】 加调料红烧焖烂即可食。

【功效】 温中燥湿，化积消食，补脾益气。

【适应证】 适用于中焦阳虚型结直肠癌患者。

2.参炖猪肉

【配方】 党参9g，猪瘦肉100g。

【制法】 党参先煎汁去渣后，加入猪瘦肉及调料同炖汤至熟烂。

【功效】 补中益气，养血补虚。

【适应证】 适用于气血不足型结直肠癌患者。

3.芝麻润肠糕

【配方】 黑芝麻60g，菟丝子30g，桑椹30g，火麻仁15g，糯米粉600g，粳米粉200g，白糖30g。

【制法】 将黑芝麻捡杂、淘净后晒干，入锅，加水适量，大火煮沸后，改用小火煎煮20min，去渣留汁，待用。将糯米粉、粳米粉、白糖放入盘中，兑入菟丝子、桑椹、火麻仁药汁及清水适量，搓揉成软硬适中的面团，制作成糕，在糕上抹上一层植物油，均匀撒上黑芝麻，入笼屉，上笼，用大火蒸熟，即成。

【功效】 滋补肝肾，润肠通便。

【适应证】 肝肾阴虚型大肠癌引起的便秘。

（二）菜品

1.紫茄蒸食方

【配方】 紫茄3个。

【制法】 先将紫茄洗净，不除柄，放在搪瓷碗中，加少量葱花、姜末、红糖、精盐等佐料，入锅，隔水蒸煮30min，待茄肉熟烂时加味精、香油适量，用筷子叉开茄肉，拌匀即成；或可放入饭锅米饭上，同蒸煮至熟，加以上调味料即可。

【功效】 清热消肿,活血抗癌。

【适应证】 主治各型大肠癌,并可兼治胃癌、宫颈癌等。

2.桑椹海参

【配方】 桑椹9g,海参20g。

【制法】 桑椹洗净浸2h后,与水发海参同烧至熟烂。

【功效】 益肝滋肾,滋阴补血润燥。

【适应证】 适用于肝肾阴虚型结直肠癌、胃癌等患者。

【注意事项】 脾胃虚弱、痰多便泄者,应少食或不食。

（三）汤羹

1.桃花粥

【配方】 干桃花瓣2g,粳米30g。

【制法】 共煮粥,隔天1次,连服7～14d。

【功效】 活血通便,消痰积滞。

【适应证】 适用于燥热便秘者。

【注意事项】 便通即停服,切不可久服。

2.黄芪猪肉红藤汤

【配方】 黄芪50g,大枣10枚,猪瘦肉适量,红藤100g。

【制法】 将黄芪与红藤加清水1000mL,大火煮沸,然后用小火煎30min,取汁与大枣及猪肉同炖至烂,食肉喝汤。

【功效】 补气和中,和胃健脾,益气生津,清热解毒。

【适应证】 适用于肠癌腹痛胀、大便频数等。

3.当归桃仁粥

【配方】 当归30g,桃仁10g,粳米100g,冰糖适量。

【制法】 将当归、桃仁洗净,微火煎煮30min,去渣、留汁,备用。粳米淘洗干净,加水适量,和药汁同入锅中,煮成稠粥,加冰糖适量,待冰糖熔化后即成。

【功效】 活血化瘀,解毒抗癌。

【适应证】 瘀毒内阻型大肠癌患者。

（四）饮品

常用槐花饮。

【配方】 陈槐花10g,粳米30g,红糖适量。

【制法】 先煮米取米汤,将槐花末调入米汤中。

【功效】 清热凉血、止血。

【适应证】 湿热蕴结型大肠癌便血者。

第八章　鼻咽癌患者营养诊疗

第一节　概　述

鼻咽癌（naso pharyngeal carcinoma，NPC）是一种发生于鼻咽部黏膜上皮的恶性肿瘤。根据 WHO 的粗略统计，约 80% 的 NPC 发生在中国，严重危害人们的健康和生命安全，是中国重点防治的恶性肿瘤之一，高发于海南、广东、广西及福建等南方地区。由于鼻咽癌发病隐匿，早期症状不明显，缺乏特异性，约 60% 的患者在确诊时就已处于局部晚期。目前认为，NPC 的发生主要与 EB 病毒（epstein-barrvirus，EBV）感染、遗传易感性和环境等因素有关。

一、背景资料

（一）流行病学

2020 年全球鼻咽癌新发病例共 133 354 例，死亡 80 008 例。在全球大部分地区，鼻咽癌的年龄标准化发病率（ASIR）低于 1.0/10 万（人·年），而在东南亚及我国南部地区 ASIR 较高，超过 7.0/10 万（人·年）。尤其在我国广东省中山市，ASIR 高达 30.0/10 万（人·年）。仅在我国内陆，鼻咽癌的分布也存在明显的地区差异，南方地区鼻咽癌 ASIR 约为北方的 30 倍。性别方面，男性的鼻咽癌发病率为女性的 2～3 倍。此外，鼻咽癌发病具有明显的种族聚集性。在我国广东省，粤语语系人群的鼻咽癌发病率是客家及潮汕人的 2 倍。在其他国家，华裔的鼻咽癌发病率一般高于其他种族。例如，在马来西亚，华裔的鼻咽癌发病率是印度裔的 8 倍；而在美国，华裔的鼻咽癌发病率最高，其次是菲律宾裔，白人的发病率最低。

（二）病因病机

1.EB 病毒感染

EB 病毒感染是鼻咽癌的常见危险因素。它可以通过唾液等途径进入口咽，感染上皮细胞和 B 细胞，呈潜伏状态，一旦被内源性或环境应激因子激活即可建立裂解感染周期，表达各种基因产物，引发包括鼻咽癌在内的多种疾病。其中，EB 病毒基因编码的潜伏膜蛋白 1（LMP1）可通过促进癌细增殖与侵袭、干扰细胞凋亡及促进肿瘤血管生成等来促进肿瘤组织维持和发展。EB 病毒表达的核抗原也是促进肿瘤形成的重要蛋白之一，它们可以破坏抗原的呈递以逃避宿主免疫，抑制宿主的免疫应答，并下调 p53 基因以促进肿瘤细胞存活及增殖，进而促进鼻咽癌的产生。此外，EB 病毒在肿瘤发生过程中还能够驱动表观遗传学改变，例如，使抑癌基因甲基化而失活来促进细胞周期进展，支持肿瘤细胞的增殖。虽然 EB 病毒感染是鼻咽癌发病的重要因素，但全球约 95% 的人口存在无症状的 EB 病毒感染，且鼻咽癌全球发病率较低，这提示鼻咽癌发病过程中遗传及环境因素也发挥了一定的作用。

2.遗传因素

个体的易感性在鼻咽癌发病中起着重要的作用。其中，人类白细胞特异抗原（HLA）基因与鼻咽癌易感性的关系已被广泛研究。迄今为止，已发现多个与HLA区域相关的鼻咽癌易感位点。在亚洲人群中，HLA-A2、B14、B46和B17等会使鼻咽癌发病风险提高2～3倍。相反，在中国人和白人中，HLA-A11会使鼻咽癌发病风险降低。B13和B22也会使中国人鼻咽癌发病风险降低。除了HLA区域之外，MDS1-EVI1、CDKN2A-2B、MST1R、ITGA9、CIITA、MICA、HLA-DQ/DR和TNFRSF19等也被证实为鼻咽癌风险相关的易感性位点。此外，多种代谢免疫相关基因的多态性也与鼻咽癌发病风险存在关联，这些基因除了前面提及的HLA，还包括参与调控亚硝胺代谢（CYP2E1、CYP2A6）、调节DNA修复（XRCC1、Hogg1、NBS1）、调控EB病毒入侵鼻咽黏膜上皮（PIGR）、调节白细胞介素分泌（IL1A、IL1B、IL2、IL8和IL10）和参与Toll样受体形成（TLR3、TLR4、TLR10）的基因等。TERT/CLPTM1L区域的多态性也被报道与鼻咽癌风险相关，它们可通过影响个体对EB病毒的易感性或调节致癌因子诱导的细胞转化过程来影响鼻咽癌的发生。需要注意的是其中一些已报道的遗传关联尚未被复制，因此仍需大规模研究来验证。3p、9p、11q、13q、14q和16q染色体区域的丢失，9号染色体上的p16基因缺失以及cyclin D1的过表达，将促进EB病毒的潜伏感染或遗传物质的改变，进而增加鼻咽癌的患病风险。此外，抑癌基因（RASSF1A）、周期蛋白依赖性激酶抑制剂（CDKN2A、p16/INK4A）和免疫球蛋白超家族成员（IGSF4、TSLC1）等的启动子甲基化也与鼻咽癌相关。

3.饮食因素

（1）咸鱼及其他腌制食品。咸鱼是我国南方常见的传统食品。长期食用咸鱼会增加鼻咽癌的发病风险。食用其他腌制食品如咸菜、咸蛋、虾酱、熏肉和腊肉等也与鼻咽癌发病风险相关。这些腌制食品中含有的N-亚硝基化合物具有致癌作用。长期大量的食用腌制食品会促进这些有害物质在鼻咽部的累积，并代谢产生N-亚硝酸胺等有害产物，诱导鼻咽上皮细胞发生癌变。此外，腌制食品中还含有细菌诱变剂和EB病毒活化物质，这些可能会增加鼻咽癌发病风险。

（2）新鲜水果和蔬菜。新鲜果蔬对预防鼻咽癌具有显著作用。研究发现，摄入足够的水果和蔬菜能显著降低鼻咽癌的发病风险。相反，果蔬摄入不足会增加鼻咽癌风险。与其他种类的果蔬相比，深绿色、黄色或红色的蔬菜和富含维生素C的柑橘类水果能够显著降低鼻咽癌的发病风险。果蔬的保护作用可能是由于其富含丰富的营养物质，如纤维素、维生素和抗氧化剂等，这些成分可通过抑制癌细胞增殖与分化、减少氧化应激及抑制EB病毒早期抗原表达等途径预防鼻咽癌。

（3）中草药。中草药会降低鼻咽癌的发病风险，百合、西洋参等多种中药减少鼻咽癌发病率。可通过抑制鼻咽癌细胞增殖、诱导细胞凋亡、抑制血管生成等途径发挥作用。

（4）其他饮食因素。牛奶、茶和咖啡均可以降低鼻咽癌风险，这些饮品中的活性成分（如茶多酚等）能抑制癌细胞增殖、肿瘤血管生成以及EB病毒活性。食用槟榔、富含饱和脂肪及高热量食物，如薯条、油炸肉等则会增加鼻咽癌的发病风险。在体外实验中大豆制品中的活性物质对鼻咽癌细胞表现出抑制作用，但在流行病学研究中尚未发现它与鼻咽癌风险之间存在显著关联。

4.生活方式

（1）吸烟。在我国广东省、美国、马来西亚等地开展的研究中发现，吸烟者患鼻咽癌的风险是不吸烟者的2～6倍。除了主动吸烟，被动吸烟的非吸烟者患鼻咽癌的风险也会增加。此外，吸烟与鼻咽癌发病风险之间存在明显的剂量反应关系：初始吸烟年龄越小、烟龄越长、每日吸烟数量越多，患鼻咽癌的风险则会越高。香烟中的尼古丁是一种致癌因子，它可以诱导DNA损伤，并促使鼻咽黏膜上皮细胞发生癌变。此外，研究发现吸烟与EB病毒抗体以及EB病毒DNA载量之间呈正相关，提示吸烟可能通过激活EB病毒而增加鼻咽癌的发病风险。然而，其具体的作用机制还有待进一步研究。

（2）饮酒。饮酒与鼻咽癌发病关系的研究结果尚不一致。有研究提出，饮酒与鼻咽癌发病之间存在非线性相关关系：大量或过量饮酒会增加鼻咽癌发病风险，而少量饮酒则会降低鼻咽癌发病风险。然而，一些研究仅发现饮酒会增加鼻咽癌发病风险，其有害作用主要源于酒精的中间代谢物乙醛，它可以干扰基因的修复和合成，进而引发癌症。此外，有研究分析不同种类的酒与鼻咽癌发病的关系，发现葡萄酒和黄酒会降低鼻咽癌的发病风险。但还有一些研究并未发现饮酒与鼻咽癌发病之间存在显著关联。上述结果的差异可能是由于不同研究中研究对象的特征、饮酒的定义与饮酒量的划分等不同造成的。故仍需设计严谨的流行病学研究来进行分析。

5.职业暴露

接触木屑的木工患鼻咽癌的风险有所增加，且存在线性趋势：即随着暴露时间和暴露量的增加，鼻咽癌的发病风险越高。木屑可通过呼吸道进入并积聚在鼻咽，引起呼吸道慢性炎症，而长期的炎性刺激可进一步诱发上皮细胞癌变。类似的，接触棉尘的纺织工人中鼻咽癌患病风险是一般人群的2倍，除了棉尘对鼻咽的直接刺激作用，棉尘颗粒中吸附的细菌内毒素等物质也会对鼻咽细胞产生有害作用。甲醛工人中鼻咽癌发病率也明显高于其他职业人群。甲醛具有致癌性、细胞毒性和致突变性，长期接触甲醛可引起组织细胞及DNA损伤，由此可能引发包括鼻咽癌在内的一系列疾病。此外，职业接触其他有害化学品或刺激因素，如氯酚、烟雾、高温等也会增加鼻咽癌患病风险。

除职业暴露外，日常接触环境污染物如烧香、燃蚊香、日常烹饪、木材燃烧取暖等产生的烟雾均会增加鼻咽癌发病风险。另外，NO_2和$PM_{2.5}$也与鼻咽癌发病风险呈正相关。

（三）治疗原则

鼻咽癌治疗的目的是有效提高鼻咽原发灶和颈部淋巴结转移灶控制率，减少局部肿瘤的复发率和降低远处转移率，并提高患者的生存质量。围绕这个目的，其综合治疗的原则是以放射治疗为主，辅以化学治疗、手术治疗。临床可以根据初治或复发鼻咽癌不同的TNM分期选用不同的综合治疗方法。

（四）中医认识

在古代医著中，有许多类似鼻咽癌症状描述，如"失荣""上石疽""鼻渊""真头痛""恶核""病病"等。如明代《外科正宗·卷四》曰："失荣者……其患多生肩之以上，初起微肿，皮色不变，日久渐大，坚硬如石，推之不移，按之不动，半载一年，方生隐痛，气血渐衰，形容瘦削，破烂紫斑，渗流血水，或肿泛如莲，秽气熏蒸，昼夜不歇，平生疙瘩，愈久愈大，越溃越坚，犯此俱为不治。"这一描述，与鼻咽癌颈部淋巴结转移症状相类似。清代《医宗金鉴》曰"鼻窍中时流黄色浊涕……若久而不愈，鼻中淋沥腥秽血水，头眩虚晕而痛者，必系虫蚀脑也，即名控脑砂"；"上石疽……生于颈项两旁，形如桃李。皮色如常，坚硬如石，痛不热……初小渐大，难消难溃，既溃难敛，疲顽之症也"；等等。

本病的发生，与机体内外的各种致病因素有关，如素体虚弱、七情内侵、饮食不节、各种不良刺激等，使体内肺、脾、肝、肾等脏腑发生了病理变化，出现了气血凝滞，痰浊结聚，火毒困结，以致脉络受阻，积聚而成肿块。

二、营养不良

（一）发病情况

NPC 患者的营养不良主要表现为体重丢失、能量代谢异常、血浆白蛋白降低和免疫功能下降，其中体重明显降低是其最主要的临床特点。多个队列研究表明，NPC 患者在接受放化疗治疗后，短期内体重有大幅度的下降。患者体重丢失是较长时间蛋白质和能量摄入不足的结果。

据统计，约有39%的肿瘤患者处于营养不良状态，其中头颈部肿瘤患者营养不良的发生率更高达48.9%，仅次于消化道肿瘤。Li G 等报道了在新确诊的512例鼻咽癌患者中，以理想体重作为判断营养不良指标时营养不良的发生率为36.5%，若以ALB作为判断指标，其营养不良的发生率是34.6%。在本次141例鼻咽癌患者的调查研究中，有89.4%的患者接受过相关的抗肿瘤治疗（单纯化疗32例、单纯放疗16例、联合治疗49例、其他抗肿瘤治疗29例），以PG-SGA量表评估发现营养不良（PG-SGA≥4分）的发生率为37.6%（53/141），与其他报道结果接近

（二）病因病机

鼻咽癌是头颈部肿瘤中的常见肿瘤之一，其发生营养不良的原因和它特殊解剖位置以及抗肿瘤治疗等密切相关。部分中晚期鼻咽癌患者可能由于肿瘤侵犯颅底神经导致舌神经麻痹而出现吞咽困难进而影响进食。肿瘤临床分期较晚、放化疗、个人疾病史及心理因素等与鼻咽癌患者营养不良有关。

1.肿瘤因素

中晚期鼻咽癌患者由于肿瘤侵犯颅底导致后组颅神经麻痹而出现吞咽困难症状，影响患者进食；同时，肿瘤细胞产生的TNF-α、IL-1、IL-6等促炎细胞因子可导致系统性炎症反应，可引起全身性的碳水化合物、脂肪和蛋白代谢障碍，并影响到神经内分泌调控，造成患者出现厌食症状，使得食物摄入减少。

2.治疗因素

放疗是NPC患者首选的治疗方法，亦是影响鼻咽癌患者营养状况的重要因素，放疗靶区包含了头颈部的部分正常组织，会引起口腔黏膜、味蕾、唾液腺等组织器官损坏，造成患者口干，咀嚼和吞咽食物困难，味觉和食欲下降，影响患者进食。口腔黏膜炎、唾液分泌减少、张口困难及胃肠道反应是NPC患者体重丢失和营养不良的主要原因。引发的放射性口腔黏膜炎破坏了口腔的功能和完整性进而导致营养摄入减少，体重下降。

化疗药物可导致食欲下降、恶心呕吐等胃肠道反应，从而影响营养摄入，进一步加重了患者的营养不良状况。

对于在进行同步放化疗中晚期NPC患者时，可能引起代谢功能异常和恶心、厌食等会进一步加重患者的营养不良，联合治疗的患者营养不良发生率最高，NPC患者在接受同步放化疗治疗期间，92.3%患者出现胃肠道反应；34.6%表现出Ⅰ～Ⅱ期的口腔黏膜反应，65.4%出现Ⅲ～Ⅳ期的口腔黏膜反应，与单纯放疗组比较，体重丢失超过10%的比例增加23.6%。

3.饮食因素

由于患者及其家属对营养知识缺乏，供给患者的各种营养成分搭配不合理，营养供给不足，

引起患者体重丢失。此外，有些患者对营养认知存在误区，认为限制能量及营养素的摄入可抑制肿瘤的生长和发展，从而控制饮食。这些错误认识常常加重患者能量和蛋白质摄入不足，引起营养不良。

4.心理因素

由于患者及其家属在治疗前及治疗期间，对疾病认知不足而存在不同程度的恐惧、焦虑、抑郁和绝望等情绪障碍。这些负性心理可造成生理、精神、免疫紊乱，引起患者胃肠功能紊乱、食欲下降，营养物质摄入减少，导致营养不良。

（三）营养不良与鼻咽癌的治疗

NPC患者的营养不良主要表现为体重丢失、能量代谢异常、血浆白蛋白降低和免疫功能下降，其中体重明显降低是其最重要的临床特点。NPC患者在接受放化疗治疗后短期内体重有大幅度的下降，体重下降发生率高达46%。患者体重丢失一般是较长时间蛋白质和能量摄入不足的结果。

调强放疗（IMRT）在鼻咽癌治疗中的广泛使用，显著提高了NPC患者的生存率，并降低了部分的治疗相关毒性反应，但患者的营养状况并无明显改善。放疗前后NPC患者营养不良发生率分别为6.73%和69.23%，NPC患者放疗期间营养状况较前明显恶化。

营养不良会增加恶性肿瘤患者放化疗期间毒性反应的发生率和严重程度。NPC患者营养不良可引发放射性皮炎、口腔干燥、咽炎/喉炎、疲劳、厌食等。营养状况差的患者，急性放射毒性反应加重。可出现NPC患者体重减轻、脂肪重新分布以及身体轮廓变化，可能导致头颈部体膜固定体位重复性变差，影响了放疗的精准性。良好的营养状态不仅能提高患者生存质量，还能改善远期预后。NPC患者治疗期间营养不良现象常见，且对患者预后及生存质量均有重要影响，提示在临床治疗过程中要重视患者营养状况，并及时进行有效干预和治疗。

第二节　营养不良诊疗

对营养不良的肿瘤患者进行营养治疗已成共识，目前多项权威指南推荐对肿瘤患者应常规先进行营养评估，尽早发现营养不良，及时给予营养治疗。患者入院后对患者及家属进行营养宣教，对营养不良的患者首选口服营养补充，并根据五阶梯治疗原则逐级采用营养治疗方法。早期营养治疗可通过维持NPC患者的营养状况，增加化放疗的耐受性，并可以降低住院费用，改善患者的生活质量。

营养治疗指南推荐营养不良的规范治疗应遵循五阶梯治疗原则，由下而上分别为饮食+营养教育、饮食+口服营养补充、全肠内营养、部分肠内营养+部分肠外营养以及全肠外营养。当下一阶梯不能满足60%目标能量需求3～5d时，选择上一阶梯。无论采用何种营养治疗方式，均应该先评估患者的营养状况及能量需要，制订适合患者的营养方案，并根据体重及相关指标变化及时调整，以提高患者治疗的耐受能力，减轻不良反应，提高生活质量。

一、宣教管理

患者入院后建议由营养师对患者及家属进行营养知识方面的宣教，让其认识到营养治疗对疾病治疗的重要性，并根据患者的营养状况，制订适宜的饮食营养方案。个体化营养咨询与教育的方法，合理安排患者膳食，提高患者营养摄入，可以明显改善头颈部肿瘤患者的营养状况。合理营养的平衡膳食及早期干预，可提高患者对放化疗的耐受性。

二、肠内营养

当患者胃肠功能良好，存在解剖或原发疾病的因素不能经口补充者，管饲肠内营养应为首选。短期可经鼻胃管进行，长期则需行经皮内镜下胃造瘘术（PEG）或空肠造瘘术。

NPC患者通过鼻饲可以减少患者贫血、血小板降低、恶心呕吐、放射性皮炎的发生率，同时，对于口腔黏膜损害、口腔炎、吞咽痛和口干的发生也有良好的预防作用。相对肠外营养，鼻饲是鼻咽癌患者较好的营养治疗方式，有助于患者保持体重，保证放化疗的顺利完成。但长期置管可导致鼻腔、咽部、食管及胃黏膜糜烂，并易引起反流性食管炎以及吸入性肺炎，应加强对相关并发症的预防。

对于放化疗期间发生不同程度的口腔和口咽部急性放射性黏膜炎，同时伴有口干、味觉改变等急性放疗毒性，影响进食的NPC患者。PEG是替代鼻饲维持机体长期营养需求的特殊管饲营养方法。与传统鼻胃管相比，PEG更具长期使用等优势。相对外科胃造瘘，PEG具有创伤小、并发症少、操作简单、术后恢复快等优点。

对于进展期鼻咽癌患者进行预防性经皮内镜下胃造瘘术，可以提高患者同步放化疗的耐受性，降低毒性反应，减少因放化疗毒性反应导致放疗中断的时间，提高同步化疗的完成率，改善患者的营养状况及生活质量，为鼻咽癌的辅助支持治疗提供了新的方法。

三、肠外营养

营养治疗途径首选肠内营养治疗，必要时肠内与肠外营养治疗联合应用。在肿瘤治疗的开始及过程中，除考虑尽早实行肠内营养治疗外，当患者进食困难且不能满足日常需要时可适当给予肠外营养。

鼻咽癌等头颈部肿瘤患者在治疗前后存在一定程度的营养不良，增加了治疗期间的毒性反应发生率，降低化放疗的耐受性，影响患者的治疗疗效和预后，降低患者的生活质量，对肿瘤患者应常规先进行营养评估，尽早发现营养不良，及时给予营养治疗。

四、口服营养

口服营养补充是国内外营养治疗指南共识推荐的肠内营养方式首选途径。以增加口服营养摄入为目的，将能够为NPC患者提供多种宏量营养素和微量营养素的液体、半固体或粉剂的制剂加入饮品和食物中经口服用。采用口服营养补充的方式，可以减少放疗后营养风险发生率、体重下降比例。口腔黏膜炎、咽食管炎发生率下降，放疗疗程更长，有助于减少鼻咽癌患者体重丢失，减轻急性放射性口咽黏膜反应，进而提高患者的生活质量。

第三节　食疗药膳

一、食疗药膳原则

清热解毒，除痰开窍，软坚散结。

二、常用药材和食材

多选用清热解毒、泻火、偏寒的食物，以及化痰散结的食物，如海带、紫菜、龙须菜、海蜇等。戒烟、酒。忌食辛辣刺激性食物以及陈旧性食物，如辣椒、胡椒、茴香、韭菜、葱、姜、榨菜、羊肉、狗肉、鹿肉、无鳞鱼肉、鳝鱼、虾蟹等。

三、食疗药膳举例

（一）主食

常用莲子粥。

【配方】 莲子（去芯）30g，粳米100g，白糖少量。

【制法】 将莲子研如泥状，与粳米同置于锅中，加水如常法煮成粥，加入白糖调味服食。

【用法】 每日服食1～2次，空腹温热食之，可以久食。

【功效】 健脾益气，益心宁神，抗鼻咽癌。

【适应证】 适用于各型的鼻咽癌患者。

（二）菜品

1.归参龙眼炖乌鸡

【配方】 当归20g，吉林参6g，龙眼肉30g，乌骨鸡1只（约500g）。

【制法】 将当归、吉林参分别拣杂，洗净，晒干或烘干。当归切成片，放入纱布袋中，扎紧袋口，备用；吉林参切成片或研成极细末，待用。将龙眼肉洗净，放入碗中，待用。将乌骨鸡宰杀，去毛及内脏，洗净，入沸水锅中焯透，捞出，用冷水过凉，转入砂锅，加入洗净的龙眼肉、当归药袋及鸡汤、清水适量，大火煮沸，烹入料酒，改用小火煨炖1h，待乌骨鸡肉熟烂如酥，加葱花、姜末，取出药袋，滤尽药汁，调入吉林参细末（或饮片），拌匀，再煨煮至沸，加少许精盐、味精，淋入香油，拌和即成。

【用法】 佐餐当菜，随意服食，吃乌骨鸡肉，饮汤汁，嚼食人参片、龙眼肉。

【功效】 益气养血，扶正补虚。

【适应证】 主治气血两虚型鼻咽癌、鼻咽癌术后及放疗、化疗后身体虚弱，对鼻咽癌晚期或放疗、化疗后脏腑气衰、邪毒内聚者尤为适宜。

（三）汤羹

1.猴头菇炖银耳

【配方】 猴头菇50g，银耳30g，冰糖20g。

【制法】 将猴头菇用开水浸泡，反复冲洗后，剪去根部，再换温水加适量碱泡发，直到酥软，捞出，再漂洗干净碱性，沥干水。银耳用温水浸透，洗干净。将猴头菇、银耳共入碗内，加冰糖隔水炖熟即成。

【功效】 滋阴润燥，健脾和胃，扶正抗癌。

【适应证】 主治鼻咽癌放化疗毒副反应。

2.百合芦笋汤

【配方】 百合50g，罐头芦笋250g，黄酒适量。

【制法】 将百合放入温水浸泡，发好洗净；锅中加入素鲜汤，将发好的百合放入汤锅中，加热烧20min，加黄酒、精盐、味精调味，倒入盛有芦笋的碗中，即成。

【用法】 佐餐当菜，吃菜饮汤。

【功效】 润肺养胃，滋阴抗癌。

【适应证】 主治肺胃阴虚型鼻咽癌等多种癌症。

3.石斛生地绿豆汤

【配方】 石斛12g，生地15g，绿豆100g。

【制法】 石斛、生地用纱布包，加适量水煮至绿豆熟烂，取出药渣，加入适量冰糖及冲入花粉10g，分次服用。

【功效】 清咽润喉，除痰散结，清热解毒，凉血生津。

【适应证】 适用于鼻咽癌患者流涕、流血、头痛，或放疗口干燥时，均可食，也能缓解鼻咽癌的症状。

【注意事项】 脾胃虚寒者不宜食。

（四）饮品

1.石竹茶

【配方】 石竹30~60g。

【制法】 将石竹洗净，入锅，加水适量，煎煮30min，去渣留汁即成。

【用法】 代茶频频饮用，当日饮完。

【功效】 活血化瘀，清热利尿。

【适应证】 主治气滞血瘀型鼻咽癌。

2.桑菊枸杞饮

【配方】 桑叶、菊花、枸杞子各9g，决明子6g。

【制法】 将以上4味洗净，入锅，加水适量，大火煮沸，改小火煎煮30min，去渣取汁即成。

【用法】 上下午分服。

【功效】 清热泻火，平肝解毒。

【适应证】 主治邪毒肺热型鼻咽癌头痛头晕、视物模糊、口苦咽干、心烦失眠、颧部潮红等症。

3.大蒜萝卜汁

【配方】 大蒜15~30g，白萝卜30g，白糖适量。

【制法】 将大蒜去皮捣烂，白萝卜洗净捣烂，同用开水浸泡4~5h，用洁净的纱布包牢绞取汁液，去渣，连同汁液一起，加入白糖少许调匀，即可饮用。

【用法】 分2~3次服食，每次15mL。

【功效】 杀菌解毒，理气化痰，防癌抗癌，行滞健胃。

【适应证】 主治痰毒凝结型鼻咽癌等多种癌症。

第九章　乳腺癌患者营养诊疗

第一节　概　　述

乳腺癌（breast cancer，BC）是乳腺上皮组织的恶性肿瘤，为女性最常见的恶性肿瘤。由于乳腺并不是维持人体生命活动的重要器官，所以原位乳腺癌并不致命。然而一旦乳腺癌细胞丧失了正常细胞的特性，细胞间连接松散，易脱落，游离的癌细胞可以随血液或淋巴液播散至全身，危及生命。

一、背景资料

（一）流行病学

国家癌症中心发布的2016年中国恶性肿瘤流行情况分析报告指出，乳腺癌发病率同样居我国女性肿瘤发病率的首位。2016年我国新发女性乳腺癌病例约30.6万例、死亡病例约7.2万例，分别占我国女性恶性肿瘤发病率的16.72%和死亡率的8.15%。

（二）病因病机

1.遗传因素

有研究资料表明，有家族史的乳腺癌的发生概率要比无家族史的要高，并且有双侧乳腺癌患者和发病年龄较小者家族史的患乳腺癌概率比一般人多得多，这就可能与遗传因子有关，使其具有乳腺癌的易感体质并且体内可能含有病变基因。

2.性激素紊乱

在动物实验中，已经证实了雌激素、催乳素等具有致癌作用。乳腺癌主要发生在妇女当中，一般来说，绝经前、后以及初潮期早、绝经晚的妇女患乳腺癌的概率比较高。而如果两侧卵巢不发育或者已做切除手术者，发病率则明显降低。同时，皮质激素代谢紊乱或者外源性雌激素对乳腺癌的并发也有一定的影响。

3.地域因素

虽然我国乳腺癌的发病率并不是很高，但有研究表明，我国城市妇女乳腺癌的发病率高于农村妇女。当然因为地域的一些影响，白种人的发病率也较其他人种高。

4.月经因素

通常而言，女性的月经期为12～50岁，而如果女性的初潮年龄早于12岁，那么患乳腺癌的概率会比初潮期在17岁的女性大2.2倍，而绝经期晚于50岁的女性也会比45岁以后绝经的女性患乳腺癌的概率增加1倍左右。

5.饮食因素

抽烟、喝酒等不良的饮食习惯会大大提高患乳腺癌的风险。已有研究表明,一天2次饮酒或者每天的饮酒量超过24g,患乳腺癌的风险会增加21%。

同时,肥胖与脂肪高摄取也会大大提高乳腺癌的患病风险,并且,绝经后的妇女更加危险。

6.环境、生活方式因素

经常接触一些辐射或化学物质等与乳腺癌的患病有关,这些辐射会导致原本正常的细胞发生病变,诱发乳腺癌基因的产生。同时,不良的生活方式,如长期熬夜等,这些都与乳腺癌有关系。与西方国家相比我国的高发年龄更年轻,这也许是因为亚洲女性的绝经期较西方来说更早一些。同时东部沿海及经济发达等地区发病率在近期有了很多的提高,这或许与沿海地区女性的生活方式在一定程度上有很大的关系。

7.病毒因素

在很多动物实验中,都已经被证实,病毒颗粒可以通过哺乳传染,造成乳腺癌的发生,因此,有些专家猜想乳腺癌的病因可能是病毒,但此种猜想还没有足够的理论依据,还有待于进一步的深入研究。

8.流产过多

女性自然的流产并不会影响乳腺癌的患病率,而反复进行人工流产或者年纪过小就进行多次的人工流产,容易增加乳腺疾病发生的概率,大大增加了患乳腺癌的危险性,这是因为在女性怀孕时,若进行了流产手术中断了妊娠,那么女性体内的激素就会出现不平衡的状态,然后出现急速下降,从而诱发乳腺疾病的产生,例如乳腺癌。

9.乳腺增生

乳腺增生是女性十分常见的问题,在日常生活中,很多女性都有,也许是因为它太过于普遍,很多女性都不把它当回事。但是,如果乳腺增生一直放任不管的话,就有很大的可能会出现癌变,导致出现乳腺癌。

(三)治疗原则

乳腺癌作为女性最常见的恶性肿瘤,目前主要的治疗手段包括:手术治疗、放射治疗、化学药物治疗、内分泌治疗和靶向治疗等。近30年来,随着临床诊疗水平的提高和乳腺癌筛查的普及,乳腺癌的生存率迅速提高,乳腺癌现患数量明显增多。我国女性乳腺癌患者的5年相对生存率估计为73.0%(71.2%~74.9%),在医疗条件较好的大城市可达80%。

(四)中医认识

中医认为正气不足,邪气盘踞,是乳腺癌发病的重要前提。认为气血亏损、阴极阳衰、情志郁怒为乳岩生成的主要因素。明清时期,医家的认识更加深刻和成熟,认为情志内伤、肝郁脾滞、肝肾亏虚、其他乳房疾病迁延不愈等诸多因素相互交杂,形成乳岩。总之,外因是致病的条件,内因是决定因素,正气不足、阴阳不和、感受外邪、七情内伤、肝脾郁结、冲任失调、气血亏损等最终形成经络阻塞,气血郁滞,痰毒互结于乳房而成岩证。

对乳腺癌治疗方面,在中医"整体观""辨证论治""治未病"等思想的指导下,中医的治疗相对更为个体化,从调节人体内环境和多方面发挥作用,从而使人体阴阳调和,脏腑、气血机能达到一种稳态,同时药食同源、气功导引等使人们更易在日常生活中防治疾病,这些都是中医治疗的强项,是西医不能替代的。治疗手段包括内治法和外治法。

二、营养不良

乳腺癌患者营养状态与疾病治疗效果、复发风险、死亡风险及生活质量等密切相关。营养治疗不仅帮助乳腺癌患者保持良好的营养状态和生活习惯、增加治疗耐受性、改善治疗效果、提高生活质量，而且可以降低乳腺癌患者的复发和死亡风险。

（一）发病情况

乳腺癌患者营养不足的发生率为20.3%，明显低于食管和（或）胃（60.2%）以及胰腺（66.7%）等部位肿瘤营养不良（营养不足）的发生率；我国报道的乳腺癌患者营养不足的发生率低于10%。相对营养不足而言，乳腺癌患者营养过剩的发生率更高。国内外的研究结果均显示乳腺癌患者尤其是绝经后的乳腺癌患者，营养过剩的发生率在50%以上。营养过剩可引起身体损伤、生活质量下降、治疗相关不良反应增加以及持久的心理社会问题等不良后果。有研究显示，肥胖可使乳腺癌全因死亡率增加33%，与体重指数正常的女性相比，绝经后肥胖女性乳腺癌发生风险增加20%～40%。

（二）乳腺癌对营养代谢的影响

营养不良包括营养不足和营养过剩（超重和肥胖）两个方面。通常肿瘤营养不良特指营养不足，但是乳腺癌相关营养不良的情况更适合从营养不足和营养过剩两方面阐述。乳腺癌患者营养不良的原因有很多，可分为原发性营养不良和继发性营养不良，前者主要由于长时间的禁食，营养物质的供给不足和疾病状况引起，后者主要由于治疗应激及炎性反应等引起，这些因素均可引起机体分解代谢增加，导致机体代谢紊乱及机体自身组织消耗增加，产生营养不良。

（三）治疗原则

1.摄取足够的碳水化合物。充足碳水化合物可供给足够热量，减少蛋白质消耗。

2.高热量、高蛋白的均衡饮食。高生物价的蛋白质食物（奶类、肉、鱼、蛋、豆制品）占蛋白质总量一半以上。减少油炸、油煎的烹调方法，以清淡为主。

3.多吃蔬菜水果。蔬果中的维生素和矿物质对术后的修复有帮助。如维生素A和B族维生素可促进组织再生和伤口愈合；维生素K参与凝血过程，减少术中及术后出血；维生素C可降低微细血管通透性，减少出血。

4.食欲降低或以流质饮食为主者，可以少量多餐，每天6～8餐。

5.适度体能活动，依照个体差异调整活动强度和频率，每天至少达30min。

6.合理忌口，有利于伤口愈合。如避免煎炸、荤腥、厚味、油腻、辛温等食物。

第二节　营养不良诊疗

一、风险筛查及评估

对所有入院乳腺癌患者常规进行营养筛查，对有营养不良或营养风险的患者进行营养评定，以判断营养不良的类型及程度。有营养不良的患者应给予营养治疗、动态监测及疗效评价。

（一）风险筛查

营养风险筛查工具2002适用于乳腺癌患者的营养筛查，具有较高的敏感性。

（二）营养评估

患者主观整体评估是乳腺癌患者营养不良的敏感评估工具，能够快速识别营养不良的程度。

（三）综合测定

乳腺癌患者上臂肌围、肱三头肌皮褶厚度、手握力是反应患者肌肉及脂肪储备的敏感指标，不受水钠潴留的影响，但合并意识障碍或肝性脑病的患者不宜测量手握力。肌酐-身高指数（24h尿肌酐与身高的比值）可准确反映蛋白质的摄入量能否满足机体的需要以及体内蛋白合成和分解代谢状态，且不受水钠潴留的影响，在肾功能正常且无特殊感染情况下，是乳腺癌患者营养评价的敏感指标。

综上所述，NRS 2002、PG-SGA是乳腺癌患者首选的营养筛查手段和评价工具，结合上臂肌围、肱三头肌皮褶厚度、手握力、生物电阻抗分析等指标综合测定，可以准确评定乳腺癌患者的营养状态。

二、营养素摄入

（一）能量

根据身高、体态、应激及营养等情况确定适宜的目标能量。卧床患者84～105kJ/(kg·d)、活动患者105～126kJ/(kg·d)、女性和肥胖或老年患者84～105kJ/(kg·d)等。若患者分类有交叉，则选择较高数值计算目标能量。

（二）蛋白质

成人蛋白质的基础需要量为0.8～1.0g/(kg·d)，肿瘤应激状态需要量为1.0～2.0g/(kg·d)。适量的蛋白质摄入在癌症患者治疗、康复和长期生存的过程中十分重要。

鱼、瘦肉、去皮的禽肉、蛋类、低脂和无脂的奶制品、坚果和豆类等食物是优质蛋白质的来源，同时可提供不饱和脂肪酸。以蔬菜水果为主的膳食结构应补充足够的鱼类、奶类等优质蛋白质。

豆类制品：大豆含有丰富的蛋白质、纤维素及大豆异黄酮，大豆异黄酮具有类雌激素作用，可以降低人体血液雌激素水平，具有预防乳腺癌的作用。

（三）脂肪

脂肪摄入与乳腺癌复发和生存呈负相关，脂肪摄入过多与不良预后有关。低脂饮食（脂肪占总热量的15%以下）与乳腺癌的复发生存有关。每降低20%的膳食能量，就能降低24%的乳腺癌复发风险。因此，乳腺癌患者避免摄入过多的饱和脂肪或脂肪含量较高的红肉，可选用去皮鸡肉、鱼虾肉（不含鱼腹肉）、里脊肉（猪、牛）。烹调多采用蒸、煮、炖、卤、凉拌等方法，避免煎、炸等烹调方式。用低脂或脱脂乳制品替代全脂奶。选择正确的好油，如ω-3 PUFAs多的亚麻籽油、核桃油和单不饱和脂肪酸多的橄榄油、茶油。或选用金枪鱼、三文鱼等富含ω-3 PUFAs的深海鱼。避免反式脂肪及饱和脂肪（黄油、牛油、动物性皮脂、棕榈油、椰子油）。

（四）碳水化合物

碳水化合物应来源于富含基本营养成分和膳食纤维的食物，如蔬菜、水果、全谷物和豆类食物。全谷物中含有多种维生素、矿物质及其他营养成分，可以降低癌症和心脑血管疾病风险。而精制谷物中维生素、矿物质、膳食纤维的含量远低于全谷物。糖和含糖饮料（软饮料和果汁饮料）会增加膳食中能量的摄入，使体重增加，应限制摄入。

（五）维生素、矿物质

蔬菜和水果含有大量人体必需的维生素、矿物质、生物活性植物素及膳食纤维，且是低能量密度食物，可以帮助保持健康的体重。水果（非果汁）可以提供膳食纤维，减少食物的能量摄入。如患者不能摄入新鲜水果，则建议选择纯果汁。

（六）膳食纤维

膳食纤维分水溶性与非水溶性，前者包括果胶、树胶等，富含于蔬菜、水果、大麦、豆类中；后者包括纤维素、木质素等，富含于全谷类、麦麸皮中。主食以全谷类或杂粮饭代替白米饭，辅以各种蔬果。建议每天膳食纤维摄取量为25～30g。

（七）谨慎使用保健品，建议戒烟禁酒

迄今，无论是观察性研究还是临床试验都未能证实保健品能够改善癌症患者的预后，相反还可能增加死亡风险。乳腺癌患者应尽量从饮食中获取必要的营养素；在临床表现或生化指标提示营养素缺乏时，才需要考虑服用营养素补充剂；当患者无法从食物中摄取足够的营养素，摄入量仅为推荐量的2/3时，可以考虑服用营养素补充剂。此类诊断应由临床营养师进行。

三、营养治疗方案

（一）围手术期

乳腺癌患者围手术期的饮食调理非常重要，饮食得当，食欲恢复，对患者战胜病魔、恢复健康尤为关键。乳腺癌患者一般手术会出现食欲缺乏、消化吸收功能下降、排便不顺等现象，导致营养吸收不良，影响术后恢复。故调整术前、术后饮食可帮助治疗顺利进行。

1. 术前

肿瘤切除手术，尤其是清除术都属于很大的手术，对患者机体有较大的创伤。因此，手术前给患者良好的饮食，使患者有较好的体质以保证手术的顺利进行，这是促进患者康复的必要条件。所以，患者应在术前一段时间内采取一些具体措施增加营养，如较消瘦的患者要进食高热量、高蛋白质、高维生素膳食，使患者能在短期内增加体重；对较肥胖的患者要给高蛋白、低脂肪的膳食，以储存部分蛋白质并消耗体内脂肪，因为体脂过多会影响伤口愈合。一般患者在术前鼓励口服含碳水化合物的液体，前一天的午夜饮800mL，术前2～3h饮400mL，减少术前口渴、饥饿、烦躁及术后胰岛素抵抗的发生率，患者将处于更合适的合成代谢状态，术后营养治疗的效果更好，术后高血糖的发生率更少。

2. 术后

术后初期饮食一般采用先给清流食或流食，逐步过渡到半流食，经过一段时间后再依次过渡到软食或普通膳食的过程。在术后这一段时间内，以恢复体质为主，饮食原则既要补充营养、热量，给予容易消化吸收的高蛋白、高维生素类食物，又要调理脾胃功能，振奋胃气，保护人体"后天之本"的功能，如鸡肉、乳鸽、鱼、虾、鸡蛋、排骨、牛羊肉和瘦猪肉及豆制品，可以给患者多喝牛奶、藕粉和鲜果汁，以及多吃各类新鲜的蔬菜水果。

由于应激、麻醉及药物反应等原因，患者胃肠功能还没有完全恢复，清醒后给予少量多次饮水即可；如患者饥饿感较强，可给予少量米汤或藕粉，次日再进食。

（1）术后第1d

早餐：米汤或各种粥类（大米粥、小米粥、黑米粥等）。

中餐：各类菜肉粥、鸡汤面条或面片、馄饨等（菜肉一定要剁碎煮软）。

晚餐：清炖乳鸽、白菜炖豆腐。主食：馒头或花卷。餐后：苹果或香蕉1个（水果及酸奶宜在餐后2h食用）。

（2）术后第2d

早餐：牛奶或豆浆等加糖。主食：全麦面包或蛋糕等。

中餐：清炖乌鸡汤、笋片炒肉。主食：面条。餐后：橘子1个，酸奶1瓶。

晚餐：杞子甲鱼瘦肉汤、清炒西兰花。主食：包子。餐后：猕猴桃1个。

（3）术后第3d

早餐：鸡蛋汤或蛋羹等。主食：馒头。佐餐：各色小菜如豆芽、卷心菜、海带丝等。

中餐：田七香菇鸡、姜汁菠菜。主食：米饭。餐后：柚子1个，酸奶1瓶。

晚餐：山楂肉丁、胡萝卜炒粉条。主食：臊子面。餐后：冰糖梨1个。

（4）术后第4d

早餐：新鲜的水果汁、菜汁加糖等，水果汁、菜汁要注意去渣。主食：各种面点。

中餐：鲫鱼汤、香菇油菜、西红柿炒蛋。主食：米饭。餐后：水果1种，酸奶1瓶。

晚餐：木耳黄花菜炒肉、红烧排骨。主食：酸汤面。

（5）术后第5d

早餐：芝麻糊或豆浆、豆腐脑。主食：包子或馅饼。

中餐：土豆烧牛腩、冬瓜排骨汤、红烧茄子。主食：米饭或馒头。餐后：水果1种，酸奶1瓶。

晚餐：洋葱拌木耳、芦笋炒肉。主食：馄饨。餐后：水果1种。

（二）放疗、化疗期和间歇期

放疗期、化疗期及其间歇期，患者在经历消耗体力的治疗后，往往出现食欲缺乏、恶心、呕吐、口腔发炎等情况，影响食物的摄取，增加营养不良、愈合不佳的危险性。

1.饮食原则

治疗初期的饮食，过渡到普食则需遵循以下原则。

（1）高热量、高蛋白的均衡饮食。高生物价的蛋白质食物（奶类、肉、鱼、蛋、豆制品）占蛋白质总量一半以上。减少油炸、油煎的烹调方法，以清淡为主。

（2）多种类、足量的蔬果摄取，每天至少达1500mL煮熟蔬菜和洗净的水果。

（3）食欲降低或以流质饮食为主者，可以少量多餐，每天6~8餐。

（4）适度体能活动，依照个体差异调整活动强度和频率，每天至少达30min。

2.放化疗不良反应的营养治疗

（1）味觉或嗅觉改变

①吃新鲜蔬果，或将新鲜水果混入奶昔、冰激凌或酸奶中。

②尝试用新调味料调味，如洋葱、大蒜、迷迭香、龙蒿、芥末或薄荷等。

③加酸性调味料如柠檬水、柑橘类水果、醋腌制食物。口腔溃疡患者不宜。

（2）口干，口腔黏膜炎或口腔溃疡

①烹调方法以蒸、炖为主，食物以清淡易消化、刺激小且细碎易煮烂为宜。避免辛辣、刺激、粗糙食物。进食后勿立即躺下，以免食物反流。

②应细嚼慢咽，尽量进食冷藏或室温下柔软湿润的食物。如煮的嫩鸡肉和鱼肉、细加工的谷类等。食物中可加入黄油、肉汤、酸奶、牛奶等湿润的食物。

③随时饮水，约2000mL/d，或可用菊花、洋参片等泡水。或饮绿豆汤、西瓜汁、梨汁、藕汁，同时多吃生津蔬果，如白萝卜、莲藕、山药、猕猴桃。必要时可含薄荷润喉片。

④养成良好卫生习惯，保持口腔清洁。用苏打水和盐水漱口，避免使用含酒精的漱口水，防止感染，促进溃疡愈合。

（三）康复期

遵循地中海饮食模式的乳腺癌幸存者可能更多地降低复发率，总死亡率和其他并发症，如心血管疾病的发生率。地中海饮食主要以植物化合物为主，这些活性物质至少可以部分地解释对乳腺癌的益处。由欧洲临床营养与代谢学会制订的针对癌症幸存者的营养治疗的最新指南，提出了一种健康的饮食模式，其特点是摄入足够的蔬果、全谷物和丰富的鱼类、禽类，适量摄入低脂乳品，限制红肉（每周不超过3份）、加工肉的摄入量。严格限制糖、糖果和酒精的摄入。

1.维持体重

尽量使体重维持在理想水平（即BMI 18.5～23.9kg/m²）。对于已经超重或肥胖的患者，应降低膳食能量摄入，并接受个体化的运动减重指导。但体重过重者不宜快速减重，合理范围为减少1～2kg/月。对于积极抗癌治疗后处于营养不良状态的患者，应由专科医师和营养师进行评估、制订和实施营养治疗改善计划。

2.合理膳食

以富含蔬果、全谷物、禽肉和鱼的膳食结构为主，减少富含精制谷物、红肉和加工肉、甜点、高脂奶类制品和油炸薯类的膳食模式。研究表明每天摄入5份蔬果（每份相当于150g）、每周6d坚持步行30min以上的乳腺癌患者生存率最高。

3.规律活动

避免静坐的生活方式，尽快恢复日常体力活动。18～64岁的乳腺癌患者，每周坚持至少150min的中等强度运动（大致为每周5次、每次30min或每周2次、每次75min的高强度有氧或抗阻运动）。年龄>65岁的老年患者应减少锻炼时间至10min以内。

第三节　食疗药膳

一、食疗药膳原则

疏肝解郁，健脾养血。

二、常用药材和食材

生薏米、粳米、白扁豆、灵芝、黑木耳、葵花子等。

三、食疗药膳举例

（一）主食

常为蒜苗肉包子。

【配方】 鲜大蒜苗240g，瘦猪肉100g，面粉500g。

【制法】 先将大蒜苗洗净，切成极细末；猪肉洗净，剁成肉末。起锅烧热片刻，倒入大蒜苗、猪肉和油、盐、酱油少许，同炒熟制成馅备用。再将面粉加水适量，慢慢柔和，搓成条。以蒜苗、肉馅做成包子，然后上蒸笼蒸熟，食之。

【功效】 清热解毒，健胃消食，滋阴补血，防癌抗癌。

【适应证】 主治热毒蕴结型乳腺癌、宫颈癌、白血病、骨肉瘤等恶性肿瘤。

（二）菜品

1.猴头黄芪鸡汤

【配方】 鸡1只（重约750g），猴头菇120g，黄芪30g，生姜3片。

【制法】 将活鸡宰杀去毛及内脏，洗净切块。黄芪洗净，与鸡肉、生姜一同放入锅内，加清水适量，旺火煮沸后，小火炖2h，去黄芪，再将洗净的猴头菇片放入鲜汤内煮熟，加精盐调味即成。

【功效】 补气养血，扶正抗癌。

【适应证】 气血两虚型乳腺癌等癌症。

2.红枣炖兔肉

【配方】 红枣60g，兔肉250g。

【制法】 先将红枣洗净，放入碗中，备用。再将兔肉洗净，入沸水锅中焯透，捞出，清水过凉后，切成小方块，与红枣同放入砂锅，加水适量，大火煮沸，烹入料酒，改用小火煨炖40min；待兔肉熟烂如酥，加入葱花、姜末、精盐、味精、五香粉，搅匀，再煨煮至沸，淋入香油即成。

【用法】 佐餐当菜，随意服食，吃兔肉，饮汤汁，嚼食红枣，当日吃完。

【功效】 补益气血。

【适应证】 适用于气血两虚型乳腺癌等癌症患者术后神疲乏力、精神不振等症。

3.二参炖乌骨鸡

【配方】 西洋参3g，太子参20g，乌骨鸡1只。

【制法】 先将西洋参、太子参分别洗净，晒干或烘干，西洋参研成极细末，太子参切成饮片，备用。将乌骨鸡宰杀，去毛及内脏，洗净，入沸水锅焯透，捞出，用清水过凉，转入煨炖的砂锅，加足量清水（以浸没乌骨鸡为度），大火煮沸，烹入料酒，加入太子参饮片，改用小火煨炖1h；待乌骨鸡肉熟烂如酥，加精盐、味精、五香粉，并放入适量葱花、姜末，拌和均匀，再煨煮至沸，调入西洋参细末，搅匀，淋入香油即成。

【用法】 佐餐当菜，随意服食，吃乌骨鸡，饮汤汁，嚼食太子参，当日吃完。

【功效】 补气养阴。

【适应证】 适用于气阴两虚型乳腺癌患者，以及放疗、化疗后身体虚弱、头昏乏力、血象下降等症。

（三）汤羹

1.贝母竹笋汤

【配方】 干贝母20g，鲜竹笋150g，沙参20g。

【制法】 先将沙参入锅，加水浓煎40min，去渣取浓缩汁备用。再将干贝放入冷水中泡发1h，洗净，盛入碗中，待用。将鲜竹笋剥去外壳膜，洗净，切成"滚刀块儿"，与干贝同放入砂锅，加入沙参汁，再加水适量，大火煮沸，烹入料酒，改用小火煨煮30min，加葱花、姜末、精盐、味精各少许，再煨煮至沸，淋入香油即成。

【用法】　佐餐当汤，随意服食，喝汤汁，嚼食干贝、竹笋。

【功效】　养阴生津，防癌抗癌。

【适应证】　适用于各期乳腺癌出现低热、口干、舌红等阴虚证者。

2.当归川芎粥

【配方】　当归15g，川芎15g，粳米100g。

【制法】　将当归、川芎洗净，切片，装入纱布袋中，扎紧袋口，与淘洗的粳米同入锅中，加水适量，用小火煮成稠粥，粥成时取出药袋即成。

【用法】　早晚分食。

【功效】　活血化瘀，行气抗癌，散结消肿。

【适应证】　适用于气滞血瘀型乳腺癌患者。

3.附蒌鲫鱼汤

【配方】　郁金、香附、白芍、当归各9g，橘叶6g，瓜蒌15g，鲜鲫鱼1条。

【制法】　前6味药煎汤后去渣，加入洗净的鲫鱼、食盐煮熟。

【用法】　喝汤食鱼，每日1剂，连服15～20剂为1疗程。

【功效】　调理冲任，疏肝理气。

【适应证】　适用于冲任失调型乳腺癌患者。

4.小麦红枣粥

【配方】　小麦50g，粳米100g，大枣5枚，龙眼肉15g，白糖20g。

【制法】　将上4味同入锅中，加水适量，用小火煮成稠粥，加白糖即成。

【功效】　养心益肾，除烦安神。

【主治】　适用于心血不足所致怔忡不安、烦热失眠、自汗盗汗等。

5.甘麦大枣汤

【配方】　甘草10g，浮小麦30g，大枣10g。

【制法】　将上3味同入锅中，加水适量，用小火煮成稠粥。

【功效】　养心安神，和中缓急。

【适应证】　适用于心血不足所致时常悲伤欲哭、不能自主、心中烦乱、睡眠不安、情绪不稳者。

（四）饮品

1.枸橘山楂蜜饮

【配方】　枸橘20g，山楂20g，蜂蜜15g。

【制法】　将枸橘、山楂洗净、切片，入锅加水适量，煎煮30min，去渣取汁，待药液转温后调入蜂蜜，搅匀即成。

【功效】　疏肝解郁，理气活血，抗癌。

【适应证】　适用于气滞血瘀型、肝郁化火型乳腺癌患者。

2.龙眼枸杞桑椹汤

【配方】　龙眼肉20g，桑椹15g，枸杞子15g。

【制法】 将龙眼肉、桑椹、枸杞子洗净，入锅加水适量，煎煮30min，去渣取汁。

【功效】 益阴血，补心肾，强神智。

【适应证】 适用于心肾阴血亏虚所致心悸不宁、失眠健忘、腰腿酸软者。

第十章 妇科肿瘤患者营养诊疗

第一节 概 述

一、背景资料

(一) 流行病学

妇科恶性肿瘤主要包括外阴癌、阴道癌、宫颈癌、子宫体癌、卵巢癌等，其中以宫颈癌、子宫体癌、卵巢癌发病率最高，其世界发病率分别为17.69、10.54、8.47（1/10万年龄标准化率）。妇科恶性肿瘤以其高死亡率严重影响患者的生命健康，2016年我国的宫颈癌、子宫体癌、卵巢癌的死亡率达到3.36、1.51和2.45（1/10万年龄标准化率）。

1. 宫颈癌

宫颈癌是全球女性生殖系统第2大恶性肿瘤，根据世界卫生组织的数据，每年新增宫颈癌病例50万例，死亡约25万，其中有20万死亡病例发生在发展中国家，占全球宫颈癌总死亡人数的80%。中国国家癌症中心公布的数据显示，2016年我国宫颈癌新发病例约119 300例，死亡病例约37 200例。国际妇产科联合会（FIGO）报道，所有期别的宫颈癌5年内复发率为28%。中晚期患者在我国较为常见。

2. 子宫内膜癌

子宫内膜癌占女性生殖系统恶性肿瘤的20%～30%，多见于60岁左右的绝经后妇女。在我国，随着经济的迅速发展，人们的生活习惯和饮食结构发生巨大变化，子宫内膜癌发病率亦随之升高且趋于年轻化，每年约有5万新发病例和1.8万死亡病例，至2016年我国子宫内膜癌的发病率已上升为10.54/10万。

3. 卵巢癌

卵巢癌近年来发病率趋于稳定，但是死亡率仍呈上升趋势，是妇科恶性肿瘤死亡的主要原因，居女性肿瘤相关死亡原因第5位。

4. 外阴癌

外阴癌较少见，仅占所有女性生殖系统恶性肿瘤的4%。原发性阴道恶性肿瘤是少见的妇科恶性肿瘤，其人群发病率仅为0.6/10万，占妇科恶性肿瘤的1%～2%。

(二) 病因病机

妇科肿瘤的发病主要与HPV感染、妇科炎症、激素水平、不良卫生习惯、生育年龄与生育次数，合并肥胖、营养不良等因素密切相关。但各类型肿瘤又有各自不同生物学行为及特点，下面分开论述。

1.宫颈癌

（1）HPV感染。宫颈癌是目前唯一一种病因明确且可预防的妇科恶性肿瘤，高危型HPV持续感染是引起宫颈病变的主要原因。

（2）生育状况。宫颈癌的危险性具有明显的社会分层现象，结婚年龄早、生产次数多、性生活紊乱、多个性伴侣、性伴侣婚外性行为、长期没有良好的卫生习惯，这些因素更容易导致发生宫颈癌。

（3）遗传因素。宫颈癌的发生和其他恶性肿瘤一样，涉及多基因结构变化或异常表达，具有遗传易感性。有妇科恶性肿瘤家族史者比没有妇科恶性肿瘤家族史者的宫颈癌发生风险高1.4倍。

（4）吸烟因素。吸烟是宫颈癌的流行病学高危因素，并可能成为HPV的辅助因素。其机制可能主要是吸烟女性宫颈黏液中尼古丁的浓度大幅升高，由于尼古丁聚集在宫颈局部，消耗大量郎格罕细胞，导致宫颈免疫力降低。相关统计发现，被动吸烟时间≥5h/d者，患宫颈癌的危险增加11.8倍。

（5）妇科疾病。慢性子宫颈疾病患者中HPV的感染率是无宫颈疾病患者的1.6倍，而相应的有生殖道炎症的患者发生宫颈病变的发生率是无炎症者的17.7倍。真菌是导致宫颈炎及宫颈糜烂的主要因素，其不仅会致癌，还会产生致癌性毒素，使阴道内屏障的完整性被破坏，导致宫颈HPV感染概率增加。

（6）营养失衡。营养不均衡患者患宫颈癌的概率更高，而蛋白质及蔬果类摄入量高则可成为宫颈癌的保护因素，且蔬果类的保护作用稍强于蛋白质类，使患宫颈癌的概率降低，而且低硒、低锌、长期蛋白质及蔬果摄入量低、近期内有精神创伤与宫颈癌的发生有关。

2.子宫内膜癌（EC）

子宫内膜癌依据与雌激素的关系分为两类：一类是雌激素依赖型（Ⅰ型），另一类是非雌激素依赖型（Ⅱ型）。了解两类子宫内膜癌的病因及高危因素，有助于延缓发病的上升态势。

（1）年龄因素。根据SEER数据库统计，子宫内膜癌的中位发病年龄为63岁，我国女性的发病高峰年龄为50～60岁。随着年龄增长发病率呈上升趋势，50～60岁女性子宫内膜癌的发病率较绝经前女性增加约3倍。90%的子宫内膜癌发生于45岁以上，因此，要重视45岁以上伴有异常阴道流血、流液症状女性，高度警惕子宫内膜病变的可能。

（2）肥胖。肥胖是子宫内膜癌的重要独立高危因素，据统计接近超过一半的子宫内膜癌与肥胖有关。体质量超过正常的15%，危险性增加3倍，尤其是向心性肥胖女性。通过队列研究68 253例妇女发现，体质量指数（BMI）≥30kg/m²的女性发生子宫内膜癌的风险是BMI正常女性的5.34倍。BMI每增加5kg/m²，发病风险增加1.39～1.50倍。肥胖是子宫内膜癌最有可能改变的危险因素。

（3）糖尿病。糖尿病增加了子宫内膜癌的风险。2007—2008年，挪威学者展开了3万多例的大样本人群调查，发现糖尿病患者子宫内膜癌发生风险是非糖尿病患者2.74～3.13倍。而进一步研究发现，肥胖糖尿病患者发生子宫内膜癌的风险是正常妇女的6.39倍，如果是低体力活动的肥胖糖尿病患者与高体力活动的正常体重非糖尿病女性相比，发病风险可高达9.61倍。

（4）高血压。有研究认为单一的高血压并不增加子宫内膜癌的发生，也有研究认为高血压患者患子宫内膜癌的危险性是血压正常者的1.60～3.47倍。高血压患者常并发肥胖及糖尿病，肥胖并发的胰岛素抵抗不仅增加糖尿病危险因素，并且可致交感神经兴奋及电解质紊乱导致高血压的发生。高胰岛素血症及胰岛素抵抗可导致脂质代谢紊乱，与肥胖、高血压形成恶性循环。

（5）多囊卵巢综合征。多囊卵巢综合征在育龄期妇女中总体占5%～8%，常伴有代谢性疾病、高雄激素血症、不排卵、不孕等临床表现。有学者总结了11项临床研究，发现多囊卵巢综合征组子宫内膜癌发病风险是非多囊卵巢综合征组的2.79倍，如进一步去除54岁以上女性发病风险为4.05倍；而另一研究比较了多囊卵巢综合征和无多囊卵巢综合征人群，发现多囊卵巢综合征人群子宫内膜癌的风险甚至高达17.7倍，提示多囊卵巢综合征是子宫内膜癌的重要高危因素。

（6）无排卵、不孕和未孕。无排卵是一种多病因卵巢功能异常，直接导致孕激素缺乏，5%～10%育龄期妇女长期受无排卵的影响，曾经有过不孕症的患者发生子宫内膜癌的风险为正常人群的1.7倍，真正不孕患者发生子宫内膜癌的风险为正常人群的2～3倍，而卵巢因素导致不孕症的发病风险更高。因此要重视不排卵相关的孕激素对抗，包括青春期、育龄期和围绝经期，根据治疗目标给予积极的治疗，避免由于缺乏孕激素而导致子宫内膜癌的发生。

（7）早初潮、晚绝经。初潮早和绝经晚使得子宫内膜累积暴露于雌激素的时间都延长，增加了子宫内膜癌的风险。初潮早于13岁子宫内膜癌的风险增加11%，而超过55岁绝经的妇女发生子宫内膜癌的风险是50岁前绝经妇女的1.8倍。也有报道认为52岁后绝经的妇女发生子宫内膜癌的风险是<49岁绝经妇女的2.4倍。因此，要关注这些暴露于雌激素时间延长的情况，积极处理及预防。

（8）卵巢肿瘤。部分具有分泌性激素功能的卵巢肿瘤往往会合并子宫内膜癌，如颗粒细胞瘤和卵泡膜细胞瘤，还有其他的如无性细胞瘤、类固醇细胞瘤等，甚至部分含功能性间质成分能分泌性激素的上皮性肿瘤或癌肉瘤、转移性肿瘤等。这些无周期变化的内源性雌激素对子宫内膜持续刺激，会引起子宫内膜增生或癌变，25%～65.5%的卵泡膜细胞瘤并发子宫内膜增殖或子宫内膜癌。因此在临床诊治过程中要重视卵巢肿瘤伴有异常阴道流血时要注意排查子宫内膜癌。

（9）外源性雌激素类药物的应用。外源性雌激素的应用包括激素替代治疗或治疗性用药。采用单一的雌激素替代治疗会使子宫内膜癌发病风险升高达2～10倍，且风险要持续2年后才开始下降。用于乳腺癌治疗用的选择性雌激素受体调节剂他莫昔芬，在乳腺癌术后往往需要较长时间，作为雌激素受体激动剂，他莫昔芬能作用于子宫内膜引起增生、息肉、癌或肉瘤等，使用他莫昔芬绝经后的子宫内膜厚度明显超过安慰剂组，约30%的患者出现子宫内膜病变，多为早期，预后也较好。

（10）遗传因素。约占5%的子宫内膜癌与遗传相关，发病年龄比散发性子宫内膜癌早10～20年。在与遗传相关的子宫内膜癌中，Lynch综合征是最常见的一种，也称非息肉结直肠癌综合征，表现为常染色体显性遗传。患者往往具有MLH1、MSH2、MSH6或PMS2基因突变，而在子宫内膜细胞中发生了另一个等位基因缺失或突变，DNA碱基错配修复功能缺乏而发生瘤变。伴有Lynch综合征的妇女，其子宫内膜癌的发病风险高达60%。

（11）Ⅱ型子宫内膜癌。Ⅱ型子宫内膜癌为非雌激素依赖型，属于少见病理类型，主要包括浆液性癌、透明细胞癌、低分化的子宫内膜样癌、癌肉瘤等，多发生在绝经后妇女，与高雌激素无关，无内分泌代谢紊乱等。其真正癌前期病变仍未达成一致意见，p53突变和HER-2的异常扩增是其主要病因。野生型p53蛋白在抑制细胞增殖、促进细胞凋亡、维持细胞生长中具有重要作用，而p53基因突变后其磷酸化过程受阻，失去了原有生理功能和抑癌功能，引起部分癌基因转录失控，促使恶性转化致使肿瘤形成。HER-2基因则是一个原癌基因，正常情况下在人体中常常以单拷贝形式存在并低水平表达，调节细胞生长和分化。该基因异常扩增引起蛋白过表达激活并增强蛋白酪氨酸激酶信号通路，调节 PI3K/Akt 信号通路激活 NF-κB，刺激细胞生长和增殖，最终导致肿瘤细胞增生和恶性转化发生癌变。HER-2 增强表达不仅与子宫内膜癌的发生、发展及侵袭功能密切相关，也对后续治疗具有一定的指导作用。

3.卵巢癌

（1）环境因素。卵巢癌在种族分布上，美洲和非洲的白人远较黑人发病率高，美国白人妇女卵巢癌发病率为 14/10 万、黑人妇女为 9.3/10 万。经济收入和社会地位较高的人群卵巢癌发病率较高，这可能与工作压力、精神紧张、社会竞争等因素有关。研究发现干洗工、话务员、搬运工和绘图、油漆工卵巢癌的发病率明显高于其他行业的工人，认为接触有机粉尘、芳香胺和芳香族碳氢化合物是卵巢癌的致病因素之一。

（2）生殖因素。有关卵巢癌发生的病因学机制主要有两种：①卵巢持续排卵学说，指卵巢上皮的慢性周期性损伤和修复与卵巢癌的发生有关；②高促性腺激素学说，指高促性腺激素导致体内雌激素水平升高，刺激卵巢上皮的增生和恶变。有资料表明，初潮早和绝经晚是卵巢癌的高危因素，而月经不规则及自然绝经可减少卵巢癌的发生。

（3）妊娠及哺乳。研究发现妊娠可降低卵巢癌发生的危险性，孕产次及妊娠累积月份越多，发生卵巢恶性肿瘤的危险性越小。一般认为哺乳能降低卵巢癌发生的危险性，尤其是产后半年，累积哺乳时间越长，保护作用越强。但在相同的时间内，哺乳的保护作用较妊娠低。

（4）不孕症及促排卵药物。一般认为已婚不孕为卵巢癌的高危因素，研究发现因排卵障碍引起的不孕症者，患卵巢癌的危险性为 2.1，而输卵管功能障碍者患卵巢癌的危险性仅为 1.3，原发不孕的危险性明显高于继发不孕。因不孕症而接受促排卵药物治疗的妇女，患卵巢癌的相对危险性几乎是无不孕症病史妇女的 3 倍，而未使用促排卵药物治疗的不孕症妇女卵巢癌的危险性无明显增加。在经促排卵药物治疗的已婚妇女中，难治的、无生育史的不孕症妇女卵巢癌的发病率最高，其中浸润型上皮癌的 OR 为 27.0；不孕超过 5 年的妇女患卵巢癌的危险性是 1 年内的 2.67 倍。但不孕及生育能力低下者，使用任何促孕药物以及使用时间少于 12 个月，都不会增加卵巢癌的危险性，故认为是不孕症而非促孕药物是卵巢癌的高危因素，同时还发现使用促育药物的妇女发生交界型及浆液型卵巢癌的可能性增加，但对浸润型无影响。

（5）外源性激素。口服避孕药可通过抑制排卵，降低卵巢癌的危险性。使用雌激素替代疗法（ERT）10 年以上者，卵巢癌的发病率比未使用者高 2 倍（RR 为 1.51），这种作用可持续 29 年，但使用雌激素小于 10 年并不增加这种危险性。短时间同时服用雌孕激素（EPRT）并不增加卵巢癌的危险性，但长时间使用 EPRT 的结果尚不清楚，其主要机理：一是绝经后服用雌激素的妇女 FSH 水平高，使卵巢癌的危险性增加；二是孕激素具有保护作用，实验证明单独使用左旋 18 甲基炔诺酮与炔雌醇联合，均可诱导卵巢上皮癌细胞的凋亡。

（6）饮食因素。多食水果、新鲜蔬菜者，卵巢癌的发病率低，且有明显的剂量依从关系。认为摄入低脂牛奶，钙和乳糖可降低卵巢癌发病的危险性。机理是钙离子可下调甲状旁腺激素及其结合蛋白的水平，抑制蛋白激酶 C 及磷酸激酶 C 信号传导途径，阻滞有丝分裂，促进细胞凋亡。以植物为主的饮食可降低激素依赖性肿瘤的发生。Zhang 等发现饮茶特别是绿茶能降低卵巢上皮癌（主要是浆液型）的发生，并有明显的剂量依从关系。因相关资料较少，需进一步研究证实。

（7）运动。强体力运动对绝经期前的妇女有保护作用，运动持续时间及其引起出汗的频率与卵巢癌的发生呈负相关；而绝经后妇女只要适当增加体力活动时间，其卵巢癌的发生率就明显降低。其机理可能是：运动能减少体内脂肪和卵巢周期，降低血清雌激素水平，使一生中雌激素作用时间减少；另外还可增强自然杀伤细胞功能及其数量，识别和消灭肿瘤细胞。

（8）体重指数。体重指数与卵巢癌的关系尚不明确。随着BMI的增加，卵巢癌的发生危险性也明显增加，与正常妇女相比，BMI超过15%～35%者，危险性仅增加3%；超过65%～85%，危险性增加50%；BMI超过85%以上，危险性可达90%。

（9）吸烟。有吸烟史的妇女比从来不吸烟者更易患卵巢癌，特别是黏液型（相对危险性OR=1.5）；患交界型癌的可能性比浸润型大（OR=1.7），而且OR值随着患者吸烟年数的增加而加大。

（10）遗传因素。家族史也是卵巢癌发生的一个重要因素，50岁前发病的患者多有卵巢癌或乳腺癌家族史，而有遗传学基础及家族史的妇女70岁前发生卵巢癌的危险性明显升高。最近发现94个卵巢癌家族81%有BRCA1（DNA修复基因）基因突变、14%有BRCA2突变，50岁前卵巢癌的发病率为0.4%、70岁达27%。Narod等进一步研究发现，伴BRCA1基因突变妇女发生卵巢癌的平均年龄是55.5岁，口服避孕药和结扎输卵管均能降低卵巢癌的危险性，但对年老妇女来说，输卵管结扎的保护作用略有降低。同时也发现输卵管结扎对BRCA2基因突变者无效，这在一定程度上解释了BRCA1及BRCA2基因突变的差异。

4.阴道癌

阴道癌和宫颈癌有着一些共同的危险因素，包括多个性伴侣、初次性生活年龄小、吸烟、HPV感染等。曾经患肛门生殖器肿瘤，尤其是宫颈上皮内癌变、宫颈癌病史者，罹患阴道癌的风险相对较高。超过80%的阴道原位癌和超过60%的患者组织中检测到HPV-DNA。

5.外阴癌

外阴癌的发生、发展是一个多因素、多基因、多步骤的复杂过程。年轻的外阴癌患者表现为HPV感染途径，常常与普通型VIN、高危型HPV（HR-HPV）感染相关，特别是16型和18型。组织学类型常表现为疣状癌或基底细胞癌。外阴癌的发生与外阴硬化性苔藓（LS）或鳞状上皮增生（SCH）有关。外阴硬化性苔藓与鳞状细胞癌之间的关系也是复杂的，大多数患此类皮肤病的妇女不会发生浸润性癌，但此类患者纵向群体分析可以清晰地显示出患外阴癌风险明显增加。单纯疱疹病毒（HSV）感染可能是外阴癌的独立危险因素，有研究发现外阴癌患者的HSVⅡ血清阳性率及生殖系统疱疹感染率较高。

（三）治疗原则

手术是早期妇科肿瘤治疗的重要方法，手术后创伤、失血、康复特别是泌尿生殖道功能和盆底功能恢复有赖营养物质的供给。

放疗是中晚期妇科肿瘤的重要治疗手段，放射线在杀伤恶性肿瘤细胞的同时，对照射范围内的正常组织也会产生损伤。近期放疗反应使肠黏膜水肿，可导致腹泻、食欲下降、营养物质吸收障碍，严重时导致放射治疗计划中断；远期反应致使照射区域肠绒毛膜萎缩，肠黏膜变薄，纤维化，容易形成溃疡，肠壁通透性增加，诱发慢性放射性肠损伤，可引起经常性腹痛、腹泻，甚至消化道出血，严重者可引起贫血、不同程度营养不良，个别情况可导致肠穿孔等，严重影响患者的生活质量。

手术、放疗、化疗已成为妇科肿瘤标准的治疗方法，在此过程中可能加重消化系统反应，如恶心、呕吐和腹泻；造血系统的不良反应，包括血液学毒性如血小板和白细胞计数下降等，加重机体营养不良的发生。晚期复发转移妇科肿瘤由于疾病进展的消耗，更易出现严重营养不良。

（四）中医认识

唐代孙思邈在《备急千金要方·妇人方下》提到："崩中漏下，赤白青黑，腐臭不可近，令人面无色，皮骨相连，月经失度，往来无常，小腹弦急，或苦绞痛上至心，两胁肿胀，食不生肌肤，令人偏枯，气息乏少，腰背痛连膝，不能久立，每嗜卧困懒。"如巢氏《诸病源候论》说："崩中之病，是伤损冲任之脉，冲任气虚，不能统制经血，故忽然崩下。伤损之人，五脏皆虚者，故五色随崩俱下。"较为典型地描述了妇科肿瘤的症状和体征。

卵巢癌可归属于中医学的"积聚""肠覃"等范畴。早在《灵枢·水胀篇》载有肠覃，说："寒气客于肠外，与卫气相搏，气不得营，因有所系，瘕而内著恶气乃起，息肉乃生。其始生也，大如鸡卵，稍以益大，至其成，如怀子状，久者离岁，按之则坚，推之则移，月事以时下，此其候也。"《诸病源候论》指出："若积引岁月，人皆柴瘦，腹转大，遂致死。"《景岳全书·妇女规》曰："瘀血流滞作癥，惟妇人有之其证，则或由经期或由产后，凡内伤生冷，或外受风寒，或喜怒伤肝，气逆而血留，或忧思伤脾，气虚而血滞，或积劳积弱，气弱而不行总由血动之时，余血未尽净，而一有所逆，则留滞日积，而渐成癥矣。"

1.冲任失调，湿热瘀聚而成毒

七情所伤，肝郁气滞，怒伤肝，忧思伤脾，疏泄失常，五脏气血乖逆，而瘀滞；冲任损伤，肝、脾、肾诸脏虚损为内因，肝藏血，心疏泄，疏泄失职带漏淋漓。肝肾阴虚，虚火妄动，崩漏而生；外受湿热，或湿郁化热，或积冷结气、血寒伤络、瘀阻胞络所致。也可因先天肾气不足，或后天损伤肾气，导致肾虚而影响冲任功能。故本病机以正虚冲任失调为本，湿热瘀聚而成毒。

2.脏腑功能失调，气血不和

脏腑功能失调，气血不和，引起气滞血瘀，形成肿块。如因精神抑郁，七情内伤，肝气郁结，血行不畅，滞于小腹，形成癥块；由于经期之后，胞脉空虚，风寒入侵，气血凝滞；房事不节，余血未净，精血相搏；忧思郁怒，脏腑失调，气血不和，瘀血停滞，积而成癥。

二、营养不良

（一）发病情况

患者因手术、放疗以及化疗造成创伤，出现免疫功能受损、静息能量消耗增加、分解代谢增加，代谢水平可增加20%～25%。恶性肿瘤患者常常处于高代谢状态，需要进食更多的食物来维持能量平衡。但在实际情况中，患者却因各种原因饮食摄入量不但没有上升，反而下降。

（二）病因病机

1.手术治疗

手术是早期妇科肿瘤患者治疗的主要手段。对于手术患者，术前的焦虑情绪、术中的机械性创伤、术后的炎症反应等都会影响患者的食欲和营养状况。患者常出现负氮平衡、体重下降，诱发或加重营养不良。

2.放化疗

对于需要完成放疗、化疗的妇科肿瘤患者来说，放化疗过程中，常见的副反应会降低患者经口的进食量。如化疗可直接通过干扰细胞代谢，或者间接刺激化学感受器的触发区，造成消化道症状，如恶心、呕吐、食欲下降、味觉和嗅觉改变等副反应，进而降低进食量，导致营养不良的发生。经过多中心研究发现，68%的患者表示恶心、呕吐、厌食和味觉障碍影响了他们的食欲，导致他们饮食摄入量下降，营养状况受损。腹盆腔放疗会损伤患者肠黏膜，出现消化道症状，影响患者营养物质吸收，营养不良的风险也就随之增加。

除了放疗、化疗，其他一些控制症状的药物也可能影响食欲及消化道功能，比如某些抗生素、抗抑郁药、镇痛药等，也可造成患者食欲差、便秘或肠道菌群紊乱，从而降低食物的摄入量。

3.饮食模式

多食水果、新鲜蔬菜者，卵巢癌的发病率低，蛋白质及蔬果类摄入量高为宫颈癌的保护因素，且蔬果类的保护作用稍强于蛋白质类，使患宫颈癌的概率降低，而且低硒、低锌、长期蛋白质及蔬果摄入量低与宫颈癌的发生有关。

三、治疗原则

（一）维持体重

正常体重范围的标准：通常确定亚洲人群BMI介于18.5～23.9kg/m²之间为正常体重范围，BMI等于24kg/m²或超过28kg/m²为超重或肥胖。人群中BMI中位数为21～23kg/m²，任何人群及个人的BMI可在此范围内有所改变。世界卫生组织WHO关于腰围的参考值范围，对亚洲人来说：男性不超过90cm，女性不超过80cm。

坚持身体活动，选择低能量密度的食物为主的饮食，同时避免含糖饮料，可以最大程度实现控制体重的目标。对于已经超重的人应该听从专业人士建议。

（二）适当活动

将身体活动作为日常生活的一部分。各种类型的身体活动对癌症和肥胖都有预防作用，各种类型的身体活动还可以间接地预防一些由于肥胖而使危险性增加的癌症。

建议：每天至少进行30min中等强度的身体活动（相当于快步走），随着身体适应能力增加，适当增加活动时间和强度，至每日60min中等强度运动及30min的重度身体活动。评价重度身体活动的指标是心跳比平时快60%～80%，或达到150～180减去年龄。

（三）限制能量

少吃高能量的食物，避免含糖饮料，如果吃快餐，一定要尽量少吃。证据显示，高能量密度食物和膳食，尤其是那些深加工的，以及含糖饮料可增加超重和肥胖的危险性。用低能量密度食物，包括非淀粉蔬菜、水果和粗加工的谷物来代替高能量密度食物。

（四）多吃果蔬

每天至少吃5份（至少400g）不同种类的非淀粉类蔬菜和水果，每餐限制精加工的淀粉性食物。综合证据表明，大多数具有癌症预防作用的膳食主要是由植物来源的食物组成的，多吃各种植物性食物很可能对各部位的癌症均有预防作用。以植物性食物作为所有膳食的基础，健康的用餐中至少2/3应该是植物性食物；由于全谷物食物释放能量的时间较长，有助于延长饱腹感，所以最好选择全谷物而不是加工谷物。

（五）少食加工肉

尽可能少吃加工的肉类制品。但是，专家也强调，由于肉类是蛋白质、锌和维生素B的重要来源，所以不建议选择全素膳食。如果摄入量适当，许多动物源性食物也是有益健康的。对那些吃肉的人来说，可以通过选择吃家禽肉和鱼肉来限制红肉的摄入量。最好只吃红肉中的瘦肉。尽量避免加工肉类。对那些吃不含肉类膳食的人，可以从混合的豆类和谷物中摄取足量的蛋白质。

（六）其他

肿瘤患者人群应戒烟酒。每天保证盐的摄入量低于6g，不吃发霉、变质、腌渍的食物。多吃蔬菜水果来代替高盐分的加工食物；尽量选择在家烹调并以新鲜蔬菜水果作为食材，这样可以控制烹调食物时的用盐量；烹调食物时可以选择香料、调味料等来替代盐；学会逐渐减少盐的使用量，让味觉慢慢适应淡口味。

不推荐常规使用维生素等膳食补充剂预防肿瘤，但在某些营养素缺乏病膳食摄入不足时应适当补充。

第二节　营养不良诊疗

一、营养风险筛查及评估

宫颈癌患者营养不良发生率低于卵巢癌患者，随着疾病的进展或治疗的进行，宫颈癌患者通常较其他妇科肿瘤患者更容易发生营养不良。临床试验采用PG-SGA和NRS 2002对42例首诊为宫颈癌的患者进行营养评估，营养不良发生率为2.38%，营养风险发生率为14.29%。对32例宫颈癌化疗或放疗的患者进行营养评估，PG-SGA检出率为28.12%，NRS 2002检出率为31.25%。应用PG-SGA评估了106例宫颈癌同步放化疗患者的营养状况，营养不良发生率为48.1%，其中重度营养不良发生率为17.9%，同时，PG-SGA营养评估方法与SGA、血清白蛋白水平有一致性。研究显示，宫颈癌患者营养状况差异较大，究其原因除了肿瘤本身以外，还与围手术期禁食、手术创伤应激反应、放化疗不良反应造成的代谢紊乱、摄食减少和吸收障碍等因素有关。因此，建议在患者治疗前、手术后、放化疗中以及治疗结束时，对患者的营养状况进行动态评估。

子宫内膜癌发生恶病质的概率较低，相反，肥胖或超重患者比例较高，约68%的早期子宫内膜癌患者肥胖。肥胖是导致子宫内膜癌幸存者早死亡的重要因素，也是影响幸存者生活质量的因素。有研究表明，对子宫内膜癌患者进行早期营养干预可以有效缩短住院时长、肠道恢复时间，降低术后并发症的发生率。另外，Ⅱ型子宫内膜癌作为少数群体，平均年龄大，与多种并发症并存，术前贫血及低蛋白血症的发生率高。因此，子宫内膜癌患者的个体化营养评估与营养干预应引起重视。

美国化学学会发布的《肿瘤幸存者营养与运动指南》指出，饮食、运动、体型和体重变化有可能影响卵巢癌患者的生存时间，运动还可能会提高卵巢癌幸存者的生活质量；果蔬、奶类、肉制品的摄入可能影响卵巢癌患者的生存时间，肥胖女性患卵巢癌后死亡率更高。肥胖可能对卵巢癌患者的最佳手术治疗和细胞毒性药物治疗产生负面影响，同时也会增加患者术后并发症的可能性，进而可能对患者的生存产生不利影响。对于肠内营养不能满足能量需求的患者，应给予肠外营养补充，但全肠外营养的应用尚存争议。晚期卵巢癌合并肠梗阻是否需要采用全肠外营养，需要全面评估患者的营养状况及抗肿瘤治疗可能的影响。

（一）风险筛查

临床上目前常用的营养筛查与评估工具包括：营养风险筛查量表2002、主观整体评估量表、患者主观整体评估量表、微型营养评估量表、营养不良通用筛查工具等。

（二）营养评价

恶性肿瘤营养风险筛查工具应用最广泛的为营养风险筛查量表（NRS 2002）及患者营养状况主观评估表（PG-SGA）。PG-SGA是肿瘤患者特异性的营养评估工具，可以快速识别营养不良的肿瘤患者，较为适用于肺癌患者的营养评估。

NRS 2002评分<3分者虽然没有营养风险，但应在其住院期间每周筛查1次。NRS 2002评分≥3分者具有营养风险，需要根据患者的临床情况，制订基于个体化的营养计划，给予营养干预。

PG-SGA评分0~1分时不需要干预措施，治疗期间保持常规随诊及评价。PG-SGA评分2~3分由营养师、护师或医师进行患者或患者家庭教育，并可根据患者存在的症状和实验室检查的结果进行药物干预。PG-SGA评分4~8分由营养师进行干预，并可根据症状的严重程度，与医师和护师联合进行营养干预。PG-SGA评分9分急需进行症状改善和（或）同时进行营养干预。

（三）综合评定

通过营养风险筛查，存在营养风险的患者，进一步进行营养评估，结合临床检查、实验室检查、人体测量、人体组成测定等多种手段或指标判定机体营养状况，确定营养不良的类型和程度，监测营养治疗的疗效。

通过膳食调查、询问病史、体格检查及部分实验室检查有助于进一步了解妇科肿瘤患者营养不良发生的原因及严重程度，以对患者进行综合营养评定。另外，营养风险筛查及综合营养评定与抗肿瘤治疗的影像学疗效评价同时进行，可以全面评估抗肿瘤治疗的受益。

二、营养不良的诊断标准

妇科肿瘤患者营养不良的临床诊断，参考营养不良评定（诊断）标准全球领导人（GLIM）共识发布的最新标准。2018年发布的GLIM共识指出，营养不良的诊断应首先采用有效的筛查工具（例如NRS 2002）进行营养风险筛查，明确患者存在营养风险；在此基础上，须至少符合一项表现型指标和一项病因型指标，即可诊断营养不良。

（一）表现型指标

1. 亚洲地区BMI<18.5kg/m^2（<70岁）或BMI<20kg/m^2（>70岁）。

2. 无意识的体重减轻：6个月内体重下降>5%，或6个月以上体重下降>10%。

3. 通过有效的人体成分检测技术确定的肌肉量降低（去脂肪体重指数、握力等）。

（二）病因型指标

1. 能量摄入量降低≤50%（>1周），或任何比例的能量摄入降低（>2周），或导致患者吸收不足或吸收障碍的慢性胃肠道症状。

2. 急性疾病、损伤，或慢性疾病相关的炎症。

营养不良的诊断标准在发展中不断演进，GLIM共识在一定程度上统一了营养不良的评定（诊断）标准，未来有待开展前瞻性研究对临床有效性及其与临床结局的关联进行论证。

三、营养治疗方案

对于进行手术、化疗或放疗的妇科肿瘤患者可能需要特殊的营养治疗，治疗后的患者也一样，因为治疗改变了他们摄入或者代谢食物的能力。还有那些处于癌症晚期的患者，他们最需要做的是控制或缓解体重降低。在这些特殊情况下，特别需要训练有素的专业人员给予建议。国内研究对 PG-SGA、NRS 2002 和生物电阻抗法评估妇科恶性肿瘤患者的营养状况进行对比分析，发现 PG-SGA 和 NRS 2002 的一致性较高。除了营养不良风险筛查和相关评估工具，综合考虑患者的营养摄入、体格检查、辅助检查结果以及临床表现，有助于全面准确地评估卵巢癌患者的营养状况。患者运动、体型和体重变化有可能影响巢癌患者的生存时间，运动还可能会提高生存者的生活质量。

对于妇科肿瘤术后患者，采用早期肠内营养对患者营养指标如白蛋白、前白蛋白、总蛋白等可能有改善作用。对于肠内营养不能满足能量需求的患者，应给予肠外营养补充，但全肠外营养的应用尚存争议。给予全肠外营养的患者，肠道功能恢复时间延迟、住院时间延长、并发症发生率增加。

（一）营养素供给

1.能量

目标需要量按照间接测热法测定实际机体静息能量消耗，无条件测定时可按照 105～126kJ/(kg·d)提供。

2.蛋白质

外源性蛋白质能促进患者肌肉蛋白质合成代谢，纠正负氮平衡，修复损伤组织。含氨基酸的肠外营养治疗可提高化疗后 NSCLC 患者血清酪氨酸的浓度，500mL/d 氨基酸肠外营养液效果更佳。

3.脂肪

提高能量密度高的营养素脂肪的占热能比。其中鱼油中的二十碳五烯酸（EPA）和二十二碳六烯酸（DHA）（n-3）脂肪酸具有免疫调节作用。

由此可见，妇科肿瘤患者营养治疗所需能量应根据患者日常饮食+营养评估结果，给出个体化建议，一般为 REE×体温系数×应激系数×活动系数；蛋白质目标推荐量为 1.2～2.0g/(kg·d)，尤其手术创伤大的患者需求更高，推荐量为 1.5～2.0g/(kg·d)，来源以乳清蛋白为佳。脂肪占比 30%，饱和：单不饱和：多不饱和=（1～2）：1：1，饱和脂肪酸中增加中链脂肪酸（MCT）的占比，多不饱和脂肪酸增加 ω-3 PUFAs 含量（2～8g EPA+1～3g DHA）。降低碳水化合物，增加膳食纤维含量和微量营养素的摄入。针对肺癌患者，目前市场上肠内、外营养制剂均有含生酮作用强的中链脂肪酸以及强化免疫的 n-3 PUFA、精氨酸及谷氨酰胺等营养成分的产品。

（二）宫颈癌的营养治疗

宫颈癌的营养治疗应遵循五阶梯治疗原则，建议参照 ESPEN 指南，当第 3～5d 不能满足 60% 目标能量需求时，应选择再上一个阶梯，给予营养治疗。

1.宫颈癌手术的营养治疗

近年来，加速康复外科理念的提出，优化了肿瘤手术患者围手术期营养治疗的管理。《中国加速康复外科围手术期管理专家共识（2016）》指出，对无胃肠道动力障碍患者，麻醉 6h 前允许进软食，2h 前允许进食清流质。口服糖类饮品进行代谢准备，可减少术后高血糖的发生率。缓解胰岛素抵抗和高分解代谢。术后早期进食是 ERAS 的一个重要措施。实验证明术后早期经口进食是安全的；早期经口进食和肠内营养的营养治疗措施是安全的，可以缩短患者的住院时间、肠道恢复时间，减少术后并发症。

2.宫颈癌放化疗的营养治疗

放射治疗常用于中晚期宫颈癌治疗，但在接受照射的过程中机体代谢会产生一系列变化，并常发生消化道损伤、造血系统抑制等反应，可导致机体营养不良、抵抗力下降，对放射治疗的耐受力下降。

田继红等回顾性分析了145例接受放射治疗的妇科恶性肿瘤患者（宫颈癌102例，子宫内膜癌33例），根据在接受放射治疗的同时是否口服复方谷氨酰胺胶囊分组，评价两组患者发生放射性肠炎的情况，结果表明口服复方谷氨酰胺降低了妇科恶性肿瘤患者放疗后急性肠道反应程度，也能延缓急性放射性肠道反应的发生。

Wedlake L等研究者对116例盆腔放射治疗的妇科肿瘤患者进行膳食纤维饮食指导发现，放疗期间患者可以耐受个体化高纤维素饮食，高纤维素饮食可减少放射线急性肠炎的发生。Abayomi JC等调查了117例接受盆腔放射治疗的妇科肿瘤患者，收集了慢性放射性肠炎发生情况、膳食调查、药物咨询和膳食结构改变等信息，研究结果表明，对慢性放射性肠炎患者，不建议过度限制饮食，以免导致营养不良，目前没有证据支持慢性放射性肠炎的患者需要特别限制膳食纤维的摄入，建议定期进行营养评估与随访检查，如有需要，可为之提供药物治疗和强化营养补充治疗等。

宫颈癌在同期放化疗过程中，如发生急性肠道损伤而出现营养问题，给予肠内营养+肠外营养给予以保障营养素和能量的供给，使胃肠道休息以促进损伤组织的修复，是放射性肠炎的首选治疗措施。免疫营养素，如含ω-3 PUFAs的鱼油制剂，能增强放疗效应，适用于严重放射性肠炎患者。

3.晚期宫颈癌姑息治疗的营养治疗

Atreya S等研究者对196例进行姑息治疗的晚期妇科恶性肿瘤患者的症状特征进行了问题性分析，其中疼痛、厌食、便秘和癌性疲乏是最常见的临床症状，晚期宫颈癌患者的疼痛发生率高于卵巢癌和子宫内膜癌。

营养不良可以造成患者机体的消耗，引发多种并发症，加速患者死亡。营养治疗是姑息治疗的重要组成部分，可以改善患者的营养状况，维持机体的组成和生理功能，还可改善患者的免疫功能，减少并发症，改善预后和生活质量，或可为以后的治疗创造条件和提供基础。

具体临床实施中，不必给予太多的能量，一般能量每天84～105kJ/kg，蛋白质每天1.5g/(kg·d)。电解质的补充应按照血液中的生化指标和出入量而定，遵循"量出为入""缺啥补啥"的原则，保持尿量每天1000～1500mL。

营养治疗的途径首先考虑肠内营养，符合人的生理状况，费用低廉，并发症少，效价高，其中ONS仍然是首选。对于梗阻、消化道出血等肠内营养受限制的患者，则需采用肠外营养。此外，可以选择某些药物增加食欲或改善恶病质，如糖皮质激素、生长激素、孕激素，还可以加用刺激胃动力、缓解饱胀感的甲氧氯普胺和多潘立酮等辅助治疗。此外，还可以采用中医治疗，以扶正的调理养护方法来提高患者的生活质量，抗肿瘤的祛邪治疗作为治疗中的补充方法。同时还应给予心理与镇痛治疗，减少患者对死亡的恐惧。

4.营养师在宫颈癌营养风险筛查和营养治疗中的作用

李春梅等对60例宫颈癌患者实施前瞻性营养护理发现，与常规护理相比，在营养师指导协助下对患者营养状况进行评估，分级给予营养指导和管理，保证患者围手术期及放化疗期间科学、合理的能量摄入，能显著改善患者的营养状况，有效降低抗肿瘤治疗的不良反应。秦迎春等对70例营养不良且需放化疗的宫颈癌患者，在营养师的指导下进行营养治疗，发现专业的营养治疗有利于保证患者充足的营养供给，有利于纠正营养状况、提高放化疗耐受性、减少放疗中断次数、增加化疗完成周期，并能够显著提高生活质量。

营养治疗是宫颈癌患者完成治疗、早日康复的必要保证，应作为宫颈癌患者综合治疗新理念。营养师应该与临床医生密切配合，同时获得患者的充分理解与配合。

5.推荐意见

（1）将宫颈癌营养风险筛查和营养状况评估纳入患者病情评估与治疗前计划，作为常规诊疗项目。营养风险筛查推荐采用 NRS 2002，营养状况评估推荐使用 PG-SGA，并进行营养风险筛查和营养状况动态评估。

（2）营养不良本身即是肿瘤患者不良预后的独立危险因素，对宫颈癌营养不良患者进行早期营养治疗可以提高患者对手术与同期放化疗的耐受性。

（3）宫颈癌的营养治疗应遵循五阶梯治疗原则。对放疗期间发生急性肠道毒性的患者，给予肠内联合肠外营养，提供谷氨酰胺、鱼油等免疫营养制剂。

（4）宫颈癌患者在治疗期间，如果发生营养不良应在营养师指导下进行营养治疗。

（5）手术治疗的宫颈癌患者可参照术后加速康复（ERAS）原则和流程实施围手术期的营养治疗。对术前已有营养不良的患者，应考虑术前纠正营养不良，以减少术后的相关并发症。

（6）营养治疗可以减轻宫颈癌放疗患者放射性肠炎的发生率。

（7）放疗导致急、慢性放射性肠炎的宫颈癌患者不建议过度限制饮食，以免导致营养不良，也不需要特别限制膳食纤维的摄入，如有需要，可给予药物治疗和ONS。

（三）卵巢癌的营养治疗

1.卵巢癌的营养治疗

营养治疗包括肠内营养和肠外营养，首选口服的肠内营养途径。目前尚缺乏针对卵巢癌患者接受营养治疗最佳时机的高质量临床研究。现有的证据显示，对于卵巢癌术后患者，采用早期肠内营养对患者营养指标如白蛋白、前白蛋白、总蛋白等可能有改善作用，但是仍缺乏足够的证据支持。Baker 等对 109 例卵巢癌患者进行了随机对照研究，分为早期肠内营养组和对照组，采用 PG-SGA 评估患者的营养状况，结果显示早期肠内营养组的营养状况较对照组改善，但是差异无统计学意义；同样，患者的生活质量、不良事件、疼痛等临床症状情况在两组间也没有统计学差异。晚期肿瘤患者术后营养治疗证据不足。

对于肠内营养不能满足能量需求的患者，应给予肠外营养补充，但全肠外营养的应用尚存争议。卵巢癌术后一般性营养不良的患者，全肠外营养延长了住院时间，增加感染等并发症的发生率。肠梗阻是晚期卵巢癌的常见并发症，发生率约45%。晚期卵巢癌合并肠梗阻是否需要采用全肠外营养，需要全面评估患者的营养状况及抗肿瘤治疗可能的影响。ESPEN 指南推荐：接受抗肿瘤药物治疗的患者，接受了营养咨询和ONS后，如果经口摄入仍然不足，推荐补充肠内营养；如仍然不足或肠内营养无法实施时，应给予肠外营养。

2.推荐意见

（1）晚期卵巢癌患者发生营养不良的风险较高，应常规进行营养不良风险筛查和营养评估。

（2）超重或肥胖的卵巢癌患者应控制体重。

（3）卵巢癌患者的推荐总能量摄入量约为126kJ/（kg·d）。

（四）子宫内膜癌的营养治疗

1.超重的子宫内膜癌患者的体重控制

对于超重（BMI>25kg/m²）的子宫内膜癌患者，应将体重控制在健康体重范围，即 BMI 18.5～

$24.9kg/m^2$。2008年，ACS的一项肿瘤预防营养队列研究表明，休闲和适度的体育活动降低了33%的子宫内膜癌风险，超重或肥胖的患者受益最大。此外，Patel AV等也指出缺乏锻炼和高BMI指数会降低子宫内膜癌患者的生活质量。参照ACS营养及运动肿瘤预防指南，对于超重甚至肥胖的子宫内膜癌患者，推荐减少高能量食物及饮料的摄入，推荐蔬菜、水果及全谷物的饮食模式，并进行规律且适度的锻炼以达到BMI指数降至正常的目的。

2.营养不良及恶病质患者的营养治疗

子宫内膜癌营养不良及恶病质患者应给予规范化营养治疗，以达到或保持体重为目标。营养治疗包括营养咨询及药物治疗以提高其食欲。对于厌食、早饱及有低体重风险的患者，建议增加进餐频率，进餐时限制液体量以增加食物摄入。液体应在每餐之间摄入，避免缺水。对于仅靠食物不足以满足其营养需求的患者，购买或自制营养密集的饮料或食物有助于能量和营养摄入。通过以上方法都不足以满足营养需求，并存在营养不良风险的患者，则需要规范营养治疗。

3.推荐意见

（1）子宫内膜癌患者一经确诊应进行营养状况评估，包括人体学测量（身高、体重、腰围、BMI）及人体成分分析，并根据不同的BMI进行营养治疗。

（2）对于超重（$BMI>25kg/m^2$）的子宫内膜癌患者，应将体重控制在健康体重范围，即BMI $18.5\sim24.9kg/m^2$。对于正常体重者则应保持体重稳定。

（3）子宫内膜癌患者如存在营养不良及恶病质，应给予规范化营养治疗，以达到正常体重或保持体重稳定。

第三节　食疗药膳

食疗药膳是以中医药学传统理论为指导，并在此基础上形成了自己独特的理论体系，强调整体观念、辨证施膳、药食同源，重视药食性味功能的统一和药食宜忌，同时吸取现代营养学观点以增进药食的吸收和利用，保护脾胃之气，为机体提供比较全面的营养。无论从妇科肿瘤发病因素，还是从其治疗过程来看，都离不开充足的营养供给及合理的饮食，因此，食疗药膳在妇科肿瘤的防治中占有十分重要的地位。

一、食疗药膳原则

利湿解毒，疏肝滋肾。在妇科肿瘤食疗药膳中，健脾活血、养肝益肾、理气止痛、清热利湿应用较多。现将常见的几种治法介绍如下。

（一）健脾活血法

健脾活血法是以健脾开胃、活血化瘀以调和冲任为目的的一种治法。以具有健脾活血作用的中药和食物为原料，经烹调制成的食疗药膳食品。

【配方】　乌鸡汤、山楂红茶饮、荞麦济生散等。

【功效】　健脾活血。

【应用】　适用于脾虚血瘀型妇科肿瘤患者。症见食少纳呆，下腹坠痛，舌紫，舌苔薄白，脉细涩者。

【常用药材】　山楂、麦芽、山药、薏米、荞麦、肉桂、生姜等。

（二）养肝益肾法

养肝益肾法是以具有滋补肝肾功能的食物和药物，以辅助肝肾的一种治法。以具有养肝益肾作用的中药和食物为原料，经烹调制成的食疗药膳食品。

【配方】 蒸乌鸡、斗门散、羊肝羹等。

【功效】 滋补肝肾。

【应用】 适用于肝肾亏虚型妇科肿瘤患者。症见乏力，消瘦，腰酸腿肿，舌红苔白，脉细弱者。

【常用药材】 核桃仁、黑豆、胡萝卜、龙眼肉、乌鸡、桑椹、山药。

（三）理气止痛法

理气止痛法是以理气食物和药物以调理气机、活血止痛的一种治法。以具有理气作用的中药和食物为原料，经烹调制成的食疗药膳食品。

【配方】 鸡蛋黑豆煎、玫瑰山楂茶、生姜煮鸡蛋等。

【功效】 理气止痛。

【应用】 适用于气滞血瘀型妇科肿瘤患者。症见下腹疼痛者。

【常用药材】 萝卜、山楂、半夏、陈皮、瓜蒌、鱼腥草、紫苏、玫瑰花等。

（四）清热利湿法

清热利湿法是以清热利湿药物和食物以清热利湿的一种治疗方法。以具有清热利湿作用的中药和食物为原料，经烹调制成的食疗药膳食品。

【配方】 赤小豆紫苏汤、扁豆山楂薏米粥、薏苡根煎等。

【功效】 清热利湿。

【应用】 适用于湿热聚集型妇科肿瘤患者。症见带下黄臭，自汗烦热，失眠多梦，舌红苔腻，脉滑数者。

【常用药材】 赤小豆、紫苏、白扁豆、山楂、薏米、冬瓜皮等。

（五）扶正补益法

扶正补益法是以具有补益作用的食物和药物，经烹调制成的食疗药膳食品，以补益人体气血阴阳之不足，或补益某一脏腑或某几个脏腑之虚损的一种治法。通过扶助正气，达到扶正祛邪之作用。

【配方】 母鸡木耳大枣汤、陈皮鹿排、生姜羊肉豆腐汤。

【功效】 益气补血，扶正抑邪。

【应用】 适用于气血亏虚型妇科肿瘤患者。症见面色萎黄，消瘦乏力，食少纳呆，腹胀便溏，舌质淡，脉虚者。

【常用药材】 山药、黄芪、大枣、党参、人参、茯苓、莲子、薏苡仁、白术、芡实、白扁豆、枸杞子、甘草等。

二、常用药材和食材

1.黄芪

【性味归经】 味甘，性温。归肺、脾经。

【功效】 补气固表。

【应用】 适用于妇科肿瘤患者卫表不固，症见乏力、食少便溏、中气下陷、表虚自汗、气虚水肿、血虚萎黄、内热消渴等。

2.人参

【性味归经】 味甘、微苦，性微温。归肺、脾、心经。

【功效】 大补元气，补脾益肺，生津，安神益智。

【应用】 适用于妇科肿瘤元气虚脱者，症见面色苍白、口唇青紫、汗出肢冷、呼吸微弱、舌质淡、脉细数等。

3.紫苏子

【性味归经】 味辛，性温。归肺、大肠经。

【功效】 理气温经活血。

【应用】 适用于妇科肿瘤气滞血瘀者，症见下腹坠痛、面色暗黑等。

4.山药

【性味归经】 味甘，性平。归脾、肺、肾经。

【功效】 补脾养胃，补肾涩精。

【应用】 适用于妇科肿瘤脾气虚者，症见乏力、面色萎黄、经血淋漓等。

5.鸡蛋

【性味归经】 味甘，性平。归肺、脾、胃经。

【功效】 滋阴润燥，养血调经。

【应用】 适用于妇科肿瘤气虚者，症见乏力、面色萎黄等。

6.乌鸡

【性味归经】 味甘，性平。归肺、肝、肾经。

【功效】 补肝肾，益气血，退虚热。

【应用】 适用于妇科肿瘤气阴虚者，症见乏力、盗汗等。

7.鹿肉

【性味归经】 味甘，性温。归脾、肾经。

【功效】 益气助阳，养血祛风。

【应用】 适用于妇科肿瘤气血虚者，症见面色萎黄、形体消瘦等。

8.羊肉

【性味归经】 味甘，性温。归脾、胃、肾经。

【功效】 温中健脾，补肾壮阳，益气养血。

【应用】 适用于妇科肿瘤肾气虚者，症见腰膝酸软、小便不利等。

9.核桃仁

【性味归经】 味甘、涩，性温。归肺、肝、肾经。

【功效】 补肝肾，益气血，润肠通便。

【应用】 适用于妇科肿瘤肝肾亏虚者，症见乏力、盗汗、带下淋漓等。

10.龙眼肉

【性味归经】 味甘，性温。归心、脾、肝、肾经。

【功效】 补心脾，益气血，安心神。

【应用】 适用于妇科肿瘤脾虚者，症见倦怠乏力、面色萎黄等。

11.山楂

【性味归经】 味酸、甘，性微温。归脾、肝、胃经。

【功效】 消食积，散瘀滞。

【应用】 适用于妇科肿瘤脾虚气滞者，症见下腹坠胀，食少纳呆等。

12.桑椹

【性味归经】 味甘、酸，性寒。归肝、肾经。

【功效】 滋阴养血，生津润肠。

【应用】 适用于妇科肿瘤气血虚者，症见脾虚便秘、热盛伤津等。

13.木耳

【性味归经】 味甘，性平。归肺、肝、脾、大肠经。

【功效】 补气养血，抗癌。

【应用】 适用于妇科肿瘤气血虚者，症见乏力、面色萎黄等。

14.冬瓜

【性味归经】 味甘、淡，性微寒。归肺、大肠、小肠、膀胱经。

【功效】 利尿清热，生津解毒。

【应用】 适用于妇科肿瘤湿热阻滞者，症见下肢水肿、面色㿠白等。

15.薏苡仁

【性味归经】 味甘、淡，性微寒。归肺、脾、胃经。

【功效】 利湿健脾，舒筋除痹。

【应用】 适用于妇科肿瘤湿热壅盛者，症见带下、纳差等。

16.山药

【性味归经】 味甘，性平。归肺、脾、肾经。

【功效】 补脾肾，益精血，退虚热。

【应用】 适用于妇科肿瘤脾肾虚者，症见乏力、纳差、自汗等。

三、食疗药膳举例

（一）主食

1.参枣米饭

【配方】 党参5g，大枣10个，糯米200g，白糖25g。

【制法】 将党参、大枣加水适量泡发后，煎煮30min，捞去党参、枣，汤备用。糯米淘净，加水适量放在大碗中蒸熟后扣在盘中，把枣摆在上面再把汤液加白糖煎至黏稠，浇在枣饭上即成。

【功效】 健脾益气养胃。

【适应证】 适用于体虚气弱、乏力倦怠、心悸失眠、食欲不振、便溏浮肿等症。

2.无花果煮鸡蛋

【配方】 无花果60g（鲜品），鸡蛋1个，米酒10mL。

【制法】 无花果先加水煮汁，去药渣，把鸡蛋放入汤中煮熟，去蛋壳后再煮，再放入米酒、油、盐调味即可服食。

【功效】　解毒化湿，健脾清肠，抗癌。

【适应证】　适用于湿热瘀毒型宫颈癌、胃癌、肠癌等多种癌症者。

3.白果蒸鸡蛋

【配方】　鲜鸡蛋1个，白果2枚。

【制法】　将鸡蛋的一端开孔，白果去壳，纳入鸡蛋内，用纸粘封小孔，口朝上放碟中，隔水蒸熟即成。

【功效】　敛肺气，止带浊。

【适应证】　适用于妇女宫颈癌患者白带过多。

（二）菜品

1.百合田七炖鸽肉

【配方】　百合30g，田七15g，乳鸽1只。

【制法】　先将田七拣杂，洗净，晒干或烘干，研成细末，备用。再将百合拣杂，洗净，放入清水中漂洗片刻，待用。将鸽子宰杀，去毛及内脏，放入沸水锅中焯透，捞出，转入砂锅，加清水足量（以浸没鸽子为度），放入百合瓣，大火煮沸，烹入料酒，改用小火煨炖至鸽肉熟烂、百合瓣呈开花状，调入田七细末，拌匀，加精盐、味精、五香粉，再煨煮至沸，即成。

【用法】　佐餐当菜，随意服食，吃鸽肉，嚼食百合瓣，饮汤液，当日吃完。

【功效】　养阴补气，活血止血。

【适应证】　主治瘀血内阻型、气阴两虚型宫颈癌患者阴道出血等症。

2.当归炖鱼片

【配方】　当归50g，鱼肉400g，嫩豆腐150g，平菇50g。

【制法】　先将当归洗净，晒干或烘干，切成片，放入纱布袋中，扎紧袋口，备用。再将鱼肉洗净，用刀剖成鱼片，放入碗中，加湿淀粉、精盐、料酒抓揉上浆，待用。将嫩豆腐漂洗一下，入沸水中焯烫片刻，捞出，用冷水过凉，切成1.5cm见方的小块，待用。将平菇择洗干净，撕成条状，待用。烧锅置火上，加植物油烧至六成熟，放入葱花、姜末煸炒出香，即加入上浆的鱼片，留炸片刻，加料酒及清汤（或鸡汤）适量，并加入清水和当归药袋，大火煮沸，放入豆腐块，改用小火煨煮10min，加精盐、味精、五香粉，拌和均匀，淋入香油即成。

【功效】　补气养血，健脾和胃。

【适应证】　适用于气血两虚型宫颈癌等多种癌症术后以及放疗、化疗后白细胞减少者。

3.蒸乌鸡

【配方】　乌鸡1只，黄酒、食盐各适量。

【制法】　乌鸡放血去毛及内脏，洗净，将乌鸡收入盘中，加黄酒，隔水蒸烂熟，加盐少许即成。

【功效】　补益肝肾，健脾益胃。

【应用】　适用于妇科肿瘤患者脾肾阴虚、潮热盗汗者。本方具有补肝肾、益脾胃、清虚热之效。

4.生姜煮鸡蛋

【配方】　生姜15g，鸡蛋2枚，红糖适量。

【制法】　将生姜、鸡蛋、红糖放入锅中，加水煮至蛋熟，去壳取蛋，饮汁吃蛋。

【功效】 温经散寒，益气养血。

【应用】 适用于妇科肿瘤患者腹中冷痛。本方是暖脾胃、止冷痛佳品。

5.鸡蛋黑豆煎

【配方】 黑豆100g，鸡蛋1枚，黄酒适量。

【制法】 将黑豆洗净，与鸡蛋一同放入锅内，加水适量共煎，10min后，鸡蛋去壳放回锅中再煎，以黑豆熟为度。

【功效】 养血活血，通经止痛。

【应用】 适用于妇科肿瘤患者腰膝酸软。本方是养精血、益肝肾佳品。

（三）汤羹

1.薏苡仁莲枣羹

【配方】 薏苡仁50g，莲子20g，红枣15枚，红糖15g。

【制法】 先将薏苡仁拣杂，洗净，晒干或烘干，研成细粉末，备用。再将莲子、红枣拣洗干净，放入砂锅，加水浸泡片刻，大火煮沸后，改用小火煨煮1h，待莲肉熟烂，红枣去核，加薏苡仁粉继续煨煮15min，便煨边搅至稠黏状，调入红糖，拌和成羹。

【功效】 健脾和胃，益气养血，强体抗癌。

【适应证】 适用于各型宫颈癌患者。

2.陈皮鹿排

【配方】 鹿排肉100g，陈皮丝5g，生姜片、葱段、食盐、白糖、八角茴香、小茴香、香叶、豆蔻、草果、酱油、黄酒、植物油各适量。

【制法】 锅内放少量植物油，放入生姜片、葱段煸香，加入各种香料及陈皮丝，煸炒片刻，加入清水，放入酱油、盐、糖、黄酒，烧开改文火，放入鹿排肉，改文火烧至肉熟汁干时即可停火。佐餐食用。

【功效】 补脾益气，温肾壮阳。

【应用】 适用于妇科肿瘤患者脾肾阳虚者。本方具有补脾益气、温肾壮阳之效。

3.山楂薏米粥

【配方】 山楂干20g，薏苡仁100g，母鸡1只，红糖适量。

【制法】 先将山楂加水煎煮，去渣取汁，备用；将薏苡仁洗净后放入锅内，加清水煮粥，待粥将成时，加入山楂汁及红糖拌匀，稍煮片刻即成。

【功效】 健脾消积，散瘀止痛。

【应用】 适用于妇科肿瘤患者血瘀腹痛、食少纳差。本方是健脾开胃、助消化的良好食品。

4.乌鸡汤

【配方】 雄乌骨鸡500g，陈皮、葱、生姜、胡椒、草果、酱、醋各适量。

【制法】 将鸡宰杀后去毛、内脏，洗净，切成块状，将鸡块与上述调味品拌匀，放入瓷罐内封口，隔水煮熟即可。

【功效】 滋阴补血，养肝益肾。

【应用】 适用于妇科肿瘤患者气血双亏者。

5.桂浆粥

【配方】 肉桂3g，粳米100g，红糖适量。

【制法】　先将肉桂加水煎煮，去渣取汁，备用。将粳米洗净后放入锅内，加清水煮粥，待粥将成时，加入肉桂汁及红糖拌匀，稍煮片刻即成。

【功效】　温补脾胃，散寒止痛。

【应用】　适用于妇科肿瘤患者血瘀腹痛、腰膝酸软。本方是补元阳、暖脾胃、止冷痛、通血脉佳品。

6.生姜大枣汤

【配方】　生姜20g，大枣30枚，花椒、红糖各适量。

【制法】　将生姜、大枣、花椒洗净，放入锅内，加水适量，武火煮开后，改用文火继续煮5～10min，去渣取汁，调入红糖拌匀即成。

【功效】　温经散寒，理气止痛。

【应用】　适用于妇科肿瘤患者少腹冷痛、气血亏虚者。本方具有温经散寒、理气止痛之效。

7.生姜羊肉豆腐汤

【配方】　生姜25g，羊肉50g，豆腐250g，植物油、食盐各适量。

【制法】　将生姜、羊肉洗净切片，豆腐切块，备用；将锅烧热，倒入少许油，待油温六成热时，放入生姜煎至有香味时，放入羊肉片翻炒几下，再加入适量清水煮沸，再放入豆腐煮沸，加入食盐调味即可。

【功效】　补脾益气，温经散寒。

【应用】　适用于妇科肿瘤患者少腹冷痛、气血亏虚者。本方具有温经散寒、补脾益气之效。

8.月季核桃汤

【配方】　月季花10g，核桃仁30g，红糖、甜酒各适量。

【制法】　先将月季花用纱布包好，与核桃仁、红糖一同放入锅中，加水适量，煎煮15min，加入甜酒，停火后，去月季花。

【功效】　健脾理气，活血化瘀。

【应用】　适用于妇科肿瘤患者血瘀腹痛、腰膝酸软者。本方是滋补肝肾、强健筋骨的良好食品。

9.赤小豆紫苏汤

【配方】　赤小豆30g，紫苏10g，生姜适量。

【制法】　将生姜洗净，切片，与洗净的赤小豆和紫苏一同放入锅中，加水适量，武火煮开后，改用小火继续煮至豆烂汤成，去渣取汁即可。

【功效】　清热除湿，理气止痛。

【应用】　适用于妇科肿瘤患者湿热较重、带下臭秽者。本方具有清热利水、理气止痛之功效。

（四）饮品

1.花生芝麻豆奶

【配方】　花生30g，黑芝麻粉15g，黄豆粉50g。

【制法】　先将黑芝麻粉放入锅中，用微火不断翻炒，出香，离火备用。将花生拣杂，放入温开水中浸泡片刻，入锅，加清水适量，大火煮沸，改用小火煨煮1h，放入家用捣搅机中，快速搅拌成花生浆汁，盛入容器，待用。将黄豆粉粉放入大碗中，加清水适量，搅拌均匀，倒入锅中，视需要可酌加清水，再搅拌均匀，大火煮沸，改用小火煨煮10min（勿使其溢出），用洁净纱布过滤，将所取滤汁（即豆奶）放入容器，趁热调入花生浆汁及黑芝麻粉，拌和均匀即成。

【用法】　佐餐当饮料，随量服食，或当点心，分数次服食，当日吃完。

【功效】　益气养血，提升血象。

【适应证】　适用于气血两虚型宫颈癌放疗后血象降低者。

2.山楂红茶饮

【配方】　红茶10g，山楂25g。

【制法】　山楂切片，与红茶一起放入，代茶饮。

【功效】　行气解郁，活血化瘀。

【应用】　适用于妇科肿瘤患者瘀血阻滞者。本方具有温阳散寒、健脾益气、活血化瘀之效。

3.姜茶饮

【配方】　干姜3g，绿茶10g。

【功效】　生津除烦，和胃止呕。

【应用】　适用于妇科肿瘤放化疗后脾胃不和者。

4.桂花茶

【配方】　桂花200g，干姜10g，甘草10g。

【功效】　理气温中，散寒止痛。

【应用】　适用于妇科肿瘤患者术后下腹坠痛、形寒肢冷者。

5.独圣饮

【配方】　浮小麦500g。

【功效】　益气，固表，止汗。

【应用】　适用于妇科肿瘤患者治疗后体虚自汗者。

6.健脾和胃茶

【配方】　山楂3g，山药3g，陈皮3g，白茶3g，厚朴花3g。

【功效】　健脾和胃，消食化滞。

【应用】　适用于妇科肿瘤患者食欲不振、消化不良、嗳气吞酸、恶心呕吐、脘腹痞满者。

7.固表止汗茶

【配方】　黄芪3g，防风3g，浮小麦3g，乌梅3g，白术3g。

【功效】　益气固表，防感止汗。

【应用】　适用于妇科肿瘤患者平素易感冒及具有动则汗出、头晕乏力者。

8.桑耳粥

【配方】　桑耳（水发）60g，粳米100g。

【制法】　先将桑耳放入锅中，加清水适量，煎煮至熟烂，捞去桑耳，放入洗净的粳米，武火煮开后，改用文火继续煮至米熟烂即成。

【功效】　清热凉血，止血调经。

【应用】　适用于妇科肿瘤患者湿热较重、带下赤白、阴道异常出血者。本方具有去脏中风热、止血凉血之效。

9.斗门散

【配方】　大胡桃1000g，黄酒适量。

【制法】　将胡桃烧制，烟尽为度，研末，待凉装瓶、收贮。每次3g，黄酒送服，每日2次。

【功效】　补肾益精，养血调经。

【应用】　适用于妇科肿瘤患者脾肾阴虚、气血亏虚者。本方具有补肾益精、养血调经之效。

10.薏苡根煎

【配方】　薏苡根30g。

【制法】　将薏苡仁根洗净，切段，放入锅内，加水适量，武火煮开后，改用文火继续煮10～15min，即成。

【功效】　利浊祛湿。

【应用】　适用于妇科肿瘤患者湿热带下者。本方具有利浊祛湿之效。

第十一章　血液淋巴肿瘤患者营养诊疗

血液淋巴肿瘤是指起源于淋巴结和淋巴组织的肿瘤，是免疫系统的恶性肿瘤，其本质就是淋巴组织中的细胞在增殖过程中，不受控制地随意生长，形成不同肿块，多属恶性肿瘤，一般包括急性淋巴细胞型白血病、慢性髓细胞白血病、慢性淋巴细胞白血病和淋巴瘤。其中，白血病是一类造血干细胞的恶性克隆性疾病，因白血病细胞的自我更新增强、增殖失控、分化障碍、凋亡受阻，而停滞在细胞发育的不同阶段。在骨髓和其他造血组织中，白血病细胞大量增生积累，使得正常造血受抑制，患者易出现贫血、出血和发热。淋巴瘤起源于淋巴结和淋巴组织，其发生大多与免疫应答过程中淋巴细胞增殖分化产生的某种免疫细胞恶变有关，是免疫系统的恶性肿瘤。

第一节　概　　述

血液系统肿瘤患者诊治过程中普遍存在营养不良，可表现为体重指数人体成分、生化指标及营养筛查/评估量表等的异常。研究显示，63.5%的儿童/青少年血液肿瘤患者存在营养不良，50%以上处于严重营养不良状态。

化疗作为血液系统肿瘤最重要的治疗手段，进一步加剧这种异常。抗肿瘤药物引起的非血液学毒性，如恶心、呕吐、胃肠道黏膜损伤、肝损伤等引起摄食减少；血液学毒性，如重度骨髓抑制引起免疫功能下降、感染风险增加、机体代谢改变。

有研究显示，急性白血病诱导治疗后中重度营养不良患者高达90%以上，营养状态恶化最主要的原因是化疗引起的恶心、呕吐及摄食减少。此外，诱导治疗后C反应蛋白显著升高，提示感染发生率及炎症水平均较高，这在一定程度上可能干扰机体代谢、加剧营养状态的恶化。多项研究表明，及时、恰当地进行个体化营养治疗可显著改善血液病患者营养状况、预防营养不良及相关并发症，降低治疗相关不良反应风险，提高耐受性、疗效及生活质量。因此，血液系统肿瘤患者的营养评估和干预需引起临床医师的高度重视。

一、背景

（一）流行病学

恶性淋巴瘤（malignant lymphoma，ML）是原发于淋巴结和（或）淋巴结外的恶性肿瘤，是淋巴组织内原有的淋巴细胞和组织细胞恶性增生而形成的肿瘤。按病理组织学的不同可以分为霍奇金淋巴瘤（hodgkins lymphoma，HL）和非霍奇金淋巴瘤（non-hodgkins lymphoma，NHL）。非霍奇金淋巴瘤占全人群肿瘤病例的3%左右，而霍奇金淋巴瘤约为非霍奇金淋巴瘤的1/5。有资料显示，我国恶性淋巴瘤的发病率比较高，男性为1.39/10万、女性为0.84/10万；其死亡率为1.5/10万，在各种恶性肿瘤中占第11~13位。

恶性淋巴瘤在各地区的分布有明显的差异，NHL在发达国家如西欧、北美和澳大利亚发病率比南美及亚洲等发展中国家要高；Burkitt淋巴瘤多见于非洲；中国恶性淋巴瘤的发病率明显低于欧美各国及日本，但城市高于农村。恶性淋巴瘤的年龄分布也有一定的特点，HL有2个发病年龄高峰，分别在15~34岁和50岁后，但第一高峰在我国和日本不明显；NHL也有2个发病年龄高峰，分别在10岁和40岁以后。不论HL或NHL，均以男性发病为多，在我国恶性淋巴瘤发病率男女之比约1.65∶1。随着时间的推移，恶性淋巴瘤的发病率有逐年上升的趋势。国际癌症研究中心资料显示全球范围NHL发病率升高。尽管NHL在发达国家普遍比发展中国家的发病率高，但其上升趋势是一致的。

白血病是起源于造血干、祖细胞的造血系统恶性肿瘤，据国际癌症研究中心估算，2012年全球白血病新发病例为30万例，占所有部位恶性肿瘤（除外皮肤癌）新发病例的2.15%；估计我国同期的白血病新发病例数为5.9万例（1.93%）。有关白血病的病因，除包括苯和烷化剂在内少数几个明确的因素外，对其了解甚少，患者预后一般较差，目前尚无明确的预防和控制措施。白血病是一组异质性疾病，包括多种亚型，不同亚型发病特征和治疗手段等均存在较大差异，主要的4种亚型为急性淋巴细胞性白血病（ALL）、急性髓细胞白血病（AML）、慢性淋巴细胞白血病（CLL）和慢性髓细胞白血病（CML）。

白血病男性较女性多发，大部分亚型亦如此。随着年龄的增长，除ALL外，其他亚型白血病发病率均呈明显的上升趋势。这种性别和年龄的分布特征与其他国家和地区报道一致。

（二）病因病机

1.病原微生物感染

病毒病因学说认为，淋巴瘤是感染普通病毒一段时间以后所发生的一种疾病，同时感染病因学与临床特征有关。目前认为与血液淋巴瘤相关密切的病毒分别有：EB病毒（EBV）、艾滋病毒（HIV）、麻疹病毒（MV）、人类T细胞淋巴瘤/白血病病毒（HTLV-1）、丙型肝炎病毒（HCV）、丙型肝炎病毒（HCV）、幽门螺杆菌（HP）。

2.遗传因素

与健康人群做配对比较，发现霍奇金淋巴瘤在家族遗传性肿瘤中位居第4。家族中有非霍奇金淋巴瘤或慢性淋巴细胞白血病病史的人群中霍奇金淋巴瘤的发病危险性增加。

3.病原微生物感染免疫抑制

原患有自身免疫病患者患血液淋巴肿瘤的危险性是一般人群的数十倍，使用免疫抑制剂治疗患者患血液淋巴瘤风险也大大增加，这可能与免疫功能的变化有关。

（三）治疗原则

随着基础及临床研究的发展，针对血液淋巴肿瘤，除传统放化疗外，出现了越来越多的新的治疗手段，如靶向治疗、免疫治疗等。近些年，单克隆抗体、双特异性抗体、抗体药物偶联物（ADC）、嵌合抗原受体T细胞（cCAR-T）治疗、免疫检查点抑制剂、细胞通路抑制剂等药物的应用为血液淋巴瘤的治疗打开了新局面。目前血液淋巴肿瘤治疗以药物为主，部分难治性淋巴瘤进行放疗。白血病部分患者可接受骨髓移植。治疗时药物毒性大、治疗风险高、患者病情易反复、治疗周期长，对患者营养状况提出挑战。

（四）中医认识

中医对"瘰疬""阴疽""石疽""失荣""恶核"的论述大体与淋巴瘤相类似，认为此病之病因大体系七情之气失调，肝气郁结，由气郁而血瘀，由血瘀而痰凝。发于气者尚无形，发于血者虽有形而难呈核疳，发于痰者则瘰疬如豆、如卵、如拳、如斗。痰凝于气血之间，痰凝为主，气滞血瘀兼而有之，久则必有化火、伤阴、食气之弊，因此恶性淋巴瘤之初起大多属于痰核流注兼气滞血凝，中、晚期则可见化火、伤阴、食气等兼证。

血液肿瘤的发病原因是外邪入侵及内伤两方面。外感病邪的致病因素为热邪与毒邪。①热邪：温热、毒热、湿热、痰热。②毒邪：热毒、湿毒、风毒、瘀毒。内伤因素是由于劳倦、饥饱不节、不良用药、房劳过度、七情内伤，从而伤及心、肝、脾、肾等。

因虚致病，患者先有体虚内伤，外邪才有乘虚而入之机，此所谓"邪之所凑，其气必虚"。另一种认为是先有邪毒内伏，然后导致正气虚损，邪毒亢盛，累及脏腑骨髓而发病，即所谓"邪气盛则实，精气夺则虚"。大量临床资料统计表明，就病程而言，白血病的早期、中期是以实证为主，即本虚标实，而晚期则是标本皆虚。

血液肿瘤中医的发病机制认为主要以瘟毒内蕴，日久化热，热毒浸侵骨髓，损及髓、肝、脾、肾三焦，使阴阳失调，而致血生障碍，是其产生的病理因素。倘若瘀血停在内脏，则出现诸种出血。瘀在体表则见瘀点或瘀斑，邪毒内蕴导致气血郁结，则渐成癌痛或脾失健运，日久生痰，痰流凝于经络、肌肉则结成痰核、癌肿等。

二、营养代谢特点

（一）能量和蛋白质消耗增加

急性白血病为严重消耗性疾病，常伴有高热，特别是化疗、放疗的副作用导致患者肠道黏膜损害，致使消化吸收功能受损，进一步加剧了营养不良风险。而慢性髓细胞白血病、慢性淋巴细胞白血病和淋巴瘤患者多在体检或治疗其他疾病时被发现，早期患者多伴有食欲减退、消瘦、发热和盗汗等症状，甚至恶病质。患者处于疾病慢性消耗之中，诊断时常已存在营养不良或高营养风险。

（二）易发生高尿酸血症

由于白血病细胞的大量破坏，特别是在化疗时，血清和尿中尿酸浓度显著增高，严重者甚至出现高尿酸肾病。

（三）化疗导致机体营养状态改变

化疗是血液淋巴肿瘤的基本治疗手段。化疗会干扰机体细胞的代谢和DNA的合成。许多化疗药物可以刺激化学感受器触发区，导致患者恶心、呕吐、味觉改变及习惯性厌食。此外，消化道黏膜细胞更新较快，对化疗敏感，容易发生化疗后肠炎、溃疡及吸收功能下降。这些将导致患者对营养物质的摄入和消化吸收下降，营养风险增加。

三、营养素摄入

（一）能量

淋巴肿瘤患者REE升高，但考虑到体力活动情况的下降，患者REE并未较普通人显著增加。因此，血液淋巴肿瘤患者能量需求与健康人基本一致。如能实施间接能量测定，推荐使用间接能量测定法进行个体化能量需求评估。如不能进行测定，可按105~126kJ/(kg·d)给予能量供给。对于患有白血病儿童，可按照：4180+年龄（岁）×（293~418）kJ/d进行计算，设定能量目标量。血液淋巴瘤患者进展期常伴有高热，体温的升高会导致REE升高，平均体温每升高1℃，REE平均增加约15%。然而，体温导致的能量消耗增加，常为一过性或暂时的，是否需要增加能量供给，应结合患者病情、BMI、营养不良评定结果等因素综合判断。部分慢性髓细胞白血病，慢性淋巴细胞白血病和淋巴瘤患者，诊断时已存在营养不良。如患者存在重度营养不良，制订能量目标时需考虑预防再喂养综合征，能量目标在早期可设置为42~63kJ/(kg·d)，耐受后再逐渐缓慢增加至目标量。

（二）蛋白质

血液淋巴肿瘤患者蛋白摄入推荐量为1.0~1.5g/(kg·d)，蛋白质摄入量的增加有利于患者肌肉蛋白的合成，改善预后。如处于疾病进展期，可提高至1.5~2.0g/(kg·d)。存在慢性疾病的老年患者，推荐摄入量为1.2~1.5g/(kg·d)。肾功能正常的患者，可摄入2g/(kg·d)或更高的蛋白质量；而对于存在慢性肾脏病的患者，蛋白质的摄入量最好不要超过1.2g/(kg·d)。

（三）脂肪

若患者处于化疗后缓解期，肠道功能稳定，可参照一般肿瘤患者代谢特点，增加脂肪摄入，脂肪供能比可达50%，可适当增加橄榄油摄入量。橄榄油含n-6多不饱和脂肪比例仅为20%，而富含油酸和维生素E，适当增加橄榄油摄入量，有利于平衡大豆油、花生油等脂肪中n-6多不饱和脂肪酸诱导的炎性反应和免疫抑制。此外，血液淋巴肿瘤基本的治疗方式为化疗，化疗会增加机体氧自由基的形成并削弱机体的抗氧化能力。而橄榄油中富含的维生素E对于防止过度脂质氧化起着重要作用。如患者处于疾病进展期或化疗期，患者消化道黏膜存在损害，经口膳食或口服营养补充，需适当降低脂肪摄入，待肠道功能恢复后再提高脂肪供能比例。

（四）葡萄糖

葡萄糖供能可部分由脂肪代替。对于肿瘤患者而言，机体对内源性和外源性葡萄糖的利用率均不高。静脉输注葡萄糖，会引起水电解质代谢紊乱，因此在条件允许的情况下，可适当降低葡萄糖的供给量。

（五）维生素和微量元素

血液淋巴肿瘤急性期或进展期常伴有高热，机体能量消耗显著增加，物质代谢过程中大量消耗维生素和微量元素。而由于疾病本身或化疗影响，患者肠道功能下降，进食减少，容易发生维生素和微量元素的缺乏。建议患者每日维生素和微量元素摄入量至少达到RDA推荐摄入量。

对于白血病患者，由于正常造血功能受到抑制，为改善造血功能，可适当增加叶酸、维生素B_{12}、维生素C、铁、铜等的摄入量，保证正常血细胞分化所需营养，改善贫血。

对于入院时已存在重度营养不良患者，开始营养治疗时，应适当提高水溶性维生素摄入量，尤其是维生素B_1和B_2。

（六）水和电解质

血液淋巴肿瘤患者电解质需求与普通人基本一致，但需注意患者因食欲减退、发热和盗汗所导致的电解质摄入减少和丢失增多，应注意维持电解质平衡。

ESPEN指南指出，肿瘤患者水的总摄入量应当低于30mL/(kg·d)。但考虑到实际情况，可按照"量出为入"和"按缺补入"两个原则，使得每日尿量维持在1000~1500mL。对于出现恶病质的血液肿瘤患者，每日水的摄入应严格限制。

（七）高尿酸血症的预防

急性白血病患者，由于化疗时白血病细胞的大量破坏，血清和尿中尿酸浓度显著增高，出现高尿酸血症，严重者可致高尿酸肾病。建议急性白血病患者化疗时，可行低嘌呤饮食。蛋白质来源优先选用低嘌呤的奶类和蛋类，避免肉汤、海鲜和动物内脏等高嘌呤食物。增加蔬菜摄入量，有利于尿酸的排出。在医生允许的范围内，尽可能多的喝水，促进尿酸排泄。

（八）运动

ESPEN指南推荐肿瘤患者均应进行积极的运动。运动处方可参照健康人推荐量进行，可为中等体力活动至少30min（最好能够45～60min），每周3次以上。尽管推荐证据的等级为低，但是，积极的体力活动能够改善肌肉组织的流失，改善胰岛素抵抗和炎症反应，已有许多研究表明积极的体力活动能够减少部分类型肿瘤的复发和延长患者生存期。

四、营养治疗原则

（一）无菌膳食

出于对血液淋巴肿瘤治疗中的高剂量化疗和疾病本身所致的免疫功能下降，容易发生食源性感染的考虑。对于接受高剂量化疗和骨髓干细胞移植的患者，既往曾采取为这类患者供应无菌性饮食。然而，对于进食无菌性饮食的时间和效果，尚缺乏大样本的研究。一般认为，对于接受骨髓移植的患者，可按照一般饮食进行管理。但是，对于为这类患者提供的饮食，应当严格遵守食品加工卫生准则，保证食物安全。

（二）口服营养补充

血液淋巴肿瘤患者接受化疗后，常存在肠道黏膜受损、恶心、呕吐、食欲不振，存在营养不良风险。对于这类患者，如经营养咨询后，仍然不能改善饮食摄入量。推荐患者行口服营养补充，以改善患者的营养状况。但口服营养补充常常不能达到营养治疗的目的，但能改善患者的热量摄入，缓解患者及其家属的心理压力。

（三）肠内营养

如患者能够接受，对于存在营养不良而不能通过口服营养补充改善的患者，开展肠内营养效果最好。即使患者因化疗导致胃肠道功能受损，合理选择制剂和输注方式，仍能取得良好的效果。在化疗时，给予肠内营养治疗，可以维持或增加患者体重。

（四）肠外营养

如患者存在营养不良，而有肠内营养禁忌证或预计7d以上禁食者，可改行肠外营养治疗。短期肠外营养，患者易于耐受且效果良好，有利于患者肠道功能的恢复和纠正营养不良。需要注意的是，目前ESPEN指南暂不推荐对血液淋巴肿瘤患者补充谷氨酰胺，包括口服和静脉补充，尤其是骨髓干细胞移植患者，尚没有充足的证据支持补充谷氨酰胺可以改善化疗引起的肠炎、腹泻及改善预后，反而有可能促进肿瘤的转移。

第二节　营养不良诊疗

一、筛查与评估

血液系统肿瘤患者常伴随营养不良，营养不良增加血液病患者的死亡率，诊断后应常规给予营养筛查及评估。目前国际上使用的筛查及评估手段主要涉及两方面：

（一）单一客观指标

包括 BMI（身高、体重）、人体测量指标（上臂中围、上臂段肌围、肱三头肌皮褶厚度）、人体成分（瘦体组织、脂肪组织等）以及常用生化指标（各类血清蛋白水平、淋巴细胞计数、PNI等）的测定。

（二）整体主观量表

包括 NRS 2002、PG-SGA、MNA、营养不良通用筛查工具以及营养风险指数等的评定。

单一应用 BMI、生化检测等传统营养评估指标来衡量血液肿瘤患者营养状态可能存在偏移，人体测量数据虽然优于 BMI，但仍停留于对肌肉和脂肪组织的粗略估计而非精确定量。目前的研究倾向于综合考虑上述客观指标评估血液肿瘤患者的营养状态。

此外，近年来基于计算机断层扫描、生物电阻抗分析、双能 X 射线等建立的人体成分分析能够精准评估和监测各类人体成分的变化，有望成为营养评估及干预的有力工具。

目前尚无专门针对血液肿瘤患者的营养风险筛查和评估工具，中国抗癌协会推荐应用 NRS 2002 和 PG-SGA 进行营养风险筛查和评估。

（三）营养不良对患者治疗及预后的影响

1.体重指数

2018 年的一项回顾性研究纳入了 1057 例成人急性髓系白血病患者，按照 BMI 将患者分为低体重组、正常体重组及超重组，分别比较组间总生存时间（OS）、无事件生存时间（EFS）及非复发死亡率的差异，并观察各组首次诱导治疗中感染及严重不良事件的发生情况。结果显示，治疗前低体重（BMI<18.5kg/m²）是成人 AML 患者生存不良预后的独立影响因素，低体重患者首次诱导治疗中感染及严重不良事件发生率和非复发死亡率均明显增加，其 OS、EFS 较正常体重组显著缩短。此外，淋巴瘤患者治疗前低体重也与较差预后相关，一项来自美国康涅狄格州的研究显示，低体重（BMI<18.5kg/m²）的女性患者生存时间明显短于 BMI 正常者。

2.人体成分

最近 Nakamura 等的一项回顾性研究发现，诊断时肌肉/脂肪减少的 AML 患者 OS 较对照组显著缩短，其中肌肉减少是 OS 不良预后的独立影响因素，肌肉减少的 AML 患者死亡风险为对照组的 2.27 倍。这一趋势在年龄大于 60 岁的老年 AML 患者中更为显著，肌肉减少的老年 AML 患者 3 年 OS 为 0。另有 2 项韩国的研究对 R-CHOP 方案治疗的弥漫大 B 细胞淋巴瘤（DLBCL）患者进行了分析，肌肉减少的 DLBCL 患者对诱导治疗的耐受性较差，严重不良事件发生率、治疗相关死亡率以及治疗中断率均显著高于对照组，OS 亦明显劣于非肌肉减少症患者。此外，加拿大阿尔伯塔大学的研究进一步证实了骨骼肌密度衰减程度与 DLBCL 患者诱导疗效及预后的相关性：骨骼肌密度异常衰减的 DLBCL 患者无论是诱导治疗完全缓解（CR）率或生存时间均明显劣于无异常衰减的对照组。

3.生化指标异常

2019年法国的一项研究发现，低血清白蛋白水平（<30g/L）是AML患者的不良预后因素，且具备比BMI更优的预后价值。此外，有研究认为，基于血清白蛋白及外周血淋巴细胞计数的预后营养指数（PNI）是宿主炎症和营养状况的标志。中国香港特别行政区屯门医院评估了该中心88例滤泡淋巴瘤（FL）患者的PNI，发现高PNI（>45）的FL患者诱导治疗CR率明显高于低PNI者（75.4%：43.5%）。另有一项韩国的研究进一步证实，PNI与骨骼肌指数、BMI和血清白蛋白水平呈正相关。与高PNI组（≥40）相比，低PNI的DLBCL患者诱导治疗CR率较低（60.3%：87.6%），治疗相关毒性增加，治疗中断率更高（43.5%：8.8%），其预后价值优于国际预后指数，是影响OS的独立预后因素。

4.整体/综合评估异常

2014年一项前瞻性研究依据BMI、前白蛋白、C反应蛋白以及患者主观整体评估量表评分对55例急性白血病患者的营养状态进行了评估，旨在明确营养状况与机体炎症的相关性。在所有患者中，前白蛋白水平与中性粒细胞减少伴发热持续时间（DNF）及住院持续时间（LOS）呈正相关；亚组分析中，严重营养不良（PG-SGA≥9分）的ALL患者DNF较对照组显著延长。此外，AML患者中BMI与DNF呈负相关。另有一项2017年吉林大学白求恩第一医院肿瘤中心的回顾性队列研究显示，68例急性白血病患者中，严重营养不良（PG-SGA≥9分）更多见于AML患者，且与年龄、卡氏评分、C反应蛋白呈正相关，与转铁蛋白呈负相关，与非严重营养不良（PG-SGA评分为0～8分）组相比，严重营养不良患者治疗期间胃肠道不良反应发生率显著增加，治疗后微小残留病水平较高，OS显著缩短。

二、血液淋巴肿瘤患者营养诊疗

1.营养治疗的方式

（1）肠内营养。肠内营养作为营养治疗的首选方法。血液病患者接受肠内营养比肠外营养具有更多优势，包括高血糖及腹泻发生减少、移植物抗宿主病发生率和感染风险降低等。

2014年一项随机对照研究比较了肠内/肠外营养对白血病患者化疗期间胃肠道耐受性及营养状态的影响，肠内营养患者化疗期间胃肠道不良反应更小，且血清白蛋白水平明显高于肠外营养组。2018年郑州大学第一附属医院的随机对照研究也显示，儿童白血病诱导缓解期，经胃肠道给予营养补充能显著改善患儿营养状态，肠内营养组患儿血清总蛋白、白蛋白、前白蛋白浓度均高于对照组；同时，肠内营养可显著降低低白蛋白血症、胃肠道不良反应和感染的发生率，减少白蛋白及血制品的输注，降低治疗费用。

（2）肠外营养。肠外营养可用于危重血液病患者由于重症感染（如脓毒血症）、气管插管、胃肠道功能障碍等，可能无法经口及胃肠道获得足够的营养治疗。2014年一项回顾性研究指出，对于危重血液病患者，肠内营养仅能满足40%的蛋白质需求和60%的能量需求。此外，骨髓移植前接受高风险的大剂量化疗后，由于恶心呕吐、食欲不振、黏膜炎、胃肠道功能障碍等并发症的出现，常将肠外营养作为首选。一项Meta分析结果显示，与肠内营养相比，肠外营养能够明显增加体重、血清白蛋白水平、能量和蛋白质的摄入，但长期接受肠外营养可能导致肠黏膜萎缩、功能减退且增加肠源性及导管相关感染风险，因此胃肠道功能改善后应尽快停用。

2.营养治疗的配方

血液肿瘤患者营养不良的主要原因是能量及蛋白质的丢失。美国肠外肠内营养学会、欧洲临床营养和代谢学会对特殊营养配方的推荐为糖/脂肪比例达到1∶1，氨基酸的补充剂量范围为1.0～2.0g/(kg·d)。但血液肿瘤患者的营养不良仍可能合并其他不同的固有原因（包括饮食习惯、既往营养状态，如厌食、恶病质等）。因此，营养治疗没有统一标准，需对患者进行初步营养评估后，在特定条件下给予个体化营养治疗。

3.特殊营养剂的补充

（1）谷氨酰胺。目前对于谷氨酰胺是否添加到肠内/肠外营养中还存在争议，但ASPEN和ESPEN均指出，肠外营养中添加谷氨酰胺对血液肿瘤患者营养状态的改善以及降低治疗相关毒性具有积极作用。补充谷氨酰胺可减少黏膜炎症、减少蒽环类药物的心脏毒性以及来那度胺、硼替佐米的神经毒性的发生并降低甲氨蝶呤的免疫抑制作用。2016年的一项随机对照研究显示，对于儿童急性淋巴细胞白血病患者，在诱导缓解治疗中给予谷氨酰胺营养补充剂可有效改善全身营养状况，提高免疫功能，接受谷氨酰胺补充治疗的患者血清前白蛋白、白蛋白、维生素A结合蛋白、肱三头肌皮褶厚度等营养指标均优于对照组。另有一项回顾性研究证实，大剂量甲氨蝶呤强化治疗的儿童ALL患者，给予谷氨酰胺补充后口腔黏膜炎发生率明显低于对照组（3.8%∶17.6%）。

（2）针对"粒细胞减少"的饮食。中性粒细胞减少伴/不伴发热是血液肿瘤患者诊治过程中最常见且致命的严重不良事件，与治疗中断率、治疗相关死亡率密切相关。尽管目前国内外关于粒细胞减少的饮食并无统一标准，但已有多项研究对此进行了探索。2018年一项纳入150例儿童患者的随机对照研究显示，与标准饮食相比，粒细胞减少饮食对骨髓抑制期间感染的发生并无预防作用。此外，2019年纳入了5项随机对照研究的Meta分析同样指出，粒细胞减少饮食并不能降低骨髓抑制期间感染的发生率。

（3）ω-3多不饱和脂肪酸。2013年的一项Ⅱ期临床研究共纳入80例AML患者，旨在观察补充ω-3 PUFA对大剂量清髓化疗后严重（≥3级）中性粒细胞减少性小肠结肠炎的影响，结果显示补充ω-3 PUFAs并无明显获益。而2017年一项随机对照研究显示，口服鱼油（主要成分为ω-3 PUFAs、EPA及DHA）能够降低血液肿瘤患者C反应蛋白/白蛋白比例，延长OS。

（4）牛初乳及大豆饮食。2018年一项随机对照研究比较了大豆/豇豆坚果饮食，对维持治疗阶段的儿童ALL患者机体营养及疾病状态的影响，发现与豇豆坚果组相比，大豆坚果的摄入使患儿总能量、蛋白质摄入量以及体力活动得到明显提高；体重、BMI、红细胞数量、血红蛋白和血细胞比容水平以及疲劳等亦得到显著改善。此外，2019年一项随机、双盲、安慰剂对照的临床研究证实，与安慰剂相比，ALL诱导治疗中摄入牛初乳可显著降低口腔黏膜炎的严重程度。

三、推荐意见

1.应依据血液肿瘤患者的年龄、诊断、治疗方案等，综合选择营养筛查/评估手段。NRS 2002、PG-SGA对成年患者营养状况的筛查和评估价值较好，而MNA对老年患者营养状况的预测有效性更优。

2.肠内营养是血液肿瘤患者营养治疗的首选方式。

第三节 食 疗 药 膳

食疗药膳是以中医药学传统理论为指导，并在此基础上形成了自己独特的理论体系，强调整体观念、辨证施膳、药食同源，重视药食性味功能的统一和药食宜忌，同时吸取现代营养学观点以增进药食的吸收和利用，保护脾胃之气，为机体提供比较全面的营养。针对血液淋巴肿瘤宜选择养血和血、健脾益气、滋养肝肾的药物和食物。

一、治则治法

中医食疗药膳的理论核心是"辨证施膳"，具体应用时当结合患者的藏象、经络、诊法和治则的内容，选择相应的食材和药材进行防治。通过辨证，全面掌握患者的整体情况，合以天时气象、地理环境、生活习惯等因素，结合食材和药材的四气五味之特点，制订相应的配方及制作方法，指导患者合理应用。在血液淋巴肿瘤食疗药膳中，养血和血、健脾益气、滋养肝肾、滋阴润燥应用较多。现将常见的几种治法介绍如下。

（一）养血和血法

养血和血法是以益气养血、滋养周身气血为目的的一种治法。以具有养血和血作用的中药和食物为原料，经烹调制成的食疗药膳食品。

【选方】 大枣粥、鸡血汤、助脏生津膏等。

【功效】 养血和血。

【应用】 适用于血液淋巴肿瘤患者气血失养、肝肾亏虚者。症见身体羸弱，食少气虚，面焦唇白，舌胖色淡，舌苔薄白，脉细弱者。

【常用药材】 大枣、粳米、芝麻、鸡肉等。

（二）健脾益气法

健脾益气法是以具有健脾益气功能的食物和药物以健脾从而补益气血的一种治法。以具有健脾、补气作用的中药和食物为原料，经烹调制成的食疗药膳食品。

【选方】 仙果不饥方、精力不衰方、乌鱼蛋汤等。

【功效】 健脾益气。

【应用】 适用于脾虚气弱的血液淋巴肿瘤患者。症见腹满厌食，纳差食少，舌胖带齿痕，苔白或腻，脉细濡者。

【常用药材】 乌鱼蛋、蘑菇、核桃仁、鸡蛋、大枣、芝麻等。

（三）滋养肝肾法

滋养肝肾法是以滋补肝肾食物和药物以补养肝肾气血的一种治法。以具有滋养肝肾气类作用的中药和食物为原料，经烹调制成的食疗药膳食品。

【选方】 鹌鹑粥、鳝丝羹、地仙煎等。

【功效】 滋养肝肾。

【应用】 适用于血液淋巴肿瘤患者肝肾不足、精血失养者。症见少息短气，筋骨酸软，胸胁苦满，舌红少苔，脉弦细者。

【常用药材】 鳝鱼、山药、杏仁、鹌鹑、牛乳等。

（四）滋阴润燥法

滋阴润燥法是以滋阴生津、润燥止渴药物和食物以滋阴润燥的一种治疗方法。以具有滋阴生津、润燥止渴作用的中药和食物为原料，经烹调制成的食疗药膳食品。

【选方】　乌贼鹌鹑蛋汤、芝麻茶、煨甲鱼等。

【功效】　滋阴润燥。

【应用】　适用于血液淋巴肿瘤患者阴虚津亏、燥热烦渴、形消骨立、口渴欲饮者。症见舌红苔燥，脉细涩者。

【常用药材】　桑叶、菊花、枸杞、薏米、冬瓜皮等。

二、常用食材及配方

传统的中医药理论中有"药食同源"之说。药食同源，指许多食物即药物，它们之间并无绝对的分界线，古代医家将中药四气五味理论运用到食物之中，认为每种食物也具备四气五味。隋代杨上善《黄帝内经太素》云："空腹食之为食物，患者食之为药物。"反映出药食同源的思想。历代医学家多有发挥，并形成了独具特色的中医食疗药膳理论及方法。兹结合临床，用于血液淋巴肿瘤防治常用的食材归纳总结如下。

（一）常用食材药材

1.牛奶

【性味归经】　味甘，性平。归心、肺、胃经。

【功效】　补脾养胃，生津润燥。

【应用】　适用于血液淋巴肿瘤脾气虚者，症见气虚乏力、噎嗝等。

2.香菇

【性味归经】　味甘，性平。归肝、胃经。

【功效】　扶正补虚，健脾开胃，抗癌。

【应用】　适用于血液淋巴肿瘤脾虚胃弱者，症见食少、纳差、面黄、浮肿等。

3.鸭

【性味归经】　味甘、微咸。归脾、肺、肾经。

【功效】　补益气阴，利水消肿。

【应用】　适用于血液淋巴肿瘤气阴两虚者，症见阴虚劳热、食少纳差等。

4.山药

【性味归经】　味甘，性平。归脾、肺、肾经。

【功效】　补脾养胃。

【应用】　适用于血液淋巴肿瘤脾气虚者，症见乏力、面色萎黄、食少纳差等。

5.鹿肉

【性味归经】　味甘，性温。归脾、肾经。

【功效】　益气助阳，养血祛风。

【应用】　适用于血液淋巴肿瘤气血虚者，症见面色萎黄、形体消瘦等。

6.鳝鱼

【性味归经】　味甘，性温。归肝、脾、肾经。

【功效】 益气血，补肝肾。

【应用】 适用于血液淋巴肿瘤气血肝肾亏虚者，症见乏力、自汗、发热等。

7. 羊肉

【性味归经】 味甘，性温。归脾、胃、肾经。

【功效】 温中健脾，补肾壮阳，益气养血。

【应用】 适用于血液淋巴肿瘤肾气虚者，症见腰膝酸软、小便不利等。

8. 大枣

【性味归经】 味甘，性温。归脾、胃经。

【功效】 补脾胃，益气血。

【应用】 适用于血液淋巴肿瘤脾虚血少者，症见乏力、贫血等。

9. 核桃仁

【性味归经】 味甘、涩，性温。归肺、肝、肾经。

【功效】 补肝肾，益气血，润肠通便。

【应用】 适用于血液淋巴肿瘤肝肾亏虚者，症见乏力、面色萎黄等。

10. 龙眼肉

【性味归经】 味甘，性温。归心、脾、肝、肾经。

【功效】 补心脾、益气血、安心神。

【应用】 适用于血液淋巴肿瘤脾虚者，症见倦怠乏力、面色萎黄等。

11. 黑芝麻

【性味归经】 味甘，性平。归脾、肝、肾经。

【功效】 补益肝肾，养血益精。

【应用】 适用于血液淋巴肿瘤肝肾不足者，症见腰膝酸软、气短乏力等。

12. 木耳

【性味归经】 味甘，性平。归肺、肝、脾、大肠经。

【功效】 补气养血，抗癌。

【应用】 适用于血液淋巴肿瘤气血虚者，症见乏力、面色萎黄等。

13. 甲鱼

【性味归经】 味甘，性平。归肝、肾经。

【功效】 滋阴补肾，清虚热。

【应用】 适用于血液淋巴肿瘤肝肾阴虚者，症见少气短息、爪甲不荣。

14. 黄芪

【性味归经】 味甘，性温。归肺、脾经。

【功效】 补气健脾。

【应用】 适用于血液淋巴肿瘤患者脾虚不固，症见乏力、食少便溏、胸胁胀满等。

15. 鸡蛋

【性味归经】 味甘，性平。归脾、肺、胃经。

【功效】 滋阴润燥。

【应用】 适用于血液淋巴肿瘤阴虚者，症见阴虚盗汗、泄泻等。

（二）常用药膳举例

1.大枣粥

【配方】　大枣5枚，粳米100g，蜂蜜适量。

【制法】　大枣去皮洗净，粳米淘洗干净，与枣一起放入锅内，加水适量先用武火烧，后改文火煎熬至米熟粥成，再加入蜂蜜，搅拌均匀，盛碗内即成。

【功效】　健脾和胃，润肺养血。

【适应证】　用于脾胃气虚、气血失和血液淋巴肿瘤患者。

2.鸡血汤

【配方】　鸡血250g，鸡汤、酱油各适量。

【制法】　将鸡血洗净，切成细丝，放入锅内，加水适量，用鸡汤、酱油调味煮沸后食用。

【功效】　养血和血。

【适应证】　用于血少气虚、气血失和血液淋巴肿瘤患者。

3.助脏生津膏

【配方】　大枣500g，黑芝麻100g，冰糖适量。

【制法】　先将大枣洗净放入锅中，加适量水煮熟，去除皮、核，研成泥；再将黑芝麻研成粉末，放入锅中与枣泥一同煮熟，加入冰糖搅拌均匀，放入容器中储存。

【功效】　养阴润燥，益气补血。

【适应证】　用于血液淋巴肿瘤患者气血亏虚证。

4.乌鱼蛋汤

【配方】　乌鱼蛋50g，蘑菇50g，鸡汤、食盐各适量。

【制法】　先将乌鱼蛋用清水洗净，再放入开水中略焯即捞出；放入冷水中洗去外皮，再用手一片一片地撕开，然后将鱼蛋片放入清水中浸泡备用。用时加鸡汤武火煮沸，入蘑菇煮熟，再加食盐调味，即成。

【功效】　健脾补肾，养阴润燥。

【适应证】　适用于血液淋巴肿瘤患者肝脾阴血亏虚证。

5.精力不衰方

【配方】　核桃仁500g，鸡蛋5枚，猪油、蜂蜜各适量。

【制法】　先将蜂蜜放入锅中熬熟，猪油切碎放入锅中，再将核桃仁用水泡去皮，搅碎入锅中，最后将鸡蛋打入锅中，熬熟后放入容器中储存。

【功效】　健脾补肾，滋阴润燥。

【适应证】　适用于血液淋巴肿瘤患者脾肾气血亏虚证。

6.仙果不饥方

【配方】　大枣500g，柿饼10个，芝麻250g，炒糯米粉250g。

【制法】　先将芝麻研成极细末备用；枣、柿饼同入锅中蒸熟取出，去皮、核、蒂，捣烂，再加入芝麻、糯米粉捣匀，作丸晒干收贮备食。用法：每次5丸，每日2次。

【功效】　补血益气，滋肾养肝。

【适应证】　适用于血液淋巴肿瘤患者肝脾不足、气血亏虚证。

7.鳝丝羹

【配方】 鳝鱼200g，黄花菜50g，冬瓜、葱、食盐、黄酒、湿淀粉、植物油各适量。

【制法】 鳝鱼去头，净膛洗净，入滚水锅中煮至半熟，划丝去骨，加入植物油、黄酒煮熟，后加入适量的黄花菜、冬瓜丝、葱、食盐，翻滚片刻，最后用湿淀粉勾芡即成。

【功效】 益气养血，滋补肝肾。

【适应证】 用于血液淋巴肿瘤患者肝肾气血亏虚证。

8.地仙煎

【配方】 山药500g，杏仁（去皮尖）500g，生牛乳1000mL。

【制法】 将杏仁研细，与牛乳和山药一起，绞取汁液，加水煮沸后，改文火收汁，然后装瓶密封备用。

【功效】 健脾补肾，延年益寿。

【适应证】 用于血液淋巴肿瘤患者肝肾气血亏虚、早衰乏力者。

9.鹌鹑粥

【配方】 鹌鹑1只，粳米100g，食盐适量。

【制法】 鹌鹑去毛和内脏，切成细块，与粳米共煮成粥，加食盐调味即可。

【功效】 滋补肝肾，养阴清热。

【适应证】 用于血液淋巴肿瘤患者肝肾气血亏虚，阴虚燥热者。

10.乌贼鹌鹑蛋汤

【配方】 乌贼肉200g，鹌鹑蛋2枚，黄酒、食盐各适量。

【制法】 乌贼肉洗净，用开水焯一下，入滚水锅中煮至八成熟，再下鹌鹑蛋煮熟，加入适量黄酒、食盐即成。

【功效】 滋阴养血，强健筋骨。

【适应证】 用于血液淋巴肿瘤患者阴血不足、阴虚燥热者。

11.芝麻茶

【配方】 芝麻30g，红茶10g，食盐适量。

【制法】 先将芝麻炒香，打碎放入碗中，加食盐少许，拌匀；将红茶煎煮20min，取汁倒入装有芝麻的碗中饮用。

【功效】 滋阴养血，生津止渴。

【适应证】 用于血液淋巴肿瘤患者阴血不足、阴虚烦渴者。

12.煨甲鱼

【配方】 甲鱼1只，葱、姜、食盐、黄酒、植物油各适量。

【制法】 取活甲鱼1只，剁头，控净血，洗净后放入沸水中稍烫捞出，刮净黑皮，再放入沸水煮约5min捞出，揭开硬盖，去除五脏，剁去爪尖，改刀切块，用沸水汆过；然后用黄酒适量将甲鱼块煨1h，加入植物油少许，再煨1h，加葱、姜、食盐少许，起锅即成。

【功效】 养阴补血，滋肝补肾。

【适应证】 用于血液淋巴肿瘤患者肝肾阴血不足、阴虚骨蒸潮热者。

第三篇　营　养　问　答

第一章　常见营养问答

第一节　临床营养基础问题

一、什么是临床营养科?

临床营养科是医疗机构一个兼有临床、后勤和行政性质的复合型的科室,为患者常规提供临床营养诊疗服务。有条件的医疗机构可开设临床营养科病房,为住院患者提供临床营养诊疗服务。对各种原因引起的营养代谢病(包括营养失调)·的患者通过营养检测和评价进行营养诊断,并使用药品或特殊医疗用途食品对患者进行营养治疗的业务科室。

二、临床营养科是做什么的?

1.营养风险筛查与评估、营养不良诊断、营养不良治疗、营养宣教的实施与监督。

2.根据临床需求,参与特殊、疑难、危重及大手术患者会诊,或加入MDT团队。

3.按需提供医疗膳食、肠内营养、肠外营养建议或处方。

4.规范管理、监督肠外营养执行。

5.规范管理医疗膳食业务。

6.规范指导特殊医学用途食品使用。

7.制订并组织实施本机构的临床营养相关工作规范。

8.通过营养风险筛查、评估和诊断,筛查出患有营养代谢病(包括营养失调)的患者。对其中需要使用治疗膳食、肠内营养和肠外营养的患者,给予合理的营养治疗。

9.对住院患者、部分门诊患者、体检人群和所辖社区居民开展营养咨询、营养宣教工作。

三、临床营养科的主要服务对象?

1.住院患者。

2.有营养咨询需求的门诊患者。

3.需要营养指导的体检人群。

4.医院所辐射的社区居民。

四、哪些患者和特殊人群需要到营养科就诊?

1.肥胖患者、营养不良患者。

2.糖尿病患者、高脂血症患者、消化系统疾病患者、心血管疾病患者、高尿酸血症患者、肾功能不全患者。

3.围手术期患者、肿瘤放化疗患者、烧伤患者、口腔外伤患者。

4.孕妇及哺乳期妇女、偏食儿童、咀嚼障碍的老年人。

五、营养治疗的意义是什么？

住院患者，尤其是危重患者所存在的营养风险或（和）营养不良，会降低机体抵抗力，使患者的手术和麻醉耐受能力减弱，导致并发症发生率、疾病死亡率增加，住院时间延长，医疗成本与费用增加的不良临床结局。临床营养在治疗学中的作用已经远超营养供给的范畴，它不仅为患者提供能量和蛋白质等营养物质，而且可以调控免疫、减轻氧化应激、维护胃肠功能与结构、降低炎症反应和改善患者生存率，对危重症与营养不良患者还起着补充、治疗和药理作用，朝着维护细胞、组织器官功能、促进患者康复的方向不断发展。

六、营养治疗的工作流程是什么？

营养治疗的基本工作流程为：营养风险筛查→综合营养评价→制订营养治疗目标和方案→方案实施与监测、评估、调整→出院前评估→出院后随访，辅以全程的营养宣教。见下图。

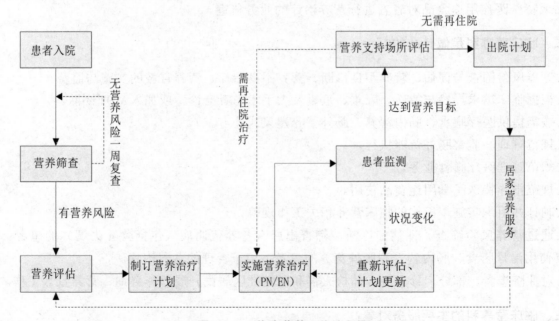

图 3-1-1　临床营养工作流程图

七、引起医源性营养不良的原因有哪些？

1.临床医师对营养与免疫功能关系的重要性认识不足，只重视药物治疗，忽视营养治疗。

2.没有及时给患者开出合理的饮食处方。

3.为了诊断的需要，患者禁食的次数太多，导致营养缺失。

4.没有常规记录患者的身高、体重、食物及水的摄入量以及尿、粪与其他体液丢失量，没有对患者进行营养评价，也不了解患者膳食是否平衡和有无负氮平衡或其他营养素缺乏症存在，不能合理给予营养治疗。

5.不了解创伤、感染、发热引起的代谢亢进，尤其是分解代谢亢进，在机体存在负氮平衡的情况下不恰当的长期输注5%~10%的葡萄糖与生理盐水，造成体内不稳定蛋白质的分解。

6.对脂肪乳剂、氨基酸、维生素的药理作用、适应证、用法用量不了解，不能较好地实施静脉营养，延误了患者的营养治疗。

八、什么是营养风险？

营养风险是指现存的或潜在的与营养因素相关的导致患者出现不利临床结局的风险，如感染相关并发症和住院日等发生负面影响的风险，不仅仅是发生营养不良的风险。

九、常用的营养风险筛查方法有哪些？

营养风险筛查是由医护人员采用工具量表，快速筛查患者营养风险状况，以甄别其是否需要进行全面营养评估的过程。目前常用营养风险筛查工具：

1.营养风险筛查2002（Nutritional Risk Screening 2002，NRS 2002）。可用于住院患者营养不足和营养风险的评估，包括4个方面内容：①人体测量；②近期体重变化；③膳食摄入情况；④疾病严重程度。

NRS 2002有很好的临床适用性。其不足之处是当患者卧床无法测量体重，或者有水肿、腹水等影响体重测量，以及意识不清无法回答评估者的问题时，该工具的使用将受到限制。

2.主观全面评定法（Subjective Global Assessment，SGA）。是ASPEN推荐的临床营养状况评估工具，内容包括详细的病史与身体评估参数。

（1）病史主要强调5方面内容：①体重改变。②进食改变。③现存消化道症状。④活动能力改变。⑤患者疾病状态下代谢需求。

（2）身体评估主要包括5个方面：①皮下脂肪丢失。②肌肉消耗。③踝部水肿。④骶部水肿。⑤腹水。

（3）SGA信度和效度较高，但其更多反映的是疾病状况而非营养状况。该工具是一个主观评估工具，使用者在使用该工具前需要很好培训才能够保证该工具的敏感性和特异性。SGA更适合于接受过专门训练的专业人员使用，作为大医院常规营养筛查工具则不实用。

3.微型营养评定（Mini Nutrition Assessment，MNA）。主要用于老年患者营养风险评估。MNA包括营养筛查和营养评估两部分，包括人体测量、整体评定、膳食问卷和主观评定等。

4.营养不良通用筛查工具（Malnutrition Universal Screening Tool，MUST）。是英国肠外肠内营养协会多学科营养不良咨询小组开发的，适用于不同医疗机构的营养风险筛查工具，适合不同专业人员使用，如护士、医生、营养师、社会工作者和学生等。该工具主要用于蛋白质热量营养不良及其发生风险的筛查，包括3方面评估内容：①BMI。②体重减轻。③疾病所致进食量减少。

通过3部分评分得出总得分，分为低风险、中等风险和高风险。

十、如何对住院患者进行营养评价？

营养评价就是通过膳食调查、人体测量和临床生化检验等方法来确定营养素的摄入和消耗是否达到平衡，以及各种营养素的储备和盈虚情况，判断患者的营养情况，以便纠正不合理的饮食，增强机体抵抗力，促进患者康复。营养评价包括：

1.膳食调查：通过对患者饮食习惯，每日各种食物摄入量的计算，结合受试者当时疾病、生活环境和生理活动的特殊需要，评定膳食构成的主要优缺点，找出存在的问题，为制订合理的营养治疗方案和平衡膳食提供依据。

2.人体测量：包括身高、体重、上臂围、上臂肌围、皮褶厚度等测量，用以了解体脂和骨骼肌的储备情况。

3.临床生化检查及其他检查，常见的检查有：

（1）肌酐-身高指数（CHI）。

（2）尿3-甲基组氨酸值。

（3）血清白蛋白。

（4）血清运铁蛋白。

（5）前白蛋白。

（6）维生素A结合蛋白。

（7）氮平衡实验。

（8）维生素负荷试验及有关酶的活性测定。

（9）微量元素测定。

（10）淋巴细胞计数。

（11）迟发性超敏皮试等。

以上几项检查主要了解蛋白质储备、免疫功能、维生素和无机盐的情况。除此以外还有综合评价指标：营养评价指数（NAI）和预后营养指数（PNI）。

十一、如何确定患者的能量需求？

计算患者能量需要的常用方法是根据基础能量消耗（BEE）再加上活动系数、体温系数及疾病应激系数所增加的能耗，即：

能量需要=BEE×活动系数×体温系数×应激系数

BEE可采用H-B公式：

男性BEE（kJ/24h）=66.4730+13.751W（kg）+5.0033H（cm）-6.7550A（岁）

女性BEE（kJ/24h）=655.0955+9.463W（kg）+1.8496H（cm）-4.6756A（岁）

其中，W表示体重（kg），H表示身高（cm），A表示年龄（岁）。

活动系数：卧床1.2，下床少量活动1.25，正常活动1.3。

体温系数：38℃取1.1，39℃取1.2，40℃取1.3，41℃取1.4。

应激系数：用以补正不同疾病状态下的基础代谢率（见表3-1-1）。

表3-1-1 不同手术或创伤时应激系数

手术	应激系数	手术	应激系数
外科小手术	1.0～1.1	复合性损伤	1.6
外科小手术	1.1～1.2	癌症	1.10～1.45
感染（轻度）	1.0～1.2	烧伤（<20%）	1.00～1.50

续表

手术	应激系数	手术	应激系数
感染（中度）	1.2～1.4	烧伤（20%～39%）	1.50～1.85
感染（重度）	1.4～1.8	烧伤（>40%）	1.85～2.00
骨折	1.20～1.35	脑外伤（用激素治疗）	1.6
挤压伤	1.15～1.35		

十二、何谓必需氨基酸？

凡人体不能合成或合成速度不能满足机体需要，必须从食物中提取的氨基酸称为必需氨基酸。人体所需要的必需氨基酸有8种，即亮氨酸、异亮氨酸、赖氨酸、蛋氨酸、苯丙氨酸、苏氨酸、色氨酸、缬氨酸。对于婴幼儿来说，组氨酸也是必需氨基酸。

十三、何谓非必需氨基酸？

在人体内可以合成或可由其他氨基酸转变而来的氨基酸称为非必需氨基酸。

十四、何谓完全蛋白？

所含必需氨基酸种类齐全、数量充足、比例适当，不但能维持成人的健康，并能促进儿童生长发育的蛋白质称为完全蛋白。

十五、何谓半完全蛋白？

所含必需氨基酸种类齐全，但有的氨基酸数量不足，比例不适当，可以维持生命，但不能促进生长发育，这类蛋白质称为半完全蛋白。

十六、何谓不完全蛋白？

所含必需氨基酸种类不齐，既不能维持生命，也不能促进生长发育，这类蛋白质称为不完全蛋白。

十七、何谓必需脂肪酸？

必需脂肪酸是指人体不能合成，必须由食物供应的脂肪酸，如亚油酸和α-亚麻酸。机体如果缺乏必需脂肪酸，会影响机体免疫力、伤口愈合、视力、脑功能以及心血管健康。

十八、我国居民膳食结构特点是什么？

我国居民传统膳食结构是以植物性食物为主，动物性食物为辅，即粮豆菜为主要食物，肉蛋奶为辅助食物的东亚型膳食模式。这种膳食结构防止了西方国家高热能、高蛋白质、高脂肪、低谷物、低纤维素的膳食结构的弊病，但存在着动物性食品不足、蛋白质质量不高、某些微量元素和维生素不足的缺点。当前中国城乡居民的膳食仍然以植物性食物为主，动物性食品为辅。但中国幅员辽阔，各地区、各民族以及城乡之间的膳食构成存在很大差别，发达地区与不发达地区差别较大。而且随着社会经济发展，我国居民膳食结构已经开始向西方国家膳食结构的方向转变。

十九、2022版膳食指南要求是什么？

1. 食物多样，合理搭配。
2. 吃动平衡，健康体重。
3. 多吃蔬果、奶类、全谷、大豆。
4. 适量吃鱼、禽、蛋、瘦肉。
5. 少盐少油，控糖限酒。
6. 规律进餐，足量饮水。
7. 会烹会选，会看标签。
8. 公筷分餐，杜绝浪费。

二十、何谓平衡膳食模式，怎样合理搭配？

平衡膳食模式是保障人体营养和健康的基本原则，食物多样是平衡膳食的基础，合理搭配是平衡膳食的保障。不同类别食物中含有的营养素及其他有益成分的种类和数量不同。除喂养6月龄内婴儿的母乳外，没有任何一种天然食物可以满足人体所需的能量及全部营养素。只有经过合理搭配的多种食物组成的膳食，才能满足人体对能量和各种营养素的需要。

合理搭配是指食物种类和重量在一日三餐中合理化分配。中国居民平衡膳食宝塔用五层把食物多少表现出来，谷类为主是平衡膳食模式的重要特征。谷类食物含有丰富的碳水化合物，是人体所需能量最经济和最重要的食物来源，也是B族维生素、矿物质、膳食纤维和蛋白质的重要食物来源，在保障儿童生长发育、维持人体健康方面发挥着重要作用。近年来，我国居民的膳食模式已发生变化：谷类食物的消费量逐年下降，动物性食物和油脂摄入量逐年增多；谷类过度加工引起B族维生素、矿物质和膳食纤维损失而导致营养素摄入量失衡。研究证据表明，膳食不平衡、全谷物减少与膳食相关慢性病发生风险增加密切相关。坚持谷类合理膳食为主，保证全谷物及杂豆摄入，有利于降低超重/肥胖、2型糖尿病、心血管疾病、结直肠癌等疾病的发生风险。

平衡膳食应做到食物多样，平均每天摄入12种以上食物，每周摄入25种以上，合理搭配一日三餐。成年人每天摄入谷类200～300g，其中全谷物和杂豆类50～150g；每天摄入薯类50～100g。平衡膳食模式能最大限度地满足人体正常生长发育及各种生理活动的需要，提高机体免疫力，降低膳食相关疾病的发生风险。

二十一、什么是吃动平衡？

成年人能量代谢的最佳状态是达到能量摄入与能量消耗的平衡。这种平衡能使机体保持健康并胜任必要的生活活动和社会活动。能量代谢失衡，即能量过剩或缺乏都对身体健康不利。

体重变化是判断一段时间内能量平衡与否最简便易行的指标，也是判断吃动是否平衡的指标。每个人可根据自身体重的变化情况适当调整食物的摄入量和身体活动量。如果发现体重持续增加或减轻，就应引起重视。

家里准备一个体重秤，经常称一下早晨空腹时的体重。注意体重变化，随时调整吃与动的平衡。

二十二、如何做到健康体重？

目前常用的判断健康体重的指标是体重指数能量消耗。因此必须充分重视身体质量指数（Body Mass Index，BMI），也称体重指数。它的计算方法是用体重（kg）除以身高（m）的平方。

一般人群BMI和人体脂肪含量（%）之间有很好的相关性，可以间接反映人体脂肪含量。人的体重包含身体脂肪组织的重量和骨骼、肌肉、体液等非脂肪组织的重量。对于大多数人而言，BMI的增加大体反映体内脂肪重量的增加，但运动员等体内肌肉比例高的人，健康体重的BMI范围不一定适用。

我国健康成年人（18～64岁）的BMI应在18.5～23.9kg/m²。从降低死亡率考虑，65岁以上老年人不必苛求体重和身材如年轻人一样，老年人的适宜体重和BMI应该略高（20～26.9kg/m²）。

二十三、正常人每天应吃多少？

一般而言，一个人一天吃多少量食物是根据能量需要而计算出来的，故一天吃多少以食物供给是否满足一天能量需要为衡量标准。一个人每天需要的能量取决于许多因素，包括年龄、性别、身高、体重、身体活动水平以及怀孕或哺乳状态（女性）。随着年龄增长，基础代谢率下降，能量需要量也随之减少。另外，减肥、维持体重或增加体重的需求也会影响能量需要量。

根据《中国居民膳食营养素参考摄入量（2022版）》，我国成年人（18～49岁）低身体活动水平者能量需要量男性为9.41MJ（9414kJ），女性为7.53MJ（7 531.2kJ）。

二十四、如何做到食不过量？

食不过量主要指每天摄入的各种食物所提供的能量，不超过也不低于人体所需要的能量。不同食物提供的能量不同，如蔬菜是低能量食物，油脂、畜肉和高脂肪的食物能量较化合物高。因此，要做到食不过量，需要合理搭配食物，既要保持能量平衡也要保持营养素的平衡。

以下窍门可以帮助您做到食不过量，建立健康的饮食行为：

1.定时定量进餐：可避免过度饥饿引起的饱食中枢反应迟钝而导致进食过量。

2.吃饭宜细嚼慢咽，避免进食过快，无意中进食过量。

3.分餐制：不论在家或在外就餐，都提倡分餐制，根据个人的生理条件和身体活动量，进行标准化配餐和定量分配。

4.每顿少吃一两口：体重的增加或减少不会因为短时间的一两口饭而有大的变化，但日积月累，从量变到质变，就可以影响体重的增减。如果能坚持每顿少吃一两口，对预防能量摄入过多而引起的超重和肥胖有重要作用。对于容易发胖的人，适当限制进食量，不要完全吃饱，更不能吃撑，最好在感觉还欠几口的时候就放下筷子。

5.减少高能量加工食品的摄入：学会看食品标签上的营养成分表，了解食品的能量值，少选择高脂肪、高糖食品。

6.减少在外就餐：在外就餐或聚餐时，一般时间长，会不自觉增加食物的摄入量，导致进食过量。

二十五、身体活动量多少为宜?

成年人的能量消耗包括基础代谢、身体活动和食物热效应。身体活动包括职业性身体活动、交通往来活动、家务活动和休闲时间进行的身体活动。通常身体活动量应占总能量消耗的15%以上。建议每天主动运动为6000步,或中等强度运动30min以上,可以一次完成,也可以分2~3次长完成。

成年人每天能量摄入量在6592~9888kJ时,身体活动消耗15%是1000~1500kJ。一般来说,每天日常家务和职业活动2000~2500步、按标准人体重计算的消耗能量250~334kJ;主动性身体活动6000步(5.4~6.0km/h快走),需要约42min,能量消耗为711.28kJ。两者加起来每天能量消耗共962~1046kJ。年龄超过60岁的老年人完成6000步的时间可以更长些。体重越大,进行同等强度运动时消耗的能量越多。

进行不同强度身体活动消耗的能量不同,身体活动强度越大消耗的能量越多。身体活动强度用来描述进行身体活动时费力/用力的大小,可以用代谢当量(MET,梅脱)、心率或者自我感知的疲劳程度来衡量。通常中等强度身体活动的MET值为3~5.9,活动时心率为最大心率的60%~80%[最大心率可以用220-年龄(岁)进行计算],自觉疲劳程度或用力程度为"有点费力,或有点累、稍累"。

换句话说,中等强度身体活动是指需要用一些力,心跳、呼吸加快,但仍可以在活动时轻松讲话的活动,如快速步行、跳舞、休闲游泳及做家务如擦窗子、拖地板等。中等强度身体活动,常用快走作为代表。中等强度的下限为中速(4km/h)步行。

高强度身体活动是指需要更多地用力,心跳更快,呼吸急促,如慢跑、健身操、快速蹬车、打网球、比赛训练以及重体力劳动如举重、搬重物或挖掘等。高强度身体活动适合有运动习惯的健康成年人和青少年。

二十六、体重过重或过轻怎么办?

培养健康的饮食行为和运动习惯是控制体重或增重的必需措施。

(一)体重过重与减重

对于肥胖的人,饮食调整的原则是在控制总能量基础上的平衡膳食。一般情况下,建议能量摄入每天减少1256~2093kJ,严格控制油和脂肪摄入,适量控制精白米面和肉类,保证蔬菜、水果和牛奶的摄入充足。减重速度以每月2~4kg为宜。减肥不单是减重,更重要的是减少脂肪。禁食减肥常常以丢失水分和肌肉为代价,并不能维持长久;不吃谷物的低碳水化合物高蛋白质饮食,只能是暂时性的减肥计划,长期食用低碳水化合物食物或高蛋白质食物对健康十分不利。

运动可以帮助保持瘦体重、减少身体脂肪,建议超重或肥胖的人每天累计达到60~90min中等强度有氧运动,每周5~7d,累计运动能量消耗8368kJ以上;抗阻肌肉力量锻炼隔天进行,每次10~20min。

(二)体重过轻与增重

体重过轻一般有两种情况,一种是身体脂肪含量和瘦体重都偏轻,另一种情况是脂肪含量正常,但是瘦体重偏轻,这种情况女性尤为突出。为健康和生理功能的需要,男性必需体脂肪最少应在3%~8%,而女性必需体脂肪最少应在12%~14%。

对于体重过轻者（BMI<18.5kg/m²），首先应排除疾病原因，然后评估进食量、能量摄入水平、膳食构成、身体活动水平、身体成分构成等。根据目前健康状况、能量摄入量和身体活动水平，逐渐增加能量摄入至相应的推荐量水平，或稍高于推荐量，平衡膳食。可适当增加谷类、牛奶、蛋类和肉类食物摄入，同时每天适量运动。

二十七、如何挑选蔬菜水果？

蔬菜、水果品种很多，不同蔬果的营养价值也相差很大。只有选择多种多样五颜六色的蔬果，合理搭配，才能做到食物多样，享受健康膳食。

（一）重"鲜"

新鲜应季的蔬菜水果，颜色鲜亮，如同鲜活有生命的植物一样，其水分含量高、营养丰富、味道清新，而且仍在进行着呼吸和成熟等植物生理活动，食用这样的新鲜蔬菜水果对人体健康益处多。每天早上买好一天的新鲜蔬菜，用于当日食用。若购买的新鲜蔬菜量较多时，应将它们按照每次食用量分别用厨房用纸包起来放入冰箱冷藏，留住新鲜并尽早食用。

无论是蔬菜还是水果，如果放置时间过长，不仅会丢失水分，口感也会不好。蔬菜腐烂时，还会导致亚硝酸盐含量增加，对人体健康不利。放置过久或干瘪的水果，不仅水分丢失，营养素和糖分同样有较大变化。

腌菜和酱菜是蔬菜储存的一种方式，也是风味食物。因制作的过程中要使用较多的食盐，不建议多吃。

（二）选"色"

根据颜色深浅，蔬菜可分为深色蔬菜和浅色蔬菜。深色蔬菜指深绿色、红色、橘红色和紫红色蔬菜，具有营养优势，尤其是富含β-胡萝卜素，是膳食维生素A的主要来源，应注意多选择。深绿色蔬菜有菠菜、油菜等；橘红色蔬菜如胡萝卜、西红柿；紫红色蔬菜如紫甘蓝、红苋菜等。每天深色蔬菜的摄入量应占到蔬菜总摄入量的1/2以上。选择不同颜色蔬菜也是方便易行地实现食物多样化的方法之一。

（三）多"品"

蔬菜的种类有上千种，含有的营养素和植物化合物种类也各不相同，因此挑选和购买蔬菜时要多变换，每天至少达到3～5种。比如：土豆、芋头等根茎类蔬菜含有较高的淀粉；叶菜、十字花科蔬菜如油菜、绿菜花（西兰花）、各种甘蓝等，富含膳食纤维和异硫氰酸盐等有益物质；番茄、青椒、南瓜、茄子等瓜茄类蔬菜维生素C和类胡萝卜素含量较高；鲜豆类是居民常选菜肴之一，蚕豆、豌豆、菜豆、豇豆、豆角等风味独特，含有丰富的氨基酸、多种矿物质和维生素；菌藻类食物如香菇、平菇等，维生素B、铁、硒、钾等的含量都很高；海带、紫菜富含碘。每种蔬菜特点都不一样，所以应该不断更换品种，享受大自然的丰富多彩。

水果的种类也很繁多，除了从颜色和甜度来区别水果种类外，另一方面是从季节来区别。夏天和秋天属水果最丰盛的季节，不同的水果甜度和营养素含量有所不同，每天至少2种，首选应季水果。

二十八、为什么要少盐少油？

食盐是食物烹饪或食品加工的主要调味品。我国居民的饮食习惯中食盐摄入量较高，而过多的盐摄入与高血压、脑卒中、胃癌和全因死亡有关，因此要降低食盐摄入，培养清淡口味，逐渐做到量化用盐，推荐每天食盐摄入量不超过5g。

烹调油包括植物油和动物油，是人体必需脂肪酸和维生素E的重要来源。目前我国居民烹调油摄入量较多。过多烹调油的使用会增加脂肪的摄入，导致膳食中脂肪供能比超过适宜范围。过多摄入反式脂肪酸还会增加心血管疾病的发生风险。应减少烹调油和动物脂肪用量，推荐每天的烹调油摄入量为25～30g。成年人脂肪提供能量应占总能量的30%以下。

二十九、为什么要控糖限酒？

过多摄入添加糖/含糖饮料，可增加龋齿、超重和肥胖等的发生风险。建议每天摄入添加糖提供的能量不超过总能量的10%，最好不超过总能量的5%。对于儿童和青少年来说，含糖饮料是添加糖的主要来源，建议不喝或少喝，少食用高糖食品。

过量饮酒与多种疾病相关，会增加肝脏损伤、胎儿酒精综合征、痛风、心血管疾病和某些癌症的发生风险。因此应避免过量饮酒。若饮酒，成年人一天饮用的酒精量不超过15g，儿童和青少年、孕妇、乳母、慢性病患者等特殊人群不应饮酒。

三十、哪些人应禁酒？

以酒精量计算，成年人如饮酒，一天最大饮酒的酒精量建议不超过15g，任何形式的酒精对人体健康都无益处。

孕妇、乳母不应饮酒。研究证据提示酒精对胎儿脑发育具有毒性作用。孕期饮酒，即使很低的饮酒量也可能会对胎儿发育带来不良后果，酗酒更会导致胎儿畸形。酒精会通过乳汁影响婴儿健康，进而影响孩子的某些认知功能，如注意力不集中和记忆障碍等，所以孕妇、乳母应禁酒。

少年儿童不应饮酒。少年儿童正处于生长发育阶段，各脏器功能还不完善，此时饮酒对机体的损害甚为严重。即使少量饮酒。其注意力、记忆力、学习能力也会有所下降，思维速度将变得迟缓。特别是少年儿童对酒精的解毒能力弱，饮酒轻则会头痛，重则会造成昏迷甚至死亡。

三十一、什么是血糖生成指数（GI）？

GI是评价含碳水化合物食物引起餐后血糖应答的一个生理指标。谷类加工越精细则GI越高，加工程度较低的全谷物GI相对较低。如精白米饭GI为83、小麦面条的GI为82，而发芽糙米GI为54、全麦粉面条GI则为37，均属于低GI食物。因为全谷物食物富含膳食纤维，可降低血糖生成指数。

三十二、什么是添加糖？

添加糖是指人工加入到食品中的糖类，具有甜味特征，包括单糖和双糖，常见的有蔗糖、果糖、葡萄糖、果葡糖浆等。常用的白砂糖、绵白糖、冰糖、红糖都是蔗糖。建议每天添加糖的摄入不超过50g，最好控制在25g以下。添加糖主要来源于加工食品，包括含糖饮料、糕点、饼干、甜品、冷饮、糖果等；部分来源于烹调用糖，如糖醋排骨、冰糖银耳羹等。

含糖饮料指在制作饮料的过程中人工添加糖，且含糖量在5%以上的饮料。对于儿童及青少年人群，含糖饮料等饮品是添加糖的重要来源。多数含糖饮料中的糖在8%～11%，有的高达13%以上。还有调查表明，某些现制现售的奶茶含糖量在15%～25%。含糖饮料由于饮用量大，很容易摄入过多的糖，导致口味变重和增加超重、肥胖的发生风险。另外，注意看营养标签，某些酸奶的糖含量也很高。

三十三、为什么喝豆浆必须煮透？

大豆含有一些抗营养因子，如胰蛋白酶抑制因子、脂肪氧化酶和植物红细胞凝集素，喝生豆浆或未煮开的豆浆后数分钟至1h，可能引起中毒，出现恶心、呕吐、腹痛、腹胀和腹泻等胃肠道症状。这些抗营养因子遇热不稳定，通过加热处理即可消除。所以生豆浆必须先用大火煮沸，再改用文火维持5min左右，使这些有害物质被彻底破坏后才能饮用。

豆浆和牛奶是不同种类食物，豆浆中蛋白质含量与牛奶相当，易于消化吸收，其饱和脂肪酸、碳水化合物含量低于牛奶，不含胆固醇，且含有丰富的植物甾醇，适合老年人及心血管疾病患者饮用，但豆浆中钙的含量远低于牛奶，锌、硒、维生素A、维生素B含量也比牛奶低。它们在营养上各有特点，两者最好每天都饮用。

三十四、动物内脏是否可以吃？

常见的动物内脏食物有肝、肾、肺和肠等，这些内脏食物中含有丰富的脂溶性维生素、B族维生素、铁、硒和锌等，适量摄入可弥补风味和日常膳食不足，多数内脏产品胆固醇含量偏高，建议每月可食用动物内脏食物2～3次，且每次不要过多。

三十五、白皮鸡蛋比红皮鸡蛋营养价值高吗？

有些人在买鸡蛋时，很在乎蛋皮的颜色，认为红皮鸡蛋比白皮鸡蛋的营养价值高，其实不然。测定结果表明，两者营养素含量并无显著差别。白皮与红皮鸡蛋蛋白质含量均为12%左右；脂肪含量红皮的略高为10.5%，白皮的略低为9.0%；其他营养素含量都是白皮鸡蛋较高，而红皮鸡蛋较低。

蛋壳的颜色主要是由一种称为卵壳卟啉的物质决定。有些鸡血液中的血红蛋白代谢可产生卵壳卟啉，因而蛋壳呈浅红色；而有些鸡如来航鸡、白洛克鸡和某些养鸡场的鸡不能产生卵壳卟啉，因而蛋壳呈现白色。颜色完全是由遗传基因决定的。因此，在选购鸡蛋时，无须注重蛋皮的颜色。

三十六、"土鸡蛋"和"洋鸡蛋"到底有什么区别，哪个营养价值更高呢？

真正意义上的"土鸡蛋"应该是完全散养，没有专门饲料，主要以虫子、蔬菜、野草等为食物的土鸡所生的蛋。而"洋鸡蛋"是养鸡场或养鸡专业户用合成饲料喂养的鸡所生的蛋，洋鸡蛋个头比较大，但蛋黄没有土鸡蛋大。两类鸡蛋的营养素含量比较相对而言，土鸡蛋的蛋白质、碳水化合物、胆固醇、钙、锌、铜、锰含量较高一些，而脂肪、维生素A、维生素B_2、烟酸、硒等含量较低，其他营养素差别不是很大。土鸡蛋中胆固醇含量高出2倍多，其原因可能与蛋黄所占比例较大有关。

三十七、鲍鱼和鱼翅的营养价值高吗？

鲍鱼和鱼翅自古在中国视为海味之极品。因其价格昂贵，民间传说"一口鲍鱼一口金""鱼翅价比黄金"。那么鲍鱼和鱼翅的营养价值是否也像其价格一样高呢？

鲍鱼，为单壳贝类，属海洋软体动物。从营养角度看，鲍鱼的价值并不很突出。营养成分分析，每100g中含蛋白质12.6g，并不比黄鱼多，与蛤蜊相近；脂肪含量较低，但是胆固醇含量较高，其量是大黄鱼的2.8倍、蛤蜊的1.6倍；维生素A和维生素E的含量较高；钙、铁、锌的含量较高，但锌含量不如蛤蜊。鲍鱼中的营养素含量与其他水产动物比较，有高有低，营养价值并不像人们所认为的那么高。

三十八、什么是反式脂肪酸？

脂肪酸的空间构象中，若氢原子分布在不饱和键的同侧，称为顺式脂肪酸；反之，氢原子在不饱和键的两侧，称为反式脂肪酸。常用植物油的脂肪酸均属于顺式脂肪酸。部分氯化的植物油可产生反式脂肪酸，如氢化油脂、人造黄油、起酥油中都含有一定量的反式脂肪酸。

三十九、老年人在膳食上应注意哪些问题？

1.合理选食，蛋白质供应量需适宜，优质蛋白质比例要足够，低胆固醇饮食，食物多样化，粗细搭配，发挥多种食物混合食入的营养效果。

2.餐饮合理，保证一日三餐，定时定量，忌暴饮暴食。因老年生理性睡眠少，应在晚间加一餐容易消化的食物。

3.食物应易于消化、吸收，适合老年人的生理特点，烹制多采用蒸、煮、氽、炖等方法。

4.少用或不用刺激性强的调料品及饮料，忌饮烈性酒。

四十、大米、面粉是否越白越好？

为了追求口感和风味，精白米、精白面往往更受消费者欢迎。其实，提高谷物加工的精度降低了谷物的营养价值。由于过度加工，谷物籽粒的谷皮、糊粉层、胚芽被分离出去，仅留下淀粉含量高的胚乳部分，从而导致营养价值下降，膳食纤维损失严重，B族维生素和矿物质的损失占60%～80%。因此，长期食用精白米和精白面对健康不利，可造成维生素和矿物质摄入不足，甚至导致维生素缺乏病，如维生素B缺乏可引起脚气病。所以大米、面粉不是越白越好，从营养学角度，提倡适量地吃全谷物。

四十一、如何看待营养强化食品？

食品营养强化是将一种或多种微量营养素添加到食品中，从而提高食用人群相应微量营养素摄入的方法，强化营养素的食品一般被称为营养强化食品。食品营养强化已有近200年历史，是国际上常用的改善微量营养素摄入不足的重要手段，我国主要有食盐加碘及添加维生素B、维生素B_2、烟酸、钙、铁等微量营养素的强化食品。

食用营养强化食品应注意以下几个方面。

1.优先从膳食中获取各种充足的天然营养素。对于健康人来说，除碘等个别营养素外，通常可以通过合理膳食满足机体对营养素的需要。因为天然食物中除了含有多种营养成分，还含有许多其他有益健康的成分，对预防慢性病、促进健康具有重要的作用。因此，只有当膳食不能满足营养需要时，才可以根据自身的生理特点和营养需求，选择适当的营养强化食品。

2.科学选购，合理食用。应根据可能缺少的某些营养素，针对性选择所需要的营养强化食品。选购前应注意阅读营养标签，根据营养强化食品中营养素的含量及适宜人群，恰当选择相关产品及食用剂量。

3.缺乏才补。值得注意的是，营养强化食品不是越多越好，不能盲目食用。

四十二、何谓药膳?

药膳是中国传统医学知识与烹饪经验相结合的产物，是以中药和食物为原料，经过烹饪加工制成的一种具有食疗作用的膳食。药膳既不同于一般的中药方剂，又有别于普通的饮食，是一种兼有药物功效和食品美味的特殊膳食，既具有营养价值，又可防病治病、保健强身。药膳中常用的药物和食物有人参、黄芪、当归、阿胶、枸杞、山药、大枣、鸡、鸭、猪肉、羊肉等，能滋补强壮身体、补气血阴阳、增强正气、祛除体内废物等，主要治疗体虚、调理体质，常可制成药膳菜肴、药膳主食、药膳饮料、药膳罐头、汤羹、糕点、糖果、蜜饯等。

四十三、常见运动类型有哪些?

1.有氧运动：也称耐力运动，如慢跑、游泳、骑自行车等，是一种身体大肌肉群参与的持续性有节奏的运动。运动中的能量来源主要由有氧代谢供给。有氧运动可有效地增强心肺耐力，减脂、控体重。

2.抗阻运动：也称力量运动，利用自身重量、哑铃、水瓶、沙袋、弹力带和健身器械等进行的抗阻力运动形式。抗阻运动可增加肌肉力量和质量，增加瘦体重，强壮骨骼和关节，预防摔倒。

3.柔韧性运动：指轻柔、屈曲伸展的运动形式，如太极拳、瑜伽、舞蹈等，可增加关节活动度，预防肌肉损伤，消除肌肉疲劳，提高运动效率。对保持身体活动功能及灵活性具有重要作用。

四十四、有氧身体活动和无氧身体活动有什么区别?

有氧和无氧身体活动的区分是基于运动中能量来源的差别，前者主要依靠三羧酸循环的有氧氧化供能，后者主要依靠磷酸原系统和糖酵解供能。

1.各种活动。有氧活动通常需要大肌肉群参与，如步行、打篮球、踢足球、跳舞等。

2.无氧身体活动：通常强度较高，超出心血管系统向肌肉细胞供氧的能力范围。持续活动时间一般只能维持很短的时间（2～3min），如短跑和举重。

四十五、十字花科都有哪些蔬菜?

十字花科是个庞大家族，几乎占了蔬菜的一半。常见的油菜、青菜、大白菜、小白菜、西兰花、卷心菜、甘蓝、羽衣甘蓝、绿叶甘蓝、抱子甘蓝、萝卜、芥菜、芜菁等都是这个家族的成员。

四十六、什么是全谷物及全谷物食品?

全谷物是指经过清理但未经进一步加工，保留了完整颖果结构的谷物籽粒；或虽经碾磨、粉碎、挤压等方式加工，但皮层、胚乳、胚芽的相对比例仍与完整颖果保持一致的谷物制品。我国传统饮食习惯中作为主食的大米、小麦、玉米、大麦、燕麦、黑麦、黑米、高粱、青稞、黄米、小米、粟米、荞麦、薏米等，如果加工得当均是全谷物的良好来源。

全谷物食品是指配方中含有全谷物原料，且其质量占成品质量的比例不少于51%的食品（以干基计）。

四十七、什么是"隐形盐"？

食盐在烹调中的主要作用是调制口味和增强风味。在加工食品中，一方面添加食盐能增加食品的美味；另一方面也是食品保存中最常用的抑菌剂。"隐形盐"指酱油、酱类、咸菜以及高盐食品等中看不见的盐。主要见于调味品，如酱油、咸菜、酱豆腐、味精等。在食品加工过程中，含钠的食品添加剂如谷氨酸钠（味精）、碳酸氢钠（小苏打）、碳酸钠、枸橼酸钠、苯甲酸钠等，这些都会增加加工食品的钠含量。

一些食品食用量很少，却占成年人全天钠摄入量的1/3。如10mL酱油（1.6~1.7g盐），10g豆瓣酱（1.5g盐），15g一小袋的榨菜、酱大头菜、冬菜（约1.6g盐），20g一块的腐乳（1.5g盐）。

四十八、为什么要选用碘盐？

为了预防碘缺乏对健康的危害，我国从20世纪90年代实施食盐加碘的措施，有效地控制了碘缺乏病的流行。除高水碘地区外，所有地区都应推荐食用碘盐，尤其有儿童、少年、孕妇、乳母的家庭，更应食用碘盐，预防碘缺乏。我国除个别地区属于环境高碘地区外，大部分地区环境碘含量较低。

四十九、如何选购烹调油？

选购烹调油应注意：看透明度，优质植物油透明度高，水分杂质少，无沉淀、无悬浮物。看时间，尽量买生产日期近的食用油，放久了易产生酸败。闻气味，无刺激性气味。

五十、何谓轻断食？

轻断食，又称为间歇性断食，是近年来流行的减肥方式，是通过定时摄入食物减少能量的方法来实现减轻体重的饮食行为。轻断食主要分为2个类型：

1.隔日断食法：正常饮食日与断食日交替进行，即在24h食物摄入不受限制后紧接着断食24h。

2.周期性断食：每周选择1~2d作为断食日，其余几天里食物摄入不受限制。

轻断食作为一种饮食疗法，在减肥、血糖与血脂的调节、胰岛素敏感性的改善等方面有一定的作用。但是，目前有关轻断食的研究仍处于初步阶段，来自人群试验的数据非常有限。

第二节 医疗膳食常见问题

一、医院基本膳食的有哪些种类？

医院基本膳食又称医院常规膳食或阶梯形膳食，是医院一切治疗膳食的基本形式（见表3-1-2）。包括：

1.普食：是一种热量充足，营养素全面，比例恰当的平衡膳食。适用于无发热、咀嚼和消化功能正常的患者。

表 3-1-2　常用基本膳食餐次安排与食谱举例

种类	餐次	可选食物	食谱举例
清流	6~7餐 100~150mL/餐	过箩米汤，稀藕粉，去油肉汤，少油过滤菜汤，过滤果汁，过滤煮水果水等，根据病情可用蒸嫩鸡蛋、冲鸡蛋白水等	第一次：大米、小米油 第二次：青菜汁（菜汁200g，盐1g） 第三次：冲藕粉（藕粉10g） 第四次：青菜汁（菜汁200mL，盐1g） 第五次：鸡蛋白水（鸡蛋白20g） 第六次：冲米粉（米粉10g，盐1g）
流质	6~7餐 100~200mL/餐	各种稠米汤（大米、小米），过箩稀麦片粥，藕粉，杏仁茶，蒸嫩鸡蛋，蜂蜜水冲鸡蛋，少量牛奶、酸奶或豆浆，过箩豆汤，鲜果汁，过箩菜汤，西红柿汁，鲜藕汁，煮水果水，清鸡汤，清鱼汤等	第一次：浓米汤（150mL） 第二次：煮苹果水（150mL） 第三次：蒸嫩蛋羹（鸡蛋50g，芝麻油5g，盐1g） 第四次：冲米粉（米粉30g） 第五次：清鸡汤（100mL） 第六次：冲藕粉（藕粉50g）
半流	5~6餐 150~250mL/餐	白米粥，肉末碎菜粥，蒸蛋羹，蛋花汤，煮嫩鸡蛋，牛奶，豆浆，豆腐脑，鸡蛋烩豆腐，鲜果汁，煮水果水（如病情许可，可以食用去皮水果），西红柿汁，菜泥，肉汤，鸡汤，肝汤，少量嫩肉丝，鱼丸，鱼片等	早餐：粥（大米50g），蒸蛋羹50g 加餐：牛乳200mL 午餐：馄饨（面粉100g，瘦猪肉90g） 加餐：豆腐脑 晚餐：热汤面（挂面100g，鸡脯肉40g，碎青菜100g） 加餐：米粥
软饭	4~5餐	软米饭、馒头、包子、馄饨、粥类； 肉类：细嫩肉类质软切碎； 蛋类：除了高温油炸，均可食用； 菜类：冬瓜、茄子、土豆、南瓜； 果汁、果肉，豆浆，豆腐，豆腐脑等	早餐：香菇鸡丝粥（大米50g，鸡肉丝20g，香菇30g），煮鸡蛋1个，馒头50g 加餐：煮梨水150mL 午餐：软米饭（大米150g），鱼肉丸子（草鱼100g，冬瓜50g），萝卜丝（萝卜200g，瘦猪肉25g） 加餐：黄瓜汁150mL 晚餐：软米饭（大米150g），碎肉豆腐（碎肉30g，豆腐100g），肉末茄子（茄子150g，瘦猪肉50g） 加餐：酸牛奶200mL

2.软饭：质地细软，容易咀嚼，适用于咀嚼困难、消化功能减退的患者以及老年、婴幼儿。

3.半流质膳食：稀、软、呈半流质状的膳食，适用于发热较高、身体虚弱、有腹泻、消化不良等消化道疾病的患者；口腔疾病，耳鼻喉术后患者。

4.流质膳食：膳食呈液体状态或在口腔内溶化为液体的膳食，适用于急症、高热、消化道急性炎症、外科大手术后和极度虚弱的患者。

二、治疗膳食有哪些特点及注意事项？

临床常用治疗膳食包括糖尿病膳食、低盐低脂膳食、低盐膳食、低蛋白膳食、低嘌呤膳食等几种。见下表3-1-3。

表3-1-3　常见治疗膳食要点与食谱举例

种类	适应人群	膳食要点	注意事项	食谱举例
糖尿病膳食	糖尿病患者；肥胖减体重患者	提供适宜能量，碳水化合物占总能量50%～60%	烹饪前称重；主食粗细搭配；禁用糖和勾芡	早餐：豆浆200mL，煮鸡蛋1个，调绿豆芽（绿豆芽300g、油4g），杂面馒头（面粉75g） 午餐：荞麦大米（125g），西芹肉片（西芹350g、平菇20g、瘦肉75g、油10g） 晚餐：杂面馒头（面粉100g），西葫芦肉片（西葫芦350g、瘦肉50g、油8g），牛奶220mL
低盐低脂膳食	糖尿病、高血压、高脂血症、心血管疾病患者	脂肪占总能量的25%以下（<50g）低脂分为全天脂肪50g/d、40g/d、20g/d、10g/d	肉类选择瘦猪肉、瘦牛肉、鸡肉（去皮）、鱼、虾、贝类、鸡蛋白等食物；全天肉类不超过150g；烹调用油选择植物油（全天<25g）；禁用：肥肉、肉汤、填鸭等高胆固醇食物，蛋黄每周不超过3个，禁食动物内脏、鱼子、肝、肾等；禁用油炸食品及过油食品，如干炸里脊、狮子头	早餐：牛奶200mL，鸡蛋1个，主食100g（杂面馒头），炒平菇（平菇200g、油4g、盐0.5g），白菜豆腐（白菜1500g、豆腐50g、油4g、盐0.5g） 午餐：米饭125g，蒜黄鸡蛋（蒜黄200g、鸡蛋50g、油4g、盐1g），萝卜炒肉丝（萝卜200g、猪肉丝50g、油4g、盐1g） 晚餐：豆浆（400mL），主食75g（白面馒头），香菇菜心（湿香菇50g、菜心200g、油4g、盐0.5g），熘鱼片（鱼80g、胡萝卜50g、油4g、盐0.5g）
低盐膳食	急性肾炎恢复期；慢性肾炎；肝硬化伴腹水；高血压、心脏病及水肿患者	一般全天不超过3g食盐	低盐：钠<2000mg/d 无盐：钠500～1000mg/d 低钠：钠<500mg/d （根据24h尿钠排出量、血钠、血压等临床指标来调整钠盐摄入）	略
低蛋白膳食	急性肾炎、肾功能衰竭患者	全天蛋白质40g左右	肾功能不全者，多选用牛奶、鸡蛋、瘦肉补充蛋白质；肝功能衰竭者主要以豆类蛋白为主，禁用干豆类和粗粮	早餐：牛奶200mL，麦淀粉蒸糕（淀粉125g、鸡蛋50g），炒冬瓜（冬瓜300g、油5g） 午餐：米饭（大米100g），蒸红薯（红薯150g），配菜（青菜250g、猪瘦肉丝40g、油7g），冲藕粉（藕粉25g） 晚餐：鸡蛋汤（淀粉25g、鸡蛋25g、糖10g），蔬菜水晶饼（淀粉100g、青菜50g、油5g），炒茄子（茄子200g、西红柿50g、油8g）

续表

种类	适应人群	膳食要点	注意事项	食谱举例
低嘌呤膳食	痛风、高尿酸血症患者	急性期全日嘌呤<150mg 缓解期适当放宽 饮水3000mL/d	禁食肉汤、海鲜、干豆类和菌藻类，全天肉量不超过50g 主要选用奶类、蛋类及含嘌呤低的蔬菜；可选用少量瘦肉、鸡肉等 烹调用油25g/d	早餐：大米粥250mL，蒸蛋羹1个，炒白菜（白菜250g、油4g），蒸芋头125g 午餐：大米125g，丝瓜肉片（丝瓜350g、瘦肉75g、油10g） 加餐：苹果1个 晚餐：小米粥200mL，馒头100g，青椒肉片（青椒350g、鸡肉60g、油8g） 加餐：牛奶200mL

三、其他治疗膳食的适用范围及膳食要求是什么？

见表3-1-4。

表3-1-4 其他治疗膳食要点

名称	适用范围	限制或禁忌食物	可食食物	膳食要求
低胆固醇膳食	高血压、冠心病、高脂血症等	蛋糕、动物内脏、蛋黄、肥肉等	主食、豆及其制品、蔬菜、肉类（每天限食50g）、奶类、蛋类、鱼虾类等	每天提供胆固醇<300mg，选用单不饱和脂肪酸高的油脂，脂肪<30g/d，选用植物油作为烹饪油
少渣膳食	伤寒、消化道溃疡恢复期、食道静脉曲张、腹泻、肠道术后、部分肠梗阻等	粗粮及油炸食物、干豆类、坚果类、竹笋、芹菜等高纤维蔬菜及辛辣刺激的食物	细粮、点心、豆类、奶类、鱼虾类、土豆、冬瓜等少纤维的蔬菜等	全天供给食物纤维<5g
高蛋白膳食	烧伤、结核、肿瘤、贫血、甲亢、手术前后、低蛋白血症、营养不良等	同普食	同普食	保证能量供给，增加优质蛋白质100～120g/d，特殊情况另行通知；氮排泄障碍时忌用；注意补充水分
低能量膳食	肥胖患者；为了控制病情须减轻机体代谢方面负担的患者如糖尿病、高血压、高脂血症、冠心病等	精粉、甜点心、粉丝、土豆、动物油脂、坚果类、蔗糖等	粗粮、蔬菜、豆制品、奶类、蛋类、鱼虾类、禽肉类（少量）	按照肥胖程度计算给予能量；蛋白质供应充足最好1g/(kg·d)；忌用含糖高、油脂高的食物，适当减少膳食中钠的摄入，一般≤5g/d
高钙膳食	低钙血症、骨质疏松症、断肢再植及骨折患者等	粉条、粉丝等；藕粉、竹笋、菠菜等；动物内脏、蛋类、鱼类等	主食、黄豆、蔬菜、海带排骨、奶类、肉类、芝麻酱等	全天供钙>2g，热能视情况而定；注意钙磷比例；适当增加维生素D的供给
低铜膳食	肝豆状核变性、铜代谢异常者等	含铜丰富的食物如动物肝脏和肾脏、海产品、贝类、花生米等	米、面、卷心菜、菠菜、番茄、胡萝卜等	全天供给铜<1.55mg

续表

名称	适用范围	限制或禁忌食物	可食食物	膳食要求
高纤维素膳食	便秘、预防高脂血症、糖尿病、冠心病、肥胖等	精制米面、土豆、冬瓜、茄子等；刺激性食品及调味品不宜食用	糙米、全麦粉、粗粮、肉类、鱼虾类、芹菜、南瓜、大白菜、韭菜等	食物纤维>30g/d，注意多饮水，每天>2000mL
低脂低胆固醇膳食	高胆固醇血症、冠心病和有冠心病危险因素的患者，以及需要限制脂肪和胆固醇的肝、胆、胰腺疾病患者	限制含饱和脂肪酸的动物脂肪，各种动物性油脂猪油和肥肉等；限制糖和甜食的摄入	适当增加膳食纤维的用量，选用生物价值较高的豆制品代替部分动物性蛋白质，选用牛奶、鸡蛋清、鱼、豆制品、蔬菜和粗粮	脂肪<40～50g/d，胆固醇<300mg/d 采用蒸、卤、煮、烩、炖的方式以减少烹调用油
高热量高蛋白膳食	严重烧伤、创伤、营养不良性水肿、甲状腺功能亢进、外科手术前后等患者	同普食	含热能高、蛋白质丰富的食物，如鸡、鸭、鱼、肉、蛋、牛奶、豆类及豆制品；加餐食物可选用豆浆、代乳粉、酸牛奶或藕粉、麦乳精、鲜果汁、馒头、蛋糕、饼干、点心等	热能供给在原来基础上每日增加4184kJ，热能可高达16 736kJ，全日蛋白质在100～120g 少量多餐，3次正餐外可增加2～3餐
减体重膳食（低热量膳食）	肥胖患者	限用富含热量的食物，如肥肉、烹调油、含油脂多的硬果类及糕点、糖果、甜食；避免零食和睡前吃夜宵的习惯	平衡膳食，尽量多选用蔬菜以增加饱腹感；食物以汆、煮、炖、拌、卤等方法制备，以减少烹调油及脂肪摄入量	根据肥胖程度每日能量摄入比平时减少2092～4184kJ；蛋白质按1g/(kg·d)供给，其中优质蛋白质应占50%；脂肪每日应限制在40g以内。主食150～250g

四、低盐、无盐、低钠膳食有何不同？

低盐、无盐、低钠饮食统称为限钠膳食，根据限钠的程度不同分为：

1. 低盐膳食

限钠量在1500mg/d以下，全日烹调用食盐量成人不超过2～3g（酱油10～15mL），6岁以上儿童每日不超过1g，1～6岁每日不超过0.5g，1岁以下每日不超过0.25g，禁用一切咸食，如咸蛋、咸肉、咸鱼、酱菜、面酱、腊肠、香肠、各种荤素罐头。

2. 无盐膳食

全日供给钠1000mg左右，除低盐所禁食物外，烹调时不加盐或酱油。

3. 低钠膳食

全日钠供给量控制在500mg以内，除无盐饮食要求外，还应限制食用碱制馒头、发酵粉制作的糕点、饼干以及含钠高的食物，如油菜、蕹菜、芹菜等含钠100mg/100g以上的蔬菜及松花蛋、豆腐干、猪肾等。

五、常见食物的嘌呤含量如何？

1. 微量嘌呤食物（<25mg/100g）

乳类及乳制品、蛋类、动物血、海参、海蜇皮中嘌呤含量极低。其他微量嘌呤食物有：谷类中的米、麦、米粉、面条、通心粉、麦片、玉米等；根茎类的马铃薯、芋头等；蔬菜类中的白菜、苋菜、芥蓝、芹菜、韭菜、韭黄、苦瓜、黄瓜、冬瓜、丝瓜、胡瓜、茄子、胡萝卜、萝卜、青椒、洋葱、番茄、木耳、腌菜等，以及各种水果。

2. 中等量嘌呤食物（25～150mg/100g）

豆类中的绿豆、红豆、四季豆、豌豆、豇豆、豆腐、豆干、豆浆等；畜禽类中的鸡肉、猪肉、牛肉、羊肉、鸡心、鸡肫、鸭肠、猪腰、猪肚、猪脑等；水产品中的黑鲳鱼、草鱼、鲤鱼、秋刀鱼、鳝鱼、鳗鱼、乌贼、虾、螃蟹、鲍鱼、鱼翅、鱼丸等；蔬菜类中的菠菜、花椰菜、茼蒿菜、洋菇、鲍鱼菇、海带、笋干、金针菇、银耳等，以及干果类中的花生、腰果、栗子、莲子、杏仁等。

3. 高嘌呤食物（150～1000mg/100g）

豆类中的黄豆、豆芽；畜禽类中的肝脏、肠等；水产类中的白鲳鱼、鲢鱼、带鱼、乌鱼、海鳗、沙丁鱼、草虾、牡蛎、蛤蜊、蚌蛤、干贝、鱼干等；蔬菜类中的豆苗、芦笋、紫菜、香菇等，以及各种肉汤、鸡精、酵母粉等。

六、鸡汤、鱼汤、骨头汤营养价值高吗？

传统的观念认为，鸡汤、鱼汤、骨头汤营养丰富，而事实上并非如此。科学研究证明，长时间高温烹煮后，很多的营养物质都被破坏了，如鸡鸭鱼肉的优质蛋白质都因高温而变性、维生素类（维生素C）也因高温破坏分解了。如果只通过喝汤来补充营养，不但不能补充营养，时间久了反而会导致蛋白质、维生素C缺乏等；另外，鸡汤、鱼汤里脂肪含量高，对很多患者（如高血脂、老年患者）都不适合；鸡汤、鱼汤里还含有较高的嘌呤，嘌呤可诱发和加重痛风患者的病情；而骨头汤的钙主要是羟磷酸钙，不溶于水，不能被人体消化吸收。所以，鸡汤、鱼汤、骨头汤不能全面均衡的补充营养。

七、如何提高谷类食物摄入量？

1. 餐餐有谷类

谷类食物是素食人群膳食中的关键部分，对于素食者来说应更好地享用，如大米饭、面食等，每餐不少于100g（生食）。不足部分可利用零食、加餐和茶点补足。

2. 全谷物、杂豆类天天有

素食者应比非素食人群增加全谷类食物的摄入比例，主食中一半应为全谷物、杂豆类，减少精制米面比例。选购食物时，应特别注意加工精度，少购买精制米和精白粉，适当选购全谷物，如全麦粉、嫩玉米、燕麦等。全谷物可和其他食物一起搭配烹饪食用，口味更佳，例如：杂粮粥、玉米糁、小米绿豆粥，为许多人所喜爱。

3. 薯类不可忘

薯类如土豆、红薯等，碳水化合物丰富可以当作主食调换食用，还可增加膳食纤维、钾等摄入量。

八、什么是强化食品?

强化食品是为保持食品原有的营养成分，或者为了补充食品中所缺乏的营养素，向食品中添加一定量的食品营养强化剂，以提高其营养价值的食品。

九、什么是营养素补充剂?

营养素补充剂是指以补充维生素、矿物质而不以提供能量为目的的产品，包括单一和复合的补充剂，分为营养素补充剂类保健食品、OTC类微量营养素补充产品以及其他各种营养素产品。

十、什么是特殊医学用途配方食品 (特医食品)?

为了满足进食受限、消化吸收障碍、代谢紊乱或特定疾病状态人群对营养素或膳食的特殊需要，专门加工配制而成的配方食品。该类产品必须在医生或临床营养师指导下，单独食用或与其他食品配合食用。

我国目前特医食品分为三大类:

1. 全营养配方食品，可作为单一营养来源满足目标人群营养需求的特殊医学用途配方食品。

2. 特定全营养配方食品，可作为单一营养来源能够满足目标人群在特定疾病或医学状况下营养需求的特殊医学用途配方食品。

3. 非全营养配方食品，可满足目标人群部分营养需求的特殊医学用途配方食品，不适用于作为单一营养来源。

第三节　肠内与肠外营养常见问题

一、肠内营养有哪些适应证?

1. 口服摄入不足，但胃肠道有消化吸收功能的患者，可以应用肠内营养治疗。

2. 要努力实施肠内营养治疗，即使暂时不成功，也要尽可能创造条件去反复尝试肠内营养，因为临床患者一旦耐受了肠内营养，将受益无穷。

3. 营养物质经门静脉系统吸收输送至肝脏，有利于内脏（尤其是肝脏）的蛋白质合成及代谢调节。

4. 长期持续应用全肠外营养会使小肠黏膜细胞和营养酶系的活性退化，而肠内营养可以改善和维持肠道黏膜细胞结构与功能的完整性，有防止肠道细菌易位的作用。

5. 肠外营养导致内脏血流与心搏出量增加，使代谢营养物质消耗的能量增加。

6. 在同样热量与氮量的条件下，应用肠内营养的患者的体重增长、氮潴留均优于全肠外营养，而且人体组成的改善也较明显。

7. 肠内营养较价廉，对技术和设备的要求较低，使用简单，易于临床管理。

二、肠内营养配方如何选择?

可供临床选用的肠内营养配方很多,成分与营养价值差别很大,选择配方时主要考虑其蛋白质、碳水化合物与脂肪的来源及比例,各配方的膳食纤维、维生素和矿物质含量也可能不同。肠内营养制剂发展迅速,配方常有改变,因此要注意所用产品的具体配方。具体见图3-1-2。

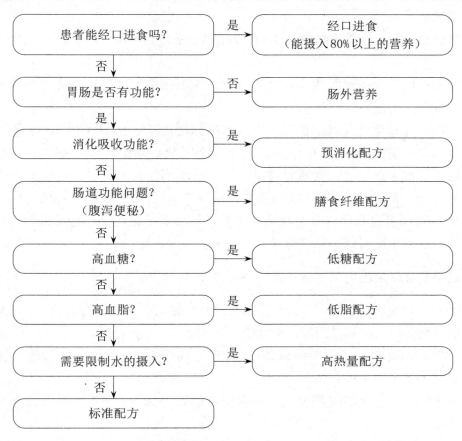

图3-1-2 肠内营养制剂的选择

三、如何选择肠内营养输注途径?

见图3-1-3。

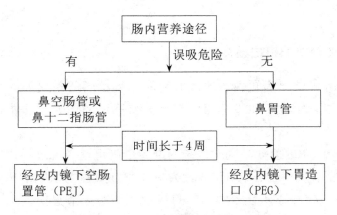

图3-1-3 肠内营养输注途径选择

四、肠内营养如何喂养量?

1.应从低浓度、低容量开始,滴注速率与总用量应逐日增加,不足的热量与氮量由静脉补充。通常,肠内营养的起始浓度为8%～10%,容量为500mL/d,维持浓度为20%～25%,容量为2000～2500mL/d,最大浓度为25%,容量为3000mL/d,若能在3～5d内达到维持剂量,即说明胃肠道能完全耐受这种肠内营养。

2.目前多主张通过重力滴注或输注泵连续12～24h输注肠内营养液,特别是危重病患者及空肠造口患者。

3.为保证营养物质的充分消化吸收,可将患者丢失的消化液加以收集回输,尤其是消化道外瘘的患者。

4.评价肠内营养治疗安全性及有效性的一个重要指标是胃肠道有无潴留。放置鼻胃管的危重病患者胃底或胃体的允许潴留量应≤200mL,而胃肠造口管的允许潴留量应≤100mL。

5.所有肠内营养管均可能堵管,含膳食纤维的混悬液制剂较乳剂型制剂更易发生堵管。因此在持续输注过程中,应每隔4h即用20～30mL温水冲洗导管,在输注营养液的前后也应予以冲洗。营养液中的酸性物质可以引发蛋白质沉淀而导致堵管,若温水冲洗无效,则可采用活化的胰酶制剂、碳酸氢钠冲洗,也可采用特制的导丝通管。

五、什么情况下适宜使用肠内营养输注泵?

1.对危重症患者(如短肠综合征、IBD、部分肠梗阻、肠瘘、急性胰腺炎等)、重大手术后患者在刚开始接受肠内营养时,推荐使用肠内营养输注泵。

2.对接受2～3周及以上肠内营养治疗或长期(6个月或更长)采用PEG进行肠内营养的患者推荐使用输注泵输注优于重力滴注。

3.血糖波动较大的患者(高渗非酮症性昏迷或低血糖反应及其他严重的代谢性并发症)推荐使用肠内营养输注泵。

4.对老年卧床患者进行肠内营养时,推荐使用肠内营养输注泵。

5.对输入肠内营养液的"速度"较为敏感的患者,推荐使用肠内营养输注泵。

6.下述情况均推荐使用肠内营养输注泵:肠内营养液黏度较高(如高能量密度的肠内营养液),进行直接的十二指肠或空肠喂养时,需要严格控制输注速度时,输注大剂量、高渗透压的营养液时,家庭肠内营养治疗。

六、启动肠内营养的时机如何把握?

肠内营养与肠外营养相比具有更符合生理、有利于维持肠道黏膜细胞结构和功能完整性、并发症少且价格低廉等优点,因此,只要患者存在部分胃肠道消化吸收功能,也应当尽可能首先考虑肠内营养治疗。

1.围手术期:术前10～12h禁食,这一传统的准备措施可使患者过早进入分解代谢状态,不利于患者术后康复。有证据表明术前2～3h进食流食并不增加反流与误吸的风险,因此在手术前夜与术前2h给予大手术患者一定量碳水化合物。结直肠手术和髋关节置换手术患者,术前口服低渗性碳水化合物饮料,可减轻术后胰岛素抵抗,有助于减少骨骼肌分解,患者耐受性良好。

2.以下患者应尽早开始营养治疗（尽可能通过肠内途径）：预计围手术期禁食时间大于7d；预计10d以上经口摄入量无法达到推荐摄入量的60%以上。

3.术前鼓励不能从正常饮食中满足能量需要的患者接受口服营养治疗，在住院之前就可以开始肠内营养治疗。没有特殊的误吸风险及胃瘫的手术患者，建议仅需麻醉前2h禁水、6h禁食。

4.手术后应尽早开始正常食物摄入或肠内营养。大部分接受结肠切除术的患者，可以在术后数小时内开始经口摄入清淡流食，包括清水。

5.对不能早期进行口服营养治疗的患者，应用管饲料喂养，特别是以下患者。

（1）由于肿瘤接受了大型的头颈部和胃肠道手术。

（2）严重创伤。

（3）手术时就有明显的营养不良。

（4）大于10d不能经口摄入足够的（>60%）营养。

6.在生命体征稳定的条件下，危重病患者的营养治疗可在入ICU后24～72h开始。

7.只要胃肠道解剖与功能允许，应首选EN。

8.需要营养治疗的烧伤患者优先考虑采用肠内营养。

9.但烧伤早期血流动力学不平稳时不宜肠内营养。

10.对于早期肠内营养还是延迟肠内营养的疗效，目前缺乏证据支持，但专家认为早期给予肠内营养利益更多。

七、如何进行肠外营养与肠内营养治疗的过渡与配合？

1.全肠外营养阶段：全合一肠外营养液中添加谷氨酰胺注射液，保护肠道黏膜，利于肠道功能恢复。只要肠道恢复部分功能，即开始实施肠道营养。

2.肠内营养开始过渡时，采用营养泵持续缓慢泵入的方式，提高肠道对营养液的耐受性，尤其对于老年或重症患者。

3.对于因消化系统受到严重影响的患者，起始肠内营养配方选择氨基酸或短肽型配方，逐渐过渡为整蛋白型。

4.实施肠内营养起始阶段，热量仍然主要由肠外营养供给，待肠内营养供给过渡达到60%以上，可停止肠外营养供给。

5.肠内营养过渡先增加频次，再逐渐增加每次喂养的剂量，以达到更好的肠道耐受性。

八、肠内营养治疗时应该监测哪些指标？

开始管饲的前5d，每日记录能量及蛋白质摄入量，输注恒定后每周1次。

应定期检查血钠、钾、钙、磷、镁、总蛋白、白蛋白、转铁蛋白、胆红素、甘油三酯、胆固醇、血糖、尿素氮和凝血酶原时间。

定期记录体重、氮平衡、出入量及营养参数（肌酐-身高指数、肱三头肌皮褶厚度、臂肌围等）。

九、管饲料喂养时需要注意哪些问题？

1.肠内营养制剂配方以及浓度是否符合患者的消化吸收功能。充分评估患者胃肠道解剖的连续性、功能的完整性、肠内营养的预计时间、有无误吸可能等因素。如胰十二指肠切除术后给予短肽类肠内营养制剂，肝硬化患者给予支链氨基酸型肠内营养制剂，防止肝性脑病的发生等。

2.肠内营养制剂应现用现配，滴注时间不超过4h，避免因时间过长而变质；已配制好的营养液应放在4℃以下的冰箱内保存，防止被细菌污染。

3.保持鼻饲管通畅，防止内容物阻塞。每次喂养前后应以温开水冲洗鼻饲管，每次30～50mL。观察吸出物的色和量，并记录24h引流总量。一般胃液多呈清亮或淡黄色，如出现咖啡色或其他颜色，应及时与医生联系。灌注前后用少量温开水冲洗，灌食前可确定管道是否通畅，灌食后则可清除附着在管壁上的食物，防止食物残渣堵塞管腔，并防止细菌繁殖而引起胃、肠道感染。必须经口服药时，如片剂要研碎调水后注入，注入后夹管30min，以免将药物吸出，影响疗效。

4.术后造瘘管要妥善固定，避免因患者床上活动时造瘘管牵拉周围皮肤引起的疼痛和造瘘管的脱出。

5.准确记录灌入的食物种类、量及时间，每日计算摄入的总热量，评估患者的营养状况，保证机体代谢所需热量。

6.观察管饲喂养并发症。

十、肠内营养的常见并发症有哪些？

常见并发症有：

（一）置管并发症

经鼻置管：鼻翼部糜烂、咽喉部溃疡、声音嘶哑、鼻窦炎、中耳炎。

胃造口：漏出、腹腔内感染、造口处出血。

空肠造口：渗漏、梗阻。

（二）胃肠道并发症

腹泻：腹胀、腹痛。

恶心、呕吐：明确诊断，判断原因（制剂选择、滴速、温度、渗透压、量），对症处理。

（三）代谢并发症

水、电解质代谢紊乱；糖代谢紊乱出现血糖波动；肝肾功能及蛋白质代谢异常；脂肪代谢异常；维生素及微量元素代谢异常。

（四）感染问题

营养液被污染；滴注容器及管道污染。

十一、肠内营养并发症如何预防？

1.低速、低渗透压、温度适宜、少量开始，视患者适应情况逐渐加量，直至目标热量。

2.配制时，应严格执行无菌操作原则，所有配制用具均需消毒灭菌后使用。

3.肠内营养制剂的口服温度一般为37℃左右，鼻饲及经造瘘口注入时的温度宜为38～42℃。

4.应用管喂饮食期间应定期检查血糖、尿糖、血尿素氮、电解质、肝功能等指标，观察尿量、排便次数及性状，并记录体重，做好营养评估。

5.长期留置鼻饲管的患者，要每日涂涂油膏，保持鼻腔润滑，对造瘘口周围皮肤保持清洁、干燥。

6.鼻饲管2～4周更换1次，拔管最好是在当日最后一次鼻饲后2～4h，重新置管为次日第1次鼻饲之前1～2h。

7.停用时需逐渐减量，骤停易引起低血糖反应。

十二、何谓要素膳？其适应证是什么？

要素膳是一种化学配制膳，它是根据人体的需要由纯氨基酸或水解蛋白、单糖和低聚糖、必需脂肪酸、维生素、无机盐等营养物质配制而成的。是一种不需要消化或稍经消化即可直接吸收的无渣膳食，既可口服也可以管饲。

适应证：①需低渣膳的手术，如胃肠道手术前后。②消化道疾病，如短肠综合征、胃肠造瘘、炎性肠道疾病、胰腺疾病、吸收不良综合征、慢性腹泻。③胃肠道外疾病，如肿瘤化疗、放疗的辅助治疗，术前术后营养补充，烧伤、创伤高分解代谢状态，中枢神经系统紊乱，心血管疾病，肝、肾疾病等。④作为完全胃肠外营养的过渡和周围静脉营养的补充。

十三、常用肠内营养的制剂选择

见表3-1-5。

表 3-1-5　不同配方肠内营养制剂的特点及其适用对象

配　方	主要营养底物组成			特　点	适用对象
	碳水化合物	氮　源	脂　肪		
整蛋白配方	双糖	完整蛋白	长链或中链脂肪酸	营养完全，可口，价廉	胃肠道消化功能正常者
预消化配方	糊精	短肽或短肽+氨基酸	植物油	易消化、吸收，少渣	胃肠道有部分消化功能者
单体配方	葡萄糖	结晶氨基酸	植物油	易消化，吸收	用于消化功能障碍患者
免疫营养配方	双糖	完整蛋白	植物油	添加谷氨酰胺、鱼油等	创伤患者、大手术后患者
匀浆膳	蔗糖	牛奶鸡蛋	植物油	营养成分全面，接近正常饮食	肠道的消化吸收功能要求较高，基本上接近于正常功能
组件膳				单一的营养成分	适合补充某一营养成分
低糖高脂配方	双糖	完整蛋白	植物油	脂肪提供50%以上热量	适合糖尿病、通气功能受限的重症患者
高能配方	双糖	完整蛋白	植物油	热量密度高	适合限制液体摄入的患者
膳食纤维配方	双糖	完整蛋白	植物油	添加膳食纤维	适合便秘或腹泻的重症患者

十四、常用肠内营养制剂成分与含量

见表3-1-6。

表 3-1-6　常用肠内营养制剂主要成分

品名	能量 (kJ/L)	蛋白质 (g/L)	脂肪 (g/L)	碳水化合物 (g/L)	适用对象及特点
匀浆膳	4184	44.0	28	145	整蛋白制剂，适用于胃肠道较好、康复期患者及家庭肠内营养患者的饮食替代或营养补充
纤维型匀浆膳	3891	47.5	26.4	133.2	适用于胃肠功能较好，需要高膳食纤维饮食患者、糖尿病患者、应激性高血糖患者
短肽型匀浆膳	3598	41	4	171	双氮源分子（80%短肽+20%氨基酸），含中链甘油三酯MCT。适用于胃肠道功能部分损伤、不能通过正常进食满足机体营养需求的患者
支链氨基酸型匀浆膳	3933	54.2	16	135	含高浓度支链氨基酸（占50%）。肝炎、脂肪肝、肝硬化、肝功能衰竭等慢性肝病患者的部分饮食替代或营养补充
低脂型匀浆膳	3515	31.5	3.8	171	本品适用于进食后初次使用的患者；胆囊炎、胆囊切除术等需要低脂饮食的人群
低蛋白匀浆膳	4184	25	28	162	低钠、低钾、低磷及适量蛋白质。适用于急慢性肾炎、急慢性肾功能衰竭、维持性血液透析或持续性腹膜透析、糖尿病肾病患者
均衡全营养素	4184	40.5	28.3	132.7	适用于各种需要营养补充的人士；完全饮食替代、日常营养补充
乳清蛋白粉	1619	72	5.3	13	富含支链氨基酸、免疫球蛋白和乳清蛋白
安素	4184	35	35	137	整蛋型肠内营养制剂 粉剂
瑞素	4184	38	34	138	整蛋型肠内营养制剂
瑞代	3765	34	32	120	缓释淀粉为碳水化合物来源，适用于糖尿病及应激性高血糖患者
瑞先	6276	56	58	188	含膳食纤维
瑞能	5439	58.5	72	104	高脂肪、高能量、低碳水化合物，癌症患者的肠内营养，含有ω-3脂肪酸和维生素A、C、E，能改善免疫功能
瑞高	6276	75	58	170	高蛋白、高能量、易于消化的脂肪，适用于液体入量受限的患者
百普力	4184	40	10	188	短肽型（含有一定量氨基酸）
能全力	4184	40	39	123	整蛋白制剂多种规格：3.138kJ/mL、4.184kJ/mL、1.5kJ/mL
能全素	4184	40	39	123	整蛋白制剂，粉剂
益菲佳	6276	63	92	105	高能量高脂肪低糖营养配方，适用于COPD、呼吸衰竭患者
益力佳	4184	42.5	54.4	85	高纤维、低糖营养配方，适用于糖尿病及应激性高血糖患者
维沃	4184	38.3	2.78	205.67	氨基酸型肠内营养制剂

十五、肠外营养的适应证与并发症有哪些?

（一）适应证

1.不能经口进食者。

2.不宜经口进食者。

3.口服不能满足营养要求者。

4.特别情况如急性肾功能衰竭、肝功能衰竭、心功能衰竭等。

（二）并发症

1.与插管技术有关的并发症，如血气胸、血肿、纵隔积液、动静脉瘘、血栓、导管栓塞等。

2.感染性并发症，如局部感染、严重败血症。

3、代谢并发症，如高血糖、高渗性非酮性昏迷、低血糖、低磷、低钙血症、渗透性利尿、非酮性高渗性脱水、高氯血症、代谢性酸中毒、低钾血症、高钾血症、低镁血症等。

十六、肠外营养配方一般的每日推荐量是多少?

见表3-1-7。

表 3-1-7　总结肠外营养每日推荐量

能量　20～30g/(kg·d)　[每4.184kJ给水量1～1.5mL]			
葡萄糖　2～4g/(kg·d)		脂肪1～1.5g/(kg·d)	
氮　量　0.1～0.25g/(kg·d)		氨基酸0.6～1.5g/(kg·d)	
电解质（肠外营养成人平均日需量）			
钠　80～100mmol	钾　60～150mmol		氯　80～100mmol
钙　5～10mmol	镁　8～12mmol		磷　10～30mmol
脂溶性维生素：A 2500IU	D 100IU	E 10mg	K_1 10mg
水溶性维生素：B_1 3mg	B_2 3.6mg	B_6 4 mg	B_{12} 5 ug
泛酸15mg	烟酰胺40mg	叶酸400μg	C 100mg
微量元素：铜0.3mg	碘131μg	锌3.2mg	硒30～60μg
钼19μg	锰0.2～0.3mg	铬10～20μg	铁1.2mg

十七、肠外营养配方中需要注意的问题是什么?

1.应采用全合一配方，热氮比、糖脂比较适宜。

2.添加所有机体所需的电解质，浓度要适宜。

3.严格按照混合顺序，防止脂肪破乳和维生素分解。

4.微量营养素不可少。

5.不可加入其他非营养药物。

十八、肠外营养输注途径的选择有哪些注意事项?

1.经周围静脉缓慢均匀输注能够耐受常规能量与蛋白质密度的肠外营养配方全合一溶液，但不建议连续输注时间超过10～14d。

2.如果经周围静脉输入出现3次以上静脉炎，考虑系药物所致，应采用CVC或PICC置管。

3.PN支持时间预计>10～14d，建议采用CVC或PICC置管。

4.成人患者中，需要综合考虑患者的病情、血管条件、可能需要的营养液输注天数、操作者资质与技术熟练程度，谨慎决定置管方式。

5.PICC置管及置管后护理应由经专门培训，具有资质的护理人员进行。

十九、常用肠外营养制剂主要成分与渗透压等指标

见表3-1-8、9。

表3-1-8 常见氨基酸注射液的含氮量、渗透压及特点

名称	含氮量	渗透压	特　点
8.5%乐凡命	14g/L	约810mOsm/L	18种平衡氨基酸
11.4%乐凡命	18g/L	约1130mOsm/L	18种平衡氨基酸
绿支安	15.2g/L		18种 BCAA 35.9%，EAA/NEAA=1.7
氨复命15-HBC	9.75g	620mOsm/L	15种氨基酸，高支链氨基酸（45%），pH 6.5，碱性氨基酸采用醋酸或游离碱，可减少产生代谢性酸中毒
氨复命14S	12.2g	1100mOsm/L	14种氨基酸，必需氨基酸/非必需氨基酸＝1∶1，含5%山梨醇，pH 5.5～7.6
5.6%肾病AA	6.7g/L		8种必需氨基酸（EAA）
肾必安复方氨基酸9R	6.8g		9种氨基酸，适用于肾功能不全者，可纠正体内必需氨基酸不足
支链AA（3AA）	3.6g/L		亮氨酸，异亮氨酸，缬氨酸
安平10%复方氨基酸注射液	15.3g	875mOsm/L	含有20种左旋结构氨基酸，满足肝功能衰竭状态下的特殊代谢需要
力太	3.87g	921mOsm/L	丙氨酰-谷氨酰胺

表3-1-9 常见脂肪乳剂注射液的能量、pH值及渗透压

产品名称	浓度	总能量（kJ/L）	pH值	渗透压（mOsm/kg H_2O）
英脱利匹特	20%	8368	6.0～8.5	350
英脱利匹特	30%	12 552	6.0～9.0	310
力能 Lipovenis C6～24	20%	8159	6.5～8.7	273
力保肪宁 Lipofundin MCT/LCT	20%	7983	6.5～8.5	380
尤文Omegaven（ω-3鱼油脂肪乳）	10%	4686	7.5～8.7	308～376

二十、实施肠内（和）或肠外营养治疗时并发症的如何监测？

1.长期处于半饥饿状态的慢性消耗性疾病的患者接受EN、PN时应密切监测血清磷、镁、钾和血糖水平。

2.糖尿病患者或糖耐量异常者，糖的输注速度应减慢且必须严密监测尿糖、血糖。

3.在营养治疗实施的前3d，或胰岛素剂量有任何变化时，应每天监测血糖直至指标稳定。

4.血清电解质（钠、钾、氯、钙、镁和磷）必须在营养治疗的前3d每天监测1次，指标稳定后每周仍应随访1次。

5.静脉输注脂肪乳剂的患者应监测其脂肪廓清情况，通常采用血浊度目测法，必要时可查血甘油三酯水平。

6.PN患者应每周监测肝肾功能，定期行肝、胆囊超声检查。

7.长期PN的患者应定期测骨密度。

8.具有误吸高危因素的患者，在接受EN时，应考虑于幽门后喂养，即经鼻空肠管或空肠造口管缓慢均匀输注。

9.体温及血常规：以便及时了解感染性并发症。

10.24h出入水量：有助于了解体液的平衡情况。

11.血浆渗透压测定：仅用于疑有高渗性非酮性昏迷者。

12.血氨、血气分析：肝硬化患者及疑有酸碱失衡时需特别注意。

13.腹部情况的监测：有无腹泻、腹胀、恶心、呕吐等。

第四节 危重症患者营养治疗常见问题

一、危重症患者营养治疗的原则是什么？

对危重症患者来说，维持机体水、电解质平衡为第一需要。在复苏早期、血流动力学尚未稳定或存在严重的代谢性酸中毒阶段，均不是开始营养治疗的安全时机。存在严重肝功能障碍、肝性脑病、严重氮质血症、严重高血糖未得到有效控制等情况下，营养治疗很难有效实施。应激性高糖血症是ICU患者普遍存在的问题。近年来临床研究表明，任何形式的营养治疗（EN、PN），应配合应用胰岛素控制血糖。严格控制血糖水平（≤110～150mg/dL）可明显改善重症患者的预后，使机械通气时间、住ICU时间、MODS发生率及病死率明显下降。

二、危重症患者如何使用肠外营养与肠内营养治疗？

（一）肠外营养

一旦患者胃肠道可以安全使用时，则应逐渐向肠内营养或口服饮食过渡。葡萄糖是肠外营养中主要的碳水化合物来源，一般占非蛋白质热量的50%～60%，应根据糖代谢状态进行调整。脂肪补充量一般为非蛋白质热量的40%～50%；摄入量可达1～1.5g/(kg·d)，应根据血脂廓清能力进行调整，脂肪乳剂应匀速缓慢输注。重症患者肠外营养时蛋白质供给量一般为1.2～1.5g/(kg·d)，相当于氮0.20～0.25g/(kg·d)；热氮比（418～627kJ）：1g N。维生素与微量元素应作为重症患者营养治疗的组成成分。创伤、感染及ARDS患者，应适当增加抗氧化维生素及硒的补充量。经中心静脉实施肠外营养首选锁骨下静脉置管途径。

（二）肠内营养

重症患者在条件允许时应尽早开始肠内营养。对不耐受经鼻胃管营养或有反流和误吸高风险的重症患者，宜选择经空肠营养。重症患者在接受肠内营养（特别经胃）时应采取半卧位，最好达到30°～45°。经胃肠内营养的重症患者应定期监测胃内残留量。

三、不同危重症的代谢特点与营养治疗原则是什么？

（一）Sepsis和MODS患者的营养治疗

严重Sepsis与MODS患者，应密切监测器官功能与营养素的代谢状态，非蛋白质热量：氮比可进一步降低至（335～544kJ）：1g N。严重Sepsis患者，应避免应用富含精氨酸的免疫营养制剂。

（二）创伤患者的营养治疗

与其他重症患者相比，烧伤患者有胃肠功能时宜及早开始肠内营养。对重度颅脑创伤患者，宜选择经空肠实施肠内营养。

（三）急性肾功能衰竭患者的营养治疗

接受肾替代治疗的急性肾功能衰竭患者，应额外补充丢失的营养素。

（四）肝功能不全及肝移植围术期的营养治疗

合并肝功能不全的重症患者，营养治疗时应增加支链氨基酸的供给，并降低芳香族氨基酸的比例。合并肝功能不全的重症患者，非蛋白质热量以糖脂双能源供给，其中脂肪补充宜选用中长链脂肪乳剂。肝移植术后早期可积极进行肠内营养。

（五）急性重症胰腺炎患者的营养治疗

重症急性胰腺炎患者，初期复苏后条件允许时可开始营养治疗，并优先考虑经空肠营养。重症急性胰腺炎患者应增加谷氨酰胺补充。

（六）急慢性呼吸衰竭患者的营养治疗

慢性阻塞性肺疾病合并呼衰患者应尽早给予营养治疗，并首选肠内营养。慢性阻塞性肺疾病患者营养治疗中，应适当降低非蛋白热量中碳水化合物的比例。

（七）心功能不全患者的营养治疗

心衰患者的营养治疗宜选择热量密度较高的营养配方，适当增加碳水化合物比例，并严密监测心脏功能。

第五节 内科疾病患者常见营养问题

一、发热患者膳食原则是什么？

1.高热量：每日热量高于需要量，如食欲差应同时予以静脉营养。

2.高蛋白质：蛋白质供给量1.5～2.0g/(kg·d)，宜多选用易消化的蛋白质食品，如牛奶、豆浆、鸡蛋、鱼、豆腐等，但应结合病情和消化功能增减。

3.高糖：足够的糖可以避免体脂分解和酸中毒，应适当增加甜食的摄入，脂肪可酌情减少。

4.供给富含维生素和无机盐的食物：如果汁、蔬菜、水果等。

5.选用清淡易消化的流质或半流质膳食，如米汤、豆浆、藕粉、牛奶、杏仁露、蛋花汤、蒸鸡蛋羹、鲜果汁、绿豆汤、粥、菜泥、肉泥、面片汤、肉泥小馄饨、烩鱼丸等。

6.少食多餐：每日5～6餐，每日液体摄入量不少于2000～3000mL。

二、慢性腹泻患者的饮食原则是什么？

1.采用低脂、少渣、高蛋白、高热能、高维生素半流质或软食。选用富含维生素、无机盐、微量元素的食物，根据消化吸收情况逐渐增加蛋白质的摄入，以改善营养不良，可用鸡蛋、瘦肉、鱼、鸡肉、豆腐等。适当选用少量嫩叶蔬菜和水果，补充果汁和西红柿汁，忌用坚硬和粗纤维多的蔬菜和粗粮。应适当控制脂肪，禁用多脂肪食物和油炸食品。

2.忌用冷瓜果、凉拌冷菜。

3.忌刺激性食物，如烟、酒、辣椒粉、咖喱等。

4.食物易消化、质软无刺激。对于食欲差者应采取少食多餐的原则。

5.慎用牛奶，以防加重或延缓病情。

6.补充适宜的益生菌。

三、便秘患者的膳食治疗原则是什么？

（一）痉挛性便秘

由于肠壁肌肉紧张过度，引起痉挛性收缩，粪便呈黑色球形。其膳食原则：

1.为减轻肠道刺激，采用少渣半流质或软食。忌用多纤维素的蔬菜、粗粮和水果。

2.忌用产气、辛辣食品和刺激性食品。

3.适当增加膳食脂肪量，但不宜过多。

4.可选用琼脂制品，如洋姜粉、果子冻以吸收水分，软化粪便。

5.多饮水，每日空腹饮冷开水或蜂蜜水1～2杯。

（二）无力性便秘

多因排便动力和蠕动减弱所致。膳食原则是：

1.选用含纤维素多的食物，如粗粮、水果及各种蔬菜。

2.多食含维生素B_1丰富的食物。

3.多食产气多的食物，如洋葱、蒜苗、萝卜等。

4.除腹胀、食欲差者外可适当增加含脂肪多的食物。

5.选用润肠通便的食物，如银耳。

6.补充适宜的益生菌。

7.多饮水。

四、溃疡病患者的膳食要点是什么？

1.营养素供给要全面、合理，应给予足够的热量、蛋白质、适量脂肪、碳水化合物和足够的维生素A、维生素C、B族维生素，以促进溃疡全面愈合。

2.饮食应定时定量，少食多餐，以减少胃酸对病灶的刺激。

3.避免一切化学性和机械性对溃疡面有刺激的食物。忌用刺激胃酸分泌食物和调味品，如浓肉汤、肉汁、味精、香料、辣椒、浓茶、咖喱、酒类及其他过咸、过酸或含纤维素过多的食物，如腊肉、腊鱼、香肠、粗粮、整粒大豆、芹菜、韭菜等。此外，还应禁用生冷刺激食物如生葱、生蒜、生萝卜等易产气食品。

4.细嚼慢咽，进食不宜过快，以减轻胃的负担。可选用牛奶、豆浆、鸡蛋、面粉、大米、藕粉、瘦肉、鱼类、豆制品等。烹调方式以蒸、煮、炖、氽等为主。各种食品均需切细、煮软。

五、急性胰腺炎患者的膳食要点是什么?

1.急性发作期，为抑制胰液的分泌，应立即禁食，给予静脉营养。

2.病情缓解后2～3d可给予无脂、低蛋白、高碳水化合物的清流质，如果汁、藕粉、浓米汤、西红柿汁及少量蛋白水（鸡蛋清）。

3.严格控制脂肪的摄入，忌食任何肉汤、牛奶、豆浆等含脂肪的食物，应选用含维生素丰富的食物。

4.病情好转后，逐渐增加蛋白质的摄入量，脂肪量每日不超过30g，采用低脂半流质饮食，即使病痊愈也应控制脂肪的摄入，每日不超过50g。

5.少食多餐，每日5～6餐。

6.为减少脂肪的摄入，烹调以蒸、煮、烩、卤等方法为宜，不用油爆、炸、煎等法。

7.忌饮酒。

六、肝昏迷患者如何进行营养治疗?

肝昏迷患者营养治疗的目的是控制蛋白质的摄入，减少体内氮的产生，减轻肝昏迷的症状。饮食治疗总的原则是采用高碳水化合物、高维生素、低脂肪、低蛋白、低盐或无盐膳食，要求：

1.热量充足，每日热能不少于6.7MJ，能进食者给予高碳水化合物饮食，选用精细粮食和含纤维少的水果、葡萄糖、果酱、果汁等。

2.严格控制蛋白质摄入，特别是产氨气多的肉类和蛋类、乳类等，完全昏迷者应禁用。病情好转每日限15～20g，未昏迷者每2～4d增加10～20g，不超过30g。可选用产氨少的植物性蛋白质，如豆浆、豆腐等，病情好转且稳定时可选用少量动物性蛋白质。

3.脂肪不宜过高，如能耐受不必限制过严。

4.补充维生素和无机盐，如维生素B_2、维生素K、钙、铁。

5.食物应细软烂，有食道静脉曲张者应禁用坚硬带刺的鱼肉、鸡等食物，禁食粗糙和纤维多的食物。

七、急性肾炎患者的膳食治疗原则是什么?

1.控制蛋白质的摄入，急性肾炎并急性肾功能不全时，应采用低蛋白饮食，根据血尿素氮、肌酐清除率和肌酐水平计算出每日蛋白质摄入量（见肾功能与蛋白质热量供应关系表）。一般每日20～30g，其中70%为优质蛋白质，病情好转逐渐增加。

2.充足的热量和碳水化合物，适量的脂肪，热量6.7～8.4MJ/d。

3.根据水肿及血压情况采用低钠、无盐、低盐饮食。少尿期每日入水量应小于1000mL。

4.高钾血症时应严格限制含钾高的水果和蔬菜。

5.供给富含维生素A、B_1、B_2、C的水果和蔬菜以满足机体的需要。

6.忌刺激性和含核蛋白高的食物，如动物肝、肾等。

7.食物应易消化。

八、慢性肾炎患者的膳食要点是什么？

1.蛋白质供给量需要视患者有无贫血、蛋白尿及肾功能损害程度而定。一般情况下，蛋白质摄入量为1g/(kg·d)。若尿中排出大量蛋白质，并有贫血及水肿，且血中尿素氮接近正常值，蛋白质供给量1.5～2.0g/(kg·d)、全日蛋白质总量在108g左右。

2.钠盐供给量视水肿程度而定，可给予低盐、无盐或低钠饮食。

3.热量供给充足，成人8.36～10.03MJ/d。

4.膳食中注意选择含维生素A、B族维生素及维生素C丰富的食物，如新鲜的水果及蔬菜。若有贫血应选择富含铁质的食物，如猪肝、鸡蛋、红枣、黑木耳及绿叶蔬菜，同时也要注意叶酸及维生素B_{12}的补充。

5.忌用刺激性食物，浓茶、咖啡、辛辣调味品及酒类。

6.如病情恶化或急性发作时应根据肾功能的情况酌情处理。

九、慢性肾功能不全患者的膳食要点是什么？

1.根据肾功能情况控制蛋白质摄入量，一般可按0.5g/(kg·d)，全日供给30～40g，选用生理价值高的优质蛋白质，如乳类、蛋类、瘦肉、鱼、鸡等。

2.供给高糖食物，如蜂蜜、白糖、葡萄糖等以补充热量。

3.若患者有低血钠现象，不用忌盐，尿量多时更不宜限盐，以免减少肾血流量。如出现水肿、血钠升高，可用少盐饮食；尿少血钾升高时，应限制钾盐摄入量，并禁食含钾多的食物和海带、紫菜、蘑菇、土豆、莲子、瓜子、瘦牛肉等。

4.如患者食量大，可用麦淀粉代替主食。

5.烹调时用植物油，但脂肪摄入量不需严格限制。

6.补充维生素A、维生素B_2、维生素C及叶酸等。

7.忌用一切有刺激性的调味品，如辣椒、花椒、咖喱、酒等。

十、透析疗法的饮食治疗原则是什么？

透析疗法包括腹膜透析和血液透析，其食物治疗原则是：

1.蛋白质摄入量：对定期进行血液透析的患者，供给蛋白质0.8～1.0g/(kg·d)，其中优质蛋白质占50%以上；而腹膜透析时，由于大分子蛋白质及血细胞大量丢失，故饮食中蛋白质应高于血液透析者，供给蛋白质1.2～1.4g/(kg·d)。

2.热能摄入：每日热能需要0.17MJ/kg，当患者病情危急时，出现胃肠道消化吸收障碍也可以考虑胃肠道外营养疗法。

3.适当控制脂肪，每天膳食中脂肪总量以50～60g为宜，包括食物本身脂肪及烹调用油，其中植物油为20～30mL。

4.补充维生素B族和维生素C。可用新鲜蔬果，也可口服维生素片剂。

十一、糖尿病患者有何饮食疗法？

1.饮食治疗的目的：减轻胰岛负担，改善胰岛功能，控制血糖、血脂，预防和延缓并发症的发生，改善机体营养状况，维持标准体重和儿童、青少年的正常发育以从事正常的活动和劳动。

2.膳食要求：热量供给应根据年龄、性别、现有体重、有无并发症及体力活动量计算。肥胖者应减少热量摄入，消瘦者应增加热量摄入。孕妇、儿童、乳母应增加热量以维持特殊生理需要。

3.碳水化合物应控制，但不宜控制过严，在合理控制热能基础上适当提高碳水化合物摄入量，一般应占总热量的50%～60%。脂肪每日摄入量应占热量的25%～35%〔1g/（kg·d）〕。

4.蛋白质的摄入量为1g/（kg·d），孕妇、乳母为1.5g/（kg·d），儿童为2～3g/（kg·d），其中优质蛋白质应占1/3。

5.供给充足的维生素、无机盐和富含膳食纤维的食物。

6.忌食含纯淀粉类食物如红薯、芋头、精制糖、甜食及甜饮料类，如需食用，应通过换算，减去当日当餐的主食摄入量。

7.合理安排餐次，减轻胰岛负担，每日不少于3餐。

十二、贫血患者膳食的饮食要点有哪些？

1.选用富含铁、维生素B_{12}、维生素B_2、维生素C及叶酸的食物。

2.供给充足的蛋白质，按1.5g/（kg·d）计算，其中优质蛋白质如乳、蛋、肉等食品占总蛋白质的60%～70%。

3.少吃含酸多的食物以免影响铁的吸收。

4.合理安排餐次和饮食内容，将富含蛋白质及维生素C较多的食物合理地分配于三餐。

5.对于食欲差者应采用少食多餐的原则。注意菜的色、香、味、形和多样化。有舌炎和胃肠道功能紊乱的患者要给予细、软、易消化的食物。镰状细胞性贫血者则要增加富含维生素C和叶酸的食物。

十三、心力衰竭患者的饮食治疗要点有哪些？

1.饮食治疗目的：减轻心脏的负荷，防止水肿，保护心脏。

2.饮食治疗原则：采用低热能、低钠平衡膳食，降低机体代谢率、减轻心脏负担。热能0.1～0.12MJ/（kg·d）。心力衰竭严重时应减少蛋白质的摄入量，待病情好转再增加，一般0.8g/（kg·d）。脂肪摄入量要适当控制，每日40～60g为宜。

（1）根据病情决定钠的摄入量，忌用含钠丰富的食物，如苏打、碱制馒头及调味品等。

（2）选用富含维生素B_1、C和钾、钙及镁的食物。

（3）少量多餐，每餐不宜进食过多过饱，每日4～5餐。

（4）食物应清淡易于消化，应从流质、半流质过渡到普食。

（5）忌用产气多、刺激性大、含嘌呤多的食物，如烈酒、浓茶、葱、蒜、辣椒、鱼肉的浓汁。

十四、高脂血症患者的膳食要点有哪些？

1.减少总热量。控制体重，少食多餐，避免过饱。

2.减少膳食中脂肪的总量，特别应减少饱和脂肪酸的摄入量，脂肪占总热量20%～25%，多不饱和脂肪酸、单不饱和脂肪酸、饱和脂肪酸各占1/3。

3.高胆固醇血症者，应限制胆固醇的摄入量，每日不高于200mg。

4.高甘油三酯血症患者应不吃或少吃精制糖。

5.适量的蛋白质，1g/(kg·d)，动物性来源蛋白质不宜过多，应选用豆类及豆制品代替部分动物性蛋白质。

6.供给充足的烟酸和维生素C、E。

7.多吃富含锌、铬的食物。

8.采用多种碳水化合物，限制单糖、双糖的摄入，增加一定量的粗粮、杂粮、蔬菜、水果等含纤维素多的食品。

十五、康复期肿瘤患者的饮食原则有哪些？

大部分抗癌治疗的副作用应在治疗结束后会很快消失。出院后一般5d就能逐渐恢复正常饮食，也可以开始适当补水。康复期患者一般的饮食建议如下：

可向医师或营养师咨询有无任何食物或膳食的限制。并向营养师帮助制订一个适合自己的平衡膳食食谱。

注意平衡膳食食谱，每餐都吃谷类和豆类；每日至少吃4份蛋白质（包括1个鸡蛋、1袋牛奶或酸奶、50g瘦肉、100g豆腐）；每天至少吃5份不同种类的非淀粉类蔬菜和水果。

戒烟限酒，避免油炸、熏烤、腌制的食品，少吃辛辣刺激食物。

采用蒸、煮、炖、烩等烹调方式，降低脂肪摄入，每天盐的摄入量低于6g。

1.尽量维持体重在正常范围内（即体重指数18.5～23.9kg/m²），如果超重不宜过度减肥，可在营养师指导下慢慢减重。

2.随着身体适应能力增加，循环渐进增加活动量，包括活动时间和强度，体能恢复正常后每天至少进行30min强度的身体活动。应避免长时间坐看电视等不良习惯，但也不宜过度劳累。

3.放化疗期间不宜大补，等消化功能基本恢复正常后再进行。应注意长期缓补，选择时令进补，因人而异进补。如体质属虚寒者多选热性食物，反之应少吃热性食物；阳虚者宜温补，阴虚者宜滋补。

4.预防肿瘤不推荐常规补充维生素，若饮食营养不足可在医师指导下补充。

5.具有不同功效的食物列举：

（1）提高机体免疫力功能的食品：山药、枸杞、蜂王浆、香菇、银耳、茯苓。

（2）补血类食物：动物血、肝脏、瘦肉、鸡蛋、枣、黑木耳、花生、阿胶。

（3）开胃助消化的食物：如山楂、鸭肫、谷麦芽、白萝卜、山药、刀豆、酸奶。

（4）清热去火类食物：苦瓜、冬瓜、黄瓜、绿豆、西瓜、莲子、荸荠、萝卜、菠菜、莜麦菜、生菜、莴笋叶、盖菜、莲藕、荷叶。

（5）具有预防肿瘤作用的食物：蔬菜类（芦笋、胡萝卜、菠菜、西红柿、西兰花、猕猴桃、柑橘、苹果等）、菌藻类（香菇、木耳、银耳、海带、紫菜等）、薯类（红薯、土豆）、大豆及其制品类、坚果类、绿茶、薏米仁、葱、蒜、生姜等。

十六、肿瘤康复期患者的膳食要点有哪些？

肿瘤患者的康复与饮食营养因素密切相关。在抗癌治疗前后，合理饮食及良好的营养不仅有利于促进患者受损组织修复及维持免疫功能、预防感染，还能预防肌肉组织分解、保持体能，提高患者生活质量及对治疗的耐受和疗效，在肿瘤康复期合理的饮食及良好的营养还有利于预防肿瘤的复发。

1. 对高营养风险的肿瘤患者常规开展营养风险筛查或评估，有利于早期发现营养不良的患者，早期干预，从而达到事半功倍的目的。

2. 肿瘤患者的膳食首先应注意平衡膳食，并适当增加蛋白质及抗氧化营养素的摄入。

3. 肿瘤患者如果能够保证足够的能量和蛋白质摄入，则有利于维持体重稳定和氮平衡，降低并发症和死亡率。而充足的抗氧化营养素则有利于中和体内多余的自由基，减轻放化疗的毒副作用。

4. 宜采用低血糖指数、高蛋白质、高脂肪饮食，以利于稳定血糖，抑制肿瘤细胞增殖。限制富含单糖的食物（如甜食、点心、甜饮料），选择富含复杂碳水化合物（如燕麦、黑米饭、杂豆饭、杂面馒头、全麦面包、荞麦面）、单不饱和脂肪酸丰富（如橄榄油、茶油、菜籽油、亚麻油等）及富含优质蛋白的食物（如鸡蛋、瘦肉、酸奶、北豆腐等）。

5. 食欲不好或消化功能弱的患者应注意少量多餐，增加餐间小零食，每2～3h进食1次，趁着感觉稍好点的时候赶紧吃东西，以增加进食量；早餐尤其要吃好；食物应清淡、细软、好消化，避免粗硬、油腻的食物；选用开胃、助消化的食物，如山楂、白萝卜、小米粥、山药、酸奶等；如果口腔溃疡、食管狭窄等原因导致进食困难，可通过改变食物性状，如把食物切碎，制软或用搅拌机制成匀浆膳来增加摄入。

6. 由于癌性厌食等原因导致进食不足的患者可以选择高能量、高蛋白、高营养密度的食物来增加摄入，如蛋糕、曲奇饼干、芝麻酱、酸奶、坚果等。

7. 通过口服补充肠内营养制剂及制品，如肠内营养配方粉、全营素曲奇饼干、全营养素酸奶，及乳清蛋白粉、多种维生素片等，对于改善营养不良患者的营养状况有时很有效。

8. 每天保证6～10杯水（1200～2000mL），有利于排出体内的代谢废物。两餐间或吃饭前后30～60min喝汤水，可以减少早饱感，并且不会影响消化。

9. 一般除外胃肠功能障碍、某些代谢性疾病状态或正在服用的药物需要遵医嘱忌口外，不提倡过分忌口，以免影响营养均衡性。

10. 如果发生疼痛、恶心、呕吐、厌食、抑郁、失眠等症状，可以开一些对症的药物，如止吐药、止疼药、甲地孕酮、皮质激素、抗焦虑药等。对食欲不振、消化不良的患者可补充B族维生素及消化酶、益生菌制剂等。

11. 抗癌治疗期间适当的体力活动有很多好处，如帮助维持肌肉力量和骨骼的硬度，改善体力、减少压力、治疗抑郁、缓解便秘等。如果患者体力允许，可以每天锻炼30min，1周锻炼5次以上。如果体力较差，也可以从每天锻炼5～10min开始，逐步增加运动量，直到达到每天锻炼30min的目标。

十七、肿瘤化疗患者的饮食原则是什么？

化学治疗是抗肿瘤治疗的重要手段，其作用机制在于杀死快速分裂的细胞，化疗反应短期可持续1～2d，长期可持续1～2个月甚至更长。合理的饮食可帮助患者改善营养状况，减轻药物副反应，提高化疗的耐受性和疗效。

1. 尽量保证在开始化疗前吃些东西，并利用治疗反应发生的间隙及胃口好时多吃些，多数患者发现化疗前吃点清淡饮食会感觉好些，可增加对化疗药物的耐受性。

2.如果有恶心、呕吐、食欲差等反应可请医生给予对症药物，有助于减轻症状。对于消化不良、食欲不振的患者可补充维生素B等多种维生素制剂消化酶等，并选用开胃助消化的食物，如猴菇菌、山楂、鸡内金、谷麦芽、白萝卜、山药、刀豆、酸奶等。

3.不是所有患者都有反应，反应的大小与所选用化学药物的种类、剂量、性质、给予途径及个体差异有关。如果副反应太大，可少食多餐，多吃一些营养丰富且健康的加餐食品。

4.一些化疗副反应可能在治疗结束后几个小时或几天就会消失。如果副反应持续导致食物摄入量明显减少超过1周，应及时和营养师或医师联系。

5.化疗的患者应注意膳食平衡，同时适当增加一些富含蛋白质的食物，如鸡蛋、牛奶、奶酪、豆制品、各种瘦肉等。

6.便秘的患者首先应多饮水，并注意饮食补充膳食纤维、油脂、益生菌等，多选蔬菜、水果、坚果、各种豆类、杂粮、酸奶等，此外应增加活动量。饮食调整效果不好的患者也可以尝试补充纤维制剂，必要时使用通便药。

7.营养加餐食物举例：烤馒头片、燕麦片、面包、蛋糕、小甜饼、藕粉、杏仁粉、饼干；酸奶、奶酪、豆腐干、牛肉干、煮鸡蛋；核桃、花生、杏仁；苹果、香蕉、柑橘；新鲜的蔬菜水果汁、肉汤；芝麻糊、山楂酱；肠内营养制剂等。

8.有助于生血细胞和免疫力的食物举例：各种瘦肉、鸡蛋、牛奶及制品、大豆及制品、银耳、薏米仁、黄芪、枸杞香菇等。

表 3-1-10 白细胞低下化疗患者食谱举例

餐次	食物名称	食物用量
早餐	煮鸡蛋 燕麦粥	鸡蛋2个（100g） 燕麦50g、葡萄干10粒、小麦胚粉10g、糖5g
早加餐	牛奶加切片面包	牛奶250mL、面包2片
午餐	红豆饭 清蒸鲳鱼 西红柿炒鲜蘑 菠菜豆腐	大米25g、红豆25g 鲳鱼100g 鲜蘑100g、西红柿100g 菠菜100g、北豆腐50g 烹饪油10g、盐2～3g
下午茶	水果	中等大小苹果1个
晚餐	花卷 胡萝卜炖牛肉 蒜蓉西兰花	小麦面粉50～100g 牛肉60g、胡萝卜100g 西兰花150g 烹饪油10g、盐2～3g
晚饭后	坚果 酸奶	核桃1～2个 125mL

注：如需个体化的营养指导和膳食食谱，住院患者可请营养师会诊，门诊患者可咨询营养门诊。营养咨询内容包括：手术前后或放化疗期间合并营养不良，白细胞低下，糖尿病等症状，肿瘤患者有哪些饮食禁忌，如何补充保健品，营养品等

表 3-1-11　恶心、呕吐患者食谱举例

餐次	食物名称	食物用量
早餐	烤馒头片 煮鸡蛋 生姜粥 凉拌心里美萝卜丝	面粉 25～50g 鸡蛋 1 个（50g） 大米 25g、瘦肉末 20g、生姜少量 心里美萝卜 80g，醋、糖、茶油少许
早加餐	酸牛奶、苏打饼干	125mL、25g
午餐	软米饭 菠菜豆腐丝 西红柿炒鲜蘑	米 50～100g 豆腐丝 50g、红豆沙 15g 西红柿 150g、鲜蘑 50g 烹调油 10g、盐 2～3g
下午茶	豆腐干	25g
晚餐	红豆沙包 酱肉 素炒什锦蔬菜	面粉 50g、红豆沙 15g 瘦肉 30g 时蔬（圆白菜、木耳、菜花）共 150g、 烹调油 10g、盐 2～3g
睡前	水果 酸奶	苹果 200g 125mL

十八、肿瘤放疗患者的饮食原则是什么？

1. 首先应注意膳食平衡，在保证主食量的同时适当增加高蛋白质和高维生素食物（如鸡蛋、酸奶、豆制品、瘦肉、多种蔬菜和水果）的摄入量。

2. 不宜空腹接受治疗，可在治疗前 1h 少量进食。少量多餐，加餐食物可选择面包、饼干、藕粉、杏仁粉、酸奶、豆腐干、牛肉干、水果、果汁、坚果等。

3. 经口正常进食不能满足营养需要的患者可使用营养补充品（如肠内营养制剂、多种维生素和微量元素制剂），每日 1～2 杯肠内营养液可改善营养不良，预防白细胞降低。

4. 严重口腔炎，食道炎导致吞咽困难的患者，可以给流食或者半流食，如牛奶、鸡蛋羹、米粥、果蔬汁、匀浆膳等，避免过冷、过热、酸辣等刺激性食物。口腔炎症患者还应定期漱口（如用 1 汤匙小苏打加 250mL 白开水或盐水），有助于预防口腔感染。

5. 肠道放疗导致放射性肠炎的患者，急性期应尽量避免油腻（油炸丸子、炸薯条）、高纤维（如玉米、大麦、豆类、芹菜）、产气多的蔬果（洋葱、笋、萝卜、韭菜、青椒、葱、甜瓜）、刺激性食物（如干辣椒、胡椒等）及碳酸饮料等。可食含粗纤维素少的蔬菜如冬瓜、去皮西红柿、煮熟的生菜、土豆等。腹泻严重的患者需要暂时禁食。

6. 对头颈部放疗引起口干的患者应多喝水，另外饮食中可增加一些滋阴生津的食物，如藕汁、梨汁、橙汁、橄榄、酸梅汤、无花果、罗汉果等。

7. 如果副反应持续时间较长，导致进食明显减少超过 1 周或短期体重下降明显，应及时和营养师或医生联系进行营养治疗。

8. 具有预防肿瘤作用的食物举例：蔬果类（如芦笋、胡萝卜、菠菜、西红柿、西兰花、冬瓜、

卷心菜、猕猴桃、柑橘、苹果、樱桃等）、菌藻类（香菇、木耳、银耳、海带、紫菜等）、薯类（红薯、土豆）、大豆及其制品类、坚果类、绿茶、薏米仁、葱、姜、生姜等。

十九、肿瘤合并糖尿病患者的饮食原则是什么？

1. 在营养师的指导下控制每日摄入的总热量。其中肥胖者的能量控制适当，使体重稳中有升。

2. 限制纯糖和含糖过多的点心制品，少用精白米、精白面，多选择含纤维素多的杂粮，如燕麦、玉米、标准粉馒头、荞面发糕、全麦面包等。

3. 消瘦的患者在补充高蛋白和高热量食物的同时，每餐注意增加含纤维素的各色蔬菜和杂粮，有利于减缓血糖升高。

4. 每日4～6餐应定时定量，并可匀出50～100g主食作为餐间加餐或睡前点心以预防低血糖的发生。

5. 通过规律的饮食和药物调整，尽量避免低血糖的发生，若出现低血糖可以吃些糖水或饼干等，一般10min症状可消失。

6. 限制高脂、高胆固醇食物，减少盐的摄入，以预防高血脂、高血压等并发症的发生。

7. 血糖控制目标：4.4mmol/L<餐前<6.1～7mmol/L；4.4mmol/L<餐后<7.8～10mmol/L。

二十、胆结石和胆囊炎患者的营养治疗原则是什么？

胆结石和胆囊炎营养治疗总体原则：低脂肪、低胆固醇膳食。

1. 急性发作期应禁食，让胆囊得到充分休息，以缓解疼痛，由静脉补充营养。病情稳定后，循序渐进地调配膳食。从无脂肪膳食过渡到小于20～40g/d。忌用含脂肪多的动物性食品及蛋黄。烹调用植物油也要严格控制，每日小于20mL。全日脂肪量应均匀分布于三餐。

2. 低胆固醇。每天摄入量小于300mg。禁止食用含胆固醇高的食物，如肥肉、动物内脏、鱼子、蟹黄、蛋黄等。

3. 适量的蛋白质和碳水化合物。每天50～70g蛋白质、300～350g碳水化合物。

4. 维生素K有防止胆结石作用，有助于胆管上皮生长和保持完整性，大量补充对胆道疾患恢复有利。

5. 大量饮水，1500mL/d，可以稀释胆汁，促使胆汁排出，利于排石、消炎和防止结石再生。

6. 高纤维食物如绿叶蔬菜、水果、粗粮及番茄、木耳等，可以增加胆盐的排泄，抑制胆固醇吸收，既利胆，又刺激肠蠕动，利于通便，使肠内有害物质尽快排出，防止胆囊炎发作。

7. 烹调方法选用半流质的烹调方法，如氽、烩、溜、炖、焖、煮、蒸等方法。

8. 禁忌刺激性食物和强烈调味品，禁忌油煎油炸类食物。

二十一、抑郁焦虑状态患者的膳食原则是什么？

1. 宜以糙米、燕麦及全麦面包等慢糖类碳水化合物为主，少食精制谷物及其糖类。

2. 在保证膳食均衡的条件下，适当增加瘦肉、鸡蛋、牛奶等优质蛋白质的摄入量，以提供充足的氨基酸。

3. 适当增加富含磷脂的食物的摄入，如蛋黄、鱼虾等。

4. 每天至少食用5份80g的蔬菜和水果，尤其是绿色、多叶、含镁丰富的蔬菜。

5. 多吃天然健康食物，少食过度加工食品如油炸、腌制食品等。

6.补充适宜的益生菌。

二十二、神经性厌食症患者的营养治疗原则是什么?

1.患者由于长期不能正常进食易导致胃黏膜萎缩、胃排空时间延缓、消化酶的活性受到抑制等问题,因此食谱的制订要循序渐进,不同的阶段应采取不同的营养治疗方案。

2.开始时多采用流质或半流质饮食,尽量选用富含蛋白质、维生素、矿物质的食物,如牛奶、鸡蛋羹、豆浆、肉末、碎蔬菜、水果汁等。

3.适当限制脂肪摄入量,每日以少食多餐为宜。

4.胃肠功能适应后采用高热量、高碳水化合物、高蛋白饮食,安排饮食时要结合患者的食欲和平时饮食爱好随时予以合理调整。

5.体重不宜增长过快,以1.0~1.5kg/周为宜。

6.病情严重者需采用鼻饲饮食或肠外营养。

二十三、痛风患者的饮食治疗原则是什么?

1.基本目的:减少外源性尿酸形成,同时促使体内尿酸排泄。

2.低嘌呤膳食:每日嘌呤摄入量限制在150mg以下(为正常膳食嘌呤摄入量的15%~25%)。

3.肥胖者减低体重至理想值或适宜状态,一般每日热量摄入较正常情况降低10%~15%。体重指数大于23kg/m²的超重人士总能量以每天6276kJ起始,分三餐供给;或在原膳食基础上能量每天减少523~1046kJ,这样可每月减少体重0.5~1kg。

4.蛋白质:0.8~1.0g/(kg·d)。以植物蛋白为主,牛奶和鸡蛋中不含核蛋白,可以作为蛋白质的主要来源。

5.脂肪:应予限制,约占总热量的25%,总量小于50mg。由于脂肪氧化产生能量约为糖类和蛋白质的2倍,为降低患者体重,无疑应该限制脂肪的摄入量。加之痛风患者常常合并有高血压、动脉硬化、脂肪肝、胆结石等,也需要低脂肪膳食。

6.增加液体摄入量:每日2500~3000mL,以利尿酸排泄。

7.补充充足的维生素C和复合维生素B族。

8.低盐。

9.禁烟禁酒:酒的主要成分是乙醇,可诱发糖异生障碍,导致体内乳酸和酮体积聚,乳酸和酮体中γ羟丁酸能竞争性抑制尿酸的排出,故一次过量饮酒可使血尿酸增高,诱使痛风发作。有时一次过量饮酒,特别是同时伴高嘌呤、高脂肪的进餐,可引起急性痛风的发作,因此应忌酒类。

10.合理烹调:合理的烹调方法可以减少食物中嘌呤的含量,如将肉类食物先煮,弃汤后再行烹调。

此外,辣椒、胡椒、花椒、芥末、生姜等调料均能兴奋植物神经,诱使痛风急性发作,因此应尽量避免使用。

二十四、高血压患者的饮食治疗原则是什么?

1.戒烟戒酒;达到并维持理想体重或适宜体重,对中心型肥胖应特别注意。

2.限制钠盐摄入:对轻度高血压患者或有高血压家族史者每日3~5g食盐(或折合酱油15~

25mL）；对中度高血压患者每日1~2g食盐（或折合酱油5~10mL）；对重度高血压或急进型高血压患者应采用无盐膳食。

3. 增加钾的摄入：钾/钠比值达到2：1较为理想。

4. 减少脂肪和胆固醇的摄入：脂肪占总热量的25%以下，每日胆固醇限制在300mg以下。

5. 限制饱和脂肪酸（s），适当增加多不饱和脂肪酸（p），使每日p/s值达到1~1.5。

6. 保证摄入充足的维生素、钙和微量元素。

7. 适当增加镁的摄入，特别是对于使用利尿酸、呋塞米等利尿剂的患者。

第六节　外科疾病患者常见营养问题

一、骨折患者的膳食原则是什么？

1. 供给富含蛋白质、钙、维生素C和D的食物。一般供给蛋白质1.5~2.0g/（kg·d）。全天蛋白质总量为100~120g，钙为1.5~2.0g。除正常饮食外，每天可增添牛奶500g、鸡蛋2个，煨骨头汤2碗，蛋制品100g。多选用含钙丰富的食品，如海带、虾皮、豆制品、油菜、荠菜等。

2. 供给充足热量。长期卧床者，为防止肥胖，应控制热能摄入。

3. 忌盲目补钙和过量进补骨头汤。长期卧床的骨折患者过量进补骨头汤可能会诱发血钙增高、血磷降低等症状，盲目补钙可能弊大于利。

4. 宜适度饮水，以免诱发大便秘结、小便潴留甚至尿路结石、泌尿系感染等。

二、外科患者手术前的膳食原则是什么？

1. 高热能：使机体充分贮备热能，以弥补手术后的热能消耗。

2. 高碳水化合物：能增进肝糖原的贮备，保护肝脏，防止低血糖和麻醉剂的损害。

3. 高蛋白质：防止因食欲差，蛋白质进食不足而影响伤口愈合和术后恢复。给100~200g/d或1.5~2.0g/（kg·d）。

4. 高维生素：外科患者水溶性维生素的需要量高于正常需要量，应注意补充。脂溶性维生素无须补充太多，但肝脏疾病或术前用磺胺药或抗生素时应补充维生素K，骨科患者应补充维生素D。

三、烧伤患者的膳食原则是什么？

烧伤是一种全身性损伤性创伤，饮食治疗应根据病情轻重和病程的长短进行调整。

1. 休克期：开始1~2d应禁食，给予静脉营养。第2~3d可给米汤为主的试餐，给予多种维生素饮料，不必过多强调热量和蛋白质，以保护食欲。

2. 感染期：静脉营养和口服相结合，除高维生素膳食外应逐渐增加蛋白质和热量，改善负氮平衡，优质蛋白质应达供给量的70%。

3. 康复期：给予高蛋白、高热量、高维生素、丰富而全面的营养膳食。选择质量高、体积小、易消化吸收的食物，必要时给予浓缩食品。少食多餐，食物多样化。根据患者的口味和消化情况，采用不同的烹调方法，供给色香味俱佳的食物。

四、围手术期肠内与肠外营养治疗的注意事项有哪些？

1.无胃瘫的择期手术患者不常规推荐在进行术前12h禁食。

2.有营养不良风险的患者，大手术前应给予10～14d的营养治疗。

3.以下患者应尽早开始营养治疗（尽可能通过肠内途径）：预计围手术期禁食时间大于7d；预计10d以上经口摄入量无法达到推荐摄入量的60%以上。

4.对于有营养治疗指征的患者，经由肠内途径无法满足能量需要（<60%的热量需要）时，可考虑联合应用肠外营养。

5.围手术期肠内营养禁忌证：肠梗阻，血流动力学不稳定，肠缺血。

6.术前鼓励不能从正常饮食中满足能量需要的患者接受口服营养治疗，在住院之前就可以开始肠内营养治疗。没有特殊的误吸风险及胃瘫的手术患者，建议仅需麻醉前2h禁水，6h禁食。

7.手术后应尽早开始正常食物摄入或肠内营养。大部分接受结肠切除术的患者，可以在术后数小时内开始经口摄入清淡流食，包括清水。

8.对不能早期进行口服营养治疗的患者，应用管饲料喂养，特别是以下患者：

（1）因为肿瘤接受了大型的头颈部和胃肠道手术。

（2）严重创伤。

（3）手术时就有明显的营养不良。

（4）大于10d不能经口摄入足够的（>60%）营养。

（5）在术后24h内对需要的患者进行管饲营养。

9.由于肠道耐受力有限，管饲肠内营养推荐采用输注泵以较低的滴速（10～20mL/h）开始，可能需要5～7d才能达到目标摄入量。

10.对围手术期接受了营养治疗的患者，在住院期间常规进行营养状态的再评估，如果需要的话，出院后继续营养治疗。

11.在所有接受腹部手术的患者的管饲营养装置中，推荐放置较细的空肠造瘘管或鼻空肠管。

12.近端胃肠道吻合术后患者，可通过顶端位于吻合口远端的营养管进行肠内营养。

13.长期（大于4周）管饲营养患者（如严重头部外伤），可考虑放置经皮内镜下胃造瘘（如PEG）。

14.标准的整蛋白配方适用于大部分患者。

15.对以下患者可考虑在围手术期应用含有免疫调节成分（精氨酸、ω-3脂肪酸和核苷酸）的肠内营养：①因为肿瘤接受大型的颈部手术（喉切除术，咽部分切除术）；②接受大型的腹部肿瘤手术（食管切除术，胃切除术和胰十二指肠切除术）。

16.不推荐将含有精氨酸的"免疫肠内营养"用于合并重度创伤、全身感染和危重症患者。

17.围手术期有重度营养不良的患者，以及由于各种原因导致连续5～10d以上无法经口摄食达到营养需要量的患者，应给予肠外营养治疗。

18.围手术期需要肠外营养治疗的患者，可添加特殊营养素如谷氨酰胺。

19.围手术期有营养不良或有营养风险需要肠外营养治疗的患者，尤其是危重症患者可添加特殊营养素如ω-3脂肪酸。

第七节 康复期患者营养问答

一、食物多样，合理搭配

（一）什么是食物多样和合理搭配？

1.平衡膳食模式

平衡膳食模式是根据营养学原理、我国居民膳食营养素参考摄入量及科学研究成果而设计，指一段时间内，膳食组成中的食物种类和比例可以最大限度地满足不同年龄、不同能量水平的健康人群的营养和健康需求。

合理膳食是在平衡膳食的基础上，考虑到健康状况、地域资源、生活习惯、信仰等情况而调整的膳食，能较好地满足不同生理状况、不同信仰以及不同健康状况等某个阶段的营养与健康需要。

2.食物多样

食物多样指一日三餐膳食的食物种类全、品样多，是平衡膳食的基础。见表3-1-12。

表3-1-12 建议摄入的主要食物种类数

单位：种

食物类别	平均每天摄入的种类数	每周至少摄入的种类数
谷类、薯类、杂豆类	3	5
蔬菜、水果	4	10
畜、禽、鱼、蛋	3	5
奶、大豆、坚果	2	5
合计	12	25

3.合理搭配

合理搭配是平衡膳食的保障。合理搭配是指食物种类和重量的合理化，膳食的营养价值通过合理搭配而提高和优化。中国居民平衡膳食宝塔是将五大类食物的种类和重量合理搭配的具体表现。

（二）如何做到食物多样？

1.小份量多几样。

2.同类食物常变换。

3.不同食物巧搭配。

（三）如何做到谷物为主？

1.餐餐有谷类。

2.在外就餐，勿忘主食。

（四）全谷、杂豆和薯类怎么安排？

1.全谷、杂豆每天吃1次。

2.薯类巧应用。

（五）平衡膳食对人体健康的意义

平衡膳食能最大限度满足人体正常生长发育、免疫力和生理功能需要，满足机体能量和营养素的供给，并降低膳食相关慢性病发生风险。

合理膳食是免疫系统强大的根本，良好的免疫系统对生存至关重要。充足的能量和精致设计的均衡营养，是免疫系统保持活力、维持战斗能力的根本。

（六）我国居民膳食模式和营养状况变迁

随着我国社会经济的发展，居民膳食结构发生了较大的变化。谷类食物提供的能量占膳食总能量的比例从1982年的71.2%下降到2015～2017年的51.5%，但谷类食物仍然是我国居民的主要食物。

中国城乡居民的膳食结构还存在着较大差异，城市居民的谷类食物供能比低于农村居民，而动物性食物供能比高于农村居民，但二者的变迁趋势相似。

（七）谷薯类食物的营养价值和膳食贡献

谷薯杂豆类食物是碳水化合物、蛋白质、B族维生素、部分矿物质和膳食纤维的良好来源。根据2015—2017年中国居民营养与健康状况监测数据，我国居民谷薯类及杂豆类食物提供的营养素对膳食的贡献主要以谷物为主。

（八）膳食模式与健康关系

平衡/合理膳食模式可降低心血管疾病、高血压、结直肠癌、2型糖尿病的发病风险，碳水化合物摄入量过低或过高均可能增加死亡风险。

（九）全谷物、薯类与健康关系

1.全谷物与健康

增加全谷物摄入可降低全因死亡风险、2型糖尿病和心血管疾病的发病风险，有助于维持正常体重、延缓体重增长。

2.燕麦、荞麦与健康

增加燕麦摄入可具有改善血脂异常、改善血糖的作用，增加荞麦摄入具有改善血脂异常的作用。

3.薯类与健康

增加薯类摄入可降低便秘的发病风险，过多摄入油炸薯片和薯条可增加肥胖的发病风险。

二、吃动平衡，健康体重

（一）如何判断吃动平衡和健康体重？

体重变化是判断一段时间内能量平衡与否最简便易行的指标，也是判断吃动是否平衡的指标。目前常用的判断健康体重的指标是体重指数（BMI），它的计算方法是用体重（kg）除以身高（m）的平方。我国健康成年人（18～64岁）的BMI应在18.5～23.9kg/m²（表3-1-13），65岁以上老年人的适宜体重和BMI应该略高（20～26.9kg/m²）。

表3-1-13　中国成年人体重分类

分类	BMI（kg/m²）
肥胖	BMI≥28.0
超重	24.0≤BMI<28.0
体重正常	18.5≤BMI<24.0
体重过低	BMI<18.5

家里准备一个体重秤，经常称一下早晨空腹时的体重。注意体重变化，随时调整吃与动的平衡。

（二）每天应吃多少？

一般而言，一个人一天吃多少食物是根据能量需要而计算出来的，故一天吃多少以食物供给是否满足一天能量需要为衡量标准。根据《中国居民膳食营养素参考摄入量（2013版）》，我国成年人（18～49岁）低身体活动水平者能量需要量男性为9.41MJ，女性为7.53MJ。中国6岁以上不同性别、年龄和不同身体活动水平（PAL）越高人群能量需要越高，以14岁需求量最高。

（三）如何做到食不过量？

1.定时定量进餐。

2.吃饭宜细嚼慢咽。

3.分餐制。

4.每顿少吃一两口。

5.减少高能量加工食品的摄入。

6.减少在外就餐。

（四）身体活动量多少为宜？

常身体活动量应占总能量消耗的15%以上。推荐的成年人身体活动量见表3-1-14、15。

表3-1-14　推荐的成年人身体活动量

	推荐活动	时间
每天	主动进行身体活动6000步	30～60min
每周	至少进行5d中等强度身体活动	150～300min
鼓励	适当进行高强度有氧运动和抗阻运动	每周2～3d，隔天进行
提醒	减少久坐时间，每小时起来动一动	

表3-1-15　成年人每天身体活动量相当于快走6000步的活动时间

活动名称	时间（min）
太极拳	50
快走、骑自行车、乒乓球、跳舞	40
健身操、高尔夫球	30～35
网球、篮球、羽毛球	30
慢跑、游泳	25

（五）如何达到身体活动量？

除了日常身体活动如家务活动、职业性身体活动、交通往来活动外，应加强主动性运动。主动性运动的形式多种多样，主要包括有氧运动、抗阻运动（力量运动）、柔韧性运动和平衡协调类运动。运动时应兼顾不同类型的运动。

1.设置目标，逐步达到

先有氧，后力量，重视柔韧性运动。

2.培养兴趣，把运动变为习惯

身体活动是一个改善健康的机会，运动是每天必需的生活内容之一，能增进健康、愉悦心情。活动可以随时随地进行。将运动列入每天的时间表，培养运动意识和习惯，有计划安排运动，循序渐进，逐渐增加运动量，达到每周建议量。

（六）如何把身体活动融入日常生活和工作中？

1.利用上下班时间。

2.减少久坐时间。

3.生活、运动，乐在其中。

（七）体重过重或过轻怎么办？

培养健康的饮食行为和运动习惯是控制体重或增重的必需措施。

对于肥胖的人，饮食调整的原则是在控制总能量基础上的平衡膳食。一般情况下，建议能量摄入每天减少1256～2093kJ，严格控制油和脂肪摄入，适量控制精白米面和肉类，保证蔬菜、水果和牛奶的摄入充足。建议超重或肥胖的人每天累计达到60～90min中等强度有氧运动，每周5～7d；抗阻肌肉力量锻炼隔天进行，每次10～20min。减重速度以每月2～4kg为宜。

对于体重过轻者（BMI<18.5kg/m²），首先应排除疾病原因，然后评估进食量、能量摄入水平、膳食构成、身体活动水平、身体成分构成等。根据目前健康状况、能量摄入量和身体活动水平，逐渐增加能量摄入至相应的推荐量水平，或稍高于推荐量，平衡膳食。可适当增加谷类、牛奶、蛋类和肉类食物摄入，同时每天适量运动。

三、多吃蔬果、奶类、全谷、大豆

蔬菜水果、全谷物、奶类、大豆是维生素、矿物质、优质蛋白、膳食纤维和植物化合物的重要来源，对提高膳食质量起到关键作用。

（一）如何挑选蔬菜水果？

1.重"鲜"

新鲜应季的蔬菜水果，颜色鲜亮，如同鲜活有生命的植物一样，其水分含量高、营养丰富、味道清新；食用这样的新鲜蔬菜水果对人体健康益处多。

2.选"色"

根据颜色深浅，蔬菜可分为深色蔬菜和浅色蔬菜。深色蔬菜指深绿色、红色、橘红色和紫红色蔬菜，具有营养优势，尤其是富含β-胡萝卜素，是膳食维生素A的主要来源，应注意多选择。见表3-1-16。

表3-1-16

深绿色蔬果	菠菜、油菜、芹菜叶、空心菜、莴笋叶、韭菜、西兰花、茼蒿、萝卜缨、芥菜、西洋菜、猕猴桃等
橙黄色蔬果	西红柿、胡萝卜、南瓜、柑橘、柚子、柿子、杧果、哈密瓜、彩椒、香蕉、红辣椒等
红紫黑色蔬果	红或紫苋菜、紫甘蓝、红菜薹、干红枣、樱桃、西瓜、桑椹、醋栗等

3.多"品"

挑选和购买蔬菜时要多变换，每天至少达到3～5种（表3-1-17）。夏天和秋天属水果最丰盛的季节，不同的水果甜度和营养素含量有所不同，每天至少1～2种，首选应季水果。

表 3-1-17　常见蔬菜种类

蔬菜种类	举例
叶、花和嫩茎类	油菜、菠菜、菜花、青菜、芹菜、竹笋
根茎类和薯芋类	白萝卜、胡萝卜、甜菜头、芋头、山药
茄果类	南瓜、胡瓜、茄子、西红柿、青椒
鲜豆类	菜豆、豌豆、扁豆、蚕豆、长豆角
葱蒜类	大蒜、大葱、青葱、韭菜、洋葱
水生蔬菜	藕、茭白、慈姑、菱角
菌藻类	蘑菇、香菇、平菇、木耳、银耳、海带、裙带菜、紫菜
其他	树生菜如香椿、槐花等；野菜如苜蓿、荠菜等

（二）怎样才能达到足量蔬果目标？

1.餐餐有蔬菜

在一餐的食物中，首先保证蔬菜重量大约占1/2，这样才能满足一天"量"的目标。

2.天天吃水果

选择新鲜应季的水果，变换种类购买，在家中或工作单位把水果放在容易看到和方便拿到的地方，这样随时可以吃到。

3.蔬果巧搭配

以蔬菜菜肴为中心，尝试一些新的食谱和搭配，让五颜六色的蔬菜水果装点餐桌，愉悦心情。

（三）巧烹饪，保持蔬菜营养

1.先洗后切。

2.开汤下菜。

3.急火快炒。

4.炒好即食。

（四）如何达到多吃奶类和大豆？

1.选择多种奶制品

与液态奶相比，酸奶、奶酪、奶粉有不同风味，又有不同蛋白质浓度，可以多品尝，丰富饮食多样性。

2.大豆及其制品，可以换着花样经常吃

每周可用豆腐、豆腐干、豆腐丝等制品轮换食用，既变换口味，又能满足营养需求。

3.把牛奶制品、豆制品当作膳食组成的必需品

达到每天相当于300mL液态奶。

（五）如何做到将全谷物、杂豆作为膳食重要组成？

1.全谷物，膳食好搭档

推荐每天吃全谷物食物50～150g，相当于一天谷物的1/4～1/3。

2.巧用红豆、绿豆和花豆

杂豆可以和主食搭配食用，发挥膳食纤维、维生素B、钾、镁等均衡营养作用，提高蛋白质互

补和利用。

3.巧用现代炊具

全谷物入口感觉粗糙，杂豆不好煮熟，习惯精制米面细软口感的消费者，使用全谷物杂豆初期应学习适宜烹饪方法。

（六）坚果有益，如何做到适量？

适量摄入有益健康，且其能量应该计入一日三餐的总能量之中。

（七）如何从小养成食物多样的好习惯？

父母要从孩子小的时候就开始重视健康饮食行为的培养，日常生活中营造健康饮食的氛围，以增加孩子对蔬菜、水果、奶类、豆类等食物的喜好，并要以身作则，这样孩子才能耳濡目染，适应食物多样的平衡膳食模式。

（八）我国居民蔬菜水果、全谷物、奶类、豆类和坚果摄入量的现状及趋势如何？

据2015年中国成人慢性病与营养监测数据显示，每标准人日蔬菜、水果、全谷物、奶类、大豆及坚果类的平均摄入量分别为265.9g、38.1g、16.3g、25.9g和13.9g，均低于目前中国居民膳食指南的建议摄入量。

（九）蔬菜水果、全谷物、奶类、豆类、坚果的营养特点有哪些？

蔬菜、水果、全谷物、奶类和豆类是人类膳食的重要组成部分，富含人体所需的维生素、矿物质、膳食纤维和植物化学物，奶类和大豆类也是优质蛋白质的重要来源。

在不同年龄组人群的膳食中，蔬果、全谷物、奶类、豆类食物在满足人体对微量营养素和膳食纤维的需要中均占有重要地位。

结合我国居民蔬菜摄入量有所减少，水果、全谷物、奶类、豆类摄入量虽没有明显变化，但仍处于较低摄入水平的现况，以及蔬果、全谷物、奶类和大豆制品对膳食营养素的贡献，考虑这应该是造成我国18岁以上成年人维生素A、维生素B_1、维生素B_2、维生素C和钙的摄入量普遍较低的主要原因。因此，建议多吃蔬果、全谷物、奶类和大豆制品，以增加β-胡萝卜素、B族维生素、维生素C和钙的摄入，是改善我国居民整体膳食微量营养素摄入水平不足、减少营养不良发生的有效举措和重要保障。

（十）蔬菜水果、奶类、豆类与健康

见表3-1-18。

表3-1-18　蔬菜、水果、奶类及其制品、大豆及其制品和坚果与健康的关系

项目	与健康关系
蔬菜和水果（联合摄入研究）	可降低心血管疾病发病和死亡风险
	可降低肺癌发病风险
蔬菜	增加摄入可降低心血管疾病发病和死亡风险
	增加蔬菜摄入总量及十字花科蔬菜和绿色叶菜摄入量可降低肺癌发病风险
	增加摄入可降低食管鳞（腺）癌、结肠癌发病风险；十字花科蔬菜可降低胃癌、乳腺癌发病风险
	增加绿叶蔬菜、黄色蔬菜摄入可降低2型糖尿病发病风险

续表

项 目	与健康关系
水果	增加摄入可降低心血管疾病的发病风险
	增加摄入可降低主要消化道癌症（食管癌、胃癌、结直肠癌）的发病风险
牛奶及其制品	牛奶及其制品可增加儿童、青少年及绝经后妇女的骨密度
	奶类及其制品摄入可能与前列腺癌、乳腺癌发病风险无关
酸奶	酸奶摄入可改善乳糖不耐受症状
	酸奶摄入可改善便秘
大豆及其制品	可降低绝经前和绝经后女性乳腺癌的发病风险
	可降低绝经前、后女性骨质疏松的发病风险
坚果	可降低心血管疾病发病和死亡风险；可降低全因死亡风险
	可降低总胆固醇和甘油三酯的浓度

四、如何合理吃鱼、禽、蛋、瘦肉？

（一）如何把好适量摄入关？

1.控制总量，分散食用

应将这些食物分散在每天各餐中，避免集中食用，最好每餐有肉，每天有蛋。食谱定量设计，能有效控制动物性食物的摄入量。

2.小份量，量化有数

在烹制肉类时，可将大块肉材切成小块后再烹饪，以便食用者掌握摄入量。

3.在外就餐时，减少肉类摄入

如果需要在外就餐，点餐时要做到荤素搭配，清淡为主，尽量用鱼和豆制品代替畜禽肉。

（二）如何合理烹调鱼和蛋类？

1.鱼虾等水产品

可采用蒸、煮、炒、熘等方法。

2.鸡蛋

鸡蛋营养丰富，蛋黄是鸡蛋营养素种类和含量集中的部位，不能丢弃。可采用煮、炒、煎、蒸等方法。

（三）畜禽肉吃法有什么讲究？

可采用炒、烧、爆、炖、蒸、熘、焖、炸、煨等方法。在滑炒或爆炒前可挂糊上浆，既可增加口感，又可减少营养素丢失。

1.多蒸煮，少烤炸。

2.既要喝汤，更要吃肉。

（四）为何少吃熏腌和深加工肉制品？

这些加工方法不仅使用了较多的食盐，同时油脂过度氧化等也存在一些食品安全问题，长期食用会给人体健康带来风险，因此应尽量少吃。

（五）其他动物性来源食品有哪些？

建议每月可食用动物内脏食物2～3次，且每次不要过多。没有必要过分追求"山珍海味"。

（六）鱼、禽、蛋类和瘦肉的营养价值和膳食贡献有哪些？

畜禽类、蛋类和水产品是膳食蛋白质、脂肪、维生素A、B族维生素和矿物质的良好来源。鱼、禽、蛋类和畜肉在膳食满足人体对营养素的需要中占有重要地位。按照2015—2017年中国营养与健康状况监测数据，计算畜、禽、鱼、蛋类食物所提供的主要营养素对膳食营养素的贡献率，结果发现畜类最多。

（七）鱼、畜肉、禽和蛋与健康的关系有哪些？

大量研究证实，鱼、畜肉、禽和鸡蛋与人体健康有密切的关系，适量摄入有助于增进健康，但摄入比例不当，可增加心血管疾病、肥胖和某些肿瘤的发生风险。

1.鱼肉摄入与健康

多摄入鱼肉可降低成年人全因死亡、脑卒中、痴呆及认知功能障碍的发生风险。

2.禽肉摄入与健康

禽肉摄入可能与心血管疾病无关。

3.鸡蛋摄入与健康

鸡蛋摄入与健康人血脂异常无关，有心血管疾病病史者适量摄入；对健康人群而言，每日1个（每周7个）鸡蛋摄入与心血管疾病发病风险无关。

4.畜肉与健康

过多摄入畜肉可增加2型糖尿病、结直肠癌及肥胖风险，增加畜肉摄入可降低贫血的发病风险。

5.烟熏肉与健康

过多摄入烟熏食品可增加胃癌、食管癌的发病风险。

五、少盐少油，控糖限酒

（一）培养清淡口味，逐渐做到量化用盐用油

在家烹饪时推荐使用定量盐勺，每餐按量放入菜肴，尤其要重点培养儿童的清淡饮食习惯。

（二）如何做到食盐减量？

1.选用新鲜食材，巧用替代方法

烹调时应尽可能保留食材的天然味道，这样就不需要加入过多的食盐等调味品来增加食物的滋味。另外，可通过不同味道的调节来减少对咸味的依赖。如在烹制菜肴时放少许醋，使用花椒、八角、辣椒、葱、姜、蒜等天然调味料来调味。

2.合理运用烹调方法

烹制菜肴可以等到快出锅时或关火后再加盐，能够在保持同样咸度的情况下，减少食盐用量。

3.做好总量控制

在家烹饪时的用盐量不应完全按每人每天5g计算，也应考虑成人、孩子的差别，还有日常食用的零食、即食食品、黄豆酱、酱油等的食盐含量，以及在外就餐，也应该计算在内。

4.注意隐性盐（钠）问题，少吃高盐（钠）食品

鸡精、味精、蚝油等调味料含钠量较高，某些预包装食品往往属于高盐（钠）食品。为控制

食盐摄入量，最好的办法是少买高盐（钠）食品，少吃腌制食品。

5.要选用碘盐

为了预防碘缺乏对健康的危害，我国从20世纪90年代实施食盐加碘的措施，有效地控制了碘缺乏病的流行。除高水碘地区外，所有地区都应推荐食用碘盐，尤其有儿童、少年、孕妇、乳母的家庭，更应食用碘盐，预防碘缺乏。

（三）如何减少烹调油摄入量？

1.学会选择用油

不同食用油的脂肪酸组成差异很大（见表3-1-19）。家里采购食用油时注意常换品种。

表3-1-19　食用油的营养型分类

食用油的营养型分类	代表性油脂	特征脂肪酸
高饱和脂肪酸类	黄油、牛油、猪油、椰子油、棕榈油、可可脂	月桂酸、豆蔻酸、棕榈酸等
富含n-9系列脂肪酸	橄榄油、茶油、菜籽油	高油酸单不饱和脂肪酸等
富含n-6系列脂肪酸	玉米油、葵花籽油、大豆油、花生油	高亚油酸型多不饱和脂肪酸等
富含n-3系列脂肪酸	鱼油、亚麻籽油、紫苏油	DHA、EPA、α-亚麻酸等

2.定量巧烹饪

如蒸、煮、炖、焖、水滑、熘、拌等，可以减少用油量。

3.少吃油炸食品

油炸食品为高脂肪高能量食品，容易造成能量过剩。

4.动物油脂和饱和脂肪酸

动物油脂富含饱和脂肪酸，应特别注意限制加工零食和油炸香脆食品摄入。日常饱和脂肪酸的摄入量应控制在总脂肪摄入量的10%以下。

（四）怎样限酒？

1.哪些人应禁酒？

（1）孕妇、乳母不应饮酒。

（2）儿童、少年不应饮酒。

2.特定职业或特殊状况人群应控制饮酒

例如驾车、操纵机器或从事其他需要注意力集中、技巧的工种；对酒精过敏者；正在服用可能会与酒精产生作用的药物者；患有某些疾病（如高甘油三酯血症、胰腺炎、肝脏疾病等）者；血尿酸过高者。

3.提倡文明餐饮

成年人若饮酒应限量在15g/d。

（五）怎样控制添加糖摄入量？

建议每天添加糖的摄入不超过50g，最好控制在25g以下。

六、规律进餐，足量饮水

（一）如何安排一日三餐的时间和食物量？

一日三餐，两餐的间隔以4～6h为宜。早餐安排在6:30～8:30、午餐11:30～13:30、晚餐

18:00～20:00为宜。学龄前儿童除了保证每日3次正餐外，还应安排2次零点。

用餐时间不宜过短，也不宜太长。建议早餐用餐时间为15～20min，午、晚餐用餐时间为20～30min。应细嚼慢咽享受食物的美味，并营造轻松、愉快的进餐氛围，可以放点轻音乐，谈论轻松的话题；进餐时应相对专注，不宜边进餐边看电视、看手机等。

合理分配一日三餐的食物量。早餐提供的能量应占全天总能量的25%～30%、午餐占30%～40%、晚餐占30%～35%。

（二）如何保证天天吃好早餐？

早餐的食物应包括谷薯类、蔬菜水果、动物性食物、奶豆坚果等4类食物。早餐食谱举例见表3-1-20。

表3-1-20　营养充足的中西式早餐食谱举例

	中式早餐	西式早餐
食谱	米粥100g 全麦馒头100g 煮鸡蛋1个 瘦肉炒时蔬（肉丝20g，蔬菜100g） 豆浆200mL 香蕉50～100g	全麦面包100g 鸡胸肉50g 奶酪一片（10g） 酸奶100mL 蔬菜沙拉（蔬菜100g，低脂沙拉酱10g） 苹果100g
供能和营养素	能量：2740kJ 蛋白质：26.5g 脂肪：14.5g 碳水化合物：89g	能量：2803kJ 蛋白质：25g 脂肪：17.5g 碳水化合物：75g

（三）如何安排好午餐和晚餐？

午餐的食物选择应当根据不同年龄人群的营养需要，遵照平衡膳食的要求。主食可选择米或面制品，做到粗细搭配；2～3种蔬菜；1～2种动物性食物如鱼虾等水产品、鸡肉、瘦猪肉、牛羊肉；1种豆制品；1份水果。

晚餐不宜过于丰盛、油腻，应确保食物品种丰富，并考虑早、午餐的进餐情况，适当调整晚餐食物的摄入量，保证全天营养平衡。同时做到清淡少油少盐。主食可以选择富含膳食纤维的食物，如小米、薏米、荞麦、红薯等，既能增加饱腹感，又可以促进肠胃蠕动；搭配蔬菜、水果、适量动物性食物和豆制品，多采用蒸、煮、炖、清炒等，少用炸、煎等烹调方法。晚餐时间不要太晚，至少在睡觉前2h进食。

（四）在外就餐应注意什么？

应选择食品安全状况良好、卫生信誉度在B级及以上的餐饮服务单位。点餐时要注意食物多样，荤素搭配；不铺张浪费，适量而止；尽量选择用蒸、炖、煮等方法烹调的菜肴，避免煎炸食品和含脂肪高的菜肴，以免摄入过多油脂；进食注意顺序，可以先吃少量主食，再吃蔬菜、肉类等；增加蔬菜摄入，肉类菜肴要适量；食量要适度。

（五）零食要不要吃？

零食是指非正餐时间食用的食物或饮料，不包括水。选择和食用零食应注意：选择营养素密度高的食物，如鸡蛋、牛奶、豆制品等，还可选择新鲜蔬菜水果以及坚果等；少选油炸或膨化食品，建议的选择方式见表3-1-21。吃零食的量不宜多，以不影响正餐为宜，更不应该代替正餐。两餐之间可适当吃些零食，睡前1h不宜吃零食。

表3-1-21　零食推荐食用种类

种类	营养特点	食用频率	零食举例
可经常食用	低盐、低糖、低脂	每天都可适当食用	奶及奶制品：牛奶、酸奶、奶粉等 新鲜蔬菜：西红柿、黄瓜等 水果：苹果、梨、柑橘等 谷薯类：煮玉米、全麦面包、红薯、土豆等 蛋类：煮鸡蛋、鹌鹑蛋 原味坚果：瓜子、核桃、榛子等 豆制品：豆浆、豆腐干等
限制食用	高盐、高糖、高脂	偶尔或尽量少	糖果、油炸食品、薯片、含糖饮料、腌鱼干、盐渍食品、水果罐头、蜜饯等

（六）如何做到不暴饮暴食、不偏食挑食？

1.不暴饮暴食

应采取以下措施防止暴饮暴食：①认识暴饮暴食对健康的危害；②调整心理状态，及时疏解压力；③积极调整或治疗心理疾病；④尽量在家吃饭，少聚餐，营造愉悦就餐氛围；⑤享受美食的同时，注意饮食有度有节。

2.不偏食挑食

应采取以下措施防止偏食挑食：①充分认识偏食挑食对营养素摄入及健康的危害；②尝试吃原来不吃的食物；③变换烹调方式。

（七）不过度节食

要避免采取过度节食或不科学的方式减轻或控制体重。应建立正确的健康观，合理安排一日三餐和身体活动。一旦发现由于过度节食导致的营养不良，要及早就医；需要时，在医生和营养师的指导下进行矫正和治疗。

为恢复正常体重的适度节食，应在营养师指导下进行。基本原则是在相对低能量摄入的前提下，满足机体各种营养素的需要。

（八）如何判断机体是否缺水？

简便易行的办法是根据口渴、排尿次数、尿液量和颜色来判断机体的水合状态。

（1）口渴：出现口渴已经是身体明显缺水的信号。因此，要避免出现口渴现象，应主动喝水。

（2）排尿次数和排尿量：当机体排尿次数和尿液量比平时减少时，提示水分摄入过少，机体可能出现缺水状态。

（3）尿液颜色：水分摄入充足时，正常的尿液颜色为透明黄色或是浅黄色。当尿液颜色加深，呈现黄色时，机体可能摄入水分较少，存在脱水状态；呈现较深黄色和深黄色时，提示机体水分不足或缺少水分，处于脱水状态。

（九）日常生活如何适量喝水？

在温和气候条件下，低身体活动水平成年男性每天水的适宜摄入量为1700mL；女性每天水的适宜摄入量为1500mL。应主动喝水、少量多次。喝水可以在一天的任意时间，每次1杯，每杯约200mL。可早、晚各饮1杯水，其他时间里每1～2h喝1杯水。建议饮水的适宜温度在10～40℃。

（十）如何做到不喝或少喝含糖饮料？

建议用白水或茶水替代含糖饮料。白水廉价易得，安全卫生，不增加能量，不用担心"添加糖"带来的健康风险，建议首选白水。

白水是指自来水、经过滤净化处理后的直饮水、经煮沸的白水、桶装水以及包装饮用纯净水、天然矿泉水、天然泉水等各种类型饮用水。

含糖饮料的主要成分是水和添加糖，营养价值、营养素密度低。过多摄入含糖饮料可增加龋齿、超重肥胖、2型糖尿病、血脂异常的发病风险。应少选购或不选购含糖饮料，家里不储存含糖饮料；日常生活中不把饮料当作水分的主要来源，不用饮料代替白水。

有些人尤其是儿童不喜欢喝没有味道的白水，可以在水中加入1～2片新鲜柠檬片、3～4片薄荷叶等增加水的色彩和味道，也可以自制一些传统饮品，如绿豆汤、酸梅汤等，注意不要添加糖。

除了白水，也可以选择喝淡茶水。

七、会烹会选，会看标签

认识食物和会挑选食物是健康生活的第一步。了解各种食物营养特点，学会看懂营养标签，比较和选择食物，学习传统烹调技能，做到按需备餐、营养配餐，维护健康生活。生命的各个阶段都应该重视膳食计划，把食物多样、能量平衡放在首位，统筹好食物选购，设计好菜肴，合理分配三餐和零食茶点。

膳食宝塔的结构图及食品标示量，满足了能量在6694～10 041kJ/d的成年人的能量和营养素需要，见表3-1-22。

表 3-1-22　平衡膳食宝塔的各类食物量

食物种类	不同能量摄入水平（kJ/d）				
	6694	7531	8368	9205	10 041
谷类/g	200	225	250	275	300
其中全谷物和杂豆/g，薯类/g	50～150，50～100				
蔬菜/g	300	400	450	450	500
其中深色蔬菜	占1/2				
水果/g	200	200	300	300	350
肉类/g	120	140	150	200	200
其中畜禽肉类/g	40	50	50	75	75
其中蛋类/g	40	40	50	50	50
其中水产品/g	40	50	50	75	75
乳制品/g	300	300～500			
大豆及坚果类/g	25	25	25	35	35
油盐类/g	油25～30，盐<5				

（一）如何选购物美价廉的食物？

1.认识食物营养特点

不同的食物营养特点有所不同（见表3-1-23），了解食物主要营养特点，按类选择食物是合理膳食的第一步。

表3-1-23 各类食物提供的主要营养素

食物组	提供主要营养素
谷类、杂豆	碳水化合物、蛋白质、膳食纤维、维生素B$_1$、铁、锌、镁等
薯类	碳水化合物、膳食纤维、钾
蔬菜类	β-胡萝卜素、叶酸、钙、钾、维生素C、膳食纤维；也是植物化学物的良好来源，如多酚类、类胡萝卜素、有机硫化物等
水果类	维生素C、钾、镁以及膳食纤维（果胶、半纤维）；也是植物化学物的良好来源
鱼畜禽肉类	优质蛋白质、脂类和脂溶性维生素、维生素B$_6$、维生素B$_{12}$和硒等；鱼油含有DHA和EPA
蛋类	优质蛋白质、脂类、磷脂、维生素和矿物质
乳类	优质蛋白质、钙、B族维生素等；酸奶、奶酪还提供益生菌
大豆及其制品	蛋白质、脂肪、维生素E；另外还含磷脂、大豆异黄酮、植物甾醇等
坚果	脂肪、必需脂肪酸、蛋白质、维生素E、B族维生素、矿物质等；栗子富含淀粉
油	脂肪和必需脂肪酸、维生素E

2.了解食物营养素密度

人们对各种营养素的需求应首先考虑从天然食物中获取。营养素密度通常指食物中某种营养素含量与其能量的比值。营养素密度高的食物指多种维生素、矿物质（钠除外）、膳食纤维以及植物化合物或必需脂肪酸含量较高的食物，但同时也应含有相对较少的脂肪、糖和能量。少选高能量的食物。

3.利用当季、当地食物资源

不同区域的食物资源和膳食模式具有一定差异。因地制宜地选取当地、当季食物资源。一方面食物在自然成熟期可以最大限度保留营养，新鲜且口味更好；另一方面有利于节约动能和保护环境。

（二）如何看食品营养标签？

1.看配料表

配料（表）是了解食品的主要原料、鉴别食品组成的最重要途径。按照"用料量递减"原则，配料（表）按配料用量高低依序列出食品原料、辅料、食品添加剂等。

2.看营养成分表

营养成分表说明每100g（或每100mL）食品提供的能量以及蛋白质、脂肪、饱和脂肪、碳水化合物、糖、钠等营养成分的含量值，及其占营养素参考值的百分比。

3.利用营养成分标注选购食品

如高钙、低脂、无糖等；或者与同类食品相比增加了膳食纤维，或减少了盐用量等。

（三）如何设计一日三餐？

1.了解和确定膳食能量摄取目标

参照膳食营养素参考摄入量，简单地根据年龄、性别和身体活动水平确定能量需要量范围，如表3-1-24，据此明确一天需要的食物品类和数量。

表 3-1-24　不同年龄轻体力劳动者的能量需要量（EER）

人群	幼儿		儿童			成人	
分类	2～3岁	4～6岁	7～10岁	11～13岁	14～17岁	18～49岁	50～64岁
能量需要量范围（kJ/d）	4184～5230	5021～5858	5648～7531	7531～8577	8368～10 460	7531～9414	7322～8786

2.挑选食物和用量

根据膳食宝塔，选择谷薯类、蔬菜水果、鱼禽肉蛋、乳/豆/坚果及烹调用油盐等。具体到每种食物怎么选择，可以根据日常生活习惯进行调配。为了好记、易操作，可以将每类食物用量化简为"份"，方便交换和组合搭配，轻松做到食物多样化。

3.合理烹饪、分配餐食

根据食物特点、饮食习惯等，确定适当的烹调方法。通过营养配餐，享受美食、快乐与健康。水果、茶点等也应计入能量的组成部分，零食摄入量不要超过全天能量的15%。

4.膳食营养的确认与核查

通过一段时间内自我观察体重和体脂成分变化状况对能量需要量进行微调。

（四）如何烹饪，享受营养与美味？

1.食物原料处理

烹饪前食物原料要进行必要的清洗，切配时不要切得过细过碎，且不要搁置太长时间。处理生食或即食的食物，要注意所用刀具、案板与生肉分开。

2.学习烹调方法

（1）多用蒸、煮、炒。

（2）少用煎、炸。

（3）烹调油用量控制。

3.用天然香料

厨房中食盐、酱油、醋、味精、鸡精、咸菜、豆酱、辣酱等都是钠的主要来源，应统计在盐（钠）的用量下。学会使用天然调味料，清淡饮食，享受食物自然美味。

4.选择新型烹饪工具

选择能源消耗减少，碳排放减少，快捷、方便、节能环保的新型烹饪工具。可以减少油脂的使用，以及高温所引起的致癌物质的产生。

（五）如何实践健康饮食？

健康饮食的关键在于"平衡"。同样的食物，加工方法不同，会有不同的营养素密度和健康效益。鼓励多吃的食物多为简单加工食品和营养素密度高的食物；应少吃深加工的食品。见表3-1-25。

表 3-1-25　建议多吃和少吃的食物举例

食物类	建议多吃的食物	建议少吃的食物
谷薯类	糙米饭、全麦面包、玉米粒、青稞仁、燕麦粒、荞麦、莜麦、全麦片	精米饭、精细面条、白面包
	二米饭、豆饭、蒸红薯、八宝粥	油条、薯条、方便面、调制面筋（辣条）
蔬菜类	深绿叶蔬菜、小油菜、羽衣甘蓝、西兰花、胡萝卜、番茄、彩椒等	各种蔬菜罐头、干制蔬菜、蔬菜榨汁等
水果类	橘子、橙子、苹果、草莓、西瓜等当地当季新鲜水果	各种水果罐头、蜜饯等水果制品及果汁饮料
鱼畜禽肉类	新鲜的瘦肉、禽肉，各种鱼等水产类	熏肉、腌肉、火腿、肥肉等，肉（鱼）罐头、肉（鱼）丸等加工制品
乳类	纯牛奶、脱脂牛奶、低糖酸奶、奶粉	奶酪、奶油
水和饮料	水、茶水、无糖咖啡	含糖饮料，如果味饮料、碳酸饮料、奶茶、乳饮料等；酒及含酒精饮料更应避免

（六）外卖及在外就餐的点餐有哪些技巧？

1.外卖及在外就餐应纳入膳食计划。

2.挑选主食，不忘全谷物。

3.挑选菜肴，少用油炸，注意荤素搭配。

4.不要大份量，适量不浪费。

5.提出少油、少盐健康诉求。

八、公筷分餐，杜绝浪费

饮食文化是健康素质、信仰、情感、习惯等的重要体现。讲究卫生、公筷公勺和分餐、尊重食物、拒绝食用"野味"，既是健康素养的体现，也是文明礼仪的一种象征，对于公共卫生建设和疫情防控具有重大意义。

勤俭节约是中华民族和家庭文化的取向，尊重劳动、珍惜食物、避免浪费是每个人应遵守的原则。

一个民族的饮食状况不仅承载了营养，也反映了文化传承和生活状态。在家吃饭、尊老爱幼是中华民族的优良传统。在家烹饪，有助于食物多样选择、提高平衡膳食的可及性；在家吃饭有利于在享受营养美味食物的同时，享受愉悦进餐的氛围和亲情。

（一）如何选择新鲜食物？

1.首选当地当季食物

选择本地、当季食物，保证新鲜卫生，也是节能、低碳、环保的重要措施。

2.学会辨别食物的新鲜程度

预包装食品可以通过看食品标签上的生产日期了解食物的新鲜程度；当无法获得生产日期等信息时，食物是否新鲜，可以用看、触、闻等手段通过食物的外观、色泽、气味等感官指标加以辨别。

3.水果蔬菜要洗净

清洗是清除水果和蔬菜表面污物、微生物的基本方法。

4.食物生熟要分开

在食物清洗、切配、储藏的整个过程中，生熟都应分开。在冰箱存放生熟食品，应分格摆放。

5.食物加热和煮熟

适当温度的烹调可以杀死几乎所有的致病微生物。隔顿、隔夜的剩饭在食用前须彻底再加热，以杀灭储存时增殖的微生物。

6.食物储存要得当

食物合理储存的目的是保持新鲜，避免污染。

7.冷冻食品也应注意饮食卫生

考虑到有些微生物在低温环境下也可以存活繁殖，建议冷冻食品在家储存时，应关注生产日期、保质期，保证食品在保质期内尽快食用。

（二）不吃野生动物

面对滥食野生动物所引发的人类疾病和重大公共卫生安全问题，2020年2月24日，全国人大常委会决定，全面禁止食用包括人工繁育、人工饲养类在内的陆生野生动物。我们每一个人都应该遵守规定，拒绝食用保护类和野生动物。

（三）使用公筷公勺，采用分餐，保障饮食安全

采用分而食之的分餐方式，就餐时一人一小份，每个人餐具相对独立，或者使用公筷公勺，可以有效地降低经口、经唾液传播传染性疾病的发生和交叉感染的风险；分餐制还有利于明确食物种类、控制进餐量，实现均衡营养，培养节约、卫生、合理的饮食"新食尚"。

无论是在家吃饭，还是餐馆就餐，无论从现代文明出发，还是从疾病预防、公共卫生角度而论，使用公筷公勺、推行分餐制都应是一场积极推行的"餐桌革命"。

（四）珍惜食物、杜绝浪费

1.按需选购，合理储存。

2.小份量、光盘行动。

3.合理利用剩饭剩菜。

4.外出就餐，按需点菜不铺张。

（五）人人做食物系统可持续发展的推动者

对于一般个体或家庭而言，推动食物系统可持续化发展最直接的方式之一是改变饮食结构和就餐方式，并杜绝食物浪费。提倡增加水果、蔬菜、全谷物等有益健康的植物性食物消费，减少油、盐、糖、深加工食品和畜肉类食物的过度消费，向平衡/合理膳食转变。

针对目前我国食品浪费现象广泛存在的问题，厉行节约、反对浪费，既是保障国家粮食安全的迫切需要，也是弘扬中华民族勤俭节约传统美德、落实膳食指南、推进文明餐饮、促进"新食尚"的重要举措。

可持续发展理论是指既满足当代人的需要，又不对后代人满足其需要的能力构成危害的发展，以公平性、持续性、共同性为三大基本原则。其最终目的是达到共同、协调、公平、高效、多维的发展。

第二章　医疗膳食问答

一、医疗膳食制度是怎样的？

1.管床医师正确开具住院患者膳食医嘱。

2.营养师及营养护士负责营养风险筛查，对筛查出营养高风险的患者，依次开展营养测评与辨证施膳指导，结果记入病程；对筛查结果为低风险的患者，营养师依据膳食医嘱为患者制订基本膳食或治疗膳食食谱，并对其进行相应的膳食指导和宣教。

3.营养师接到临床病区责任护士或内网通知，以及接到营养会诊邀请后，至病区依次开展营养测评与辨证施膳指导，结果记入病程；依病情、膳食医嘱和营养评估结果拟定膳食食谱或营养治疗计划。

4.若患者接受医院提供的相关膳食或营养治疗计划，营养师通知相关部门（膳食制作部门、肠内营养配制室）配制并送达病区。

5.若患者拒绝接受膳食医嘱和营养治疗计划，管床医师及责任护士应进行风险告知并记录于病程；并协同营养师指导患者及家属自行安排膳食，进行必要的营养宣教。

6.责任护士负责验收患者自行安排的膳食，并向管床医师及时反馈，如不合格，应再次进行风险告知并记入病程。

7.管床医师、责任护士、营养师采用多形式、多途径对患者进行入院、住院中、出院前的营养宣教，告知患者及家属治疗膳食或肠内营养治疗的意义、原则、误区和要求，以利患者治疗和康复。

二、什么是膳食指导？

营养师定期进行营养膳食的宣传指导，使患者了解良好的饮食习惯、合理的营养与人体健康的密切关系，改善不良的饮食习惯，维护合理营养。

安排食谱时可向患者介绍食物中所含的各种营养素及其含量，以及有关营养素的生理功能，并根据其生理状况和疾病治疗对营养的需求，共同制订食谱，选择食物。

出院时由经治医师和责任护士进行饮食指导，患者出院后仍需继续进行营养治疗者，应向患者及家属交代出院后的饮食注意事项。纠正不正确的营养观念，出院时应与患者共同制订康复饮食计划。根据合理营养的原则，要求经济、合理、有效地选择食物。

三、医院膳食主要有哪些？

营养治疗（饮食治疗）是使疾病康复的重要手段，也是治疗某种疾病的一项基本措施。因此营养治疗（饮食治疗）应作为临床治疗的一个组成部分。

医院膳食种类很多，为了方便管理，常将其分为：

（一）医院基本膳食

根据不同疾病的病理和生理需要将各类食物用改变烹调方法或改变食物质地而配制的膳食。包括普通饭、软饭、半流食和流食。这类膳食在配合治疗方面也有着不可忽视的作用。

（二）特殊治疗膳食

在常规膳食基础上采取调整膳食中营养成分或制备方法而设置的膳食，如高蛋白质、低蛋白质、低脂肪、低纤维（少渣）、低盐等膳食。此外，尚有为治疗某种疾病而制备的膳食，如贫血、糖尿病、痛风病等膳食。

四、医院有哪些基本膳食？

（一）普通膳食

1.适应范围

体温正常、咀嚼能力无问题、消化机能无障碍的各期患者。

2.配膳原则

能量根据基础能量消耗、食物热效应、体力活动与疾病消耗计算每日所需能量8368～10 878kJ/d。

能量分配：早餐：25%～30%；午餐：40%；晚餐：30%～35%。

3.食谱举例

见表3-2-1、2。

表3-2-1　普通饭食谱举例（标准人）（7531kJ/d）

餐次	食物列举
早餐	牛奶250mL，发糕50g，拌芹菜50g，煮鸡蛋50g
加餐	橙子100g
午餐	馒头125g，红烧鸡块100g，素炒小白菜（小白菜200g），菠菜汤（菠菜50g、紫菜2g）
加餐	草莓150g
晚餐	米饭100g，肉炒青笋丝（莴笋150g、肉50g），拌黄瓜豆腐丝（黄瓜100g、豆腐丝50g）

表3-2-2　普通饭食谱举例（标准人）（10 042kJ/d）

餐次	食物列举
早餐	牛奶200mL，花卷125g，煮鸡蛋1个，凉拌黄瓜干豆腐丝（黄瓜100g，干豆腐45g）
加餐	苹果（约1个）150g
中餐	米饭（大米150g），红烧鱼（鲤鱼90g），烧菠菜（菠菜200g）
加餐	橘子1个
晚餐	米饭（大米150g），香菇烧油菜（油菜200g，香菇15g），青椒炒肉（青椒100g、猪瘦肉45g）

（二）软食

1.适应范围

（1）适应证：轻度发热、消化不良、痢疾、急性肠炎。

（2）肛门、结肠及直肠等术后恢复期患者。

（3）咀嚼不便（拔牙）而不能进食大块食物者。

（4）老年人及2～3岁小儿。

2.配膳原则

比普食更容易消化的膳食。质软、少渣、易咀嚼。是介于普通饭与半流食之间的一种膳食。能量7531～10 042kJ/d。由于软食中的蔬菜及肉类均需切碎、煮烂，丢失许多维生素和矿物质，因此注意补充菜汁和果汁。

3.食谱举例

见表3-2-3～5。

表3-2-3 可选用的食物

类别	食品
主食	软饭、大米粥、面条、馄饨、各种发面食品
肉类	细嫩瘦肉类制成肉饼、余丸子等
蔬菜类	瓜茄类、嫩叶菜等均需切碎煮软、菜汁
蛋类	蒸蛋羹、烩蛋丁、烩蛋皮丝等
豆类	豆浆、豆腐、豆腐脑
乳类	酸牛奶、酸奶豆腐

表3-2-4 忌（少）用食物

1.不宜用油煎炸食品、过于油腻食品如炸牛排

2.不宜食用凉拌蔬菜、含纤维多的蔬菜如芹菜、韭菜、豆芽菜、竹笋、榨菜、生萝卜、葱头、辣椒等

3.不宜食用坚果类如花生仁、核桃、杏仁和榛子等，但制成花生酱、杏仁酪和核桃酪后宜用

4.不宜食用整粒的豆类、糙米、硬米饭

5.忌用浓烈的调味品如辣椒、芥末、胡椒粉等

表3-2-5 软饭食谱举例（10 042kJ/d）

餐次	食物列举
早餐	大米粥拌肉松（大米50g，肉松15g），煮鸡蛋1个，面包50g
加餐	煮苹果水150mL
中餐	软米饭（大米150g），炖鱼（鲳鱼100g），烧碎油菜叶（油菜叶150g、瘦猪肉25g）
加餐	番茄汁150mL
晚餐	软米饭（大米150g），炒猪肝（猪肝100g），炒塌菜（塌菜150g、瘦猪肉25g）
加餐	牛奶100mL

（三）半流质膳食

1.适应范围

体温增高、身体虚弱、缺乏食欲。胃肠消化道疾病如腹泻、消化不良。口腔疾患。耳鼻喉术后。

2.配膳原则

是介于软饭与流质饮食之间，外观呈半流体状态、细软、更易于咀嚼和消化的膳食是限量、多餐次的进餐形式。总能量6276～7531kJ/d。每隔2～3h 1餐，5～6次/d。

3.食谱举例

见表3-2-6～8。

表3-2-6　可选用的食物

类别	食品
主食	细面条、馄饨、大米粥、软面包、麦片粥、藕粉
肉类	细嫩猪、鸡、鱼、虾制成丸子、肉糕、鱼片、鱼羹
蛋类	蛋羹、烩蛋丁、蛋汤、水卧荷包蛋
乳类	奶酪、牛奶、酸牛奶、奶豆腐、黄油
豆类	豆浆、豆腐、豆腐脑
水果	水果汁
蔬菜	蔬菜

注：参考《恶性肿瘤患者膳食营养处方专家共识（2017）版》

表3-2-7　食谱举例（8368kJ/d）

餐次	食物列举
早餐	大米粥（大米75g），蒸鸡蛋50g，面包15g
加餐	牛奶200mL，饼干10g
中餐	热汤面（挂面100g、鸡脯肉40g、碎小白菜叶100g）
加餐	牛奶200mL，饼干10g
晚餐	小米烂肉粥（小米100g、猪肉60g、生菜叶100g）
加餐	酸牛奶250mL，饼干10g

表3-2-8　食谱举例（8368kJ/d）

餐次及时间	食物种类	原料重量（g）	制作方法	备注
早餐（7:00）	亚麻籽油山药小米粥糊	沁州黄小米25 山药50 亚麻籽油10	淘洗后加山药丁用豆浆机熬粥并打碎成糊糊	不宜过稠
上午餐（9:30）	牛奶鸡蛋羹	牛奶120 鸡蛋50	鸡蛋打散加牛奶搅匀倒入带盖小碗蒸10min	如乳糖不耐受，可用舒化奶

续表

餐次及时间	食物种类	原料重量（g）	制作方法	备注
午餐（12:00）	鸭血青菜面片汤	盒鸭血50 油菜叶50 嫩香菇10 薄面片75 鸡汤300	鸭血切成小薄片，油菜叶洗净焯水切细丝，去根后切薄片，鸡汤煮软烂加其他食材	鸭血切成小薄片，鸭血需要去掉表层剥皮后再切
下午餐（14:30）	麦胚紫薯米粥糊	盘锦大米25 紫薯50 柠檬5 小麦胚芽10	用豆浆机熬粥，紫薯去皮切细丁与米一起熬粥	熬稍微稀一点的清质米粥糊，紫薯粥变蓝时马上放入柠檬
晚餐（17:00）	鹌鹑蛋青菜龙须面	细面条75 油菜碎50 鹌鹑蛋5个 鸡汤300	面条煮软，油菜整棵焯水后切碎。放入面条青菜煮好，淋入蛋液	可以将龙须面掰碎，用鸡汤煮烂，加入青菜煮熟，出锅前淋入蛋液
晚加餐（19:30）	小米黄豆玉米糊	小米20 玉米20 黄豆10	熬取300mL米粥糊	熬稍微稀一点的清质米粥糊

（四）流质膳食

1.适应范围

急性重症，极度衰弱，无力咀嚼食物；高烧口腔手术；面、颈部手术及外科大手术后消化道急性炎症；食道狭窄及食管癌患者也宜进流食。<200～250mL/次，每天5～6餐。

腹部手术后：静点→清流食→全流食→半流食。

口腔手术/面、颈部术后：浓流食。

喉部术后1～2d：冷流质。

2.配膳原则

极易消化、含渣很少，呈流体状或在口腔内能溶化为液体的饮食。总能量3347～4184kJ/d。每天5～6餐。每次200～250mL。它是一种不平衡膳食，不宜长期食用。

3.食谱举例

见表3-2-9、10。

表3-2-9　食物的选择

流质	可选用各种肉汤、牛乳、浓米汤、蛋花汤、蒸蛋羹、牛奶冲鸡蛋、杏仁豆腐、酸奶、藕粉、蔬菜汁、水果汁、豆浆、豆腐脑等
清流食	是一种限制较为严格的流质膳食，不含胀气食物，残渣最少，较流质膳食更为清淡可选用过箩猪肉汤、牛肉汤、排骨汤、过箩米汤、蔬菜汤、果汁，稀藕粉和淡茶等

续表

浓流质	浓流质多以吸管吸吮，故选用无渣较稠食物为宜，如稠藕粉、牛乳冲麦乳精等
冷流质	凉的、无刺激性流质食物，甜咸度和黏度适宜，一般选用冷牛奶、冷米汤、冷豆浆、冷蛋羹、冷藕粉、冰激凌、冰棍（扁桃体术后患者喜食的食品）
不胀气流食	除忌用蔗糖、牛乳和豆浆等产气食品外，其他同流食

表 3-2-10　清流质食谱列举

餐次及时间	食物	重量	制作方法	备注
早餐（7:30）	小米油	200mL	米油：就是稍微长时间熬好的粥，撇出表层黏稠的粥油食用	进食温度：30～35℃，每天进食：6～7餐。备选食物：大米油、杂粮粥油、排骨汤、甲鱼汤、黑鱼汤、杏仁粉、核桃粉、蔬菜汁
上午餐（09:30）	无乳糖奶粉	50g+150mL水	60℃水温，冲泡200mL饮用	
午餐（11:30）	清鸡汤	200mL	将柴鸡焯烫后用水炖煮2h，过滤去渣	
下午餐（13:30）	豆浆	200mL	用黑豆、黄豆等磨浆过滤	
晚餐（15:30）	果汁	200mL	水果、低草酸蔬菜榨汁饮用	
晚加餐（17:30）	藕粉	50g+150mL水	用60℃温水冲泡饮用	
睡前加餐（19:30）	舒化奶	200mL	微波加热1min	

注：参考《恶性肿瘤患者膳食营养处方专家共识（2017）版》

（五）少渣膳食

1.适应范围

咽喉部疾病、食管狭窄、食管炎、食管静脉曲张及消化道手术；结肠过敏、腹泻、肠炎恢复期、伤寒、肠道肿瘤、消化道少量出血、痢疾及溃疡病康复期等患者。

2.配膳原则

（1）尽量少用或不用含食物纤维多的食物如粗粮、整豆，硬果如核桃、花生、杏仁等，蔬菜如韭菜、芹菜、豆芽、笋类等，水果如草莓、菠萝等，以减少对炎性病灶的刺激及刺激肠蠕动和粪便形成。

（2）选用食物应容易消化吸收，切细剁碎，煮烂；禁用油炸煎食物及油腻厚味如辣椒、胡椒、咖喱等食品。

（3）每次进食数量不宜过多，少量多餐为宜。根据病情给予少渣半流质饮食或少渣软饭，注意及时转入普食。

（4）可用的食物：烂饭、粥、小馒头、白面包、软面条、嫩的碎瘦肉、碎鸡肉、鱼虾、豆浆、豆腐、鲜奶、酸奶、奶酪、胡萝卜、土豆、南瓜、冬瓜、水果泥、蛋糕、饼干、藕粉等。

（5）忌用的食物：各种粗粮、大块的肉、油炸食物、强烈的调味品、整粒的豆、硬果、多膳食纤维的蔬菜水果如芹菜、韭菜、豆芽、菠萝等。

（6）注意补充维生素C、维生素A和钙质。

五、医院有哪些治疗膳食？

（一）高热能高蛋白膳食

1.适应范围

适于严重营养缺乏的患者或手术前后的患者，凡处于分解代谢亢进状态下的患者等均可应用，如恶性肿瘤、手术前后；恶性肿瘤营养不良、大面积烧伤、创伤、高热、甲状腺功能亢进等疾病。营养不良和吸收障碍综合征者。消瘦或体重不足、体力消耗增加者。明显消瘦、营养不良的患者。慢性消耗性疾病如结核病、溃疡性结肠炎。

2.配膳原则

由于基础代谢率增高、机体组织修复或体力消耗增加，导致机体对能量的需求大幅度升高必须从食物中补充。高能量膳食的能量供给应高于正常人膳食标准。

（1）推荐热能与氮之比为（100~200）：1，否则治疗效果不佳。因蛋白质摄入过低

（2）易导致负氮平衡，如热量摄入不足则可能将所摄入的蛋白质用于热量需要而被消耗。

（3）供应量应根据病情调整，例如大面积烧伤患者其每日热量和蛋白质的需要大大增多。

（4）为了防止血脂升高，应尽量降低膳食中胆固醇及糖类的摄入量，调整饱和与不饱和脂肪酸的比例。

（5）长期采用高蛋白膳食，维生素A及胡萝卜素和钙质的含量。

（6）采用增加餐次的方法，少量多餐达到治疗目的。

（7）摄入量增加应循序渐进，不可一次性大量给予，以免造成胃肠功能紊乱。

3.食谱举例

见表3-2-11。

表3-2-11　食谱举例（11 297kJ/d）

餐次	食物列举
早餐	白粥（大米50g），肉包子（面粉70g、鲜肉糜30g），豆浆（豆浆300mL、糖20g），肉松20g，煮鸡蛋1个
加餐	低脂牛奶250mL，苹果125g
中餐	米饭（大米150g），红烧青鱼（青鱼150g），香菇菜心（香菇20g、青菜100g、油7g），凉拌黄瓜（黄瓜100g）
加餐	藕粉20g+糖25g
晚餐	米饭（大米150g），香菇蒸鸡（干香菇20g、鸡块100g），豆腐干炒番茄（豆腐干50g、番茄150g、油7g），冬瓜汤（冬瓜100g）
加餐	低脂牛奶250mL

（二）低蛋白质膳食

1.适应范围

（1）肾脏疾病：急性肾炎、急慢性肾功能不全、慢性肾衰竭、尿毒症。

（2）肝脏疾病、肝性脑病、肝功能衰竭。

2.配膳原则

（1）每日膳食中的能量应供给充足，碳水化合物不低于55%，必要时可采用纯淀粉食品及水果增加能量。蛋白质<40g/d，或0.6～0.8g/(kg·d)。

（2）充足的能量，主要由碳水化合物供热。可采用麦淀粉、蛋白质含量低的薯类如马铃薯、芋头等代替部分主食以减少植物性蛋白质的来源。

（3）肾功能不全者在蛋白质定量范围内选用优质蛋白质，如鸡蛋、牛奶、瘦肉、鱼虾。

（4）肝功能衰竭患者应选用高支链氨基酸、低芳香族氨基酸以豆类蛋白为主的食物，要避免肉类蛋白质。

（5）维生素、无机盐等营养素应充分供给。

（6）增加膳食纤维摄入量，可减少氨类吸收或增加排出，制作方法要细、软、烂，预防出血。

3.食谱举例

见表3-2-12。

表3-2-12　食谱举例（8368kJ/d）

餐次	食物列举
早餐	牛奶200mL，麦淀粉蒸糕（淀粉125g、鸡蛋50g），炒冬瓜（冬瓜300g、油5g）
中餐	米饭（大米100g），蒸红薯（红薯150g）；配菜（青菜250g、猪瘦肉丝40g、油7g），冲藕粉（藕粉25g）
晚餐	鸡蛋汤（淀粉25g、鸡蛋25g、糖10g），蔬菜水晶饼（淀粉100g、青菜50g、油5g），炒茄子（茄子200g、西红柿50g、油8g）

（三）限制碳水化合物膳食（倾倒综合征膳食）

1.适应范围

胃部分切除或幽门括约肌术后。

2.配膳原则

是一种控制碳水化合物含量的膳食，目的是预防倾倒综合征的发生。临床表现：进食后上腹饱胀、心悸、出汗、头晕恶心、呕吐、腹痛、腹泻等。其原因一般认为是由于食物迅速进入小肠，高渗性食物由肠壁吸出大量液体，细胞外液大量减少，造成血容量下降；另外肠腔突然膨胀，刺激腹腔神经丛而引起血管扩张。

3.治疗方法

见图3-2-1。

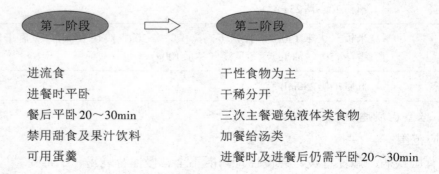

图3-2-1　倾倒综合征治疗方法

（四）低（限）脂肪膳食

1.适应范围

治疗或改善由于脂肪水解吸收、运转及代谢失调所引起的疾病，如：急慢性胰腺炎（癌）、胆囊炎（癌）、胆结石、急慢性肝炎、肝硬化、脂肪肝、高脂血症、冠心病、高血压、肥胖、腹泻和脂肪消化吸收不良的患者如肠黏膜疾患、胃切除、短肠综合征、肥胖症、乳腺癌、肠癌等。

2.配膳原则

（1）脂肪。①轻度限制：占总能量的25%以下（50g以下），要定期计算膳食的脂肪总量。②中度限制：脂肪占总能量的20%以下，脂肪总量控制在30g以下，如胆囊炎的恢复期、脂肪吸收不良患者。③严格限制：脂肪摄入量在15g以下，如急性胰腺炎、急性胆囊炎等患者。

（2）禁用油炸物、肥肉、猪油及含脂肪多的点心，烹调方法以蒸、煮、炖、烩为主。

（3）清淡少刺激性：食物应清淡、少刺激性、易于消化，必要时少食多餐。

（4）可用食物：米、面粉、面条、小米、豆腐、豆浆、各种蔬菜、低脂奶、脱脂奶、鸡蛋白、鱼、虾、海参、海蜇、兔子肉、去脂禽肉。

3.食谱举例

见表3-2-13。

表3-2-13 食谱举例（7673kJ/d）

餐次	食物列举
早餐	小米粥（小米30g），全麦面包50g，低脂牛奶250mL
中餐	米饭（大米125g），清蒸鲈鱼（鲈鱼150g），木耳青菜（木耳5g、青菜100g），蒜泥海带丝（大头蒜10g、海带丝100g）
加餐	香蕉100g
晚餐	米饭（大米125g），肉末豆腐（瘦猪肉50g、北豆腐150g），胡萝卜西兰花（胡萝卜30g、西兰花100g），番茄冬瓜汤（番茄50g、冬瓜100g）

（五）中链甘油三酯（MCT）膳食

1.适应范围

（1）脂肪在水解、吸收和运输方面有缺陷的患者，如乳糜胸、乳糜性腹水、高乳糜微粒血症。

（2）小肠大部分切除、回肠疾患伴有脂肪痢。

（3）局限性肠炎伴有脂肪痢、胆盐和胰脂酶缺乏、肠源性脂肪代谢障碍。

2.配膳原则

中链甘油三酯取代长链甘油三酯作为能量来源所供能量至少占总能量的20%，或占脂肪产热量的65%。一次摄入大量的中链甘油三酯会发生腹胀或绞痛、恶心、腹泻，因为中链甘油三酯迅速水解会引起高渗负荷，所以应进食缓慢，少量多餐，全日用量小于40g。

（六）调整膳食纤维的膳食

1.低膳食纤维膳食

（1）适应范围

①急性肠炎、食管静脉曲张、消化道出血、伤寒、痢疾。

②肠道肿物及肠道手术前后。

（2）配膳原则

①减少对消化道的刺激，减少肠道蠕动，减少粪便数量及排便次数。

②少选食含膳食纤维，如粗粮、豆类、坚果等。

2.高膳食纤维膳食

（1）适应范围

①心血管疾病，如：高血压、冠心病、高脂蛋白血症。

②肥胖症。

③糖尿病。

（2）配膳原则

谷类、薯类、豆类及蔬菜水果等植物性食品中富含膳食纤维。如粗粮、韭菜、芹菜等。长期食用膳食纤维高的食品，易导致胃肠胀气和腹泻，并影响钙、镁、锌及一些维生素的吸收和利用。

（七）限钠（盐）膳食

1.适应范围

高血压、心力衰竭、急性肾炎、妊娠毒血症、肝硬化腹水、浮肿及肾脏疾病及用肾上腺激素治疗的患者等各种原因引起的水、钠潴留患者。

2.配膳原则

（1）每日食盐含量不超过3g（或酱油10mL），为调剂口味，可用糖醋烹炖。

（2）根据具体病情确定每日膳食中的具体食盐量，如水肿明显者食盐量为1g/d，一般高血压病患者为3g/d。

（3）禁用一切用盐腌制的食品，如咸肉、香肠、咸蛋、皮蛋、香肠、红肠、咸菜、酱菜、甜面酱等，及其他含盐量不明的含盐食物和调味品。

（4）已明确含盐量的食物先计算后称重配制，其他营养素按正常需要。

3.种类

（1）低盐膳食：钠为2000mg/d左右。食盐≤3g/d或酱油≤20mL/d。

（2）忌用咸食，如咸菜、酱豆腐、甜面酱咸肉、腊肠以及各种荤素罐头等。

（3）无盐膳食：钠为1000mg/d左右。禁用食盐、酱油及一切含盐的食物。

（4）其他同低盐膳食。

（5）低钠膳食：钠<500mg/d。限制含钠高的蔬菜，如芹菜、茴香、茼蒿。

（6）禁用含碱的馒头、面条及其他发面蒸食，可用酵母代替。

表3-2-14　常见食物含钠量（mg/100g食部）

食物名称	钠含量	食物名称	钠含量
西瓜	2.6	牛奶	51
番茄	10	鸡蛋	73
猪肉	11	南豆腐	120
芹菜	159	胡萝卜	170
茴香	186	黄豆	310

续表

食物名称	钠含量	食物名称	钠含量
苹果	14	雪里蕻	360
茄子	26	松花蛋	740
土豆	34	稀酱油	3880

表 3-2-15　食谱举例（7531kJ/d）

餐次	食物列举
早餐	牛奶 200mL，鸡蛋 1 个，主食 100g（杂面馒头），炒平菇（平菇 200g、油 4g、盐 0.5g），白菜豆腐（白菜 1500g、豆腐 50g、油 4g、盐 0.5g）
中餐	米饭 125g，蒜黄鸡蛋（蒜黄 200g、鸡蛋 50g、油 4g、盐 1g），萝卜炒肉丝（萝卜 200g、猪肉丝 50g、油 4g、盐 1g）
晚餐	豆浆（400mL），主食 75g（白面馒头），香菇菜心（湿香菇 50g、菜心 200g、油 4g、盐 0.5g），熘鱼片（鱼 80g、胡萝卜 50g、油 4g、盐 0.5g）

（八）高钾和低钾膳食

1.高钾膳食

（1）适应范围：低钾血症（血清钾<3.5mmol/L）。

（2）配膳原则：钾>80mmol/d（3120mg/d）。膳食中应多选择富含钾的食物，如谷皮、果皮、肌肉、粗粮、新鲜水果和蔬菜。

2.低钾膳食

（1）适应范围：高钾血症（血清钾>5.5mmol/L）。

（2）配膳原则：钾<40～60mmol/d（1560～2340mg/d）。应选择含钾低的食物，如细粮、蔬菜中冬瓜、佛手瓜、黄瓜、南瓜、丝瓜、绿豆芽、荷兰豆等。

表 3-2-16　常见食物含钾量（mg/100g 食部）

低含量（<150mg）		中等含量（150～250mg）		高含量（>250mg）	
稻米	110	小米	239	土豆	502
富强粉	127	胡萝卜	217	油菜	346
冬瓜	136	大白菜	199	菠菜	502
茄子	152	芹菜	163	鲜蘑	328
西瓜	124	黄瓜	234	银耳	987
葡萄	124	柿椒	180	海带	1503
鸭梨	115	柑橘	190	香蕉	472
菠萝	147	豇豆	200	紫菜	1640
苹果	110	番茄	191	木耳	773

（九）麦淀粉膳食

1.适应范围

肝性脑病、急慢性肾功能衰竭。

2.配膳原则

（1）能量：按126～147kJ/（kg·d）充足供给，其目的是充足的能量，可节约蛋白质，保证蛋白质的充分利用，同时还可以减少体蛋白的分解。如果食物量不能满足能量需要时，可以用膳食补充剂或胃肠外营养的方式提供。

（2）蛋白质：肾功能衰竭者，根据肾功能受损的程度确定蛋白质的摄入量。轻度受损，0.7～1.0g/（kg·d）或按40～60g/d；中重度受损0.4～0.6g/（kg·d）或按30～40g/d。儿童蛋白质不低于1g/（kg·d），其中优质蛋白质要占50%以上。肝功能衰竭者根据血氨水平调整蛋白质摄入量。

（3）钾：合并高血钾时，每日摄入钾应低于600～2000mg。每日尿量大于1000mL时，血钾正常，可不必限钾。若每日尿量大于1500mL同时血钾低时，还应补充钾的摄入。

（4）盐：伴有水肿和高血压时应限制盐的摄入，视病情可选用少盐或无盐饮食。若患者服用利尿剂或伴有呕吐、腹泻时，可不限钠，应根据血钠变化调整钠盐。

（5）钙、镁、磷：当患者出现低血钙、高血磷时，膳食中适当补充含钙丰富的食物，注意限制磷的摄入量，每日700～800mg；合并高镁血症时，应限制镁的摄入量。

（6）水分：水的摄入量视尿量和呕吐、腹泻等情况来全面考虑，必要时要控制水分的摄入。患者每日摄入液体量应结合前一日排尿量再加500mL左右作补充参考。当合并发热、呕吐、腹泻等症状时，应增加水分的补充。病情缓解后，入液量每日可在1200mL左右。

（7）维生素：注意补充B族维生素和维生素D，但不适宜补充过多的维生素C和维生素A。

（十）无麦胶蛋白膳食

1.适应范围

麦胶肠病，亦称非热带性口炎性腹泻，旧称"非热带性斯泼卢病"。

2.配膳原则

（1）给予无麦胶膳食。

（2）限制脂肪摄入，占总热量的比例小于15%。

（3）可适量给予中链甘油三酯（MCT）。

（4）采用少渣膳食。

（5）慎用牛奶及其制品。

（6）注意补充各类维生素。

3.可用食物

（1）无麦麸食物，如：大米、淀粉布丁、小米、豆类及其制品。

（2）低膳食纤维食物，如：土豆、冬瓜、胡萝卜、山药等。

（3）含优质蛋白低脂肪的食物，如：鱼类、鸡肉、鸡蛋清等。

4.禁用食物

（1）馒头、面条、麦片、饼干、面筋、蛋糕。

（2）面片、通心粉及各类面粉制品，以及含有面粉增稠剂的各类制品等。

（3）膳食纤维含量高的蔬菜。

（4）禁用各类肉汤。

（十一）低酮膳食

1.适应范围

肝豆状核变性（HLD）。

2.配膳原则

（1）给予低铜膳食。

（2）避免使用铜类的食具。

（3）维持理想体重，避免热量摄入过多导致肥胖。

（4）优质蛋白的摄入应在全日总蛋白的50%以上。

3.可用食物

精白细粮、绿叶蔬菜、土豆、鱼类、奶及奶制品。

4.禁用食物

粗粮、干豆类、坚果类、菌类、软体动物、各种贝类、螺类、蟹类、虾类、动物内脏。

（十二）苯丙酮尿症饮食

1.适应范围

苯丙酮尿症。

2.配膳原则

（1）限制膳食中苯丙氨酸的含量。

（2）维持患儿的生长发育需要的蛋白质。

（3）热能必须充足。

（4）维生素和矿物质应丰富。

（十三）糖尿病膳食

1.适应范围

各种类型的糖尿病。

2.配膳原则

（1）热能。应根据年龄、性别、身高、体重、血糖、尿糖及有无并发症等的病情变化，劳动强度、活动量大小等因素计算总热能的供给量，应能维持或略低于理想体重为宜。

表3-2-17　成年糖尿病患者的热能供给量（kJ/kg）

体型	卧床休息	轻体力劳动	中体力劳动	中体力劳动
正常	63～84*	126	146	167
消瘦**	84～105	146	167	167～251
肥胖**	63	84～105	126	146

*：老年人活动量极少者规定每天84kJ/kg。**：消瘦低于正常体重20%、肥胖大于正常体重20%

（2）碳水化合物供给量：宜占总热能的55%～60%。

（3）脂肪和胆固醇供给：量脂肪占总热能的20%～30%，或按每日0.8～1.0g/kg供给。其中多不饱和脂肪酸（p）与饱和脂肪酸（s）比值即p/s值1.5～2.0。胆固醇小于300mg。

（4）蛋白质的供给：成人按每日1.0g/kg，凡病情控制不满意，易出现负氮平衡者按2～1.5g/(kg·d)

供给。蛋白质宜占总热能的12%～20%，动物蛋白质应不低于30%，并应补充一定量的豆类制品。

（5）纤维的供给量：每日不低于20g。

（6）维生素和无机盐应供给充足：补充维生素B族及维生素C等，食盐不宜过高。

（7）合理安排餐次：每日至少三餐，定时、定量。三餐的分配比例可参考饮食习惯、血糖、尿糖情况。早、午、晚餐各占1/3；或早餐1/5，午、晚餐各占2/5。亦可采用2/7、2/7、2/7、1/7分配。注射胰岛素或口服降糖药时易出现低血糖，可在两餐中加点心或睡前加餐。

（8）糖尿病治疗的"五架马车"：①糖尿病教育。②饮食疗法。③运动疗法。④药物疗法。⑤糖尿病监测。

（十四）低嘌呤膳食

1.适应范围

高尿酸血症、特征性急性关节炎反复发作、痛风石性慢性关节炎。

2.配膳原则

（1）急性期嘌呤<150mg/d，禁用肉类食物可选用牛奶和鸡蛋。缓解期有限制地选用含嘌呤中等量的食物。

（2）限制蛋白质的摄入量，0.8～1.0g/(kg·d)。

（3）采用低脂饮食，脂肪供热比应占总能量的25%左右，脂肪<50g/d。

3.可用食物

极低嘌呤或不含嘌呤食物：精细白米、富强粉、通心粉、苏打饼干、馒头、精细面包、胡萝卜、芹菜、黄瓜、茄子、南瓜、西葫芦、番茄、土豆、各类水果、精制糖、各类糖果、果酱、植物油。

（1）极低嘌呤优质蛋白质来源：牛奶、鸡蛋等。

（2）碱性食物：绿叶蔬菜、黄色蔬菜、水果等。

（3）富含碳水化合物的精细食物：稻米、面包等。

4.禁用/少用食物

（1）极高嘌呤食物（150～1000mg/100g食物）：动物内脏、肉馅、肉汁、浓肉汤、肉精、鲭鱼、鱼卵、凤尾鱼、沙丁鱼、鹅肉、石鸡、酵母等（绝对禁用）。

（2）高嘌呤食物（75～150mg/100g食物）：扁豆、肥肉、鱼类、贝类、禽类、肉汤、熏火腿等（禁用）。

（3）少量嘌呤食物（小于75mg/100g食物）：全麦、带皮谷物、干豆类、青豆、豌豆、龙须菜、菠菜、蘑菇、火腿、菜花、四季豆、牡蛎等（少用）。

（4）辛辣有刺激性的调味品和浓茶、浓咖啡等（禁用）。

（十五）麦淀粉饮食

1.适应范围

肝性脑病、慢性肾功能衰竭。

2.配膳原则

（1）能量按126～147kJ/(kg·d)充足供给，其目的是充足的能量，可节约蛋白质，保证蛋白质充分利用，同时还可以减少体蛋白分解。如果食物量不能满足能量需要时，可以用膳食补充剂或胃肠外营养的方式提供。

（2）肾功能衰竭者，根据肾功能受损程度确定蛋白质摄入量。轻度受损，0.7～1.0g/(kg·d)；中、重度受损，0.4～0.6g/(kg·d)。儿童蛋白质不低于1g/(kg·d)，其中优质蛋白要占50%以上。肝功能衰竭者，根据血氨水平调整蛋白质摄入量。

（3）合并高血钾时，每日摄入钾应低于600～2000mg。每日尿量大于1000mL时，血钾正常，可不必限钾。若每日尿量大于1500mL同时血钾低时，还应补充钾的摄入。

（4）伴有水肿和高血压时应限制盐的摄入，视病情可选用少盐或无盐饮食。

（5）若患者服用利尿剂或伴有呕吐、腹泻时，可不限钠，应根据血钠变化调整钠盐。

（6）当患者出现低血钙、高血磷时，膳食中适当补充含钙丰富的食物，注意限制磷的摄入量，每日700～800mg；合并高镁血症时，应限制镁的摄入量。

（7）水的摄入量视尿量和呕吐、腹泻等情况来全面考虑，必要时要控制水分的摄入。患者每日摄入液体量应结合前一日排尿量再加500mL左右作补充参考。当合并发热、呕吐、腹泻等症状时，应增加水分的补充。病情缓解后，入液量每日在1200mL左右。

（8）注意补充维生素B族和维生素D，但不宜补充过多的维生素C和维生素A。

（十六）无乳糖膳食

1.适应范围

半乳糖及乳糖不耐受者。

2.配膳原则

乳糖不耐受是因先天性小肠乳糖酶缺乏，或病后肠黏膜受损引起乳糖酶分泌障碍，故应避免含乳糖的食物。

（1）婴儿按不同月龄供给配方膳食，能满足婴儿生长发育的需要，凡不含乳糖的配方全营养膳食均可应用。如不含乳糖的牛奶、免乳糖的婴儿配方奶等。当病情好转后可增加少量乳类，如酸奶。对先天性遗传缺陷的患儿和成人，应长期严格禁食乳糖及奶制品。

（2）半乳糖血症患儿不宜添加动物肝、胰、脑等食品。

（3）如长期不食用乳制品者应另行补充含钙丰富的食品或钙制剂。

3.食物选择

（1）可用食物：除乳制品以外一切食品。

（2）禁用食物：鲜奶、奶粉及其非发酵奶制品、人奶。

（十七）血液净化膳食

1.适应范围

血液透析，腹膜透析。血透或腹透均为清除体内代谢毒性产物的方法，但也相应增加了组织蛋白及各种营养素的丢失。膳食营养补充应结合透析方法、次数、透析时间、消耗程度及病情而定。

2.配膳原则

（1）血液透析

①蛋白质：凡进行定期血液透析的患者每日至少摄入50g蛋白质。若每周进行30h血液透析时，膳食中蛋白质可不予限量，其中优质蛋白质应占50%以上。

②能量：每日应供给126～147kJ/(kg·d)体重，凡超重及体重不足者，应结合具体情况减少或增加能量。

③钠和钾：钠一般限制在1500～2000mg/d。少尿时应严格限制钠盐的摄入。每日钾摄入量为20～30mg，还应根据病情变化补钾。糖尿病肾病患者透析时，更要慎重控制钾摄入量。当尿量大于1000mL时，不须再限钾。

④磷和钙：应结合血液化验结果调整，必要时可适量补充钙剂和维生素D以预防血磷过高。

⑤脂肪和碳水化合物：肾衰患者常伴有高甘油三酯血症和高血糖，所以脂肪的摄入量不宜过高，脂肪应占总能量的30%左右，并避免摄入过多的含糖食品。

⑥维生素：除膳食中摄入外，还应口服维生素制剂。如维生素B族、叶酸、吡哆醇等。

⑦水分：一般每日不少于1000mL，或按前一日尿量再加500mL。

（2）腹膜透析

①蛋白质：每日1.2～1.5g/kg，优质蛋白质占60%～70%。

②能量：每日146～188kJ/kg体重。

③钠和钾：钠每日摄入2000～3000mg、钾每日摄入量2925～3500mg，亦可结合血检验结果调整用量。

碳水化合物、脂肪、维生素、钙、磷及水分与血透相同。

3.食物选择

（1）可用食物：蛋、奶、瘦肉、谷类、蔬菜类，结合病情决定供给量。

（2）少用食物：食盐、果汁及含钾丰富的蔬菜和水果。

（3）忌用食物：干豆类、动物脂肪、带刺激性的食物。

（十八）骨髓移植患者膳食

1.适应范围

（1）预处理的放疗、化疗造成大量的组织损伤，尤其对于细胞代谢较快的上皮细胞及造血细胞影响更大，常常出现恶心、呕吐、食欲缺乏、腹泻等消化道反应。

（2）口腔黏膜炎：多见于移植早期，在预处理3～5d时发生，持续3～4周，主要是由于放、化疗的影响以及体内潜在的疱疹病毒激活造成了口腔黏膜的破溃，进而影响患者的进食，而口腔黏膜破溃是造成细菌感染的入侵门户。

（3）预处理后：化疗后白细胞降低，免疫能力下降，容易导致全身尤其是消化道感染，出现发热及腹泻，增加能量消耗，减少能量吸收。

（4）急性移植物抗宿主病：若患者出现GVHD，在消化道的表现有恶心、呕吐、食欲缺乏，严重时出现严重的腹泻，大量液体、电解质及热量丢失。若GVHD出现肝功能受损影响能量的转换及吸收利用。

2.配膳原则

（1）化疗时和化疗后

各类营养物质的摄入量同化疗患者的标准。

（2）完成骨髓移植后

①蛋白质1.2～1.5g/(kg·d)，优质蛋白质占60%～70%。若患者存在肝、肾功能障碍时酌情减量。

②若年龄≤16岁，或体重小于75kg，一般移植期间能量需要为基础能量消耗的1.3～1.4倍。若年龄大于16岁，一般移植期间能量需要为基础能量消耗的1.6～1.8倍。

③血钠每天摄入量100～126mmol，血钾每天摄入量60～80mmol，血镁每天摄入量7.5～12.5mmol，血钙每天摄入量5～10mmol，磷酸盐每天摄入量10mmol。

④食物选择：可用的如食物蛋、奶、瘦肉、谷类、蔬菜类，结合病情决定供给量；不用未经高温蒸熟、消毒的食物；忌用腌制的鱼肉、刺激性的食物、大豆酱类、豆豉类。

（十九）肿瘤化疗患者膳食

1.适应范围

适用于肿瘤患者化疗期间及晚期（终末期）患者使用。

2.配膳原则

（1）化疗患者的营养治疗既要防治或纠正营养不良，又要避免促进肿瘤生长。

（2）日建议供氮量：$7g/m^2 \times$体表面积（m^2）×年龄系数。

（3）肿瘤患者化疗时应适当补充液体。婴幼儿为100～150mL/kg，青少年为40～60mL/kg，25～30岁成年人为35mL/kg，50～75岁成年人为30mL/kg，75岁以上的老年人为25mL/kg。

（4）肿瘤患者化疗时由于恶心呕吐或者腹泻便秘会导致矿物质、维生素、微量元素的波动较大，应当及时监测，同时给予相应剂量的补充。

3.食谱举例

见表3-2-18、19。

表3-2-18 恶心、呕吐患者食谱举例

餐次	食物名称	食物用量
早餐	烤馒头片 煮鸡蛋 生姜粥 凉拌心里美萝卜丝	面粉25～50g 鸡蛋1个（50g） 大米25g、瘦肉末20g、生姜少量 心里美萝卜80g，醋、糖、茶油少许
早加餐	酸牛奶、苏打饼干	125mL、25g
午餐	软米饭 菠菜豆腐丝 西红柿炒鲜蘑	米50～100g 豆腐丝50g、红豆沙15g 150g西红柿、50g鲜蘑、烹调油10g、盐2～3g
下午茶	豆腐干	25g
晚餐	红豆沙包 酱肉 素炒什锦蔬菜	面粉50g、红豆沙15g 瘦肉30g 时蔬（圆白菜、木耳、菜花）共150g，烹调油10g、盐2～3g
睡前	水果 酸奶	苹果200g 125mL

表3-2-19 化疗患者食谱举例

餐次	食物名称	食物用量
早餐	煮鸡蛋 燕麦粥	鸡蛋2个（100g） 燕麦50g、葡萄干10粒、麦胚粉10g、糖5g
早加餐	牛奶加切片面包	牛奶250mL、面包2片

餐次	食物名称	食物用量
午餐	红豆饭 清蒸鲳鱼 西红柿炒鲜蘑 菠菜豆腐	大米25g、红豆25g 鲳鱼100g 鲜蘑100g、西红柿100g 菠菜100g、北豆腐50g、烹饪油10g、盐2~3g
下午茶	水果	中等大苹果1个
晚餐	花卷 胡萝卜炖牛肉 蒜蓉西兰花	小麦面粉50~100g 牛肉60g、胡萝卜100g 西兰花150g、烹饪油10g、盐2~3g
晚饭后	坚果 酸奶	核桃1~2个 125mL

（二十）肿瘤放疗患者膳食

1.适应范围

放疗期间的患者。

2.配膳原则

（1）接受肿瘤治疗的患者营养摄入的理想途径是经口摄入，因为经口摄入在生理上更有优势，所以肿瘤患者应尽可能地经口摄入。肿瘤患者建议进食优质、高热量的流食和软食，现在医用流体膳食补充剂因其能够增加热量、增加蛋白质的摄入而得到广泛应用。

（2）补充剂可以提供一部分或大部分一餐所需的能量和蛋白质，减少体重下降，另外还有助于防止治疗中断。

（3）碳水化合物、蛋白质和脂肪容易制备并可以加入到许多普通的食物中以增加热量、蛋白质和脂肪的摄入。但是，在治疗过程中，有许多患者依赖添加补充剂作为摄取能量和蛋白质的重要途径，应该鼓励他们适当的口服一些食物。

（4）接受放疗的患者，尤其是头颈部、胸部和胃肠道肿瘤的患者，可能需要医学膳食制剂和食物以外更多的营养治疗。

（5）放疗的患者一般不选用肠外营养治疗。

（二十一）肿瘤患者围术期患者膳食

1.适应范围

（1）术前需要营养治疗的患者：患者存在严重营养不良；营养治疗能够给患者带来益处，肿瘤尤其是消化系统肿瘤根治术需要术前营养治疗7~10d；择期大手术前切实有效的营养治疗应自术前7~10d开始，可以提高手术耐受力及安全性；预计术后不能进食的时间超过5d，优先考虑EN，如果患者无EN途径或者对EN不耐受，则考虑PN，或者两者连用。

（2）术后需要营养治疗的患者：术前因营养不良曾予以营养治疗，术后需继续给予，直到恢复正常饮食；术前存在营养不良，但因某些原因未进行营养治疗，术后短期内又不能获得足够的营养；术前无营养不良，但手术创伤大，术后不能进食超过5d；术后发生并发症，如肠瘘、胃肠功能障碍、严重感染等；术后化疗、放疗导致恶心、呕吐、厌食，不能摄取足够的营养；高代谢并发症。

2.配膳原则

（1）术前需要营养治疗

任何年龄患者术前2h可以进不含乙醇、含少许糖的清流，如清水、茶、咖啡、果汁等；成人和儿童术前6h可进行易消化食物如茶、面包、牛奶等，术前8h可进固体食物。

（2）术后需要营养治疗

术后营养治疗可采取EN和PN，EN包括口服法、胃内管饲、肠内管饲，PN口服或者管饲有困难者。

（二十二）甲状腺手术饮食教育

甲状腺切除术为外科常见手术，颈部结构复杂，甲状腺血液供应丰富，重要血管、神经繁多，故手术易引起血管、神经损伤，严重者可危及生命，如果能够很好地预防甲状腺术后出血，也是成为甲状腺术后护理成功有效的标志之一。术后患者需重建饮食，而给予正确的饮食指导才能更成功地预防甲状腺术后出血。

1.术后饮食注意事项

（1）温度要适宜，3d内应选择冷流质饮食（20～35℃）。

（2）清淡饮食、少食多餐、由稀到稠、由少到多。

2.具体操作

术后若无特殊不适（恶心、反胃、颈部充血、疼痛厉害等），即可依照以下方法饮食：温凉开水－冷流质－半流质－软饭－普食。

术后6h左右即可试饮温凉开水。

若无不适，便可过度至冷流质饮食，每种性状的食物需过度一天，如果有特殊情况，营养师需特殊指导。

3.食物举例

（1）流质

呈液体状态或在口腔能溶化为液体：各种米油、过箩红枣汤、冲鸡蛋、过箩稀麦片粥、藕粉、杏仁茶，根据情况也可选白糖粥，各种清肉汤、清鸡汤、奶汤等，西红柿汁、鲜藕汁、菜汁、过箩绿豆汤。见表3-2-20。

表3-2-20 食谱举例

餐 次	食谱举例
第1餐	大米、小米油
第2餐	青菜汁（菜汁200g、盐1g）
第3餐	冲藕粉（藕粉10g）
第4餐	青菜汁（菜汁200g、盐1g）
第5餐	鸡蛋白水（鸡蛋白20g）
第6餐	冲米粉（米粉10g、盐1g）

（2）半流质

①各种粥类（白米、肉末、碎菜、枣泥等）、面食（面条、馄饨、面包等）、少量蔬菜泥、豆腐、豆腐脑。

②蒸蛋羹，各种汤类如肉汤、肝汤，带有少量嫩肉丝、熟鸡丝、鱼片等。见表3-2-21。

表3-2-21　食谱举例

餐次	食谱举例
早餐	粥（大米50g），蒸蛋羹50g
加餐	牛乳200mL
午餐	馄饨（面粉100g、瘦猪肉90g）
加餐	豆腐脑
晚餐	热汤面（挂面100g、鸡脯肉40g、碎青菜叶100g）
加餐	豆浆250mL，饼干10g

（3）软饭

软米饭、馒头、包子、饺子、各种发面蒸食、面条、馄饨、粥类，蔬菜要切碎制软，可炒、煮、蒸、摊煎嫩鸡蛋。见表3-2-22。

表3-2-22　食谱举例

餐次	食谱举例
早餐	香菇鸡丝粥（大米50g、鸡肉丝20g、香菇30g），煮鸡蛋1个，馒头50g
加餐	煮梨水150mL
午餐	软米饭（大米150g），鱼肉丸子（草鱼100g、冬瓜50g），萝卜丝（萝卜200g、瘦猪肉25g）
加餐	黄瓜汁150mL
晚餐	软米饭（大米150g），碎肉豆腐（碎肉30g、豆腐100g），肉末茄子（茄子150g、瘦猪肉50g）
加餐	酸牛奶200mL

注：冷流质/温凉饮食（食物烹饪后，放凉至20～35℃）

4.关于碘的问题

碘缺乏或碘过量都可能导致甲状腺疾病的发生。世界卫生组织推荐成人每日碘摄入量为150～300μg，我国碘盐平均含碘量为30mg/kg。按每人每日摄入盐5～10g计算，每日摄碘量为150～300μg。扣除烹调和人体代谢的损失，碘的摄入量不会高于世界卫生组织的推荐量。甲状腺术后正常饮食即可，碘盐可以吃，最好不要吃含碘过多食物。

5.左甲状腺素钠片服用期间饮食注意原则

（1）忌用导致甲状腺肿物质：避免食用卷心菜、白菜、油菜、木薯、核桃等，以免发生甲状腺肿大。

（2）供给足量蛋白质：每人每天蛋白质量至少超过20g，才能维持人体蛋白质平衡氮，氨基酸是组成蛋白质的基本成分，每日约有3%蛋白质不断更新，甲状腺功能减退时小肠黏膜更新速度减慢，消化液分泌腺体受影响，酶活力下降，一般白蛋白下降，故应补充必需氨基酸，供给足量蛋白质，改善病情。

（3）膳食调配：因缺碘引起的甲状腺功能减退，需选用适量海带、紫菜，可用碘盐、碘酱油。炒菜时不宜时间过长，以免碘挥发。蛋白质补充可选用蛋类、乳类、各种肉类、鱼类；植物蛋白可互补，如各种豆制品、黄豆等。供给动物肝脏可纠正贫血，还要保障供给各种蔬菜及新鲜水果。

（4）忌选食物：忌各种导致甲状腺肿物质，忌富含胆固醇的食物，如奶油、动物脑及内脏等。限用高脂肪类食品，如食油、花生米、核桃仁、杏仁、芝麻酱、火腿、五花肉、甘乳酪等。

第三章　肿瘤患者营养问答

一、肿瘤患者营养不良有哪些危害?

营养不良引起肿瘤患者并发症发生率、死亡率、住院时间和费用增加。

二、术前禁食是必要的吗?

大多数患者不需要从午夜开始术前禁食。接受手术的患者,如没有特殊的误吸风险,应在麻醉前2h饮用透明液体。在麻醉前6h可以进食固体食物。

没有证据表明患者在选择性手术前2h内给予明确的液体比在传统12h或更长时间内禁食的患者有更大的误吸或反流风险,因为透明液体在60~90min内排空胃。许多国家麻醉学会改变了禁食指南,现在建议患者在麻醉前2h内饮用清澈的液体进行择期手术。

三、术前使用碳水化合物是否有用?

为了减少术后胰岛素抵抗和住院时间、围手术期的不适,在手术前一晚和手术前2h进行口服术前碳水化合物治疗。

四、是否需要术后中断口服营养摄入?

一般而言,口服营养摄入应在手术后继续进行,不间断,大多数患者手术后数小时内应开始口服摄入,包括透明液体。

五、那些患者需要营养治疗?

预计患者围手术期将无法进食超过5d,预计患者口服摄入量低且不能维持超过推荐摄入量的50%超过7d,在这些情况下,建议立即开始营养治疗。

六、有超级防癌食物吗?

网上经常看到"超级防癌食物名单",细细追究这些食物,不外乎几大类:

1.该食物的某种营养成分被认为有降低肿瘤发生风险,比如富含ω-3 PUFAs的深海鱼,包括三文鱼、金枪鱼等,因此,金枪鱼、三文鱼等被认为是超级防癌食物。

2.蔬菜和水果富含的天然植物化合物,比如白藜芦醇、萝卜硫素、大豆异黄酮、番茄红素、玉米黄素等,因此富含这些天然化合物的相应食物,如葡萄(籽)、花椰菜、豆类、番茄等被认为具有防癌作用。

3.全麦类食物，由于其中富含膳食纤维，而膳食纤维在一些研究中被认为具有降低结肠癌等的风险，因此被认为是抗癌食物。一些网上文章往往以偏概全，因为某些营养素或天然化合物被细胞和动物实验证实有抗肿瘤效果，就推断这些食物是"超级抗癌食物"。

实际上，肿瘤的发生是多因素的，包括来自基因、环境、食物、心理等多方面的影响因素。健康均衡地饮食在其他同等条件下肯定是能降低某些肿瘤的发病风险，也就是说得肿瘤的可能性降低，但通常不是通过单一的食物来实现的。因为不同食物可能具有不同的降低肿瘤风险的营养素，最终还是摄入均衡的营养，保证健康的体重（不过胖不过瘦）效果更好。

另外，避免一些增加肿瘤发病风险的饮食方式和食物同样重要，比如限制含糖饮料、减少高能食物（比如炸鸡）、减少食物份量、避免在外就餐、减少久坐时间等综合措施，以及保持健康体重，都有助于降低肿瘤发生的风险。同时结合强调运动、增加植物性食物（全谷类、蔬菜、水果、坚果）、限制酒精性饮料等综合的健康生活方式，才是防癌、抗癌的最佳选择，仅仅迷信单一的"超级防癌食物"有可能弄巧成拙，导致某些营养素的缺乏。

七、营养好会"喂养肿瘤"吗？

不会。目前没有证据显示营养会促进肿瘤细胞生长，反而减少或停止营养治疗，会使肿瘤细胞大肆掠夺正常组织细胞营养，进一步加快营养不良、组织器官受损、免疫功能下降，从而降低肿瘤患者生活质量，甚至加快患者死亡。合理的营养治疗对改善患者营养状况、增强患者体质、提高治疗效果、改善生活质量及延长生存时间等都有积极作用。目前国际各权威指南均明确指出，不能因担心营养会喂养肿瘤而减少或停止合理的营养治疗。

这里需要考虑的是糖对肿瘤的影响。此处的糖是指经过加工后的精制糖。将糖作为饮食的一部分少量添加是可以的，但摄入大量的糖可能会有促进肿瘤细胞生长的风险。另一方面，高糖饮食会导致体内血糖和胰岛素水平升高，对于有胰岛素抵抗的人群来说，高胰岛素水平会增加结直肠癌或其他肿瘤的风险。而且，高糖饮食会增加能量摄入，长时间能量摄入大于能量消耗，可能导致肿瘤患者超重或肥胖，尤其是体脂肪率增加。从肿瘤预防的角度，肥胖尤其是腹部肥胖与乳腺癌、结直肠癌、膀胱癌等肿瘤的发病风险增加相关。美国癌症研究所建议，应限制精制糖的摄入，女性每天不超过25g，男性每天不超过38g。尽可能选择血糖生成指数低的糖类，危害较小。

需要厘清的是，肿瘤患者在抗肿瘤治疗阶段因为食欲下降、厌食等，可能阶段性的喜欢白米粥、藕粉等高碳水化合物食物，从增加患者能量的角度阶段性的多一些是可以的，但肿瘤患者还是要以增加食物多样性、增加高蛋白食物等为科学的膳食模式为目标。

八、不吃饭能饿死肿瘤细胞吗？

不能。有患者天真地认为，不吃饭肿瘤细胞就没有营养供给，就可以饿死肿瘤。按照这个观点，先饿死的不是肿瘤细胞，而是你自己，最终死亡原因也不是因为肿瘤本身，而是因为严重营养不良。正常组织细胞和肿瘤细胞都需要营养，饥饿时，正常细胞没有营养来源，肿瘤细胞逐渐消耗机体储备的营养，导致出现体重下降、营养不良甚至恶病质。肿瘤患者容易出现营养问题，据报道有40%～80%的肿瘤患者有营养不良，有20%的患者直接死于营养不良。

这里要提到的是被称作饥饿疗法的"生酮饮食"。生酮饮食是一种高脂肪、低碳水化合物、蛋白质和其他营养素合适的配方饮食。肿瘤细胞的增殖主要依靠葡萄糖酵解来快速提供能量，即

Warburg效应。生酮饮食通过限制碳水化合物摄入来限制肿瘤细胞的能量来源，依靠在线粒体中的脂肪酸氧化为健康细胞提供能量。这种疗法在治疗儿童难治性癫痫方面效果显著，但目前尚没有足够证据显示可以广泛应用在肿瘤患者中，需更多的研究证实。同时由于该疗法属于高脂饮食，对血脂水平升高有一定影响。即使采用规范化的抗肿瘤治疗联合生酮疗法，也建议在治疗有效以后，过渡到常规膳食模式，不能长期采用生酮疗法。

九、肿瘤患者能吃发物吗？

医生也会经常告诉患者不要吃什么东西，"发物"是中医理论和实践中常见的一个词，是基于药物的四气五味而形成的用药经验。也是中医"忌口"的一个代名词，包括一些药物及食物种类，不同的疾病、服用不同的中药甚至不同的中医师给出的"发物"名单可能不同。但富含营养、富含高蛋白的食物如虾、牛肉、羊肉、鱼、鸡、鸡蛋、牛奶等，刺激性食物如葱、椒、姜、蒜等往往位列"发物"名单。其原因可能与食物蛋白质过敏、引起消化道症状（如肠激惹）或与正在服用的其他中药有关。

现代医学或西方医学强调的是食物中的能量和营养素。肿瘤患者是否需要吃上述发物需要基于患者本身的营养状况和个体差异。要强调的是：肿瘤患者的营养不良发生率高，有厌食、进食量减少、消化功能差、体重下降快或体重低于正常值、骨骼肌减少、贫血等的患者被诊断为营养不良，有营养不良的肿瘤患者从增加能量摄入、增加蛋白质摄入的角度，往往需要在膳食中增加富含蛋白质的食物，包括肉、蛋、奶等，其目的在于改善营养不良的状况。对于营养不良的肿瘤患者，建议每周摄入红肉多于350g，即每天至少摄入50g红肉。

考虑患者个体差异的原因，如果患者对这些"发物"蛋白质过敏，则需要避免这些食物。

十、酸碱体质的说法有依据吗？

没有依据。人体的血液酸碱度（pH）维持在7.35～7.45的范围，由于机体组织内有数以万计的生化反应均需要在精确的酸碱度范围内才能正常发生，因此，人体有非常精准的系统（包括缓冲体系）来调节和维持稳定的酸碱度范围，绝不会因为随着喝的水，吃的食物而有大的波动。疾病情况下的酸中毒，或者碱中毒可能引起致命后果，因此是需要医学处理的急症。而人体胃液的强酸环境和小肠的强碱环境是机体自身控制的，是为了保障食物的消化、吸收，同样，也不受喝的水和进食食物的品种有大的波动。

肿瘤细胞有自身的代谢特点，比如释放乳酸增加，可能导致肿瘤细胞周围的微环境偏酸，并不是酸性环境促进了肿瘤细胞的生长，而是肿瘤细胞代谢产生了酸性环境。需要强调的是，即使喝的水、吃的食物本身的酸碱度有很大差异，这个差异也不可能到达肿瘤细胞周围。具体说来，喝的水、吃的食物其水分及营养素如果要最终达到肿瘤细胞周围，是一个漫长的路径：首先经过胃酸的消化，肠道的进一步消化和吸收，食物已经变成了短肽、氨基酸、脂肪酸、糖、维生素、微量元素等小分子物质，这些物质进入血液的大的稳定的酸碱体系中，与来自机体自身代谢产生的物质（比如骨骼肌分解产生的氨基酸，红细胞破坏产生的铁等）一起，再次为机体正常细胞及肿瘤细胞利用，但这绝不是通过喝水以及进食酸碱度略有不同的食物可以改变肿瘤细胞的微环境的。

酸碱度影响细胞功能还有一个极端的例子，2014年日本一位博士小保方晴子报道，运用将皮肤等的体细胞在弱酸性溶液中浸泡30min左右，成功地研制出了新型万能细胞，后被证实该研究无法重复，是论文造假。事实证明，即使改变了细胞微环境的酸碱度，要改变细胞的行为是很难的。

十一、喝汤能补充营养吗？

不能。广大的肿瘤患者及患者家属都认为炖汤的营养价值很高，所有的营养精华都在汤里，常常发生让患者喝汤，而家属吃肉的情况。事实上，我们日常炖汤中食物的营养成分只有小部分会融到汤里，并且还会受到盐浓度和熬汤时间的影响。经科学测试，炖汤里的成分主要是较多的脂肪、嘌呤、维生素和无机盐，汤的营养只有原料的5%～10%，而患者需要的大部分营养物质（特别是蛋白质）都是在肉里的。如果经常喝这种高嘌呤的老火靓汤，会对健康造成严重影响，如对有痛风症的患者，可能会诱发和加重其病情。值得注意和警惕的是，特别是对肿瘤患者，若只想通过喝汤来补充营养，而不吃汤里精华——肉的话，很可能就会导致蛋白质和能量缺乏，进而引发或加重营养不良。可见，汤不是良好的营养来源。

当然，对于因疾病限制而只能进流质饮食的患者，根据情况是可以适量喝汤的，但汤的热量低，不宜长期食用。一旦出现患者能量和蛋白质摄入不足时，建议咨询专业营养师，在营养师指导建议下采用特殊医学用途配方食品，其营养密度高，营养素齐全、均衡，可作为肿瘤患者长期营养补充的选择。

十二、吃素能防癌吗？

这个问题从两方面来看。素食主义主要分为纯植物素食、蛋奶素食和半素食等。最好不要做单纯的素食主义者，因为人体所需的营养物质，单单从素食中是无法得到充分满足的，尤其是肉、蛋、奶里面丰富的维生素B_{12}，纯素食中是无法获取的。而维生素B_{12}对于人体来讲，又是必需的。此外，纯素食主义的人很容易出现缺钙、贫血等问题，这些都是由于缺少动物性饮食所导致的。虽然已经有证据表明以植物性食物为主、动物性食物为辅的膳食对于预防心脑血管等慢性疾病是有益的，但并没有充分证据证明纯素食的膳食模式是能有效预防癌症的。

与此同时，肿瘤患者在面对肿瘤发生、发展时的高代谢状态，及接受手术、放化疗等抗肿瘤治疗时的高应激状态时，肿瘤患者是处于能量消耗和蛋白质需要量都增加的状况下的，若只是单纯的素食是完全无法满足肿瘤患者营养需要的。这样不仅不能有效地帮助肿瘤患者增强免疫力，提高对治疗的耐受性，改善生活质量，反倒是大大增加了肿瘤患者发生营养不良的风险，影响其预后及临床结局。因此，针对肿瘤患者而言，摄入肉、蛋、奶、豆类等富含优质蛋白质的食物是十分重要和必要的，这样才能有效帮助肿瘤患者在接受抗肿瘤治疗后快速康复。

总之，无论是素食还是荤食，都要做到合理搭配饮食，不偏食和挑食，保持身体营养物质均衡，这才是身体健康的关键，如果盲目听信吃素可以防癌的谣言，导致机体营养失衡，这样反而会造成各种疾病的发生。

十三、肿瘤患者能吃糖吗？

糖属于碳水化合物，分为单糖、双糖和多糖。葡萄糖及果糖是最常见的单糖，蔗糖、麦芽糖和乳糖是常见的双糖，我们每天吃的粮谷类、薯类、杂豆类含有大量的多糖——复杂碳水化合物。复杂碳水化合物在人体内会转变成葡萄糖，为我们提供能量。我们身体的所有细胞，不管是不是癌细胞，都需要糖来提供能量。糖是人体所需的七大营养素之一，复合糖是人体最佳能量来源。

然而，研究发现，癌细胞最喜欢的"食物"就是糖，可以通过一种被称为有氧糖酵解的方式，快速利用葡萄糖为自己供应能量，从而满足自身快速生长的需求。那么吃糖真的好吗？对于癌症患者来说吃糖是好是坏呢？

研究显示，复杂碳水化合物的摄入量并没有被证明直接增加癌症的风险或进展。我们每天吃的大米、土豆、杂豆类等食物中尽管含有大量的多糖，但是属于复合糖，吸收比较慢，血糖就不会升那么快，胰岛素分泌也比较少，癌细胞也不会快速吸收。最重要的是粮食中的糖还含有蛋白质、维生素等营养物质，是维持人体健康所必需的。因此，不建议通过不吃主食的方式来饿死癌细胞，癌细胞是饿不死的，即使你不吃饭，它们会掠夺周围正常细胞的养分来保命。

水果中的糖大部分是果糖，果糖不需要胰岛素的参与，对血糖和胰岛素的影响很小，最重要的是，水果中富含纤维、维生素C和抗氧化剂等物质，有助于预防癌症。

但水果中也含有葡萄糖、蔗糖等，所以也需要适量，每天250g左右即可。此外，水果中的营养物质会在加工过程中大量丢失掉，所以建议吃水果，而不要榨成果汁，英国饮食协会建议，我们每天所喝的果汁量不要超过150ml。

然而，某些精制糖（包括蜂蜜、原糖、红糖、高果糖玉米糖浆和糖蜜）如果被大量添加到食物和饮料中（包括苏打水，运动饮料，水果味饮料），就会给这些饮食增加大量的能量，直接促进体重增加并导致肥胖，间接增加某些肥胖相关肿瘤，如乳腺癌、结直肠癌等康复人群的风险。这种简单糖极容易被人体摄入后很快吸收进入血液，使血糖升高，癌细胞会很快争夺摄取吸收，所以，目前专家建议癌症患者应限制糖的摄入，尽量少吃精制糖，如白糖、红糖、方糖、砂糖等。美国癌症研究所2009年关于食物中添加糖的建议：女性每天不超过25g，男性每天不超过28g。

十四、水果含果糖，肿瘤患者能吃吗？

《恶性肿瘤患者膳食指导》中推荐肿瘤患者每天食用200～300g的水果。虽然有研究显示果糖可以代替葡萄糖成为肿瘤细胞的新能源，并且这种利用率较正常组织中有所增强，但其实肿瘤细胞的增殖不仅会消耗糖，还会消耗大量其他的营养物质，比如氨基酸、脂肪、微量营养素等，如果不能保证机体的总能量摄入及各种营养素的正常摄入，则会得不偿失。水果中果糖含量相对较低，为10%～20%，而且水果中含有大量的维生素、膳食纤维和其他营养素，是不可替代的食物，有研究显示长期水果摄入不足是肿瘤发病的危险因素之一。但要注意的是，精加工的果汁和软饮料中果糖含量非常高，而且其他营养素含量较低，肿瘤患者应慎重食用。

十五、乳腺癌患者能吃豆制品吗？

乳腺癌是女性最常见的恶性肿瘤之一，其发病率近年来呈逐年上升的趋势，但在不同国家和地区之间存在着差异。流行病学研究发现，豆制品摄入水平较高的亚洲国家妇女乳腺癌发病率显著低于欧美发达国家，这与大豆中植物性雌激素的保护作用有关，其中最主要的活性物质是大豆异黄酮。大豆异黄酮作用温和，其活性相当于典型的性激素雌二醇活性的0.2%。大豆异黄酮在人体内与其他雌激素竞争性地结合于某些雌激素受体的活性部位上，通过其固有的弱雌激素作用而表现出抗雌激素性质，这种作用不会影响人类正常的生育功能，却能够阻碍某些雌激素诱发的癌症，也就是说大豆异黄酮能与雌激素受体选择性的结合，当体内雌激素水平低时，它起到补充雌激素的作用；而当体内雌激素水平高时，因大豆异黄酮与受体结合，从而阻止雌激素的过量作用。因此适量食用大豆及其制品不影响乳腺癌的复发，反而可以降低乳腺癌的发病风险及病情进展，对患者有一定的保护性作用，建议每天食用25～35g大豆及其制品。

十六、有机食物比普通食物更健康吗？

随着科技的发展，人们对食物的要求越来越高，更多人愿意选择"有机食物"，那么有机食物与健康是否有直接的关系？

我们首先要了解"有机"是什么。根据我国《有机产品》国家标准规定，物种未经基因改造，生产过程中不得使用化学合成农药、化肥、生长调节素、饲料添加剂等物质，对于水质、空气、生态环境也做出了许多细致的要求，比如生产基地远离城区、工矿、工业污染源等，而有机食物就是按照有机产品的标准进行生产、加工、销售等供人类食用，相比于普通食物，主要区别就是生产过程的控制，并没有在营养成分上有太大的区别，英国食品标准局曾对过去55项相关研究进行汇总分析，发现在营养质量方面，有机食物并没有比普通食物更健康。因此我们应该更关注选择"新鲜安全"的食物，遵循中国居民膳食指南，保证食物多样、合理搭配等，而不是落脚在"有机"上。

十七、营养补充剂能防癌吗？

营养补充剂是日常膳食的一种辅助手段，用以补充人体所需的氨基酸、维生素、矿物质等，只是发挥辅助作用，不可替代药物。根据中国营养学会发布的《中国居民膳食指南（2016）》，建议每人平均每天摄入12种以上、每周摄入25种以上的食物，而且各种食物需要均衡配比才能满足人体对能量和各种营养素的需求，也就是说，平时只要做到平衡膳食，就不需要服用营养补充剂。但对于特殊人群，比如处于生长关键阶段的婴幼儿和青少年、孕妇以及身体中营养物质流失加速、吸收能力减弱的老年人，或者因为人体缺乏营养素而出现一些警告信号或症状时，需要根据实际情况适量给予营养补充剂，建议大家咨询专业营养师或医生，经过膳食、营养指标和体征等评估，进而合理地进行膳食调整或营养素补充。要想拥有健康的身体，预防慢性疾病和癌症的发生，平衡膳食、充足锻炼、愉悦心情一个都不能少，在此基础上根据自身情况适当地进行营养补充才是正确的方式。盲目服用营养补充剂并不会达到预防癌症的目的，甚至有可能适得其反。

十八、轻断食可以降低化疗副反应吗？

轻断食是近几年新兴的一种饮食新食尚，近年来，针对轻断食的科学研究也逐渐进入大众视野。在一项针对小白鼠为期6个月的研究中，科学家发现，周期性的禁食2～4d，会促使小白鼠体内的干细胞再生新的白细胞，增殖和重建了免疫系统。另外，研究还表示，癌症患者在化疗前禁食72h，也可以减轻化疗的副作用，而这可能就和禁食促进干细胞再生有关。除此之外，发表在《细胞》子刊的一项研究显示：二甲双胍+轻断食，可以显著抑制肿瘤生长。以上研究均提示轻断食可以给肿瘤患者带来一定的益处，但就目前而言，国内外均没有制订出针对肿瘤患者的相应规范的轻断食流程。轻断食可能带来一定的益处，但同样也存在潜在的风险，例如：加重肿瘤患者营养不良的状况，延缓肿瘤患者伤口愈合速度，降低肿瘤患者免疫功能，增加感染风险等。总体而言，目前针对轻断食的研究尚有争议，整体受益不确定，且风险难以把控。因此，不推荐肿瘤患者自行尝试轻断食。

十九、肿瘤患者体重下降正常吗？

对于肿瘤患者来说，由于摄入减少、能量消耗增加、脂肪和骨骼肌大量消耗，很容易造成体重下降和消瘦。在不同的肿瘤患者中，白血病、乳腺癌、淋巴瘤等的体重下降发生率较低，胃癌和胰腺癌体重下降的发生率最高。即使同一种肿瘤，由于不同的亚型和不同进展程度，患者发生体重减轻的程度也不同，体重减轻的程度随疾病的进展而逐渐加重，最终可能发展为医学上称为恶病质的一种极度消瘦的情况。体重下降、营养不良的患者，机体对化疗药物的吸收、代谢和排泄产生障碍，导致化疗药物毒性增加，机体耐受能力下降，引发多种副作用，抗肿瘤效果受到影响。如出现恶病质的患者，总体来说生存时间较短。

体重下降是肿瘤患者较为常见的一种表现，一旦发生，需要及时干预，予以纠正。肿瘤患者需要通过各种方法保持标准体重，包括膳食营养、适度的运动、适时的营养补充以及合理的用药等。因此，要应尽早对肿瘤患者开展营养风险筛查和评估，对于已有营养风险或存在营养不良的患者，应根据营养不良的五阶梯治疗原则，尽早予以营养治疗与干预。

二十、肿瘤患者不能吃红肉吗？

红肉指的是烹饪前肉质呈现出红色的肉，一般指猪、牛、羊等畜类的肉，特点是肌肉纤维粗硬、脂肪含量较高，尤其是饱和脂肪酸含量较高。目前研究证据提示，过多摄入红肉，会增加人群的肿瘤患病率。其原因可能是与红肉中富含饱和脂肪酸及血红素铁有关。但需要注意的是，不推荐肿瘤患者过量摄入红肉，不等于不能摄入红肉。无论是蔬果还是肉类，每种食物的营养不尽相同，多元摄取才是上策。肿瘤患者通常存在不同程度的营养不良，需要足够的热量和蛋白质以维持体重、修复细胞，因此，均衡摄取各种饮食，才有助于增强抵抗力。患者可以适量吃红肉，其含丰富的铁、蛋白质、锌等，是补铁改善贫血的好选择，效果远远优于植物来源的红枣、枸杞、阿胶等非血红素铁。需要注意的是，肿瘤患者应尽量吃新鲜的肉，少吃或不吃加工肉制品，如烟熏肉、腊肉等。

二十一、听说鸭肉、海鲜或两只脚的家禽肉有毒，能不能吃呢？

将海鲜或两只脚的家禽肉视为"有毒"并不恰当。鸭肉、海鲜或两只脚的家禽肉，含有丰富的蛋白质，且禽类的脂肪含量较畜类低，是膳食中良好的蛋白质来源。蛋白质是肿瘤患者营养来源的不可或缺的重要成分，对肿瘤患者维持机体的细胞组织结构及免疫力至关重要。

此外，就鱼类及禽类的肉质来说，其肌肉纤维较畜类更细软，更易于患者消化吸收。对肿瘤患者来说，推荐的蛋白质来源有：鱼类、禽类、豆制品、奶制品及蛋。针对上述食物，肿瘤患者不仅可以吃，而且是推荐食用的优质蛋白来源。不论海鲜也好，禽类也好，最重要的是选择新鲜，符合卫生安全的，患者吃了就能获取相应的营养。

二十二、听说鸡肉有激素，乳腺癌患者能吃吗？

鸡肉是优质蛋白质的来源，正规肉食鸡养殖场在养殖过程中是不添加激素的，因此乳腺癌患者能够正常食用。

二十三、肿瘤患者能喝酒吗？

世界卫生组织及国家癌症中心的研究都建议肿瘤患者不能饮酒。饮酒能够增加肿瘤发生风险。

二十四、治疗期间，需要补充维生素和保健品吗？

治疗期间，补充任何膳食补充剂或保健品都需要经过主治医生同意，因为不建议随意补充。国外已有重要研究表明，化疗期间补充抗氧化维生素会增加肿瘤复发和死亡风险。

二十五、放疗后虚弱疲累，这正常吗？

单纯放射治疗一般不会导致虚弱疲累。如果放疗联合了化疗，有可能导致虚弱，这属于正常反应。但是如果程度比较重，需要全面评估是否有贫血等情况的发生。

二十六、只要不消瘦，掉些体重问题不大对吗？

推荐肿瘤患者保持适宜稳定的体重，体重下降要及早咨询主治医生或营养师。

二十七、化疗导致贫血，吃动物肝脏有用吗？

化疗导致的贫血首先要接受医生的评估和医学治疗，在膳食补充方面，可以适当多吃富含造血物质的食材，比如动物肝脏、红肉等。

二十八、什么是谷氨酰胺，它对治疗肿瘤有帮助吗？

谷氨酰胺是体内含量最丰富的一种氨基酸，能够为人体内增殖比较快的细胞提供营养，肿瘤治疗过程中可能会出现进食减少、胃肠道黏膜损伤，可以在医生指导下考虑添加谷氨酰胺保护胃肠道黏膜。

二十九、吃了蛋白粉，肿瘤细胞长得快对吗？

不对，肿瘤生长会导致机体蛋白分解，蛋白质缺乏，机体会需要更多的蛋白质，因此在医生或营养师指导下合理补充蛋白质对肿瘤患者有利。

三十、生菜营养好，是否蔬菜都要生吃？

新鲜蔬菜是平衡膳食的重要组成部分，富含多种维生素及矿物质，如胡萝卜素、维生素 B_2、维生素C、叶酸、钙、磷、钾、铁以及膳食纤维等，是多种抗氧化营养素及植物化合物的最佳食物来源。《中国居民膳食指南》推荐，健康成年人每天蔬菜摄入量应达到300～500g，深色蔬菜最好占到一半。蔬菜的烹调方式没有绝对的好与坏，生吃熟吃各有利弊。

生吃的蔬菜中维生素C及叶酸等维生素含量较高，维生素C、B族等损失少。而熟的蔬菜口感更加细腻，咀嚼功能及胃肠不好的人更容易接受。对于一些富含脂溶性植物化学物的蔬菜来说，制熟后蔬菜中的脂溶性营养素释放更多，吸收利用率更高，且烹调可大大减小蔬菜体积，无形间增加了蔬菜的摄入，使人体更容易满足每天300～500g的蔬菜摄入量。虽然维生素C易被破坏，但蔬菜中比较稳定的其他营养素（如钙、铁等）和膳食纤维不会因加热而损失，胡萝卜素、维生素

B_2等的损失率也较低。此外，蔬菜加热烹调时，高温能够有效杀死蔬菜中的细菌，水煮菜也能去掉一部分农药残留物。所以说蔬菜生熟搭配最好。生吃还是熟吃一方面取决于蔬菜的品种，比如生菜、黄瓜适合生吃，南瓜、西兰花适合熟吃，西红柿、胡萝卜生熟都可以；另一方面也要考虑咀嚼及消化吸收功能。另外，蔬菜应避免长时间炖煮，以减少维生素损失；生吃应注意清洗干净，以免造成消化道感染；白细胞低或免疫力差的病友建议煮熟再吃。

适合生吃的蔬菜包括：生菜、苦苣、黄瓜、甜椒等。最好熟吃的蔬菜包括：豌豆、扁豆、花菜、花椰菜、荸荠、藕等。生熟都适合的蔬菜包括：西红柿、莴笋、萝卜、洋葱、芹菜等。

三十一、鱼肉中是否含有汞和多氯联苯等环境污染物，肿瘤患者是否应少吃？

鱼的蛋白质含量很丰富，属于优质蛋白，鱼肉纤维短，相对细嫩，容易消化吸收，且鱼富含不饱和脂肪酸，因此，鱼是肉类蛋白质的首选。每周3~4次鱼有一定降低胆固醇、预防心脑血管疾病的作用。鱼肉中含有丰富的矿物质，如铁、磷、钙等；鱼的肝脏含有大量维生素A和维生素D。此外，深海鱼的肝油和体油中富含ω-3 PUFAs，对人体有益。

随着工业化、农村城镇化，人们向环境中排放各种废水和废渣，导致水污染日趋严重。作为食物链最顶端的人类，在从食品中摄取营养的同时，也暴露在污染物的风险中。食品中的有害或有利微量元素从肠道吸收后在体内被运输至目标组织，产生毒害作用或发挥健康功能。环境中的各种重金属，例如砷、汞等通过水生食物链富集，对人类健康及生态系统造成严重威胁。针对珠江河网淡水鱼、虾和河蚬重金属污染特性及安全性评价研究发现，鱼类和虾样品重金属残留均在安全值以内，但河蚬砷、镉残留略超标准值，不同水产品的污染程度依次为：贝类（1.038）>虾类（0.353）>鱼类（0.101~0.292）。不同水产品重金属残留量的差异主要与它们不同的摄食习性、生活环境和对特定重金属的富集能力有关。部分研究结果表明，水产品复合重金属总目标危害系数的高低顺序依次为：河蚬>虾>鳢>鲶鱼>鲫鱼>翘嘴红鲌>鲈鱼>麦鲮>鲤鱼>餐条>罗非鱼>鲢鱼>广东鲂>鲮鱼>草鱼>赤眼鳟>鳙鱼。

研究表明，海水鱼中重金属的平均浓度大于淡水鱼，肉食性鱼中重金属的含量大于杂食性和草食性鱼。老虎斑是典型的肉食性海鱼类，主要摄食鱼、虾、蟹和章鱼等海洋生物；多宝鱼摄食甲壳类、小鱼和虾等；鲮鱼属河口性洄游鱼类。因此，重金属含量较大。另外，不少人喜欢吃野生鱼类，事实上，由于环境污染的不确定性，野生鱼可能更容易富集一些完全想不到的有毒物质。比如，很多鱼会因为捕食了有毒的海藻、小鱼小虾而在体内蓄积毒素，常见的有雪卡毒素、河豚毒素等，人一旦吃了，很容易中毒甚至危及生命。

因此，建议选择食物链低端的鱼以及合适的烹调方式来降低污染物的风险。将所食用的食肉鱼（鲨鱼、剑鱼、新鲜的或冷冻的金枪鱼、枪鱼等）的量限制在每周150g。购买金枪鱼罐头时，尽量避免选择白金枪鱼，选择红金枪鱼。去除内脏、皮和可见的脂肪。烹煮方式选择蒸、烤、水煮等比较适宜。

三十二、肿瘤患者用植物油烹调，是否会产生有害的反式脂肪酸？

反式脂肪酸是一类不饱和脂肪酸，反式脂肪酸的来源较为广泛，主要存在于植物奶油、起酥油、氢化植物油等加工油脂，以及以这些油脂为原料制造的食品中，此外，小部分还存在于自然条件下的反刍动物的肉和脂肪中。它与糖尿病、心血管疾病、肥胖、乳腺癌、前列腺癌、不孕和冠心病等疾病密切相关。大量食用含有反式脂肪酸的食物会阻碍必需脂肪酸在人体内的正常代谢、妨碍脂溶性维生素的吸收和利用、使细胞膜的结构变得脆弱、加速动脉硬化等多种危害。

2007年，卫生部发布《中国居民膳食指南》建议居民要尽可能少吃富含氢化油的食品。食用植物油反式脂肪酸含量普遍比较低，80%以上的植物油脂反式脂肪酸含量低于2%。研究发现，四种经常食用的成品植物油中，反式脂肪酸的含量：菜籽油>大豆油>玉米油>山茶籽油，调和油的反式脂肪酸含量相对最高，橄榄油的含量相对最低。此外，植物油在加热的过程中，反式脂肪酸的含量都是随着温度的升高呈现出整体上升的趋势，并且随着加热的时间的延长，反式脂肪酸的含量逐渐增加。因此，食用油在烹饪时为防止反式脂肪酸的大量产生，建议烹饪温度应该低于180℃较好，时间应该限制在0.5h以内。

三十三、肿瘤患者适合吃猪油吗？

食用油的成分一般分为三种类型：饱和脂肪酸、单不饱和脂肪酸和多不饱和脂肪酸。饱和脂肪酸的主要来源是家畜肉和乳类的脂肪，还有热带植物油（如棕榈油、椰子油等）；单不饱和脂肪酸主要是油酸，含单不饱和脂肪酸较多的油为：橄榄油、芥花油、茶油等；含多不饱和脂肪酸较多的油有：玉米油、大豆油、葵花油等。

猪油主要由饱和脂肪酸构成，它可以在人体内作为能量物质提供能量，也是花生四烯酸和α-脂蛋白的重要来源，同时猪油具有独特的风味。但是摄入过多饱和脂肪酸容易使血胆固醇升高，存在动脉硬化的风险，因此，在现实生活中，对于已经有心脑血管疾病、高血压、高血脂等患者，应注意降低摄入饱和脂肪酸的比例，这个摄入来源不单指猪油，也包括食用猪肉时获得的脂肪和其他含有饱和脂酸成分的食用油。

而多不饱和脂肪有丰富的不饱和键，它有降低血脂保护血管的好处，但是不饱和脂肪酸不是越多越好，因为脂肪酸的不饱和键越多，在身体内被氧化的风险越大，这样易产生过多的过氧化物，对机体的衰老、肿瘤形成、细胞衰亡有促进作用。单不饱和脂肪相对前两者"温和一些"，不带来饱和脂肪酸增加血脂的风险，被过氧化的机会又小。而橄榄油、茶油含单不饱和酸成分多，所以可以优先选择。

根据中国营养学会建议，饱和脂肪酸、多不饱和脂肪酸和单不饱和脂肪酸比例趋近1：1：1是最合适的，即各占每日总热量的10%。但对于有动脉粥样硬化风险的人士、高血压人士，需要减少饱和脂肪酸摄入比例，将10%左右的比例下降到7%左右；对于嗜好吃肉的人士，由于从肉类中获得的饱和脂肪酸较多，因此食用油尽量考虑使用植物油；对于营养不够、偏瘦人士，使用一些动物油或者植物油不需要太在意；对于长期吃素人士，可使用部分含饱和脂肪酸比较高的植物油，从而平衡三种成分的量。

三十四、肿瘤患者治疗期间可以吃烧烤或油炸食物吗？

肉制品是人类日常饮食的重要组成部分和主要动物蛋白来源，在给人类带来丰富营养和美味享受的同时，加工肉制品的安全性近年来受到越来越多的关注。2015年10月26日，世界卫生组织分支部门国际癌症研究机构发布调查报告，将加工肉制品列为"Ⅰ类"人类致癌物，与槟榔、酒精饮料、黄曲霉毒素、砷及无机砷化合物、吸烟等同属一类。尽管这一报告引发了业内外的广泛质疑，但是肉制品加工过程中，尤其是烧烤、烟熏、腌制过程产生多种化学致癌物已经是不争的事实，其中近年来备受关注的致癌物包括多环芳烃和杂环胺类化合物。

因此，烧烤和油炸食物虽然吃起来美味，如果经常食用容易引起癌症发生，所以不要为了一时的口欲而让自己长期食用这些食物。烧烤要吃的健康，一是要选择正确的烧烤方式，应选择炉烤、电烤，不要明火烧烤；二是少吃肥肉，制作时可带肉皮烤，但吃时应该去掉肉皮，烧焦的一定不能吃，因为烧焦部分致癌物含量最多。

三十五、乳腺癌患者使用亚麻籽安全吗？

近20年来，亚麻籽受到医药界的重视，先是发现它富含ω-3 PUFAs，又发现其含有对人体健康有重要保健作用的木酚素，美国国家肿瘤研究院已把亚麻籽作为6种抗癌植物研究对象之一。木酚素属于植物类雌激素，是一种与动物雌激素结构相似的生物活性物质，其在亚麻籽中的含量取决于亚麻的品种、种植气候和生态条件。近年研究发现木酚素在预防糖尿病及心血管疾病、发挥弱雌激素及抗雌激素效应、降血压、调节胆固醇代谢、抗艾滋病病毒和抗肝炎病毒、预防和治疗激素依赖肿瘤等方面都能发挥重要作用，其中，木酚素对乳腺癌的预防和治疗功能的研究更是成为当今乳腺癌相关研究的热点。在一项研究中，研究者发现，亚麻籽和亚麻籽油不会干扰他莫昔芬，反而会增强其在小鼠身上的效果。最新研究建议，亚麻类食物对于乳腺癌没有不良影响。动物研究表明，亚麻籽与黄豆的结合在降低乳腺癌的发病风险比单独使用黄豆更有效。

三十六、乳病疾病患者不能吃蜂产品吗？

乳腺增生、乳腺癌等都是多因素导致的疾病，除了遗传、生活方式等因素外，确实也与激素有关（不只是雌激素）。蜂产品中或许含有极微量的激素，但并不会给人体带来明显影响。以蜂产品中受质疑最多嫌疑最大的蜂王浆为例，北京农科院曾检测其中的激素，发现确实存在极微量（十亿分之几）的雌二醇、孕酮、睾酮。但猪、牛、羊等大型哺乳动物体内的激素含量远远高于蜂王浆，大概是几十到几百倍的水平，而且每天食用量也是几十到几百倍。况且，这些激素大多数会在消化过程中被破坏，被人体吸收的很少。所以说，如果你可以放心地食用猪肉、牛肉、羊肉、牛奶、奶酪、奶油，那么蜂产品中的激素也不会伤害你。有一种观点认为，蜂产品中含有植物雌激素，来自混入的花粉或其他植物成分。所谓"植物雌激素"，就是可以发挥类似人类雌激素作用的物质，如大豆异黄酮就是最常见的植物雌激素。这类物质的特点是，当雌激素水平低的时候它发挥类似雌激素的作用，当雌激素水平高的时候又发挥拮抗作用。其实，植物雌激素的效能与真正的雌激素相比有很大差距，对于正常女性而言并没什么威胁，甚至是利大于弊的。蜂产品中可能较多的植物雌激素是蜂胶，它的主要成分就是黄酮类物质，对于正在接受乳腺疾病治疗的患者，为了避免不必要的干扰，医生建议患者不吃蜂胶是有一定合理性的。但我们也不必太担心，正常饮食摄入的植物雌激素类物质是没问题的，包括豆浆、豆腐和各种果蔬。

三十七、肿瘤患者多吃蝉蛹、燕窝补营养好吗？

燕窝本质上是一种鸟窝，具体说是金丝燕等同属的玉燕在衔食了海中的小鱼、海藻之后经过消化，将消化腺分泌物与绒羽一同筑造而成的窝巢。由于其形态酷似陆地上燕子的巢，因此被赋予"燕窝"之名。从现代营养学角度分析，每百克干燕窝中含有蛋白质49g、碳水化合物3g、水分10g以及少量的矿物质钙、铁。燕窝当中所含的蛋白质大部分为上皮细胞分泌的黏蛋白（俗称"口水"），仅含有一种人体必需氨基酸，和人体所需的8种必需氨基酸相差甚远，因此不属于优质蛋白质。可以吃，但是不必过分迷信。

蝉蛹又称知了，居昆虫纲，蝉蛹体内含有丰富的营养物质，有食品中"蛋白王"之称，蛋白质含量为68.83%，脂肪含量为9.15%，不饱和脂肪酸占总脂肪酸的77.27%，含有17种氨基酸，并含有9种矿物质元素，每克中黄酮和多酚含量分别为8.22mg和25.23mg，是一种高蛋白、低脂肪的食物。但是其蛋白质氨基酸比例和人类相差较大，属于非优质蛋白，因此，可以吃，但是不如鸡蛋、牛奶等食物的蛋白质利用率高。

三十八、肿瘤患者怕凉，酸奶加热后益生菌死掉还能吃吗？

科学实验表明，从冰箱里拿出来的酸奶样品和室温下放置24h的样品，这两者之间的菌数差异是比较小的。酸奶在室温下放置几个小时，不会产生有害的微生物，给我们的身体造成影响。而酸奶发酵用的保加利亚乳杆菌和嗜热链球菌都喜欢在40～42℃的温度下繁殖发酵，因此，酸奶加热到50℃左右是可以耐受的。不过如果加热的时间过长或温度过高，菌数会下降较快。加热后，酸奶里的蛋白质、钙、维生素等营养的含量、质量并没有多大的变化，喝下去以后，照样能被肠胃吸收利用，肿瘤患者同样可以从中获益。因此，关于"酸奶加热后营养价值会降低"的说法是不准确的。

三十九、肿瘤患者不能吃辛辣的食物对吗？

辛辣食物包括葱、姜、蒜、韭菜、酒、辣椒、花椒、胡椒、桂皮、八角、小茴香、姜黄等。肿瘤患者由于经历了放化疗，时常会出现口腔炎、口干、咽痛、吞咽困难、皮肤干痛等常见副作用，在饮食方面宜清淡富营养，但也不必过分忌口，根据具体情况具体对待。例如胃癌、肝癌、乳腺癌、宫颈癌、肺癌、肾癌等患者禁食刺激性食品。肠癌及宫颈癌放疗，容易损伤肠黏膜，导致腹泻等不良反应，应注意忌酒辛辣刺激及热性食物，如羊肉、韭菜、狗肉、胡椒、姜、桂皮等温热性食物。对于大部分的肿瘤患者，需要以绿色蔬菜等粗纤维食品的摄入为主，而辛辣食品如葱、姜、蒜等富含有机硫化物等多种防癌营养素，不必一律禁忌。当患者营养不良、食欲下降时，如果患者胃肠道黏膜没有损伤，适当的辛辣食物还可以刺激患者食欲，增加食物的摄入，从而增加患者的能量及营养素摄入。

参 考 文 献

1.张片红，沈贤，黄晓旭，等.营养风险筛查疾病严重程度评分专家共识[J].浙江医学，2022，44（13）：1351-1355+1361.

2.中国抗癌协会肿瘤营养专业委员会.血液系统肿瘤患者的营养治疗专家共识[J].肿瘤代谢与营养电子杂志，2022，9（02）：185-189.

3.中华医学会肠外肠内营养学分会.肠外营养多腔袋临床应用专家共识（2022）[J].中华外科杂志，2022，60（04）：321-328.

4.吕家华，李涛，谢丛华，等.食管癌放疗患者肠内营养专家共识[J].肿瘤代谢与营养电子杂志，2015，2（04）：29-32.

5.丛明华.肠外营养安全性管理中国专家共识[J].肿瘤代谢与营养电子杂志，2021，8（05）：495-502.

6.吴国豪，谈善军.胃肠外科病人围手术期全程营养管理中国专家共识（2021版）[J].中国实用外科杂志，2021，41（10）：1111-1125.

7.李薇.胆道肿瘤患者的营养治疗共识[J].临床肝胆病杂志，2021，37（09）：2058-2061.

8.李薇.乳腺癌患者的营养治疗专家共识[J].肿瘤代谢与营养电子杂志，2021，8（04）：374-379.

9.李薇.鼻咽癌患者的营养治疗共识[J].肿瘤代谢与营养电子杂志，2021，8（06）：600-604.

10.李涛，吕家华，石汉平，等.放疗患者营养治疗专家共识[J].肿瘤代谢与营养电子杂志，2021，8（01）：29-34.

11.蔡红兵，石汉平.子宫内膜癌患者的营养治疗专家共识[J].肿瘤代谢与营养电子杂志，2020，7（04）：415-417.

12.韩娜，石汉平.卵巢癌患者的营养治疗专家共识[J].肿瘤代谢与营养电子杂志，2020，7（04）：418-420.

13.吴紫祥，王琪，詹天玮，等.《中国恶性肿瘤营养治疗通路专家共识（2018）》解读：外科空肠造瘘[J].肿瘤代谢与营养电子杂志，2020，7（02）：151-154.

14.李子禹，闫超，李沈.胃癌围手术期营养治疗中国专家共识（2019版）[J].中国实用外科杂志，2020，40（02）：145-151.

15.樊跃平，张田，曲芊诺，等.中国恶性肿瘤营养治疗通路专家共识解读：经外周静脉置管部分[J].肿瘤代谢与营养电子杂志，2019，6（03）：301-304.

16.董明，周建平，姚宏伟.结直肠癌围手术期营养治疗中国专家共识（2019版）[J].中国实用外科杂志，2019，39（06）：533-537.

17.杨剑，蒋朱明，于康，等.GLIM营养不良评定（诊断）标准共识（2018）的探讨和分析[J].

中华临床营养杂志，2019（01）：1-5.

18.赵捷宇，门鹏，李潇潇，等.肠外营养制剂配置实践指南和专家共识的系统评价［J］.临床药物治疗杂志，2018，16（12）：20-25.

19.许静涌，杨剑，康维明，等.营养风险及营养风险筛查工具营养风险筛查2002临床应用专家共识（2018版）[J].中华临床营养杂志，2018，26（03）：131-135.

20.赵充.头颈部肿瘤放疗者营养与支持治疗专家共识[J].中华放射肿瘤学杂志，2018，27（01）：1-6.

21.李增宁，陈伟，齐玉梅，等.恶性肿瘤患者膳食营养处方专家共识[J].肿瘤代谢与营养电子杂志，2017，4（04）：397-408.

22.崔军，于向东，中风恢复期的药膳食疗[J].中国食物与营养，2001（5）：42-45.

23.姜梅芳.食疗与养生精选[M].北京：华艺出版社，2003.

24.张凤梅.生活与健康[M].北京：中国人口出版社，2016.

25.刘莹.家庭养生偏方精选[M].上海：上海科学普及出版社，2018.

26.刘承启.四季养生与食疗[M].北京：中国物价出版社，2006.

27.北京中医医院.赵炳南临床经验集[M].北京：人民卫生出版社，2006.

28.膳书堂文化.中医食疗药膳[M].北京：中国画报出版社，2008.

29.张会明，焦万田.高血压合理用药与调养[M].北京：金盾出版社，2016.

30.梅园，刘月萍，胃病的治疗与调养[M].上海：上海科学技术文献出版社，2018.

31.张晓天，呼怡媚.失眠体质养生指导[M].北京：科学出版社，2017.

32.孙文婷.药膳　汤膳　粥膳[M].南昌：江西科学技术出版社，2015.

33.谭兴贵.中医药膳与食疗[M].北京：中国中医药出版社，2009.